지역사회 물리치료학 개정3판

3rd Edition

STANDARD TEXTBOOK

PT

지역사회 물리치료학

개정 3판

■ 편집 : 牧田 光代(마키다 미쓰요)
金谷 さとみ(카네야 사토미)
■ 역자 : 황현숙 외

영 문 출 판 사

■ **옮긴이** (가나다 순)

고태성	대원대학교 물리치료과 교수	**박영한**	한국교통대학교 물리치료학과 교수
권미지	광주보건대학교 물리치료과 교수	**서병도**	경운대학교 물리치료학과 교수
김년준	포항대학교 물리치료과 교수	**송명수**	원광보건대학교 물리치료과 교수
김동대	강동대학교 물리치료과 교수	**안호정**	동남보건대학교 물리치료과 교수
김명준	경동대학교 물리치료학과 교수	**엄기매**	여주대학교 물리치료과 교수
김무기	포항대학교 작업치료과 교수	**이인학**	대전보건대학교 물리치료과 교수
김보경	한국국제대학교 물리치료학과 교수	**이정숙**	동주대학교 작업치료과 교수
김상수	대구보건대학교 물리치료과 교수	**이준희**	청주대학교 물리치료학과 교수
김순희	용인대학교 물리치료학과 교수	**장수경**	안산대학교 물리치료과 교수
김중휘	대구가톨릭대학교 물리치료학과 교수	**최유림**	대구과학대학교 물리치료과 교수
김지성	수원여자대학교 물리치료과 교수	**최정현**	남서울대학교 물리치료학과 교수
문상은	마산대학교 물리치료과 교수	**황현숙**	제주한라대학교 물리치료과 교수
문옥곤	호원대학교 물리치료학과 교수		

Authorized translation from the Japanese language edition, entitled
《標準理學療法學 專門分野》地域理學療法學 第3版
ISBN: 978-4-260-01224-9
シリーズ 監修 奈良 勲
編集 牧田 光代 / 金谷 さとみ
published by IGAKU-SHOIN LTD., TOKYO Copyright © 2012

지역사회 물리치료학 개정 3판

2014년 9월 3일 초판인쇄
2014년 9월 12일 초판발행

편 저 자 : 牧田 光代(마키다 미쓰요) / 金谷 さとみ(카네야 사토미)
옮 긴 이 : 황현숙 외
발 행 인 : 박병조
발 행 처 : 도서출판 영문출판사
등 록 : 1987년 12월 21일 제2-419호
주 소 : 서울시 강남구 삼성동 69-1
전 화 : (02)514-5590, 776-5590
팩 스 : (02)756-8943
홈페이지 : www.ymsbook.net
E-mail : yeongmunsa@empal.com
정 가 : 33,000원
ISBN : 978-89-7224-352-6 93510

※ 파본은 교환해 드립니다.

간행의 말

일본에서 정규의 물리치료 교육을 시작한 지 40년 가까이 된다. 당초에는 구미의 교원에 의해서 구미의 문헌, 저서 등이 교재로서 이용되고 있었다. 그 후 구미의 저서가 번역되거나 주로 재활의학을 전문으로 하는 일본의 의사에 의해서 집필된 서적 등이 교과서, 참고서로서 사용되는 시기가 계속되었다.

십수년 전부터 일본의 물리치료사에 의해서 집필된 서적이 간행되었고 현재는 그 수도 증가하고 또한 물리치료사의 교육에도 이용되고 있다. 이것은 물리치료의 전문영역의 확립이라는 관점에서부터 생각해도 매우 반가운 경향이며 일본의 물리치료사의 교육 · 연구 · 임상이라는 3개의 축이 균형이 있게 맞물려 "과학으로서의 물리치료학"으로의 길을 걷기 시작하였다는 증표가 아닌가 생각한다.

당연한 일이지만 학문에 관계되는 정보교환도 세계규모로 시행될 필요가 있고 또한 여러 학문영역에서의 교류도 중요하다는 것은 말할 것도 없다. 더욱이, 정보를 받는 것만이 아니라 스스로 발신하는 입장이 되는 것이 참으로 성숙한 전문가의 조건이 아닌지 생각한다.

1999년 5월에 일본 요코하마에서 개최된 제13회 세계 물리치료사연맹학회에서는 일본의 수많은 물리치료사에 의해서 연제가 보고되고 상기의 사항이 재확인됨과 동시에 일본의 물리치료학이 새로운 출발점이 되었다는 것을 보여주는 기회가 되었다.

한편, 의료 · 보건 · 복지의 본연의 자세가 큰 전환점에 접어들고 있는 현재, 물리치료사에게는 높은 전문성이 요구되고 그 영역도 확대되고 있다. 이들의 점에서부터 교육 · 연구 · 임상의 전문성을 구축해가기 위해서는 물리치료학의 각 영역에서의 현 단계에서의 표준을 제시하고 졸업 전 교육의 수준을 확보하는 것이 급선무이다.

이러한 시기에 "표준 물리치료학 · 작업치료학 전문 기초분야" 시리즈 전 12권과 병행하여 "표준 물리치료학 전문분야" 시리즈 전 8권이 간행되는 단계에 이르렀다.

20세기를 마감하고 21세기의 개막을 기념해야 할 현재 전국의 교육 · 연구 · 임상의 분야에서 활약하고 있는 물리치료사 여러 분에게 집필을 의뢰하여 졸업 전 교육에서의 필수항목을 망라하는 것에 더하여 최신의 정보도 담았다.

이 시리즈가 물리치료교육은 물론 연구 · 임상에서도 활용될 것을 것을 기원한다

2000년 12월
시리즈 감수자
나라 이사오

1965년에 "물리치료 및 작업치료사법이" 제정되고 일본에 물리치료사가 탄생하였다. 그러나 그 이전부터 물리치료 종사자에 의해서 물리치료가 시행되고 있었던 경과가 있다. 그 과정에서 어느 사이엔지 "훈련"이라는 말을 "물리치료", "작업치료", "ADL" 등을 대신하는 용어로서 빈번하게 사용하게 되었다. 그 계기의 하나는 옛날에 지체부자유아동에 대해서 "극복훈련"이란 제창된 자취라고도 일컬어지고 있다. 그러나 "훈련"이라는 개념은 상위의 사람이나 지휘관이 특정의 행위 · 행동 등을 훈시하면서 습득시킨다는 의미가 강하다. 군사훈련, 소방훈련 등이 그 예이다. 또한 동물에 대해서 어떤 기예나 행위, 행동 등을 습득시킬 때에도 사용된다.

물리치료사는 대상자와 동등한 눈높이에서 대응하는 것이나 고지에 의한 동의(informed consent)가 중요시되고 있는 시대라는 것으로부터도 "표준 물리치료학 전문분야" 시리즈에서는 행정용어로서의 "기능훈련사업" 및 인용문헌 중의 것을 제외하고 "훈련"이라는 용어를 사용하고 있지 않다는 것을 사전에 양해를 구한다.

시리즈 감수자
나라 이사오

제3판 서문

초판, 제2판의 서문에서도 언급하고 있는 것처럼 최근에 일본의 사회보장의 틀은 크게 변화하였다. 이 책은 이번에 제3판을 출판하게 되었는데 이와 같이 비교적 조기에 판을 거듭하는 배경의 하나에는 물리치료사가 의료시설만이 아니라 이른바 지역사회에서 활약하기 시작하게 된 것으로 인해서 물리치료가 지향하는 것이 당초와 비교하여 명확해졌다는 것이나 앞에서 언급한 사회보장제도의 개정이 아직 발전도상에 있다는 것에도 기인한다.

종전에 의료시설 안에서 연찬과 발전을 이루어온 일본의 물리치료계로서는 지역사회라는 개념은 새로운 구조였다. 특히 물리치료사에 있어서 의료기술자로서의 자리매김은 확고하고 부동의 것이었기 때문에 의료 모델로부터 생활 모델로의 변환에는 크게 당황하였을 것이다.

초판 발행 당시에는 아직 지역사회에의 물리치료사의 참여도 한정된 것이었으나 이 몇 년 동안에 그 수는 비약적으로 증가하였다. 즉, 요양보험제도의 제정이나 개정 그리고 그에 수반하는 병원 입원기간의 단축 등의 변화가 우리들이 일하는 장소에도 큰 영향을 미친 것이다. 그리고 이 영역에서의 물리치료사가 일하는 방법도 변화하고 발전하였다.

그 중에서도 의료기술자로서 의료 모델과 생활 모델의 2개의 구조를 그 접근 중에 도입하는 것이 가능해진 것은 특기해야 할 만하다. 다시 말해서 입원 급성기에서부터 유지기(생활 적응기)인 지역사회 생활까지 물리치료의 가능성이나 필요성을 실행으로서 확대할 수 있었던 것이다.

생활모델을 도입함으로써 재활의 본래의 목적인 장애인의 복권이 물리치료사에게도 더 친근한 것이 되었다 할 수 있다. 종전에도 물리치료의 목적으로서 가정 복귀나 사회복귀를 열거할 수 있는 일이 많았다. 그러나 이것은 어느 편인가 하면 의료시설 안에서 가정이나 사회로 내보내기까지 지원한다는 것이었다. 더 질이 높은 생활을 영위하기 위하여 신체상황은 물론 생활환경, 개인인자를 고려하여 생활을 지지한다는 관점은 의료시설에 머무른다고 보이지 않는다는 것이다.

의료시설에서의 물리치료사는 예컨대 하지의 운동이나 보행연습을 하는 직종이라는 것처럼 신체 또는 기능의 일부에만 작용하고 있는 것 같은 오해가 있어 왔다. 그러나 지역사회라는 개념 속에서 우리들의 대상자에 대한 관점이 더 다양화해진 것은 바로 전인간적인 접근을 필요로 한다는 것으로도 통한다.

물리치료가 지역사회로까지 체계적으로 확산되고 그 의료지식이나 의료기술에 입각한 대상자에 대한 생활지원이 더 충실화된다는 것은 물리치료의 새로운, 그러나 근원적인 일면을 확립하여 가는 것이 될 것이다.

2011년 10월
牧田 光代(마키다 미쓰요)
金谷 さとみ(카네야 사토미)

초판 서문

인간은 지역사회 안에서 생활하는 것이 기본이다. 그러나 종전에는 중증 장애를 갖게 되면 부득이 시설 안에서의 생활을 하게 되었다. 지금부터 30년 전에 척수손상자의 대부분이 병원에 입원한 채로 반평생을 지내고 사망한다는 현실이 있었다.

이제 막 물리치료사가 되던 무렵 손상을 입고 20년 이상 병원에서 지내고 있는 사람과 만나게 되었다. 그분의 어머니는 이미 늙었으나 그의 신변을 돌보기 위해 병원에서 숙식을 하고 있었다. 장애를 입었기 때문에 이혼을 하고 자식들도 처가에서 맡았다는 것이었다. 생계를 책임진 사람이 장애를 입음으로 해서 가정 붕괴로 연결된 것이다.

그는 고위 수준의 손상이었음에도 불구하고 사회에 복귀하기 위해 보행연습을 희망하였다. 그러나 그것도 실용성이 없음을 깨닫고 휠체어에 탄 채로 아파트를 빌려서 혼자서 생활하고 싶다고 말하였으나 당시는 휠체어로 지역사회에 복귀한다는 것은 물리적, 환경적으로도 매우 어려웠기 때문에 주위의 스태프도 가족도 진심으로 상대하지 않았다. 만난 지 20여 년, 연하장의 교환을 하여왔으나 마지막 연하장은 교외에 있는 재활시설에서부터였다. 결국 그가 바라던 재가생활은 영위할 수 없었을 것이라 추정되었다.

당시는 사회의 인식이 "장애를 입으면 보호한다"는 것이었으나 이것은 바꿔 말하면 통상의 사회생활로부터 격리한다는 것이다. 장애가 중증이건 질환을 갖고 있건 인간은 통상의 사회 안에서의 생활을 희망하는 것이며 입원이나 입소는 가능한 한 억제해야 한다. 그러나 이를 위해서는 퇴원하여 자택으로 복귀해도 필요한 의료나 케어를 받을 수 있고 사람으로서 생활할 수 있는 환경정비가 필요하다.

현재는 사회적인 의식으로서는 "자택으로 되돌아가다"라든가 "재가생활의 계속", "지역사회의 생활"이 일반화되어 있으나 이를 위한 사회적 기반정비는 충분하다고 말하기 어렵다. 다양한 제도나 필요한 기관의 정비도 중요하지만 동시에 우리들 물리치료사도 "지역사회 안에서 생활하기 위한 원조"로서의 물리치료의 본연의 자세를 학습할 필요가 있을 것이다.

장애의 발병에서부터 유지기에 이르기까지 장애와 함께 생활을 해가는 데에 일관된 물리치료가 시행되고 필요한 사람들이 그것을 용이하게 받아들일 수 있도록 하는 것이 필요하다. 그리고 그 시기에 상응한 물리치료이어야 한다. 이제까지 급성기의 물리치료에 대해서 언급한 교과서는 많지만, 지역사회 물리치료는 아직 그 실마리가 풀렸을 뿐이고 물리치료사의 기술, 관심도 높다고는 할 수 없는 현 상황이다. 그래서 이 교과서가 물리치료사를 지향하는 학생에게 지역사회 물리치료에의 관심을 높이고 지식이나 기술을 배양하는 실마리가 되기를 바란다.

2002년 11월 30일

牧田 光代(마키다 미쓰요)

역자 서문

현대의학의 발달과 소득 수준 향상으로 세계 인구의 수명은 지속적인 증가 추세에 있지만, 출생률은 낮아져 빠른 속도로 고령화가 진행되고 있다. 우리나라는 2019년에 고령사회로, 2026년에는 초고령사회로 진입할 것으로 예측된다. 이러한 인구의 고령화문제에 적극 대처하기 위한 방안으로 2008년 7월 1일부터 노인장기요양보험제도를 시행하고 있다.

고령사회에서는 후기고령노인이 증가하면 일상생활동작능력(ADL)과 수단적 일상생활수행능력(IADL) 저하로 자립적인 가정생활을 계속 할 수 없게 된다. 지금까지 요양의 중심목표는 ADL과 IADL의 능력범위 유지 및 개선에 있었으나, 오늘날의 요양은 ADL을 포함한 삶의 질(QOL)에 중점을 둔 요양을 요구하고 있다. 이에 따라 의료 · 보건 · 복지가 병행되는 요양 서비스를 제공하는 것이 바람직하다.

일본은 개호보험을 2000년 4월부터 시행하고 있으며, 역자는 일본보바스기념병원에서 가정방문 물리치료에 직접 참여한 적이 있는데, 일본은 의료보험과 개호보험 둘 다에서 가정방문 물리치료가 가능하여, 수요자들의 삶의 질(QOL) 향상에 크게 기여하고 있다. 아직 우리나라에서는 Medical 영역의 장기요양보험제도가 시행되지 않고 있지만, 가까운 미래에 곧 실현될 것을 대비하여야 한다. 따라서 고령화 사회의 큰 주역인 지역사회 물리치료에서 물리치료사 영역이 점점 넓혀져 가게 되고, 질 높은 전문성이 요구된다. 대학과 임상 현장이 하나가 되어 물리치료 각 영역의 나아갈 방향과 전문성을 구축하고, 학생들의 교육수준을 확보하는 것이 우선과제라고 생각한다. 이에 지역사회 물리치료 시스템이 우리와 가장 유사하고, 이미 정착되어 잘 진행되고 있는 일본의 지역사회 물리치료를 활용하여 지식의 폭을 넓히고자 하였다.

본서를 번역하는 데 있어서 물리치료의 전문영역은 큰 차이가 없지만, 한국과 일본의 요양보험 운영 체계 내용에 대한 이해를 높이고자 노력하였으나, 부족한 부분은 앞으로 계속 수정 보완을 통해 개선해 나갈 것이다.

마지막으로 이 교재를 활용하시는 분들과 지역사회 물리치료 전문가들의 아낌없는 조언과 편달을 부탁드리며, 이 책이 나오기까지 수고를 아끼지 않은 영문출판사 박병조 사장님을 비롯한 편집관계자 여러분들에게도 마음 깊은 감사의 뜻을 전한다.

2014년 6월

대표 역자 황 현 숙

목차

V. 만성호흡부전

VI. 신경변성질환

VII. 척수손상

VIII. 성인뇌성마비

IX. 치매

X. 종말기의 물리치료

제6장 QOL의 증대를 향해서

I. 장애인과 스포츠

II. 소아물리치료 : 영유아

III. 소아물리치료 : 학령기

IV. 자율그룹 활동에 대한 지원

제 1 장

지역사회 물리치료의 개념

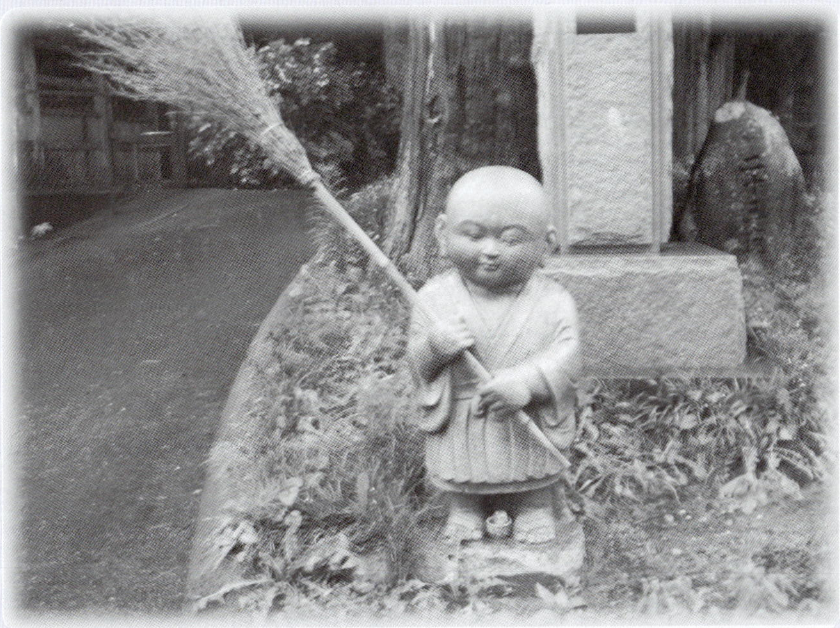

도로 곁에 있는 지장보살. 방문 도중의 한 풍경이다.

I 지역사회 재활의 확산과 사회적 배경

■ **학습목표**

- 일본 사회보장제도의 변화와 개략에 대해서 학습한다.
- 세계적인 장애인의 사회참여 촉진의 흐름에 대해서 학습한다.
- 일본의 물리치료가 병원 내에서부터 지역사회로 확산된 배경에 대해서 학습한다.
- 지역사회 재활의 이념에 대해서 학습한다.

21세기를 맞이한 현재, 물리치료의 분야에서도 "지역사회"라는 말이 빈번하게 일컬어지고 있다. 이 말이 확산된 배경에는 장애인의 사회참여 촉진의 세계적인 흐름과 함께 일본의 사회보장제도의 변화도 큰 영향을 미치고 있다. 그래서 세계적인 장애인의 사회참여 촉진의 흐름과 일본의 사회보장제도 안에서의 의료보험제도와 복지제도를 채택하여 그 변천에 대해서 설명해간다. 이들에 입각하는 것은 지역사회 재활의 확산 배경을 파악하는 데에 중요하며 향후 이 분야의 충실을 위해서도 필요한 것이다.

A 일본의 사회보장제도의 변천

1. 사회보장제도란

사회보장이란 미국과 영국에서는 소득보장으로써 사용되는 일이 많지만 일본에서는 소득보장에 더하여 의료 서비스, 사회복지 서비스, 보건 · 공중위생 서비스를 포함하는 개념으로서 파악되고 이다[1]. 사회보장제도 심의회는 "사회보장에 관한 권고"(1950년) 안에서 사회보장을 다음과 같이 정의하였다. "사회보장제도란 질병, 부상, 분만, 불치병, 사망, 노령, 실업, 다산, 기타 곤궁의 원인에 대해서 보험적 수법 또는 직접적인 공적 부담에서 경제보장의 길을 강구하고 생활 곤궁에 빠진 사람에 대해서는 국가부조에 의해서 최저한도의 생활을 보장함과 동시에 공중위생 및 사회복지의 향상을 도모하고 따라서 모든 국민이 문화적 사회의 구성원으로 만족스런 생활을 영위할 수 있도록 하는 것이다."

또한 사회복지는 사회보장과 거의 같은 뜻으로 사용되는 일이 많지만 일본에서는 간병(요양)을 요하는 고령자나 중증 신체장애인 등에 대한 사회 서비스를 가리키는 것이 일반적이다.

2. 사회보장제도의 변천(의료보험제도 · 복지정책을 중심으로)

a. 제2차 세계대전 전

1898년 무렵, 근대산업이 일어남과 동시에 노동문제로 발생하기 시작하였다. 이것에 대처하기 위해 1911년 노동자보호법으로서 공장법이 제정되었다. 이 안에서 노동자의 업무상의 상병에 대해서 사업주의 보조의무가 정해지고 후에 건강보험법으로 발전해갔다.

또한 농촌, 농민의 구제와 국민의 건강과 체력 향상을 목적으로 하여 국민건강보험법이 1938년에 시행되었다.

1941년에는 민간의 남자 노동자를 대상으로 노동자연금보험법이 제정되어 일본의 사회보장제도의 틀이 완성되었다. 그러나 이 제도들은 국가의 식산흥업 · 부국강병을 위한 것이라는 관점이 강하고 자선적, 시혜적인 면이 농후한 것이었다.

b. 빈곤자의 구제(사회보장의 기반정비)

제2차 세계대전 후, GHQ(연합군 총사령부)의 지도하에 전쟁재해, 귀환, 이직 등으로 생활이 곤궁한 사람들에 대한 긴급 대응이 이루어졌다. 1946년에 생활보호법이 제정되고 1950년에 개정되어 현행의의 **생활보호법**이 되었다. 또한 전쟁재해 고아의 보호를 목적으로 1947년에 **아동복지법**이 제정되었다. 1949년에 **신체장애인복지법**이 제정되었는데 이것은 상이군인만이 아니라 일반 신체장애인도 포함하는 보호법이었다.

c. 국민전체보험, 전체연금의 정비와 충실화

전후 경제의 재건 · 부흥이 이루어져가는 와중에 복지국가의 기둥인 사회보장제도를 확립하기 위한 검토가 시작되었다. 1951년에는 **사회복지사업법**이 제정되고 1958년에는 **신국민건강보험법**, 1959년에는 **국민연금법**이 제정되어 전체연금이 실현되어갔다. 1965년대는 경제의 고도성장에 의해서 국가의 재정이 풍부해지고 일본의 사회보장제도가 충실화 해갔다.

1972년에 **노인복지법**이 개정되어 노인의료의 무료화제도가 발족하고 1973년에는 **물가연동제**나 5 만엔 연금의 실현 등을 담은 연금제도의 개혁이 이루어졌다. 동시에 사회보장 급비의 대국민 소득비율은 급상승하여[2] 건강보험은 적자가 되기 시작하고 노인문제도 표면화되어갔다.

d. 지원과 부담의 균형, 제도의 재검토

1965년대에는 건강보험 적자 해소를 향한 논의도 시작되었다. 1975년대, 1985년대가 되면 인구의 고령화가 진행되고 경제성장률이 저하하여가는 와중에서 국민의료비 및 사회보장 지급비용은 증대하고 국가의 재정은 악화하였다. 행정개혁, 재정재건이 국가의 중요과제가 되는 가운데 사회보장도 개선과 확대의 시대에서부터 조정과 억제의 시대가 되었다.

이러한 상황 속에서 1982년에 노인보건법이 제정되었다. **노인보건법**은 노인의료 무료화를 폐지하고 입원의료에서부터 재가의료의 전환을 도모하는 것으로 지역사회에서 "예방에서부터 재활까지"의 포괄적인 서비스를 추진하는 것이며 건강한 노인 만들기도 목적으로 하였다. **노인보건시설**(1986년), **방문간호제도**(1991년)가 창설되고 데이케어 요금도 신설되었다.

1984년에는 건강보험 본인의 10% 부담 도입이나 퇴직자 의료보험제도의 창설 등 의료비 증가를 억제하기 위한 개혁이 시행되고 1985년에는 연금법이 개정되었다.

의료비의 적정화나 증가의 억제가 의료보험제도의 최대의 과제가 되다보니 약가기준의 재검토가 이루어졌다. 또한 의료비의 적정화나 의료의 질의 향상에는 의료시설의 계획적 정비나 기능분화 등 의료공급 면에서부터의 대책도 필요하다는 인식이 높아졌다[2]. 1985년, 1992년에 **지역사회 의료계획**이 작성되어 **특정 기능**

병원, 요양형 병상제도 등을 내용으로 하는 **의료법** 개정이 시행되었다. 이것에 의해서 병원은 고도 선진의료를 시행하는 특정 기능병원과 만성 환자를 위한 장기요양시설과 일반병원으로 나뉘었다.

1980년 후반에는 인구의 고령화와 함께 요양을 요하는 사람의 증가, 요양의 장기화, 중증화, 요양 서비스 기반의 지연, 사회적 입원 등이 문제가 되어, 1989년에 **고령자 보건복지 추진 10개년 전략(gold plan)**이 책정되고 1994년에는 **New Gold Plan**이 책정되었다. 사회보장제도 심의회는 1995년 "사회보장체제의 재구축"을 내각총리대신에게 권고하였다. 권고 안에서는 보편성, 공평성, 종합성, 권리성, 유효성이라는 사회보장 추진의 5개 원칙이 제시되었다.

e. 새로운 사회보장 구조의 구축으로

의료비의 낭비를 합리화하고 이용자 본위의 새로운 요양 시스템의 창설이 필요해졌기 때문에 사회보장의 구조개혁의 제1단계로서 1999년에 **개호보험법**이 성립하고 2000년에 시행되었다.

1) 요양보험제도

요양보험제도는 공적 책임에 입각하여 적절한 공적 부담을 편입시킨 사회보장제도이다. 동시에 지역사회의 케어를 주체로 두었다는 것 때문에 지역사회 의료, 지역사회 케어의 큰 도입으로 되어 있다(**표 1**).

요양보험제도의 특징으로서는 시읍면 및 특별구를 보험자로 하여 피보험자를 1호(65세 이상)와 2호(40세 이상 65세 미만)로 나누었다는 것, 요양지급의 대상이 되는 서비스가 시설 서비스와 재가 서비스로 갈린다는 것, 서비스를 이용하기 위해서는 **요양을 요한다는 인정을 받고 케어 계획을 작성한다는 것**, 요양을 요하는 정도에 따라 지급액이 정해져 있다는 것 등을 열거할 수 있다.

2) Gold Plan 21(2000~2004년)

고령자 보건복지시책을 한층 더 충실화시키기 위해 책정된 계획(2000년)이다. 여기에는 아래의 것이 기본방향으로서 제시되고 있다.

① 활력이 있는 고령자상의 구축
② 고령자의 존엄의 확보와 자립지원
③ 서로 지지하는 지역사회의 형성
④ 이용자로부터 신뢰를 받는 요양 서비스의 확립

이 가운데에서 건강한 고령자 만들기 대책의 추진으로서 건강 만들기, 요양예방*1, 질병예방의 실시가 권장되고 있다.

3) 이제부터의 시책의 방향

노인복지법에 기초하는 "노인복지계획"과 요양보험법에 기초하는 "요양보험 사업계획" 및 보건정책이 일체가 된 고령자 보건복지계획 · 요양보험 사업계획의 작성이 3년마다 각 시읍면에 의무화되어 있다. 각 시읍면에서 작

표 1 요양보험제도의 기본적 목표

① 고령자 요양에 대한 사회적 지원
② 고령자 자신에 의한 선택
③ 재가 요양의 중요시
④ 예방 · 재활의 충실
⑤ 종합적, 일체적, 효율적인 서비스의 제공
⑥ 시민의 폭넓은 참여와 민간 활력의 활용
⑦ 사회연계에 의한 상호지지
⑧ 안정적이고 동시에 효율적인 사업운영과 지역사회성의 배려

*1 요양예방
요양이 필요하게 되는 것을 가급적 지연시키고 요양을 받게 된 다음부터는 그 상태를 유지, 개선하여 악화시키지 않도록 하는 것.

성되는 것의 대강의 줄거리는 그다지 다른 것은 아니다. 대부분은 고령자가 건강하고 활약할 수 있는 사회나 요양시설의 질의 충실화, 제도의 존속을 지향하고 있다.

이들의 계획으로부터 보는 향후의 방향으로서는 의료 · 요양의 기능분화 및 지역사회의 연계, 또는 예방에 관한 점, 그리고 의료 · 요양의 효율화를 향한 시책의 정비가 이제까지 이상으로 진행되고 거듭 고령의 삶의 보람 만들기 활동의 추진에도 향하는 것이라 생각된다.

B 사회의 의식변화

일본의 의료 · 복지제도의 역사적 개관을 언급하고 요양보험제도의 길을 제시하여 왔으나 "지역사회"라는 말이 확산된 배경에는 장애인에 관한 세계적인 의식의 변화도 중요한 역할을 보여주고 있다. 개중에서도 장애인의 자립의식, **정상화(normalization)** 이념의 소개 · 보급 등 장애인의 인권, 복지 및 재활에 관해서 UN이 수행한 역할은 크다. 일본의 장애인 대책 · 시책이나 장애인 자신의 활동도 이것에 의해서 큰 영향을 받아 발전해 왔다고 할 수 있다.

이하 UN에 의한 각종 선언의 주된 것을 열거하였다.

1. 장애인의 권리선언(1975년)

장애인의 권리선언(Declaration of Rights of Disabled Persons)은 정신지체인, 정신장애인, 신체장애인을 포함하는 모든 권리에 관한 결의이다. 장애인이란 "선천적인지 아닌지에 관계없이 신체적 또는 정신적 능력의 부전때문에 통상의 개인 또는 사회생활에 필요한 것을 확보하는 것이 자기 자신으로는 완전하게 또는 부분적으로 할 수 없는 사람"을 의미한다고 하였다.

그 안의 구체적인 권리 내용의 주된 것에는 아래의 것이 있다.

① 연령 상응의 생활을 영위할 권리
② 다른 사람과 동등한 시민권 및 정치적 권리
③ 가능한 한 자립하기 위한 시책을 받을 권리
④ 의료, 교육, 직업훈련, 재활 등의 서비스를 받을 권리
⑤ 경제적 사회보장을 받을 권리, 직업에 종사할 권리
⑥ 경제사회계획의 모든 단계에서 특별한 필요성이 고려되는 권리
⑦ 가족과 함께 생활할 권리, 또는 시설에서 생활하는 경우는 거기서의 환경이나 생활조건은 같은 연령의 사람의 통상생활에 가능한 한 가까운 것이어야 할 것.

2. 국제장애인의 해의 제정(1981년)

1981년을 국제장애인의 해(International Year of Disabled Persons: IYDP)로 정하고 장애인의 "완전참여와 평등"의 실현을 목적으로 하여 전세계적인 운동을 추진하였다. 또한 국제장애인의 해 종료 후도 1982년에 "**장애인에 관한 세계행동계획**"을 채택하고 1983년부터 1992년까지를 "**UN · 장애인의 10년**"이라 선언하고 각국에서 장애인 시책을 추진하기 위한 구체적인 행동계획을 책정하도록 제창하였다.

3. UN · 아시아태평양 장애인의 10년 (1993~2002년)

UN · 아시아태평양 장애인의 10년(Asian & Pacific Decade of Disabled Persons)은 "UN · 장애인의 10년"에서의 노력을 더욱 계속하기 위해 일본을 포함하는 33개국의 공동제

안이 가결된 것이고 장애인의 "완전참여와 평등"을 실현하려 하는 것이다.

C "지역사회 물리치료"의 의미와 전개

"지역사회 물리치료"라는 말에는 병원 등 의료시설에서 시행하는 이외의 물리치료라는 의미가 강하다. 그러나 본래의 의미에서의 재활로써 지역사회 물리치료를 생각한 경우, 장애인 등 대상자의 인권에 입각한 것이라는 것은 당연하다. 그래서 "지역사회 물리치료"라고 하는 경우는 의료시설 내에서 시행되는 물리치료의 계속만으로는 불충분하며 장애 및 질병의 예방이나 장애를 갖더라도 더 잘 살기 위한 구체적 수법도 포함하여 새로운 전개가 필요하다.

또한 2006년의 요양보험 개정에서는 요양예방에 중점을 두고 있는 것과 동시에 종말기의 케어에 대해서도 언급되어 있다. 재가에서의 예방에서부터 종말까지 물리치료는 어떻게 관여할 수 있는가, 물리치료의 새로운 구축도 필요하게 되었다.

거듭 말하면 일본에서는 방문재활이나 외래재활 등이 요양보험제도에서 인정되어 물리치료가 지역사회까지 체계적인 확산을 보여주게 되었으나 다른 나라에서는 볼 수 없다. 그래서 우리들은 이것을 더욱 견고한 것으로 해가는 전개가 필요하다.

● 인용문헌

1) 社会福祉の動向編集委員会(編):社会福祉の動向 2001. pp.288, 中央法規出版, 2001.
2) 吉原健二ほか:日本医療保険制度史. pp.5–377, 東洋経済新報社, 1999.

● 참고문헌

1) 厚生省大臣官房政策課調査室(監):日本の社会保障の歩み. pp.79–117, 中央法規出版, 1997.
2) 丸山一郎:障害者施策の発展. pp63–73, 中央法規出版, 1998.
3) 竹本善次:講談社現代新書 社会保障入門. 講談社, 2001.
4) 社会福祉士養成講座編集委員会(編):社会保障論. 中央法規出版, 2001.

II 지역사회 물리치료란 무엇인가

■ **학습목표**

● 지역사회 재활의 개념 · 역사 · 정의에 대해서 학습한다.

● 지역사회 재활 속의 지역사회 물리치료에 대해서 학습한다.

● 보건 · 예방으로써 물리치료에 대해서 학습한다.

● 지역사회 물리치료의 향후의 전개 가능성에 대해서 학습한다.

A "지역사회 재활"이란

1. "지역사회"란

재활에서부터 본 "지역사회"를 파악하는 방법을 생각하였을 때 급성기의 의료에서부터 유지기(생활적응기)에서의 시설 · 지역사회생활까지의 서비스가 충분히 제공되는 영역을 "지역사회"라 하는 것이 이상적이다. 현재는 1999년 3월에 당시의 후생성(현 후생노동성)으로부터 각 도, 부, 현(우리나라에서는 특별시, 특별자치도, 광역시, 도에 해당함)에 제시된 **지역사회 재활 지원활동 매뉴얼**에서 "지역사회"를 3개의 권역으로 파악하여 활동하도록 하는 지시를 받고 명칭은 각 도, 부, 현에 따라서 다르지만 "지역사회 재활 지원센터"를 기축으로 하여 활동이 추진되고 있다.

그 안에서는 시읍면 수준에서의 주민에게 가까운 지역사회를 **1차 권역**으로 하고 주치의나 노인보건시설 · 병원외래재활 · 방문재활 등에 의한 서비스가 제공된다. 다음으로 **1차 권역**보다 더 광역의 고령자 보건복지권역을 **2차 권역**으로 하고 전문적인 급성기 · 회복기 및 유지기(생활적응기)의 재활 의료서비스를 입원이나 병원외래 · 방문이라는 방법으로 실행하여간다. 2차 권역까지의 재활시설에서 대응할 수 없는 특수한 질환 등은 전체 도의 수준에서 **3차 권역**으로 하여 대학병원이나 도, 부, 현의 재활센터에서 더 고도이고 전문적인 물리치료를 직접적으로 대응할 수 있는 체제정비가 되어 왔다.

2. 일본에서의 "지역사회 재활치료"의 역사

일본에서의 지역사회 재활은 보건사의 방문활동 안에서 자연스럽게 탄생하고 재활적인 케어에 열중하게 되었다. 또한 이 시기에 요즘 말하는 병원외래재활적인 활동이 각지에 개별적, 자원 봉사적으로 일어났다.

- 1983년도부터 **노인보건법**으로 기능훈련사업이 시읍면에 의무화됨으로써 각지에 병원외래가 전개되었다. 장애인이 집안에 틀어박히게 하는 경향이 있었던 당시의 사회정세였기 때문에 집에 틀어박히는 것을 해방시키는 계기가 되었다는 의미에서 그 의미는 크지만, 2000년도부터 요양보험법

이 시행된 현재는 행정주체의 기능훈련 사업의 존재 의미가 추궁을 받게 되어 사업규모의 축소, 또는 폐지하는 방향으로 된 현 상황이 있다.

- 1986년에 **노인보건시설**이 신설되어 병원과 재가를 연결하는 중간시설로서의 기능을 수행하게 되었다. 이 시기는 물리치료사나 작업치료사가 잠재적으로 적음으로 인해서 100병상에 대해서 물리치료사 또는 작업치료사가 1명 이상이라는 배치였고 모든 시설에서 재활의 기능이 충분히 발휘되었다고는 말하기 어려운 실정이었다. 또한 노인보건시설은 노인 데이케어(day care) 등의 병원외래 서비스의 거점으로서의 기능도 아울러 갖춰야 하지만 전문가 부족 때문에 그 이상(ideal)에는 미치지 못하는 상황이었다.
- 1999년 3월부터 도, 부, 현에서 지역재활 지원 추진사업을 정비하도록 당시의 후생성(현재의 후생노동성)으로부터 지침이 제시되었다. 이러한 것을 받아 각 지역사회에서는 물리적 · 인적 자원의 부족이 뚜렷이 드러나게 되어 대처의 중요성을 재확인하고 이상의 추구에 의해서 다양한 사례가 탄생하기 시작하였다.
- 2000년 4월에 **요양보험법**이 시행되어 의료보험과의 공존이 명확해졌다.
- 2006년에는 요양보험법 안에서 **요양예방**은 중요한 기둥으로서 재편되었다. 또한 같은 해에는 **지역사회 포괄지원센터**가 제도화되고 물리치료사는 그 **요양예방 지원사업**에도 관여하게 되었다.
- 2010년, 의료와 요양의 기능분화와 연계의 추진을 위하여 각종 서비스의 재검토나 제도개혁이 검토되고 있다.

3. 일본재활병원 · 시설협회의 정의

2001년 일본재활병원 · 시설협회에 의해서 "지역사회 재활"은 다음과 같이 정의되어 있다.

"지역사회 재활이란 장애가 있는 사람들이나 고령자 및 그 가족이 오래 살아 정든 곳에서 거기에 사는 사람들과 함께 평생 안전하게 활력에 넘치는 생활을 할 수 있도록 의료나 보건, 복지 및 생활에 관계되는 온갖 사람들이나 기관 · 조직이 재활의 입장에서 서로 협력해서 시행하는 활동 모두를 말한다"[1].

이 정의에서는 1991년의 이 협회 정의에 새로이 장애가 있는 사람들이나 고령자의 "가족"도 대상에 추가되어 오래 살아 정든 지역사회에서 생활을 계속할 수 있는 것, 즉 **정상화(normalization)**를 기본이념으로 하고 있다. 그 활동은 장애를 가진 사람들의 필요성에 대해서 미리 예측하고 계속이며 필요할 때에 필요한 서비스를 제공할 수 있도록 행정이나 사회복지 · 환경정비의 체제를 정비할 필요가 있다고 하고 있다.

4. Community-Based Rehabilitation(CBR)

세계보건기구(World Health Organization; WHO)는 1978년 primary healthcare의 4대 요소로서 건강증진, 질병예방, 질병치료, 재활을 게재하고 그 안에서 세계적인 장애의 예방과 재활의 보급을 함에 있어서 지역사회에 있는 서비스 자원을 이용한 community-based service가 유용하다는 것을 강조하였다. 또한 장애예방과 재활에 관한 **WHO**의 전문위원회는 1981년 재활을 "장애인의 사회적 재통합을 가능케 하기 위한 것이며 이를 위해서는 장애인의 훈련과 환경의 적응만이 아니라 장애인을 위한 환경

정비가 필요하다"라고 파악하여 종전의 병원이나 시설 내에서의 전문기술자에 의한 재활에 더하여 환경적응이나 환경정비를 위한 다면적인 접근의 필요성을 열거하고 있다[2].

CBR 활동은 세계 각지에서 그 문화나 사회·경제상황을 배경으로 많은 시행착오를 거듭하면서 발전하고 선진국, 발전도상국을 불문하고 장애인 재활의 기본형의 하나로써 널리 인지하게 되었다.

구미 각국에서는 1950~1970년대에 장애인에 대한 재활이 병원이나 시설에서 확립되어 왔다. 그러나 이것은 앞에서의 일본과 마찬가지의 경향이고 설비가 갖춰진 시설 내에서의 재활의 실시이며 자택으로 복귀하였을 때에 필요한 기능획득을 지향한 것인가, 생활상의 문제를 파악한 여러 방면으로부터의 재활인가라는 의문을 남기게 되었다. 이를 반성하여 지역사회 자원을 이용한 지역사회 수준에서 시행되는 CBR 활동을 도입하게 되었다.

아시아나 중동의 각국에서는 분쟁이나 난민 등의 문제에 의해서 기본적인 음식물이나 위생·안전의 확보도 어려운 지역사회도 있어 보건·의료에 관한 자원이 부족한 지역이 많아 이러한 나라들에서의 CBR은 우선 재활의 인적·물적 자원의 확보와 그것을 체제로서 실시할 수 있는 시스템의 구축, 정상화의 침투를 하는 것부터 시작되었다. 우선 CBR의 핵심이 되는 전문시설을 중심으로 지도자의 육성과 기술의 침투를 도모하고 그 지도자는 실제의 재활실시자의 육성과 CBR에 관여하는 모든 담당자와의 연계를 충실화시키는 것에 주력하였다. 그 결과 지도자층의 스태프의 인적 부족이나 전문기능 시스템의 불충분성이 명백해져 시급한 대응이 필요하다는 것을 알게 되었다. 또한 각국의 장애인의 분포와 특징이 검증되고 장애의 발생원인의 추구와 장애예방으로부터의 CBR활동의 중요성이 더욱더 명확해졌다.

5. WHO의 정의

1994년에 국제노동기구(ILO), 유네스코(UNESCO), WHO의 지역사회 재활 관계자에 의해서 CBR은 다음과 같이 정의되어 있다.

"CBR이란 장애가 있는 모든 사람들의 재활, 기회의 균등, 그리고 사회의 통합을 지역사회 안에서 진행시키기 위한 전략이다. CBR은 장애가 있는 사람들과 그 가족, 그리고 지역사회, 게다가 적절한 보건, 교육, 직업 및 사회 서비스가 통합된 노력에 의해서 실시된다"[4].

이것은 장애가 있는 사람이 자기가 거주하는 지역사회에서 생활할 권리를 가장 중요시한 것이며 이것은 교육이나 문화·경제·정치의 면에서 완전히 참여하는 것을 촉진하고 있다. 이것은 바로 정상화의 구체적 추진의 하나이다.

B "지역사회 재활" 속의 지역사회 물리치료

1989년의 "지역사회 물리치료 매뉴얼"(일본물리치료사협회 발행)에 따르면 "지역사회 물리치료라는 말은 지역사회 재활 활동체계 안의 일익을 담당하는 것으로 자리매김이 되는 지역사회를 기반으로 하여 시행되는 물리치료사에 의한 전문적 원조를 의미하여 사용하기로 한다"[4]라 기술되어 있다. 병원이나 시설 내에서만 시행되고 있었던 재활 서비스가 재가생활에서의 방문이나 병원외래라는 형태를 시야에 넣어 실행하게 된 오늘날에는 지역사회 물리치료를 병원이나 시설에서의 물리치료와 단절한 것이 아니라 서로 연계하여 계속성을 포함한 것으로서 생각해야 한다. 현재 병원이나 시설은 입원·입소사업만이 아니라 "지역사회에 뿌리를 내린 병원 · 시설"로써 재가생활자에 대한 생활 지원을 추진하고 있는 병원 · 시설이 증가하고 있다. 지역사회 재활 안에서의 지역사회 물리치료는 재가생활자에 대한 직접적 서비스만이 아니라 그 사람들을 에워싸는 가족에 대한 레스파이트 케어(일본이 만들어낸 말로서 respite + care : 간호를 요하는 고령자나 장애인을 일시적으로 맡아 가족의 부담을 덜어주는 케어)나 사회 환경을 포함한 포괄적인 사회적 재활 접근 속에서 물리치료사의 일을 창출하여 전개해가야 한다.

1. 재활의료의 흐름

a. 급성기 재활

발병한 후부터 가능한 한 빠른 시기에 시행되는 재활이며 고도의 의학적인 대응을 할 수 있는 의료기관에서의 재활이 이에 해당한다. 실행의 요점으로 운동허용량의 확인이나 활력징후(vital sign)의 체크 등 **위험관리**가 중요하다. 또한 안정이나 활동량의 저하에 수반하는 **폐용증후군**의 예방에도 적극적으로 대처할 필요가 있다. 그 속에서 어떻게 조기에 일상생활동작을 획득할 수 있는지가 재활의 열쇠가 된다.

b. 회복기 재활

이 시기는 의학적으로 급성의 상태에서부터 벗어나 더 집중적으로 재활을 시행함으로써 일상생활활동(ADL)이나 생활의 질(QOL)을 획득해가는 시기이다. 질환이나 위험 관리에 중점을 두는 것은 당연하지만 장애에 대한 예후예측을 정확히 시행하고 기능장애나 능력장애를 최대한으로 개선할 수 있는 재활이 필요하다. 또한 퇴원 후의 생활을 향한 환경조정이나 가족에 대한 지도 등을 다양한 직종과 연계하여 협동해서 시행하는 것이 중요하다.

의료제도의 변혁의 흐름 속에서도 2000년 4월에 "**회복기 재활병동**"의 신설이 있었다. 이 병동은 발병 후 12개월 이내의 뇌혈관질환이나 하지의 골절환자를 대상으로 하여 전임의사나 물리치료사 · 작업치료사 · 언어청각사에 의해서 전문적이고 동시에 적극적인 재활을 일정 기간 안에서 시행하는 것으로 하고 있다. 그 설치기준이나 내용으로부터 보다 고도이고 동시에 실제적인 일상생활활동의 자립을 향한 접근을 중요시하고 있다. 회복기 재활은 재가생활의 준비단계로서의 자리매김을 담당하고 있다.

c. 유지기(생활적응기) 재활

회복기에 계속해서 현재의 신체기능 · 생활기능의 유지나 체력의 유지개선, 더 나은 생활환경의 정비, 요양인의 부담의 경감 등 자립생활을 지원하는 것은 물론 가족이나 그 주위의 QOL의 향상도 목적으로 한 사회참여에 눈을 돌린 재활이 필요하다. 이에 더해서 장애인 자신의 정신면에서도 이제부터 살아가는 목표나 삶의 보람을 찾을 수 없고 장애에 고집하여 자신의 인생을 전향적으로 생각할 수 없는 장애인 본인이나 가족의 정신면에 대한 지지나 "다른 사람이 해주는 재활에서부터 자신이 하는 재활"로의 의식의 전환, 풍부한 건강관을 갖고 생활할 수 있도록 계속해서 촉구하는 것도 중요하다. 이제부터의 자기의 생활에 대해서 새로운 세계로 눈을 돌리지 않고 "재활"에만 의존하는 원인으로는 재활이나 질병의 예후에 관한 잘못된 설명을 해버리는 일이나 획일적인 많은 횟수 · 무기한의 연습이 영향을 주고 있는 일도 있다. 환자를 에워싸는 전문직 각각이 질병과 장애의 올바른 이해 하에서 설명책임을 수행하고 지도할 수 있는 것이 요망된다.

유지기에서는 **생활적응기** · 생활전개기 · 생활안정기 등 재가생활을 기반으로 한 파악방법도 있으며 급성 발병모델로는 완전히 파악할 수 없는 요양생활의 중요성을 인식해야 한다. 따라서 지역사회 재활은 유지기 재활을 포함하여 보건 · 복지나 행정에서의 다양한 서비스나 지역사회 주민 · 자원봉사자도 포함하여 시행되는 것이어야 한다.

2. 물리치료의 연계

현재, 장애인을 에워싸는 시스템을 생각해보면 발병한 후부터의 시기에 따른 재활의 연계와 재가생활자 등의 각 방면으로부터의 지원연계의 두 가지로 대별된다. 전자는 급성기, 회복기, 유지기(생활적응기)라는 발병 · 입원에서부터 재가지원까지의 상류에서부터 하류의 막힘이 없는 흐름, 이른바 수직으로의 연계이다. 현재 의료시설은 급성기, 회복기, 유지기(생활적응기)의 역할 분담이 명확하게 되어 있고 각각의 시기가 가지는 목표나 수단은 달라도 장애인 · 가족에 대한 공통의 인식과 달성목표를 공유하는 수직의 연계는 필요하다. 후자는 주로 재가지원에서의 각 체계 사이 또는 직종 사이에서의 연계, 이른바 수평의 연계를 말한다.

원래 장애인을 에워싸는 서비스는 그것이 재가이건 시설이건 통일된 정보에 기초하고 문제를 해결하는 경우의 목적은 동일해야 한다. 1명의 장애인에 대해서 행사되는 서비스는 다원적이고 동시에 각각이 독립된 수단일지라도 목적은 공통이어야 하는 것이다. 목표설정이나 목표가 일치하지 않는 여러 가지의 관여는 연계라고는 할 수 없다. 장애인의 생활에 있어서 방문재활이나 방문간호 · 병원외래재활은 각각이 생활의 어느 하나의 점을 본 것이 되기 쉽지만 이 점을 선으로 연결하여 장애인이나 가족을 에워싸는 연계가 필요하다. 재가지원 안에서 물리치료사는 각각의 장소에서 "전문성"을 확립해갈 필요가 있음과 동시에 이 전문직 영역에서의 책임을 수행해가야 한다. 이를 위해서도 보건 · 의료 · 복지의 각각의 각 영역에서 일하는 물리치료사 사이의 연계가 이제까지 이상으로 밀접한 관계가 되는 것이 중요하다.

3. 지역사회 물리치료의 직장

물리치료사가 지역사회에서 일을 하는 데에는 직접적으로는 방문재활이나 병원외래재활, 각종 운동교실, 행정상담 등을 열거할 수 있다. 그러나 의료제도나 요양보험제도에 얽매이지 않고 비공식적인 활약의 장(지역사회 스포츠진흥, 지역사회 포괄지원센터와 연동한 활동 등)의 필요성도 많다. 최근에 물리치료사가 회사를 설립하여 지역사회의 재활을 지탱하고 있는 사람도 증가하였다.

의료나 요양이라는 관점에 얽매이지 않고 다른 직종과의 융합 속에서 지역사회 물리치료를 전개하는 것은 우리들로서 무한대의 가능성을 간직하고 있는 것이기도 하다.

C 보건 · 예방으로써의 물리치료

2001년에 WHO에 의해서 이전의 "기능장애, 능력장애 및 사회적 불이익의 국제 분류 ; **국제장애분류**"(International Classification of Impairments, Disabilities and Handicaps; **ICIDH**)가 "생활기능 · 장애 · 건강의 국제 분류; **국제생활기능분류**"(International Classification of Functioning, Disability and Health; ICF)로 개정되었다. 이것은 생활기능과 장애의 모든 측면을 다루고 있고 건강한 상태도 포함하는 모든 개인의 생활기능에 적응되

는 분류이다. ICF에서는 **"심신기능 · 신체구조"**(body functions and structures), **"활동"**(activities), **"참여"**(participation)의 차원으로 분류하고 각각에 작용을 미치고 건강상태에 변조를 초래하는 배경으로써 **"환경인자"**와 **"개인인자"**를 열거하고 있다[제3장 I항 **그림 2** (84 페이지) 참조].

이 심신과 함께 건강한 상태를 만드는 대처로써 현재의 장애인에 대한 물리치료만이 아니라 보건 · 예방의학적인 물리치료가 필요하게 되었고 국민의 건강을 지탱하는 전문직으로 기대되고 있다.

1. 요양예방 · 자립지원

요양예방은 보건과 복지에 걸치는 새로운 개념이다. 자리에 누운 채 일어나지 못하는 상태가 되는 것 및 요양 · 지원을 요하는 상태를 예방 개선하는 것은 요양의 필요성을 저하시키게 되고 또한 적극적으로 **ADL**(activities of daily living)이나 **QOL**(quality of life)의 향상을 지향하게 되는 것의 의미는 크다. 자리에 누운 채 일어나지 못하는 상태에 이르는 과정인 폐용증후군의 악순환의 원인은 단순히 본인의 비활동이 아니라 거기에 이르는 원인이 된 심리적 기전이나 주위의 사람과의 관계, 주위의 생활환경이 있다는 것을 잊지 말아야 한다. 주위의 인적 환경에 의해서 휠체어로부터 벗어날 수 없는 장애인을 만들지 않고 신변 ADL의 자립을 도모하며 이에 수반해서 QOL의 향상을 도모하는 것도 재활의 중요한 역할이고 물리치료사가 적극적으로 추진해갈 필요가 있다는 것을 인식할 책무가 있다.

실제로는 지역사회 전체가 요양예방에 주체적으로 대처하도록 **낙상예방교실**의 개최나 건강수명을 연장하기 위한 **자리에 누운 채 일어나지 못하는 상태 예방검진** 등 보건복지사업으로의 물리치료사의 전문성의 제공을 추진하고 있다. 또한 지원 · 요양을 요하는 고령자나 허약 고령자의 활동력을 올리기 위해 동작의 개선과 체력의 유지 · 향상을 지향한 재활 프로그램의 연구 · 개발과 실시가 이루어지고 있다.

2. 건강추진

요양예방 · 자립지원 시스템의 일환으로써 포괄적으로 허약 고령자의 체력저하를 예방하는 운동 트레이닝이 각 지역사회에서 실시되고 있다. 의사 등에 의한 평가에 기초하여 물리치료사나 건강운동 지도원 등이 개별적 운동 프로그램을 제공하는 모델이 개발되어 건강한 고령자의 증가를 지향하여 민간이나 행정기관에서 각종 사업을 전개하고 있다.

또한 의료에서도 생활습관병의 지도 관리로서 고혈압이나 당뇨병이라는 생활습관병을 주된 병으로 하는 환자에 대해서 의사나 관리영양사 · 물리치료사가 종합적인 지도 및 치료관리를 시행하는 등의 건강상태 향상의 분야에서의 물리치료의 참여도 중요한 위치를 차지하게 되었다. 2006년부터 각 지방자치단체를 기본으로 한 지역사회 포괄지원센터가 설치됨으로써 물리치료사는 2차 예방의 대상자(가까운 장래에 지원과 요양을 요하는 가능성이 있는 65세 이상의 고령자)에 대해서 요양예방 프로그램의 실시에 대한 관여나 지역사회 주민의 건강을 지탱하는 일원으로서 사회에 공헌하고 있다.

D 지역사회 물리치료의 향후의 전망

가속되는 고령사회에 있어서는 care와 cure의 구분과 양립을 이해하는 것이 물리치료사로서 중요한 것이다. care란 이용자의 입장에 서서 사랑으로 배려하고 정성을 들여 돌보며 실생활에 합치하는 케어 계획의 작성과 실시에 의해서 건강생활을 지지하는 것이다. 또한 cure란 이용자의 기분을 중요시하고 정확한 평가로 의학적 근거에 기초한 설명을 할 수 있으며 목숨을 지키고 상병을 치유하는 치료를 하는 것이다. care와 cure를 양립시키고 균형을 유지하면서 자립원조와 건강의 도움을 주는 것이 물리치료사의 목표이고 사회로부터 요구되고 있는 것이기도 하다.

요양보험 하에서의 물리치료 평가는 국제생활기능분류(ICF)의 사고에 기초하여 참여제한에 대한 목표를 명확히 하는 것이 권장되고 있다. 프로그램 입안에서는 더 실용적인 재가생활에서의 여러 활동의 자립향상을 위해 어떻게 무엇을 하는가를 누구나 알기 쉬운 용어를 사용하여 구체적으로 기재하여야 한다. 물리치료사는 대상자의 생활배경을 충분히 파악하고 변화가 풍부한 사고를 전개할 수 있는 역량을 갖춰야 한다.

연계의 새로운 사고방식으로서 trans-disciplinary approach(가교 · 융합)가 있다. 이것은 전문직의 업무구분을 의도적으로 역할 개방하고 seamless(연계할 때에 일어날 수 있는 이음매를 없애는 단순히 가교역할적인 연계를 가리키지 않는다)적인 서비스를 제공하는 것이다. 이제까지 전문직 사이에서 역할분담을 하고 있었던 부분(지식이나 기술)이 융합된다는 것은 이용자는 필요한 것을 누구로부터도 제공받기 때문에 유익하며 의료보험 하의 회복기 병동 등에서 실행되고 있는 것이 이 모델에 가깝다. 각각의 전문직이 재가생활 지원의 장에서 이용자의 과제를 공통으로 인식하고 개선을 향한 지원행동을 할 수 있는 연계를 의식하는 것이 중요하다.

지역사회의 일은 병이나 장애 또는 치유 가망성의 유무에 따라서 대상자인지 아닌지를 판단하는 것에는 어려운 문제를 갖고 있고 지역사회 물리치료에 목표를 설정하는 것도 마찬가지라 할 수 있다. 인간의 목표는 존엄이 있는 그때를 맞이할 때까지라는 것을 잊어서는 안 된다. 최근에 지역사회 포괄지원센터와의 연계에 의해서 종말 케어나 심신의 건강생활을 지지하기 위해 가까운 지역사회의 포괄적 케어의 관여가 증가하고 있다. health care manager로서 물리치료사가 진가를 발휘하려면 care와 cure의 구분과 양립을 할 수 있고 "지역사회"를 이해하고 사회와의 조화도 시야에 넣은 물리치료사를 지향(intend)하는 것이 필요할 것이다.

● 인용문헌

1) 太田仁史：地域リハビリテーション原論 Ver.5. p.10, 医歯薬出版, 2010.
2) 伊藤利之ほか（編）：地域リハビリテーションマニュアル. pp.7-15, 三輪書店, 1997.
3) 太田仁史（編著）：地域リハビリテーション論 Ver.4. p.9, 三輪書店, 2009.
4) 日本理学療法士協会：地域理学療法マニュアル. p.4, 日本理学療法士協会, 1989.

III 「지역사회 물리치료학」에서 학습하는 것

■ **학습목표**

- 지역사회 물리치료사의 전문직으로써의 책무를 학습한다.
- 사단법인 일본물리치료사협회의 대처(E-SAS나 방문물리치료, 전문물리치료사제도 등)이나 그 배경에 대해서 학습한다.
- 이용자의 사회생활을 주체로 생활적응기로 파악하는 것을 학습한다.

A 물리치료사의 사회적 역할과 책무

1. 지역사회 물리치료 계발의 의미

물리치료사 · 작업치료사법이 1965년에 법제화되고 새로이 "재활"의 개념에 의해서 주목을 받아 물리치료사는 국가자격자로 탄생하였다. 그러나 그로부터 45년이 지난 지금도 일본의 지역사회에서는 "물리치료란 무엇인가"라는 질문을 받고 간단하면서도 적절하게 설명하는 것은 상당히 어려우며 "기능훈련"의 이미지나 유사한 직종과의 차이가 이해되지 않고 오해되는 일도 많은 것 같다. 이것에는 일본 특유의 시술문화나 법제화에서의 역사적 배경이 크게 작용하고 있다 할 수 있다. 그러나 우리들은 국가자격자이기에 물리치료(사)의 사회에서의 역할 등을 이용자에게 알기 쉽게 설명하여 바르게 침투시켜 사회에 공헌하도록 계몽할 의무가 있다.

2. 물리치료(사)의 역할과 정신

의료라는 측면에서 보면 물리치료의 역사는 재활의 개념보다 훨씬 오래된 것임에 틀림없다. 자연 에너지를 이용한 광선치료, 수치료, 온천치료라는 물리요법(physical agent modalities)은 말할 것도 없이 "치유"라는 의학의 원점은 도수적 치료나 운동치료도 포함하여 물리치료는 오히려 고대로부터 의료건강회복의 진수였을지도 모른다. 따라서 물리치료사는 전문직으로써 지식, 기술, 정신의 3요소(**그림 1**)를 항상 고도로 갖춰야 하며 하물며 지역사회 안에서 물리치료를 전개하여 가려면 이용자의 생활배경이 되어 있는 지역사회 문화나 관습, 생활경력 등을 항상 중요시하며 피드백을 하면서 제공하는 것을 잊지 말아야 한다.

요즘에는 의료행위로써의 물리치료만이 아니라 예방이나 보건, 자립지원, 더욱이 종말기

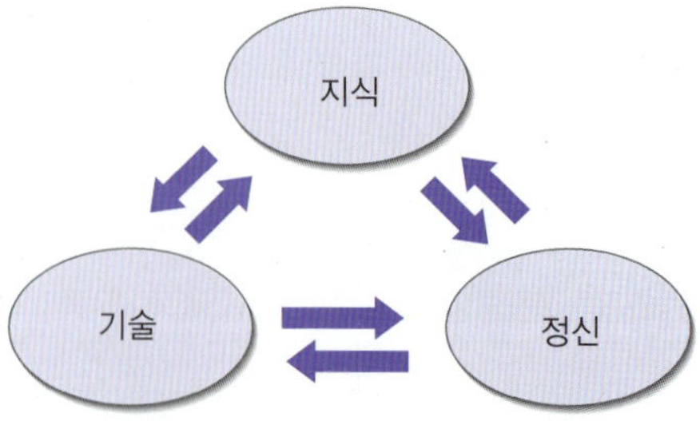

그림 1 물리치료사의 전문성

분야, 또한 스포츠 분야 등 폭넓은 영역에서의 물리치료도 요구되고 있어 "지역사회"와의 연계를 폭넓은 개념으로 파악하여 학습하는 것이 중요하다

B 직능조직과 역사적 배경

1. 사단법인 일본물리치료사협회

1966년 제1회 국가시험에 합격한 물리치료사 110명이 그 해의 7월 17일에 학술 및 직능단체로서 사회적 승인을 받기 위해 일본물리치료사협회를 설립하였다. 그리고 "국민에 대한 공헌"을 목적으로 활동을 전개하고 1972년 1월에는 당시의 후생성(현재의 후생노동성)으로부터 사단법인으로 인가를 받았다. 그리고 특히 지역사회 재활영역에 대해서는 초창기부터 20년간 인력의 절대적 부족 속에서 전국 각지의 정보를 교환하면서 연수회나 매뉴얼 작성이 이루어졌다. 이것은 전적으로 공익적인 정신으로 쌓아올려진 것이며 오히려 지방에서의 보건사의 활동지원이나 자치단체의 요청에 부응하는 형태로 뇌졸중 후유증 환자의 기능회복훈련 사업이나 자택에서 자리보전하는 노인 방문사업에 협력해 온 실적이 지금의 지역사회 물리치료의 기초를 구축한 것이라 할 수 있다.

2. E-SAS의 대처

일본물리치료사협회의 주목해야 할 대처의 성과를 소개한다. 그것은 "**지역사회생활의 확대에 착안한 요양예방평가(근골격계)**" (Elderly Status Assessment Set; E-SAS)이다. 이것은 고령자의 복잡한 건강상태를 파악하여 적절하고 동시에 효과적인 운동·생활지도를 전개하기 위한 "지표"로서 개발되었다. 노인보건사업 추진비 등 보조금의 지급을 받고 진행된 것으로 2007년도부터 4년간에 걸친 계속적인 대규모 조사를 거듭한 후의 성과이다.

운동을 수단으로써 요양예방을 계획하고 시행하려면 고령자의 운동기능이나 생리적 기능 또는 노화를 고려하여 진행시킬 필요가 있다. 고령자라 해도 신체적 엘리트에서부터 허약 고령자까지 개인차가 크며 또한 다소간이라도 만성질환, 불현성질환(inapparent disease)이나 통증을 갖고 있어, 고령자의 운동지도를 시행하려면 위험을 파악해 둘 필요가 있다. 이상의 것에 입각하면 요양예방으로 지역사회 고령자의 운동을 지원해가는 전문직인 물리치료사에게 거는 기대는 매우 크다고 해도 된다.

E-SAS는 지역사회에서 생활하는 일반 고령자, 2차 예방 대상자, 지원을 요하는 고령의 자립지원 효과를 객관적, 포괄적으로 파악하는 것을 가능케 한 평가 세트이다. 그 평가지표는 ① **생활의 확대**(Life Space Assessment), ② **낙상하지 않을 자신감**(낙상에 대한 자기효력감), ③ **걸을 수 있는 힘**(Timed Up & Go), ④ **사람과의 유대**(Lubben Social Network Scale-6), ⑤ **쉬지 않고 걸을 수 있는 거리**(연속보행거리), ⑥ **목욕동작능력**의 6개 항목으로 구성되어 있다. 이들 6개의 평가를 실시하고 전용의 E-SAS 개별 advice sheet(Excel)에 결과를 입력하여 레이더 차트(radar chart)에 자동적으로 표시되어 평가자만이 아니라 대상이 되는 고령자 자신에게도 인식시킬 수 있는 것 같은 고안이 시행되고 있다.

3. 일본물리치료사협회의 중점과제

a. 물리치료사 교육의 재검토

2010년 5월 현재, 전국에 241교의 대학 및

양성학교가 개설되어 있고 1학년 정원은 13,000명을 넘어서고 있다. 게다가 일본물리치료사협회의 회원 수는 6만 명을 넘어서고 있어 향후의 과제는 양에서부터 질의 보증·담보를 어떻게 하는 가이다.

b. 새로운 전문물리치료사제도

일본물리치료사협회는 1992년에서부터 평생학습 시스템과 전문물리치료사제도를 구축하고 또한 물리치료의 증거의 추구도 장기간 과제로서 대처해 왔다. 그러나 그 성과는 그다지 충분하다고는 할 수 없고 반드시 공적으로 인정되는 수준에는 도달하여 있지 않다. 물리치료사가 진실로 사회적 시민권을 얻으려면 교육 시스템과 학술적 측면의 충실화가 기반이고 현재로서 2013년을 목표로 연수 시스템 및 **전문물리치료사제도·인정물리치료사제도**의 큰 개정을 서둘러왔다. 그 개요는 이제까지 기둥으로 하고 있었던 7개 영역(기초 물리치료, 신경 물리치료, 근골격계 물리치료, 내부장애 물리치료, 생활환경지원 물리치료, 물리요법, 교육·관리 물리치료)의 전문분야는 원칙으로 움직이지 않고 연수회나 학술대회 참가, 또한 학술발표, 논문 기고 등을 엄정하게 심사하여 점수제로 하고 시험을 설치하여 갱신제로 하고 있으며 의료광고상표에 견딜 수 있는 내용까지 끌어올려지고 있다. 그리고 이것은 장래에 각 분야에서 독립된 학술대회 개최를 위한 개혁이기도 하다. 또한 이 7개 영역 안의 생활환경지원 물리치료가 지역사회 물리치료의 분야이다.

4. 방문재활 스테이션과 물리치료

병기별 재활이나 요양보험제도 등에 의해서 물리치료사가 활약해야 할 장소가 크게 확대된 시대를 맞이해도 지역사회가 추구하는 거주생활 현장이나 보건복지 영역에 종사하는 물리치료사는 의료현장에 비하여 매우 소수이다. 특히 재가 이용자가 충실화된 방문 재활서비스 제공을 받기 쉽게 하는 것은 국가의 책무이다. 일본물리치료사협회는 직능전문단체로 국민시선에서 동시에 최고수준에서 반응하기 위해 독립형 방문재활의 설치를 요구해왔다. 그러나 다른 단체와의 연관 속에서 이용자 주체의 길은 좀처럼 열리지 않는다. 지역사회 재활의 참의 담당자로서 물리치료사가 충분히 전문성을 발휘할 수 있도록 일본물리치료사협회는 여러 각도에서 전력을 다하여 대처하고 있다. 방문재활 스테이션 기능을 발전시킨 다기능의 지역사회 케어 스테이션의 구상도 있다. **그림 2**에 필자의 구상을 나타냈다.

C 말이 갖는 의미에 대해서

물리치료사가 임상이나 사회활동을 할 때에 사용하는 말은 매우 영향력을 가지며 의료행위의 일부라고조차 말할 수 있다. 고지에 의한 동의(informed consent)는 말할 것도 없으나 전문가가 사용하는 말의 여운 하나로 환자나 이용자를 치유도 상처를 입히기도 한다. 행정이나 사업용어로 흔히 사용되는 "훈련"이라는 용어도 윗사람이 아랫사람에게 설득한다고 하는 것 같은 의미가 있고 정신부터가 적절성이 결여된다. 근거에 기초한 물리치료를 제공하기 위해서는 숙련된 전문가의 말투가 그 출발이 된다.

"유지기"라는 말도 회복이나 변화의 가능성에 대해서 부정적이고 "장애수용"을 강요하는 위험성도 갖고 있다. 인간이 살아가는 데에 아무리 해도 바꾸기 어려운 절대적 환경(중력이나 공기 등)과 가변적 환경(온도나 소리, 건물, 대인 등), 그리고 내적 환경(스스로의 심신의

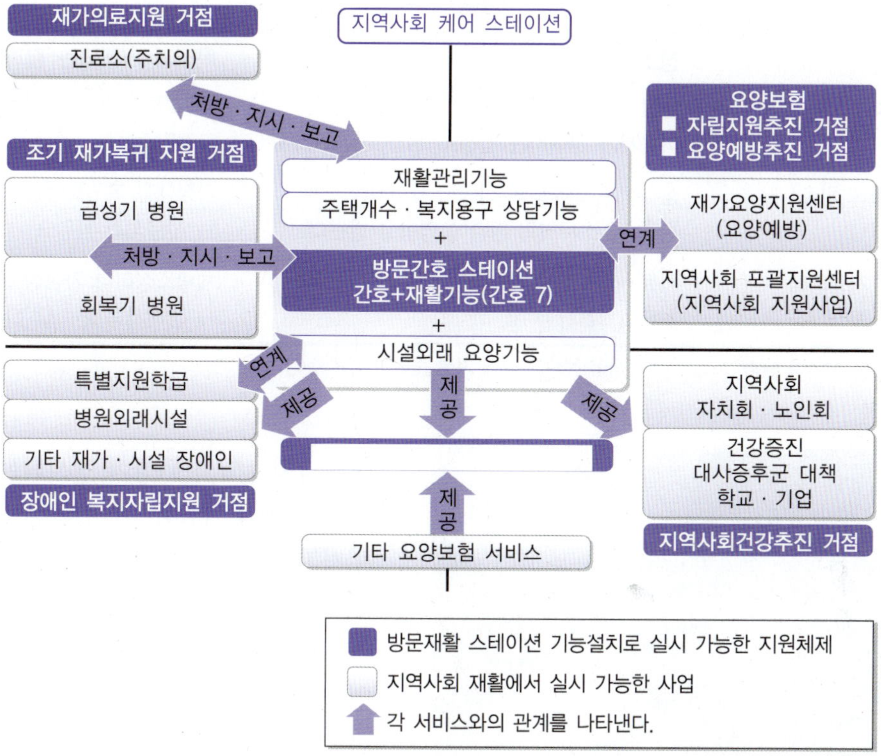

그림 2 지역사회 케어 스테이션 구상

방문기능에 다른 서비스기능을 부가함으로써 자립지원의 다양한 필요성에 대응할 수 있는 거점으로 발전시킬 수 있다.

환경 등)에 영향을 받으면서 시간과 공간 속에서 적응 · 변화해가는 것이라 생각된다. 따라서 급성기나 회복기가 지났다 해도 "발달"과 "늙음" 또한 "장애"에 대해서 선택적으로 적응을 촉진한다. 더 적극적인 "생활적응기 물리치료"의 확립이 급선무이며 이것은 지역사회 물리치료의 과제이기도 하다.

D 생활적응기의 물리치료

생활적응기란 의료기관으로부터 재가나 시설로 옮긴 시기를 말하고 이 시기의 물리치료 서비스는 대략 나누면 "방문", "병원외래 · 시설외래", "시설입소"로 하여 시행된다(**표 1**).

지금부터 30년 전, 필자가 재가의 자리보전하고 있는 노인 방문조사에 관여하였을 때에 큰 교훈을 얻은 일이 있다. 편마비로 보행불능이 되어 재활 스테이션 서비스를 받을 기회도 없고 재가생활을 영위하고 있었던 사례가 있었다. 그러나 어떻게든 자력으로 앉은 자세 이동을 획득하고 게다가 휴대용 변기에 오른손 오른발로 밀어 올려 걸터앉아 이용하고 있었다(**그림 3**). 또한 목욕도 어린이용 풀(pool)에서 실용적으로 자립하고 있었다. 돗자리를 이용하여 정원 가꾸기를 하고 계단 오르내리기도 할 수 있었다.

이 사례를 목격하였을 때 장애를 가진 사람이 생활에 적응하기 위해서는 신변의 것을 활용하여 많은 노력을 하고 있다는 것을 알게 되었

표1 생활적응기의 물리치료

종별	장소의 특정	목적과 기대되는 결과
방문물리치료	생활의 장(절대적 프라이버시 하에 이용자가 선택하는 입장)	QOL의 향상, 자기실현, 존엄 → 고객만족
시설입소 물리치료	상대적 사회생활의 장(입소자끼리나 직원 등 소사회의 환경에 영향을 받는다)	가정생활 복귀를 위한 준비, 조정 → 전문직과 팀워크
병원외래 · 시설외래 물리치료	치료 · 후속조치(팔로업) · 집단 치유의 장	체력조정이나 가정생활의 조정 → 장에서의 변화도 기대

서비스를 받는 장이나 환경 그리고 그 목적이 선택할 때의 가장 중요한 점이 된다.

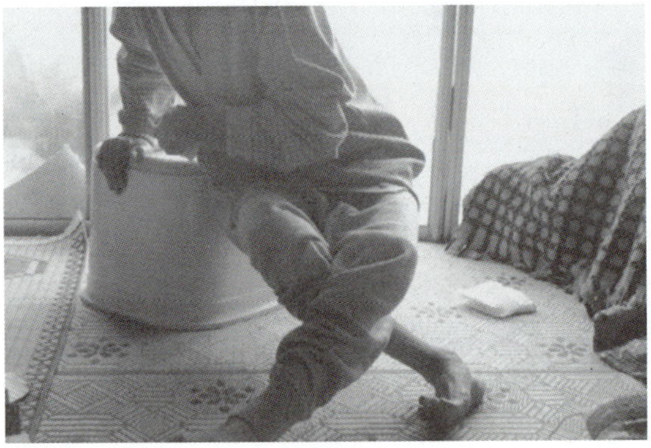

그림 3 앉은 자세 이동수준의 왼쪽 편마비 사례

다. 또한 본인의 노력을 만들어내는 것이 가족과의 유대이고 자기존엄이라는 것을 알게 되었다. 학교교육에서는 기본적인 것밖에 학습하지 않지만 생활적응기에서는 물리치료사는 오히려 실행 속에서 배우면서 그 가르침을 다음의 사람에게 가르칠 수 있도록 전문성을 연마해가야 한다는 교훈을 얻었다.

E 향후를 향해서

2006년의 사회보험 진료수가 개정시행에 의해서 재활의 제공이 질환별로 나뉘고 진료기간도 제한되었다. 또한 물리치료 · 작업치료 · 언어청각치료의 전문성이 경시되는 것 같은 일괄적인 설정이 되었다. 게다가 장애인자립지원법, 후기고령자의료제도의 대폭적인 재검토가 언급되는 등 사회보장은 불안정한 상황에 있다.

우리들 물리치료사는 이용자의 입장에 서서 이용자의 존엄, QOL의 향상을 지향하고 사회보장의 충실화를 향해서 적극적으로 작용해갈 필요가 있다. 이를 위해서도 생활적응기인 지역사회 재가자에 대한 물리치료의 질도 높여가야 한다.

● 참고문헌

1) 日本理学療法士協会ホームページ, 専門・認定理学療法士制度. http://www.japanpt.or.jp/04_for_pt/system.html
2) 日本理学療法士協会ホームページ, E-SAS 高齢者のイキイキとした地域生活づくりを支援するアセスメントセット. http://www.japanpt.or.jp/esas/
3) 厚生労働省ホームページ, 平成 18 年度診療報酬改定の概要について. http://www.mhlw.go.jp/shingi/2006/02/dl/s0215-3u.pdf
4) 日本理学療法士協会：第 35 回社団法人日本理学療法士協会総会資料. 2006.
5) 菅原巳代治：地域リハビリテーションに対する日本理学療法協会の取り組みと今後の展望. 理学療法白書 2002, pp.110–123, 日本理学療法士協会, 2003.
6) 日本理学療法士協会：地域理学療法マニュアル. 1989.
7) 日本理学療法士協会：ケアマネジメントマニュアル. 1999.
8) 日本理学療法士協会：訪問理学療法マニュアル. 2002.
9) 日本理学療法士協会：理学療法士のための老人施設リハビリテーションの実際. 2003.
0) 奈良 勲：理学療法の本質を問う. 医学書院, 2002.

제 2 장

지역사회 물리치료를 지탱하는 시스템

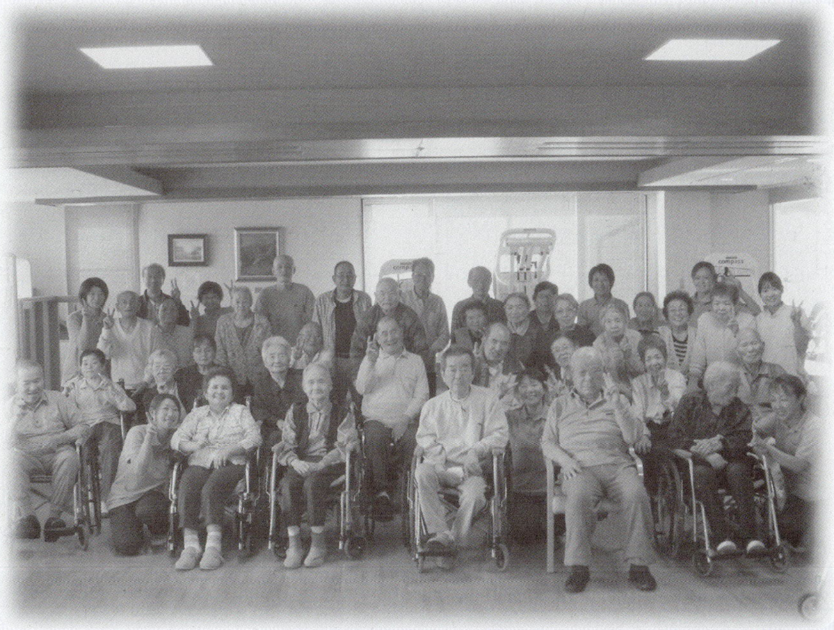

이러한 식으로 웃는 얼굴이 되는 것이 중요하다.

I 복지관련 법적 여러 제도

■ **학습목표**

- 장애인 시책을 지탱하고 있는 기본이념과 복지제도에 대해서 학습한다.
- 장애인 시책을 널리 지탱하고 있는 여러 법률을 학습한다.
- 일본의 장애의 정의, 장애아동(인) 복지의 실시체제 · 실시기관, 복지서비스나 관련 시책의 내용을 학습한다.

A 장애인 시책의 기본이념과 개념

1. 장애인 시책의 기본이념

장애인 시책의 기본이념으로서 대표적인 다섯 가지 이념을 열거한다.

a. 인권보장

우선 기본적으로 장애인 시책은 장애가 있는 사람의 인권을 보장하는 것이어야 한다. UN에서는 2001년부터 "장애가 있는 사람의 권리에 관한 국제조약"의 채택을 향한 검토가 이루어지고 2006년에 **"장애인 권리조약"**이 채택되었다. 조약은 50조항으로 구성되고 향후 일본에서도 이들의 권리가 보장되는 대처가 요구된다.

b. 재활

UN은 1982년에 책정된 **"장애인에 관한 세계행동계획"** 안에서 재활을 정의하고 "재활이란 신체적, 정신적, 동시에 또한 사회적으로 가장 적합한 기능수준을 가능케 함으로써 각 개인이 스스로의 인생을 변혁하여가기 위한 수단을 제공하는 것을 지향하고, 동시에 시간을 한정한 과정이다"라 하였다. 재활은 장애가 있는 당사자가 주체적으로 대처하고 동시에 시간을 한정하여 실시하는 것이며 능력을 신장함으로써 그 사람다운 인생을 실현하기 위한 수단으로서 자리매김이 되었다.

c. 자립

장애가 있는 사람의 자립은 종전에 경제적인 자립이나 직업적인 자립을 중심으로 생각되어 왔으나, 현재는 요양 등을 필요로 하는 중증 장애가 있는 사람이 요양 서비스 등의 복지 서비스를 권리로서 활용하고 책임이 있는 개인으로서 주체적으로 사는 것을 의미하게 되었다. 이를 위해서는 자기결정, 의사결정, 선택권을 행사할 수 있도록 되어야 한다.

d. 기회균등화

"장애인에 관한 세계행동계획"(UN, 1982년) 안에서 "기회균등화(equalization of opportunity)란 사회의 일반 시스템, 예컨대 물리적, 문화적 환경, 주택과 교통, 사회 · 보건

서비스, 교육과 노동의 기회, 스포츠나 레크리에이션 시설 등을 포함하는 문화 · 사회적 생활을 모든 사람들에게 이용 가능케 하는 것이다"라 정의되었다. 즉 기회균등화란 어떠한 장애가 있어도 장애가 있는 사람이 온갖 기회에 참여할 수 있도록 하기 위한, 사회로부터의 노력이다.

e. 정상화

정상화(normalization)란 질병, 사고, 고령에 의해서 장애가 있는 사람이 있는 것은 인간사회의 자연스런 모습이며 가정이나 지역사회에서 통상의 생활을 할 수 있도록 하는 것이 장애인의 생활의 질과 권리의 보장으로 연결된다는 이념이다. 장애인의 인권은 다른 시민과 같으며 장애가 있는 사람도 없는 사람도 평등하게 생활할 수 있는 사회야말로 보통(normal)이라는 사고방법이다.

2. 장애인 복지와 장애인 시책의 차이

a. 장애인 복지

장애인 복지는 재활에 의해서 장애가 있는 사람의 신체적, 정신적, 직업적, 사회적인 능력이 높여지지만 그래도 역시 남겨진 활동의 제한과 참여의 제약을 보충하기 위한 사회복지의 한 분야로써의 접근이며 각종의 복지 입법을 기저로 장애가 있는 사람의 필요성을 충족하기 위한 복지 서비스(의료, 보건, 보장구, 일상생활용구, 시설복지, 재가복지, 소득보장 등)를 제공하는 제도 · 시책이다.

b. 장애인 시책

장애인 복지만으로는 장애인의 "완전참여와 평등"을 가능케 하는 "기회균등"의 사회를 실현할 수는 없다. "완전참여와 평등" 및 "기회균등화"를 실현하기 위해서는 건축물 · 주택 · 교통수단에 접근, 의사소통 · 정보보장, 고용의 촉진, 취업의 장의 확보, 교육의 보장 등 일본 정부 전체 부서의 대처인 "장애인 시책"이 필요하다.

B 장애인 시책을 지탱하는 여러 법률

장애인 시책을 지탱하는 주요 법률을 제정된 연도순으로 열거하면 다음과 같다.

1) 아동복지법(1947년)

아동의 복지에 관한 기본법이다. "모든 국민은 아동이 심신 모두 건전하게 태어나고 동시에 육성되도록 노력해야 한다는" 것 및 "국가 및 지방자치단체는 아동의 보호자와 함께 그 책임을 진다"는 것을 명시하고 그 이념 하에 18세 미만의 아동에 대한 복지시책을 위해 아동복지사, 아동위원, 아동상담소, 복지사무소, 보건소의 규정, 복지의 조치 및 보장, 사업 및 시설비용 등에 대해서 정하고 있다.

2) 신체장애인복지법(1949년)

신체장애인의 자립과 사회경제활동 참여를 촉진하기 위해 신체 장애인을 원조하고 그리고 필요에 따라서 보호하여 신체장애인의 복지의 증진을 도모하는 것을 목적으로 한다. 신체장애인 스스로의 자립적인 노력과 사회참여 기회의 확보를 이념으로 하고 국가 및 지방자치단체에 대해서는 신체장애인의 자립과 사회경제활동 참여를 촉진하기 위한 원조와 필요한 보호의 종합적인 실시를 책무로 하고 국민에 대해서는 신체장애인의 사회참여 노력에 대한 협력을 책무로 하고 있다.

3) 지적장애인복지법(1960년)

1960년에 제정된 "정신박약자복지법"은 1997년에 "지적장애인복지법"으로 법률 명칭이 개정되었다. 지적장애인에 대해서 그 재활을 원조함과 동시에 필요한 보호를 시행하고 지적 장애인의 복지를 도모하는 것을 목적으로 한다. 지적장애인의 복지에 관한 국가 및 지방자치단체의 책무에 대해서 정함과 동시에 아동에서부터 성인까지 지적장애인에 대한 복지의 조치를 정하고 있다.

4) 장애인의 고용촉진에 관한 법률(1987년 개정)

1987년에 제정된 "신체장애인 고용촉진법"은 1987년에 새로운 법률 명칭으로 개정되었다. 장애인의 고용 촉진, 직업재활, 기타, 장애인이 직업능력에 적합한 직업에 취업하는 것 등에 의해서 장애인의 직업생활에서의 자립의 촉진을 목적으로 하고 있다.

5) 복지용구의 연구개발 및 보급의 촉진에 관한 법률(복지용구법) (1993년)

복지용구의 연구개발이나 장애인 등이 필요로 하는 복지용구를 용이하게 입수할 수 있는 시스템의 정비를 촉진하기 위해 제정되었다. **복지용구**란 "심신의 기능이 저하하여 일상생활을 영위하는 데에 지장이 있는 노인 또는 심신장애인의 일상생활상의 편의를 도모하기 위한 용구 및 기능훈련을 위한 용구 및 보장구"를 의미한다. 종전부터 사용되어 온 복지기기도 마찬가지의 의미이며 일상생활에 편리한 기기, 치료훈련을 시행하는 기기, 상실된 기능을 대체하는 기기, 능력개발을 시행하는 기기 등을 포함하는 용어이다.

6) 신체장애인의 편리의 증진에 이바지하는 통신 · 방송, 신체장애인 이용 원활화사업의 추진에 관한 법률(1993년)

시각장애인, 청각장애인 등 시각이나 청각 등의 감각기관에 장애가 있는 사람이 TV 등의 통신 · 방송 서비스를 충분히 받을 수 있도록 하기 위해 TV의 자막 · 수화를 갖춘 방송이나 해설방송의 충실화를 도모하기 위한 것이며 이들의 프로그램 제작에 대해서 조성을 시행하기 위해 제정되었다.

7) 장애인기본법(1993년)

장애인을 에워싸는 사회경제정세의 변화 등에 대응하여 장애인의 자립과 사회참여의 가일층의 촉진을 도모하기 위해 "심신장애인 대책기본법"이 "장애인기본법"으로 개정되었다.

게다가 2004년에 "장애인기본법"이 개정되었다. 장애인에 대한 차별이나 권리이익의 침해금지를 기본이념에 자리매김을 하고 "장애인의 자주성을 존중하고 가능한 한 지역사회에서 자립한 생활을 영위하도록 배려한다"는 것을 시책의 기본방침으로서 명기하였다.

주요한 개정내용은 ① 도, 부, 현, 시읍면의 **장애인 기본계획**의 책정의 의무화, ② **중앙장애인시책 추진협의회**의 창설, ③ 국가 · 지방자치단체의 시책의무 부여, ④ 장애가 있는 아동과 없는 아동과의 교류 · 공동학습을 적극적으로 진행한다, ⑤ 소규모 작업소나 직업훈련시설을 확충하기 위한 지원책을 강구한다 등이다.

또한 2011년에 "개정 장애인기본법"이 성립되었다. 그 주요 내용은 총칙관계에서는 ① 목적규정의 재검토, ② 장애인의 정의의 재검토, ③ 지역사회의 공생 등, ④ 차별의 금지 등, 기본시책관계에서는 신설한 조항으로서 ① 양육(education and care of children), ② 방재 및 방범, ③ 소비자로서의 장애인의 보호, ④ 선거 등에서의 배려, 사법절차에서의 배려 등등이 규정되었다.

8) 고령자, 신체장애인 등이 원활하게 이용할 수 있는 특정건축물의 건축의 촉진에 관한 법률(허트빌법*)

불특정 다수의 사람이 이용하는 공공적인 성격을 가진 건축물을 특정건축물(구체적으로는 백화점, 레스토랑 등)이라 하며 이들의 건축물을 고령자, 신체장애인 등이 이용하기 쉽도록 하기 위해 건축주에 대한 지도, 유도 등의 종합적 조치를 강구하고 신속하게 양질의 건축 보유량의 형성을 도모하기 위해 제정되었다.

9) 정신보건 및 정신장애인 복지에 관한 법률(정신보건복지법)(1995년)

1950년에 제정된 "정신위생법"은 1965년에 일부 개정되고 1987년에는 "정신보건법"으로 개정되었다. 1995년에 "정신보건 및 정신장애인 복지에 관한 법률"(정신보건복지법)이 되었다. 정신장애인의 의료 및 보호, 사회복귀의 촉진, 자립과 사회참여의 촉진을 위해 필요한 원조, 정신장애 발생의 예방 등 정신장애인의 복지 증진 및 국민의 정신보건의 향상을 도모하는 것을 목적으로 하고 있다. 이 법의 개정에 수반하여 정신장애인보건복지수첩의 교부제도가 개시되었다.

10) 고령자, 신체장애인 등의 공공교통기관을 이용한 이동의 원활화의 촉진에 관한 법률(교통 barrier-free법)(2000년)

버스, 지하철 등의 공공교통기관을 이용하는 신체장애인 등에 관계되는 신체의 부담을 경감하여 이용하기 쉽게 하기 위해 교통 barrier-free법이 제정되었다. 전철역 등의 신설 · 개량, 이용하기 쉬운 구조의 차량의 신규도입의 촉진을 지향하고 있으며 엘리베이터, 에스컬레이터 등의 정비가 되어있다.

11) 신체장애인 보조견법(2002년)

신체장애인 보조견이란 "맹도견(guide dog)", "보조견(aid dog)", "청도견(hearing dog)이며 타인에게 폐를 끼치지 않는 등 적절한 행동을 취할 능력이 있고 후생노동대신의 지정법인의 인정을 받은 것이다. 공적 기관, 공공교통사업자, 불특정 다수가 이용하는 시설의 관리자는 보조견의 동반을 거부해서는 안 된다는 것이나 보조견의 훈련, 위생 · 관리에 대해서 국민의 이해를 심화시키기 위한 조치 등에 대해서 규정되어 있다.

12) 발달장애인지원법(2004년)

발달장애란 "자폐증, 아스퍼거 증후군(Asperger syndrome) 기타의 광범위성 발달장애, 학습장애(LD), 주의결함 다동성 장애(ADHD), 기타 이와 유사한 뇌기능장애이고 그 증상이 통상 낮은 연령에서 발현하는 것"이라 하고 있다. 가급적 조기에 발달지원을 시행하기 위해 발달장애를 조기에 발견하여 발달지원을 시행하기 위해 제정되었다. 구체적으로는 학교교육에서의 발달장애아동에 대한 지원, 발달장애인의 취업의 지원, 발달장애인지원센터의 설치 등에 의해서 발달장애인의 자립 및 사회참여를 촉진하기 위한 생활 전반에 걸친 지원을 시행한다.

13) 고령자, 장애인 등의 이동 등의 원활화의 촉진에 관한 법률(barrier-free 신법)(2006년)

2006년에 이제까지의 "허트빌법"과 "교통 barrier-free법"을 통합하는 것을 의도하여 "고령자, 장애인 등의 이동의 원활화의 촉진에 관한 법률"(barrier-free신법)이 제정되었다. 2개의 법률의 대상 밖이었던 도로, 옥외주차장, 도시공원 등을 대상으로 추가하여 신설 · 개량을

* 허트빌법
(heart + building의 일본 조어)(1994년)

할 때의 barrier-free화를 의무화하고 이들의 기존시설이나 백화점, 병원, 복지시설 등 기존 건축물의 barrier-free화도 노력의무의 대상으로 추가하였다. 고령자나 장애인으로서 어디라도 가기 쉬워지고 사회참여하기 쉬운 복지의 도시 만들기를 추진하기 위한 법률이다.

14) 장애인 자립지원법(2006년)

2006년도부터 "장애인자립지원법"이 시행되었으나 2009년의 정권교체에 수반하여 다양한 문제점이 지적된 "장애인자립지원법"을 폐지할 의향을 보이고 새로운 "장애인종합복지법(가칭)"을 2013년 목표로 제정하고 싶다고 발표되어 장애인제도개혁추진회의 종합복지부회에서 검토가 시행되었다.

15) 장애인학대방지법(2011년)

정식 법률명은 "장애인 학대의 방지, 장애인 양호자에 대한 지원 등에 관한 법률"이며 2011년 6월에 의원입법으로 제정되었다. 시행은 2012년 10월이다. 장애인 학대란 "양호자에 의한 장애인 학대, 장애인복지시설 종사자 등에 의한 장애인 학대 및 사용자에 의한 장애인 학대"를 의미하고 있다. 장애인의 학대를 방지하기 위해서는 예방, 발견, 보호·구제, 처벌, 피해회복 등이 필요하고 국가, 지방자치단체, 국민의 책무 등이 규정되어 있다.

C 일본의 법률에서의 장애인의 정의

2011년 7월에 성립한 "개정 장애인기본법" 제2조에서 "장애인"이란 신체장애, 지적 장애, 정신장애(발달장애를 포함),)기타의 심신 기능 장애가 있는 사람이며 장애 및 사회적 장벽(장애가 있는 사람으로서 장벽이 되는 것 같은 사물·제도·관행·관념, 기타 일체의 것)에 의해서 계속적으로 일상생활, 사회생활에 상당한 제한을 받는 상태에 있는 것이라 정의되었다.

1. "신체장애인"의 정의

"신체장애인"에 대해서는 신체장애인복지법 제4조에서 정의되어 있다. "이 법률에서 "신체장애인"이란 별표에 게재한 신체상의 장애가 있는 18세 이상의 사람으로서 도, 부, 현 지사로부터 신체장애인수첩의 교부를 받은 사람을 말한다"라 규정되어 있다.

여기서의 별표란 "신체장애인복지법 별표"이며 여기에 열거되어 있는 신체상의 장애란 ① 사각장애, ② 청각 또는 평형기능의 장애, ③ 음성기능, 언어기능 또는 저작기능의 장애, ④ 지체부자유, ⑤ 심장, 콩팥 또는 호흡기의 기능장애, 기타 정부지령으로 정하는 장애로 크게 다섯 가지로 분류되어 있다. 정부지령에서는 방광 또는 직장의 기능장애와 소장의 기능장애, 간의 기능장애가 정해져 있고 ⑤의 심장, 콩팥, 호흡기의 기능장애와 아울러서 일반적으로는 "내부장애"라 불리고 있다.

이들의 장애는 장애의 정도에 따라 중증에서부터 경증으로 1급에서부터 7급까지 상세하게 규정되어 있으며 그 상세는 신체장애인복지법 시행규칙 별표 제5호 **"신체장애인 장애정도 등급표"** 대로이다. 7급에 대해서는 이에 해당하는 장애 하나만으로는 산체장애인으로 인정되지 않는다. 7급에 해당되는 장애가 2개 이상 있는 경우에 6급으로서 인정된다.

신체장애의 정의·범위에 대해서는 연금제도나 산업재해제도에서도 소득보장이나 산재보상의 관점에서부터 각각 정해져 있으나 신체장애인복지법에 의한 정의·범위는 장애인의 고용촉진에 관한 법률이나 세금의 감면제도 등에서 널리 준용된다.

2. "지적장애인"의 정의

"지적장애인"에 대해서는 "지적장애인복지법"에서 정의가 이루어져 있지 않고 후생사무차관 통지 "양육수첩제도에 대해서"에서 아동상담소 또는 지적장애인 재활상담소에서 지적장애라 판정된 사람으로 규정하고 있다. 2000년에 실시된 지정장애아동(인) 기초조사에서는 "지적기능의 장애가 발달기(대략 18세까지)에 나타나고 일상생활에 지장이 발생하여 있기 때문에 어떠한 특별한 원조를 필요로 하는 상태에 있는 사람"이라 하고 있다.

3. "정신장애인"의 정의

"정신장애인"에 대해서는 "정신보건 및 정신장애인 복지에 관한 법률"(정신보건복지법)의 제5조에서 "정신장애인이란 정신분열증, 정신작용물질에 의한 급성중독 또는 그 의존증, 지적장애, 정신병질 기타의 정신질환을 가진 사람을 말한다"라고 규정되어 있다.

D 장애인 복지의 실시체제

장애아동 복지 및 신체장애, 지적장애, 정신장애 등을 포함하는 장애인 복지에 관여하는 공적기관으로서는 국가, 도, 부, 현, 지정 도시, 시읍면 등의 행정기관이 있다. 공적기관의 역할 · 기능의 근거는 아동복지법, 신체장애인복지법, 지적장애인복지법, 정신보건복지법 등에 의해서 규정되어 있다.

1. 국가, 도, 부, 현, 시읍면 등의 역할과 기능

a. 국가

사회복지에 관한 국가의 행정기관의 중심은 후생노동성이다. 1996년에 후생성대신 관방장애보건복지부가 창설되고 신체장애, 지적장애, 정신장애의 3개 장애를 대상으로 하여 장애보건복지시책 전반에 대해서 종합적으로 진행시키는 체제가 되었다. 2001년 1월의 성의 재편에 의해서 후생성과 노동성이 통합되어 "후생노동성"이 되어 장애보건복지부는 사회 · 원호국으로 옮겼다.

b. 도, 부, 현 지사

사회복지의 행정사무를 다루는 지방자치단체의 집행기관은 도, 부, 현 지사와 시읍면장이다. 지사 밑에는 사회복지에 관한 전문 행정기관으로서 복지사무소, 아동상담소, 신체장애인 재활상담소, 지적장애인 재활상담소 등을 설치해야 한다.

c. 시읍면

시읍면은 그 사무국으로서 조례에 따라 장애아동(인)의 복지를 담당하는 부과를 설치하는 이외에 사회복지에 관한 전문 행정기관으로 시는 의무, 읍면은 임의이지만 복지사무소를 설치하는 것으로 되어 있다. 1980년대부터 시읍면의 역할은 장애아동, 신체장애인, 지적장애인, 정신장애인으로 장애별로 달랐기 때문에 매우 복잡한 체제로 되어 있었다.

다양한 장애가 있는 시민으로서 가까운 시읍면에서 각종 서비스를 이용할 수 있도록 하는 방향으로 진행되고 있으나 장애인 복지에는 전문성이 필요하고 시읍면에서 장애인에 대해서 전문적인 대응을 할 수 있는 직원체제로 되어 있지 않다는 것이 큰 과제이다.

2. 공적 기관의 역할과 기능

a. 복지사무소

복지사무소는 사회복지법 제13조에 규정되어 도, 부, 현, 지정도시, 특별구, 기타의 시에서 설치해야 하며 읍면은 설치할 수 있다고 하고 있다. 복지사무소는 사회복지행정의 제1선 기관이며 **사회복지 주사, 신체장애인복지사, 지적장애인복지사**, 사무직원, 촉탁의 등이 배치되어 있고 생활보호법, 아동복지법, 모자 및 과부복지법, 노인복지법, 신체장애인복지법 및 지적장애인복지법의 복지 6법에 정하는 업무를 담당하는 기관이며 전국에 약 1,200개소가 있다.

장애아동(인)에 관한 주요 업무를 열거하면 장애아동(인) 복지에 관한 실정 파악, 재가복지 서비스의 실시 등인데, 구체적으로는 보장구의 지급, 일상생활용구의 지급, 가정 도우미(home helper)의 파견, 장애아동 복지수당의 지급 등의 업무를 실시하고 있다.

b. 아동상담소

아동상담소는 도, 부, 현/지정도시에 설치해야 하는 아동복지의 제1선 기관이다. 아동상담소에는 **아동복지사,** 의사, 심리판정원, 보건사, 지도원, 보육사 등이 배치되어 아동에 관한 각종 상담에 응함과 동시에 아동이나 보호자에 대해서 지도나 장애아동시설 등에 입소 결정(조치)을 시행하고 있고 전국에 약 200개소가 설치되어 있다.

장애아동에 대해서는 적절한 조치를 도모하기 위해 의사, 심리 판정원, 아동복지사 등의 전문가가 판정을 시행하고 한 사람 한 사람의 아동에 적합한 처우를 결정하고 필요에 따라서 지체부자유아시설, 맹·농아아동시설, 지적장애아동 시설 등에 입소를 결정하고 있다.

c. 신체장애인 재활상담소

도, 부, 현/지정도시에 설치되는 신체장애인 재활상담소에는 의사, 신체장애인복지사, 심리판정원, 직능 판정원, 케이스워커, 보건사 또는 간호사, 물리치료사, 작업치료사, 의지장구사 등이 배치되어 있다. 주요 업무는 ① 전문적 상담지도, ② 판정 : 시읍면으로부터 의뢰를 받은 의학적, 심리학적, 직능적 판정, 자립지원의료의 여부 판정, 보장구의 지급 여부의 판정, ③ 시읍면 상호간의 연락조정 등, ④ 순회상담, ⑤ 지역사회의 신제장애인의 재활 등이다.

d. 지적장애인 재활상담소

도, 부, 현/지정도시에 설치되는 지적장애인 재활상담소는 지적장애인 및 가족 등으로부터의 상담에 응하거나 18세 이상의 지적장애인의 의학적, 심리학적 및 직능적 판정을 시행하고 필요한 지도를 실시하고 있다. 의사, 케이스워커, 심리 판정원, 직능 판정원, 간호사 등이 배치되어 있다.

e. 정신보건복지센터

정신보건복지센터는 도, 부, 현/지정도시에 설치되고 정신보건 및 정신장애인의 복지에 관한 지식의 보급, 조사연구 및 복잡하고 곤란한 상담지도사업, 보건소·시읍면의 관계기관에 대한 지도·원조 등을 실시한다. 의사, 정신과 사회복지사, 임상심리기술자, 보건사, 간호사, 작업치료사 등이 배치되어 있다.

E 장애인복지 서비스

1. 수첩의 교부

a. 신체장애인 수첩

신체장애인복지법에서는 신체장애인수첩을 교부받은 사람을 신체장애인이라 규정하고 복지시책의 대상으로 하고 있다. 신체장애인수첩의 신청은 지정의사에 의한 진단서, 의견서를 첨부하여 복지사무소장을 경유해서 도, 부, 현 지사에게 신청한다. 수첩에는 장애명칭 · 장애의 정도 등급 등이 기재되고 각종 복지 서비스의 이용, 기타의 우대조치(세금의 면제, 운임할인제도) 등에 사용할 때의 증표가 된다.

b. 양육수첩

양육수첩은 지적장애가 있는 사람에 대해서 일관된 지도 · 상담을 시행함과 동시에 각종의 원조를 받기 쉽게 하는 것을 목적으로 교부된다. 양육수첩의 교부를 받을 수 있는 사람은 아동상담소 또는 지적장애인 재활상담소에서 지적장애인이라 판정된 사람이다. 장애의 정도는 판정구분에 따라서 중증인 경우는 "A", 기타의 경우는 "B"라 양육수첩에 표시된다.

교부신청은 "양육수첩 교부신청서"에 사진을 첨부하고 복지사무소를 경유하여 도, 부, 현 지사에 제출한다. 양육수첩을 교부받은 사람은 각종 복지 서비스를 이용할 수 있는 이외에 기타의 우대조치(세금 공제 · 면제, 공영주택에 우선입주, 운임의 할인 등)를 활용할 때의 증표가 된다.

또한 "양육수첩"은 국가 제도상의 명칭이지만 도쿄도는 "사랑의 수첩"이라 하고 지적장애의 정도는 1도(최중증), 2도(중증), 3도(중등증), 4도(경증)라 4개로 구분되어 있다. 이와 같이 지적장애인에 대해서는 지방자치단체에 의해서 수첩의 명칭이나 장애정도 구분이 다른 경우가 있다.

c. 정신장애인 보건복지수첩

정신장애인(정신분열증, 조울증, 비정형 정신병, 간질, 정신작용물질에 의한 급성중독 또는 의존증, 지적장애, 정신병질, 기타의 정신질환을 가진 사람) 중 일상생활 또는 사회생활을 할 때에 제약이 있는 사람에 대해서 정신장애인 보건복지수첩이 교부된다. 이 수첩의 표지에는 "장애인수첩"이라 적혀 있고 장애등급은 1급(일상생활이 불능), 2급(일상생활에 현저한 제한), 3급(일상생활 · 사회생활에 제한)으로 3개로 구분되어 있다.

교부신청은 "장애인수첩신청서"에 의사의 진단서 또는 장애연금의 사본을 첨부하고 보건소장을 경유하여 도, 부, 현 지사에게 제출한다. 장애인수첩을 교부받은 사람은 병원외래의료비 지급부담신청 절차의 간략화, 정신장애인 사회복귀시설 등의 이용, 기타의 우대조치(세금의 공제 · 면제, 생활보호의 장애인 가산 등)를 위해 활용할 수 있다.

2. 장애의 예방 · 경감 · 보상을 위한 서비스

a. 장애의 예방

신체장애아동의 발생 원인을 보면 출생 시의 손상에 의한 것이 가장 많다. 모체 내 또는 출생 시의 원인에 의한 것에 대해서는 모자보건법에 기초하는 모자보건시책에 의해서 예방대책으로써 보건지도, 임산부의 방문지도, 신생아 · 미숙아의 방문지도 등이 실시되고 있다.

또한 **1세 6개월아 건강검진** 및 **3세아 건강검진** 등이 실시되는 이외에 각종의 연구비 등에 의해서 심신장애의 발생예방이나 양육에 관한 연구가 시행되고 있다.

b. 조기발견, 조기양육

1세 6개월아 건강검진의 결과 어떠한 이상이 의심되는 경우에 의료기관이나 아동상담소에서 정밀건강검진이 실시된다. 또한 **조기양육훈련 사업**으로서 **심신장애아동 병원외래사업**이 있다. 지체부자유, 시각장애, 청각장애, 정신지체 등의 장애종별이나 장애정도를 넘어서 20명 정도의 병원외래의 장을 설치하여 조기재활을 시행하고 있다.

c. 자립지원의료

장애인자립지원법에 의한 "자립지원의료"는 이제까지의 18세 이상의 신체장애인을 대상으로 하고 있었던 **"재활의료"**, 18세 이하의 장애아동을 대상으로 하고 있었던 **"육성의료"**, 정신장애인을 대상으로 하고 있었던 **"정신병원외래의료"**의 3개가 일원화된 것이다. 이들의 실시 주체가 시읍면이 되고 또한 비용부담에 대해서도 원칙적으로 10% 부담이 되었다.

d. 보장구

"보장구"에 대해서는 종전부터 있는 제도이지만 "보장구"란 신체의 부분적 결손 또는 신체기능의 손상을 직접적으로 보완함으로써 일상생활능력의 회복에 기여하는 용구를 말한다. 신체장애인(아)에게는 이러한 용구를 사용함으로써 신체적 기능을 보완하는 이외에 변형을 예방·교정하거나 일상생활에 편의를 얻을 수 있는 것이 많고, 신체장애인복지법에서는 보장구의 지급 또는 수리에 요하는 비용을 공적비용으로 부담하고 있었다. 장애인 자립지원법에 의해서 품목은 적어지고 보장구에서부터 삭제된 품목은 **일상생활용구**에 넣었다.

또한 이제까지는 보장구는 현물지급이었으나 장애인자립지원법에서는 보장구비용의 지급으로 되고 구입비 또는 수리비의 10% 부담이 되었다. 새로운 법률에 의한 보장구의 종류는 별항에 기재하여 있다[제4장 II항 "복지용구" **표 1**(196 페이지) 참조].

F "장애인자립지원법"에 의한 장애인복지 서비스

장애인복지 서비스는 2006년도부터 시행된 "장애인자립지원법"에 의해서 이제까지와 크게 바뀌었다. "장애인자립지원법"의 목적이나 개요에 대해서, 거듭 이 법에 기초하여 실시되는 장애인복지서비스 등에 대해서 요약한다. 또한 "장애인자립지원법"이 개정되어 2013년부터 "장애인 일상생활 및 사회생활을 종합적으로 지원하기 위한 법률(장애인종합지원법)"이 시행된다. 그러나 이 법은 "장애인자립지원법"을 제정한 배경이나 목적을 기반으로 하여 구체적인 복지 서비스도 계속되기 때문에 아래에 장애인자립지원법에 대해서 해설한다.

1. 장애인자립지원법의 요점

장애인자립지원법은 아래와 같은 5개의 요점을 열거하였다.

① 장애인 시책을 3개 장애 일원화
② 이용자 본위의 서비스체계로 재편
③ 취업지원의 발본적(drastic) 강화
④ 지급결정의 투명화, 명확화
⑤ 안정적인 재원의 확보

이제까지 신체장애, 지적장애, 정신장애의 3

개 장애가 각각의 분야에서 독자적인 발전을 해왔으나 장애종류를 넘어서 공통의 기반으로 서비스 제공을 하게 되었다. 또한 이제까지의 장애인복지 서비스의 체계가 복잡해져 있기 때문에 장애인에게 알기 쉬운 시설체계로 바꾸게 되었다. 그러나 시설체계에 대해서는 2006년부터 5년간의 기간 내에 재편 예정으로 되어 있었다.

또한 장애가 있는 사람이 더 취업할 수 있는 것을 지향하고 새로운 취업지원 사업을 창설하여 기업에 취직도 촉진하게 되었다. 게다가 새로운 장애정도 구분을 만들어 서비스의 지급결정의 과정이 전국적으로 통일되었다. 일본의 복지재정이 엄중해진 가운데 서비스 이용자의 비용부담이 이제까지의 능력에 따른 부담(소득에 따라서 부담한다)에서부터 원칙 10%의 이익에 따른 부담으로 변경되었다.

2. 종합적인 자립지원 시스템의 구축

장애인자립지원법에 의해서 실시되는 사업은 크게 나누면 ① 자립지원 ② 지역사회생활지원사업의 2개이다. 자립지원에는 ① 요양 지원, ② 훈련 등 지원, ③ 자립지원 의료, ④ 보장구가 있다(**그림 1**).

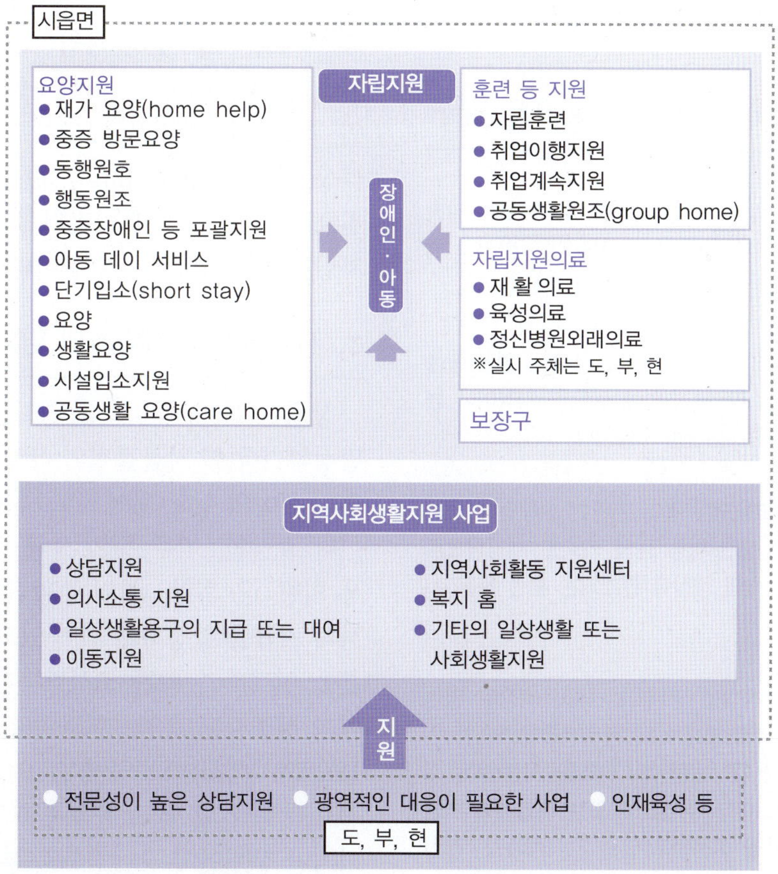

그림 1 종합적인 자립지원 시스템

[장애인자립지원법의 서비스 이용에 대해서, 2011년 10월판, p. 3, 전국사회복지협의회, 2011에서]

a. 자립 지원

1) 요양 지원

"요양 지원"에는 종전의 home help 서비스나 short stay가 들어가 있으나 이들의 명칭이 변경되어 있다. 요양 지원에 열거되어 있는 서비스는 11종이 있으며 이들은 **그림 1**에 기재한 대로이다.

2) 훈련 등 지원

"훈련 등 지원"에는 **자립훈련, 취업이행 지원, 취업계속 지원, 공동생활 원조**가 있고 이들은 **표 1**과 같다.

"요양 지원", "훈련 등 지원", "자립지원의료", "보장구"의 4개 사업을 포함하는 자립지원에 관계되는 비용은 의무적 경비가 되고 필요한 재원은 국가가 반드시 준비한다고 자리매김이 되었다. 국가는 1/2를 부담하고 도, 부, 현, 시읍면은 각각 1/4씩 부담하는 것으로 하고 서비스 이용자는 기본적으로는 10% 부담이 되었다. 그러나 저소득자에 대해서는 비용부담의 경감을 도모하기 위해 부담 상한액이 설정되어 있다.

표 1 장애인자립지원법에 의한 "훈련 등 지원"

① 자립훈련
장애인이 자립한 일상생활을 영위할 수 있도록 일정기간을 설정하여 신체기능 또는 생활능력의 향상을 위한 훈련 등을 제공한다.

② 취업이행 지원
취업을 희망하는 장애인에 대해서 일정기간, 생산 활동 등의 기회를 제공함으로써 취업에 필요한 지식이나 능력의 향상을 도모하는 훈련을 시행한다.

③ 취업계속 지원
통상의 사업소에 고용되는 것이 곤란한 장애인에 대해서 취업의 기회나 생산 활동 등의 기회를 제공함으로써 그 지식이나 능력의 향상에 관계되는 훈련 등을 시행한다.

④ 공동생활 원조
지역사회에서 공동생활을 영위하는 데에 지장이 없는 장애인에 대해서 주로 야간에서 공동생활을 영위하는 주거이고 상담이나 일상생활상의 원조를 시행한다. 그룹 홈에서의 서비스이다. 취업하고 또는 취업계속 지원 등의 낮 동안 활동을 이용하고 있는 지적장애인 · 정신장애인이고 지역사회에서 자립한 일상생활을 영위하는 데에 상담 등의 일상생활상의 원조를 필요로 하는 사람이 상정되어 있다.

b. 지역사회생활지원 사업

지역사회생활지원 사업에는 **그림 1**에 기재한 7개의 사업이 예시되어 있고 각각의 시읍면이 필요성에 따라서 실시한다고 하고 있다.

상담지원사업의 실시 주체는 시읍면이지만 지정상담지원사업자나 기타의 지방 공공단체에 위탁할 수도 있다. 사업의 내용은 ① 복지서비스의 이용원조, ② 사회자원을 활용하는 지원, ③ 사회생활력을 높이기 위한 지원, ④ 또래상담(peer counseling), ⑤ 권리옹호를 위해 필요한 원조, ⑥ 전문기관의 소개, ⑦ 지역사회 자립지원협의회의 운영 등이다.

c. 지급결정과 서비스의 양의 과정

장애인 복지서비스의 필요성을 종합적으로 판정하기 위해 지급결정의 각 단계에서 ① 장애인의 심신의 상황(장애정도 구분), ② 사회활동이나 요양인, 거주 등의 상황, ③ 서비스의 이용 의향, ④ 훈련 · 취업에 관한 평가 등을 파악하여 지급을 결정하게 되어 있으며 장애정도 구분을 인정하기 위한 조사항목은 106항목이다. 이 인정조사는 요양보험과 마찬가지로 전국 공통으로 시행하기로 되었다. 요양보험은 지원을 필요로 함 1, 2 및 요양을 필요로 함 15로 인정되지만 장애인의 장애정도 구분은 16으로 분류되어 있다. 이들에 대해서도 재검토가 이루어질 예정이다.

d. 지급결정과 케어관리 (care management)

장애인의 케어관리에 대해서는 이번의 장애인자립지원법에서 처음으로 그 지원방법이 정식으로 자리매김이 되었으나 아직 충분하게 보급되어 있지 않다. 장애인이 지역사회에서 생활하기 위해서는 케어관리의 지원방법이 필요하며 개별 지원을 위한 평가를 시행하여 어떠한 서비스를 이용하고 싶은가 본인의 의향을 묻고 이들에 기초하여 서비스 이용계획을 작성한다. 서비스 이용계획은 요양보험제도에서의 케어계획에 상당한다. 서비스 이용계획을 작성하기 위한 작성비용이 시읍면으로부터 서비스 업자에게 지불된다.

e. 장애복지계획

장애인자립지원법에서는 노인보건복지계획이나 요양보험계획과 마찬가지로 도, 부, 현과 시읍면은 수치목표를 넣은 "장애복지계획"을 책정해야 한다고 상정되었다.

국가가 정하는 기본지침에 준거하여 도, 부, 현은 "도, 부, 현 장애복지계획", 시읍면은 "시읍면 장애복지계획"을 책정하는 것이 의무화되었다. 이들의 계획책정의 주된 목적은 ① 필요성에 따른 장애복지 서비스, 상담지원 및 지역생활 지원사업 등의 필요량을 정확히 예상하고 필요한 비용을 확보한다, ② 서비스의 필요량에 따른 균형이 있는 서비스 기반을 정비한다, ③ 계획적인 인재를 양성한다(특히 장애인 케어관리를 시행하기 위한 인재양성) 등이다.

f. 이용자 부담의 재검토

장애인자립지원법에서는 이용자 부담의 구조(방법)가 바뀌었다. 이제까지의 장애인복지는 이용자의 소득에 착안한 **"능력에 따른 부담"**이었으나 새로운 법률에서는 이용하는 서비스의 양(**"이익에 상응하는 부담"**)과 소득에 착안한 부담의 구조(10%의 정률부담과 소득에 따른 월정액 상한의 설정)로 변경되었다. 또한 그때까지는 장애종별에 의해서 다르던 식비 · 광열수도비 등의 실비부담에 대해서도 재검토되어 3개 장애 공통된 이용부담의 구조가 되었다.

그러나 "이익에 상응하는 부담"은 많은 서비스를 이용하지 않으면 생활이 성립하지 않는 중증의 장애인으로서 큰 문제가 되었기 때문에 이용자 부담에 대해서는 종전부터의 "능력에 따른 부담"으로 되돌리게 되었다.

3. 장애인 종합지원법의 개요

2013년부터 시행되는 "장애인종합지원법"의 기본이념은 "일상생활 · 사회생활의 지원이 공생사회를 실현하기 위해 사회참여의 기회의 확보나 지역사회의 공생, 사회적 장벽을 제거하기 위해 종합적 · 계획적으로 시행되는 것"이다.

장애의 범위로서 신체장애, 지적장애, 정신장애에 "난치병"을 추가하였다. "장애인자립지원법"에서 문제가 있다고 지적된 "장애정도 구분"을 "장애지원 구분"으로 개정하여 지적장애인 · 정신장애인의 특성에 따를 수 있도록 한다.

또한 구체적인 사업으로서는 ① 중증 방문요양 대상의 확대, ② 공동생활 요양(케어 홈)의 공생활원조(그룹 홈)의 일원화, ③ 지역사회 이행지원의 대상 확대, ④ 지역사회생활지원 사업의 추가 등이 있다. 게다가 시읍면 설치가 의무화된 "자립지원협의회"에 대해서는 명칭을 탄력이 있게 하여 당사자나 가족의 참여를 명확하게 하였다.

G 기타의 관련시책

1. 소득보장

일본의 소득보장은 사회보험으로써의 연금제도와 공적 부조로써의 생활보호제도가 중심이다. 1959년에 **"국민연금법"**이 제정되고 같은 해에 **장애복지연금**의 지급이 개시되었다. 1986년의 개정에 의해서 ① 모든 국민의 노령, 장애 또는 사망에 대해서 기초연금을 지급하는 국민연금제도와 ② 기초연금에 상승시켜 소득비례 연금제도의 2층 구조의 연금제도로 되었다. **장애기초연금**은 국민연금법에서 정하는 수급요건을 충족시킨 경우에 지급되고 장애의 발생이 20세 미만의 사람은 20세가 되었을 때부터 장애기초연금이 지급된다. 장애기초연금은 장애정도에 따라 1급, 2급으로 구분되어 있다.

1986년에 제정된 "특별아동부양수당의 지급에 관한 법률"에 의해서 **특별장애인수당 등 지급제도**가 창설되었다. 이 제도 하에 **특별아동부양수당, 특별장애인수당, 장애아동복지수당** 등이 있고 이들은 장애에 의한 특별 부담의 경감을 도모하는 것이다.

2. 교육

학교교육법(1947년 제정) 제7조에서 심신에 장애가 있기 때문에 초등학교, 중학교의 통상의 학급에서의 교육으로는 불충분한 교육효과를 기대할 수 없는 아동학생에 대해서는 그 심신의 장애상태나 발달단계, 특성 등에 따라서 더 나은 환경을 갖추고 그 가능성을 최대한으로 신장시켜 가능한 한 적극적으로 사회에 차여하는 인간으로 키우기 위한 교육을 **"특수교육"**이라 규정하였다.

특수교육은 맹학교, 농학교, 양호학교 등의 **특수교육 여러 학교**와 일반의 초등학교, 중학교에 설치되는 **특수학급**에서의 교육을 의미하였다. 그러나 2002년 12월에 각의에서 결정된 "장애인 기본계획"에서의 분야별 시책 "교육·육성"에서 장애아동(인)에 관계되는 교육의 획기적인 방향이 나왔다. 구체적으로는 개별의 지원계획을 책정하는 것, 맹·농·양호학교가 지역사회의 센터적인 역할을 수행하는 것, 고등교육으로의 취학지원, 관계기관과 연계하여 평생학습을 지원하는 등이 열거되었다. 2003년 3월에 "특별지원교육의 본연의 자세에 관한 조사연구협력자회의"로부터 나온 "향후의 특별지원교육의 본연의 자세에 대해서(최종보고서)"에서 **"특별지원교육**이란 종전의 특수교육의 대상의 장애만이 아니라 LD, ADHD, 고기능자폐증을 포함하여 장애가 있는 아동학생의 자립이나 사회참여를 향해서 한 사람 한 사람의 교육적 필요성을 파악하여 유지할 수 있는 힘을 높여 생활이나 학습상의 어려움을 개선 또는 극복하기 위해 적절한 교육이나 지도를 통해서 필요한 지원을 시행하는 것이다"라고 정의되었다.

2007년도부터 일본에서 경증 장애아동도 대상으로 하여 한 사람 한 사람의 필요성을 충족시키는 교육을 다양한 장소에서 실시하는 것이 요구되는 특별지원교육을 실시하게 되었다.

3. 취업·고용

1960년에 "신체장애인 고용촉진법"이 제정되고 1987년에 **"장애인의 고용의 촉진 등에 관한 법률"**로 법률 명칭이 개칭되었다. 장애인의 고용 촉진, 직업재활, 기타, 장애인이 직업능력에 적합한 직업에 취업하는 등에 의해서 장애인의 직업생활에서의 자립의 촉진을 목적으로 하고 있다.

표 2 장애인의 법정 고용비율

민간기업 · 일반기업	1.8%
국가 · 지방공공단체	2.1%
특수법인	2.1%
교육위원회	2.0%

장애가 있는 사람이 직업을 통해서 사회참여를 하는 것은 장애인 복지의 중요한 기둥이며 통상의 직장에서 일하는 기회를 확보하는 것 이외에, 일반 취직이 곤란한 중증 장애인에 대해서는 복지적 취업의 장[직업보도(직업이 없거나 가난한 사람에게 생계를 위해 일자리를 마련해주는 것)시설, 작업소 등]을 준비하고 있다. 장애인 고용촉진은 "장애인 고용촉진 등에 관한 법률"에 기초하여 민간기업, 국가, 지방공공단체는 일정비율 이상 신체장애인을 고용해야 하는 것으로 하고 있다. 같은 법에 기초하여 정해진 고용비율은 **표 2**와 같다. 이것에 기초하여 고용비율을 달성하지 못하는 기업 등에 대해서 고용비율 달성지도를 실시하고 있다.

4. 생활환경과 도시(town) 만들기

장애가 있는 사람에게 있어서 생활하기 쉬운 도시 만들기 운동은 1970년대에 시작되고 당시의 후생성(현재의 후생노동성)을 중심으로 하여 다양한 대처가 시행되었으나 2000년부터는 **"장벽이 없는(barrier-free) 도시 만들기 활동사업"**이 실시되고 있다. 이 사업은 장애가 있는 사람이나 고령자 등의 당사자가 생활환경에 대해서 점검 · 조사를 한 결과를 시읍면이 작성하는 기본계획에 반영시키거나 barrier-free로 한 시설 등의 정보제공을 시행한다.

1994년에는 "고령자, 신체장애인 등이 원활하게 이용할 수 있는 특정건물 건축의 촉진에 관한 법률"(허트빌법)이 제정되었다.

또한 고령자나 장애인이 이용하기 쉬운 철도 · 버스 등의 공공교통기관의 환경정비를 위하여 "교통 barrier-free법"이 2000년에 제정되었다. 게다가 2006년에 "고령자, 장애인 등의 이동 등의 원활화 촉진에 관한 법률"(barrire-free 신법)이 제정되었다.

참고문헌

1) 奥野英子, 結城俊哉（編著）：生活支援の障害福祉学. 明石書店, 2007.
2) 澤村誠志, 奥野英子（編著）：リハビリテーション連携論　ユニバーサル社会実現への理論と実践. 三輪書店, 2009.
3) 内閣府：平成 23 年版障害者白書. 2011.

II 요양보험제도

■ **학습목표**

- 요양보험제도의 배경, 기본이념, 보험자, 피보험자, 요양 서비스의 종류에 대해서 학습한다.
- 요양보험제도 개정의 요점에 대해서 학습한다.

A 개호보험법의 제정

1. 요양보험제도의 배경

일본에서의 급속한 고령화, 요양을 필요로 하는 고령자의 증가, 가족요양기능의 변화 등에 의해서 고령자 요양의 문제가 커져 1997년 12월에 "개호보험법"(요양보험법과 같은 말임)이 제정되고 2000년 4월부터 제도가 개시되었다. 요양 서비스는 그때까지 가정 도우미(home helper)제도에 의해 복지 서비스로 제공되어 왔으나 일본에서 **사회보험제도**(① 건강보험, ② 연금보험, ③ 고용보험, ④ 산재보상보험으로 이어진다)의 다섯 번째로서 개시되었다.

개호보험법은 나이가 듦에 수반하여 일어나는 심신의 변화에 기인하는 질병에 의해서 요양을 필요로 하는 상태가 되어 목욕, 배설, 식사 등의 요양, 기능훈련과 아울러 간호 및 요양상의 관리, 기타의 의료를 필요로 하는 사람에 대해서 갖고 있는 능력에 상응하여 자립한 일상생활을 영위할 수 있도록 필요한 보건의료 서비스 및 복지 서비스를 제공하고, 국민의 보건복지의 향상 및 복지의 증진을 도모하는 것을 목적으로 하고 있다. 같은 법에서 목적 이외에 보험자, 국민의 노력 및 의무, 국가 및 도, 부, 현의 책무, 의료보험자의 협력, 관련용어의 정의 등이 규정되어 있다.

2. 기본이념과 관점

요양보험제도를 운영함에 있어서 아래와 같은 기본이념이나 관점을 배려해야 한다.

① 피보험자가 요양을 필요로 하는 상태의 고정화로 연결되지 않도록 서비스 제공을 신속하게 시행한다. 보험지원은 요양을 필요로 하는 상태의 경감, 악화의 방지, 요양을 필요로 하는 상태의 예방에 도움이 되도록 시행함과 동시에 의료와의 연계에 충분히 배려하여 시행한다.

② 요양보험제도에 의해서 **요양지원 서비스(케어 관리)**의 구조가 제도화되었다. 한 사람 한 사람의 필요성을 파악하여 **요양 서비스계획(케어 계획)**을 책정한다. 피보험자 본인 및 가족의 자기결정을 존중하고 서비스의 선택에 기초하여 한 사람 한 사람에게 적합한 보건 · 의료 · 복지의 서비스가 종합적이고 동시에 효율적으로 제공되어야 한다.

③ 고령자의 대부분은 요양을 필요로 하는 상태가 되어도 오래 살아 정든 지역사회

에서 가족이나 이웃과 함께 그때까지의 생활을 계속할 수 있기를 희망하고 있다. 요양보험에 의한 보험지원의 내용이나 수준은 이러한 관점에서부터 제공되어야 한다.

3. 개호보험법의 틀

a. 보험자

시읍면 및 특별구는 요양보험을 시행하는 것으로 하여 요양보험에 관한 수입 및 지출에 대해서 특별회계를 마련하여야 한다.

b. 피보험자

요양보험제도로부터 요양의 서비스를 받을 수 있는 사람은 아래와 같다.

1) 제1호 피보험자

65세 이상의 사람이고 자리보전이나 치매 등으로 항상 요양을 필요로 하는 상태(요양을 필요로 하는 상태)의 사람이나, 상시의 요양까지는 필요하지 않지만 가사나 몸차림 등 일상생활에 지원이 필요한 상태(지원을 필요로 하는 상태)의 사람은 요양 서비스를 받을 수 있다.

2) 제2호 피보험자

40~64세까지의 의료보험에 가입하고 있는 사람이며 16종류의 **특정질환**(**표 1**)에 의해서 요양을 필요로 하는 상태나 지원을 필요로 하는 상태가 된 사람은 요양 서비스를 받을 수 있다.

c. 보험료

요양보험의 피보험자는 40세 이상의 일본국민 전원이며 요양보험료를 지불할 의무가 있다. 다만 신체장애인요양시설, 중증심신장애아동시설, 한센병요양소, 구호시설 등에 입소 또는 입원하고 있는 사람은 이들에 시설에서 요양서비스가 제공되고 있다는 것 등의 이유로부터 연령에 관계없이 요양보험의 대상 밖으로 되어 있다. 요양보험에서는 서비스 지원에 필요한 재원의 50%를 공비(국가 25%, 도, 부, 현 12.5%, 시읍면 12.5%의 부담)로 하고 나머지의 50%를 보험료로 조달하는 것으로 하고 있다.

표 1 노화를 원인으로 하는 16종류의 질병

① 근위축성측삭경화증
② 후종인대골화증
③ 골절을 수반하는 골다공증
④ Shy-Drager증후군
⑤ 초로기에서의 치매
⑥ 척수소뇌변성증
⑦ 척주관협착증
⑧ 조로증
⑨ 당뇨병성신경장애, 당뇨병성신증 및 당뇨병성망막증
⑩ 뇌혈관질환
⑪ Parkinson병
⑫ 폐색성동맥경화증
⑬ 관절류마티스
⑭ 만성폐색성폐질환
⑮ 양측의 무릎관절 또는 엉덩관절에 현저한 변형을 수반하는 변형성관절증
⑯ 암 말기

d. 요양 서비스 이용의 구조

요양보험에 의한 서비스의 이용에 대해서는 이 단원 제 III항(38 페이지)을 참조하라.

B 요양보험법의 개정

a. 개호보험법 개성의 요점

요양보험제도가 개시된 후 서비스 제공 기반

은 급속히 정비되어 서비스 이용자는 출발하였을 때 약 150만 명에서부터 2005년 4월에는 약 330만 명으로 2배를 초과하게 되었다. 이러한 가운데 2005년에 "개호보험법의 일부를 개정하는 법률"이 성립하고 2006년 4월부터 시행되었다. 주된 개정내용은 아래와 같다.

① "예방 중시형 시스템"으로의 전환
② 시설지원의 재검토
③ 새로운 서비스체계의 확립
④ 서비스의 질의 확보 · 향상
⑤ 부담의 본연의 자세 · 제도운영의 재검토
⑥ 피보험자 · 수급자의 재검토

b. 예방 중시형 시스템의 확립

경증인 사람(지원을 필요로 함, 요양을 필요로 함)이 대폭적으로 증가하였기 때문에 경증인 사람의 상태상에 입각하여 이제까지의 예방지원의 대상자, 서비스 내용, 케어 관리체제를 재검토하고 "**새로운 예방지원**"가 창설되고 **요양예방 케어 관리**는 "**지역사회 포괄지원센터**"가 실시하게 되었다.

c. 시설지원의 재검토와 새로운 서비스체계의 확립

재가생활자와 시설생활자의 지원과 부담의

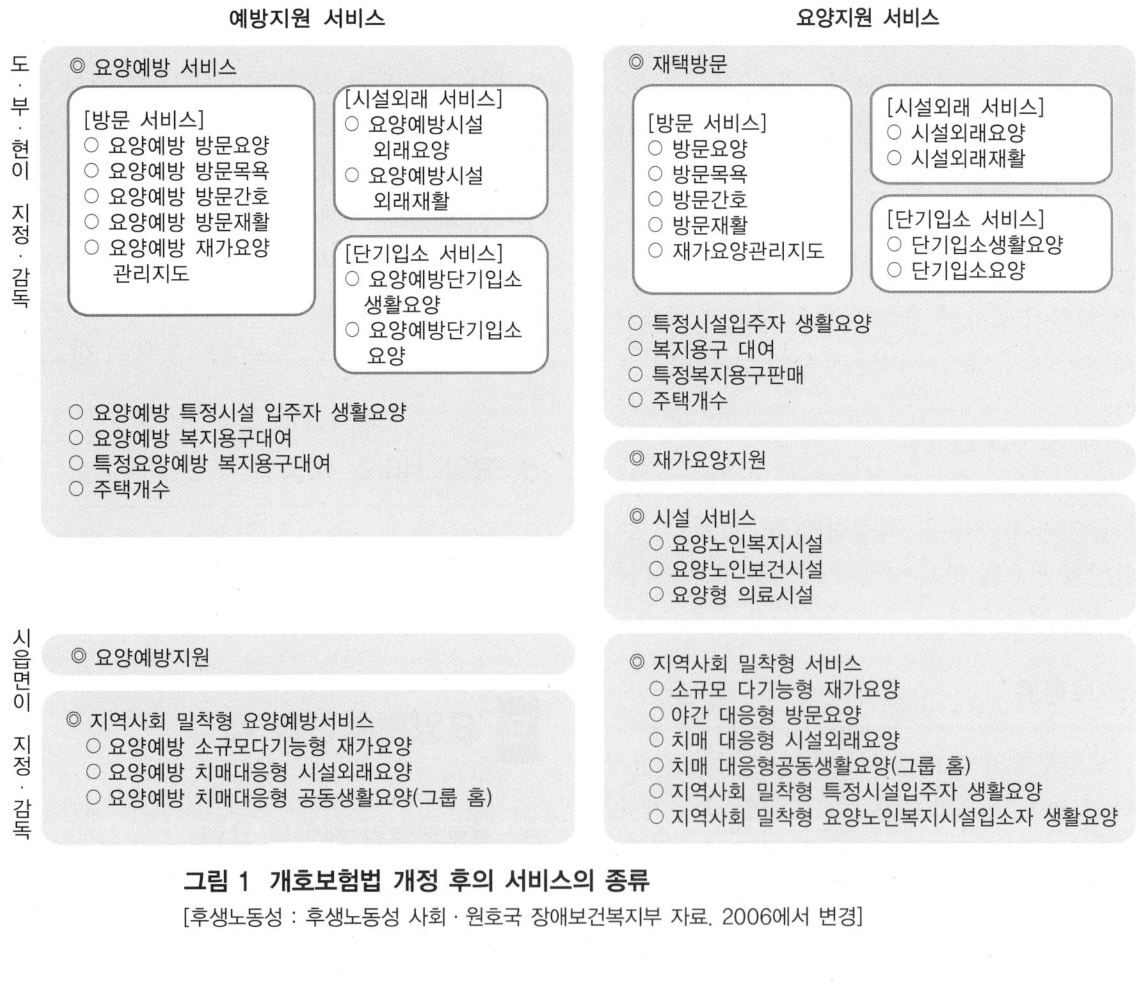

그림 1 개호보험법 개정 후의 서비스의 종류
[후생노동성 : 후생노동성 사회 · 원호국 장애보건복지부 자료. 2006에서 변경]

공평성을 도모하기 위해 요양보험 3개 시설의 주거비 · 식비, 시설외래 서비스의 식비를 보험 지원의 대상 밖으로 하였다.

치매 고령자나 독거 고령자가 증가하고 중등 · 중증자의 지원을 강화하고 의료와 요양의 연계를 도모할 필요가 발생하였기 때문에 지역사회의 특성에 따른 다양하고 유연한 서비스를 제공하기 위해 "**지역사회 밀착형 서비스**"를 창설한 이외에 주거계 서비스의 충실화, 지역사회 케어체제의 정비 등을 시행하였다.

d. 개정 후의 서비스 등의 종류

개정 후의 서비스의 종류는 **그림 1**과 같다.

e. 서비스 이용의 절차와 지급한도액

요양 서비스를 이용하기 위한 절차는 이 단원 III항의 **그림 1**(39페이지)과 같다. 재가 서비스의 지급한도액은 **표 2**와 같다.

표 2 재가 서비스의 지급한도액

요양을 필요로 하는 정도	지급한도액
지원 필요 1	4,970 단위/월
지원 필요 2	10,400 단위/월
요양 필요 1	16,580 단위/월
요양 필요 2	19,480 단위/월
요양 필요 3	26,750 단위/월
요양 필요 4	30,600 단위/월
요양 필요 5	35,830 단위/월

* 1단위 : 1010.72Yen(지역사회나 서비스에 따라 다르다)

III 요양 인정과 케어관리

■ 학습목표

- 요양보험제도에서의 평가에 대해서 학습한다.
- 물리치료사로서의 케어 관리에 대해서 학습한다.
- 요양보험 서비스의 이용방법에 대해서 학습한다.

A 요양보험제도와 평가(과제분석)

1. 요양 인정의 구조

요양보험제도는 제2장 Ⅱ항(34페이지)에서 설명되어 있으나 요양보험제도를 이용하기 위해서는 요양을 필요로 한다는 인정을 받아야 한다.

개호보험제도에서는 상시 요양을 필요로 하는 **요양을 필요로 한다는 인정**과 일상생활에 지킴이나 **지원을 필요로 한다는 인정**이 있고 각각의 상태에 따라서 요양 서비스를 받을 수 있다.

a. 요양 인정의 흐름(그림 1)

① 요양을 필요로 한다는 인정을 받으려고 하는 요양보험 피보험자는 시읍면에 대해서 신청을 한다.

② 시읍면은 신청을 받아 피보험자에게 조사원을 파견하여 인정조사를 시행하고 담당 의사에 대해서는 의견서(의사소견서)의 작성을 의뢰한다.

③ 인정조사와 의사소견서는 국가의 기준에 따라서 요양에 소요되는 시간(요양을 필요로 한다는 인정 기준시간)으로 평가된다(**1차 판정**).

④ 의사를 포함하는 **요양인정심사회**가 시행되고 1차 판정결과 및 방문조사결과, 의사소견서를 종합적으로 감안하여 요양을 필요로 한다는 인정 및 유효기간이 최종적으로 판정된다(**2차 판정**).

⑤ 시읍면은 요양인정심사회의 2차 판정결과를 받아서 요양을 필요로 한다는 인정의 결과를 피보험자에게 통지한다.

⑥ 요양을 필요로 한다는 인정은 가장 경증의 지원을 필요로 함 1 · 2부터 요양을 필요로 함 15의 7단계로 나뉜다.

⑦ 요양을 필요로 한다는 인정의 2차 판정에서 지원을 필요로 함, 요양을 필요로 함에 해당하지 않는다고 판정되면 자립을 의미하는 해당 없음이라 판정된다.

⑧ 해당이 없는 고령자는 지역사회 지원사업을 이용할 수 있다.

b. 지역사회 지원사업에 대해서

지역사회 지원사업의 대상자는 건강한 고령자와 2차 예방의 대상자가 대상이 되고 요양예방 서비스가 제공된다. 2차 예방의 대상자는 생

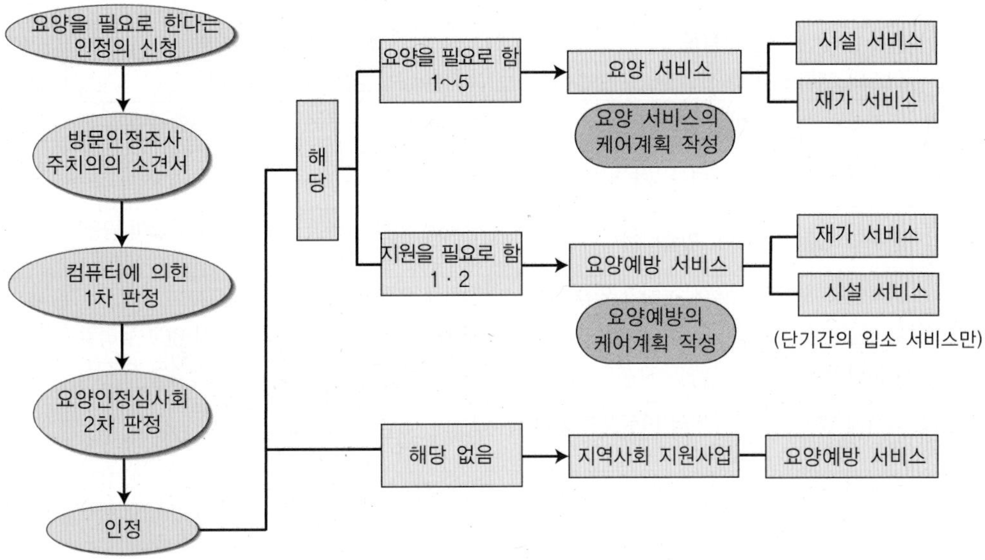

그림 1 요양 인정의 흐름

활기능평가(**표 1**의 결과 등을 기초로 향후 지원을 필요로 하는, 요양을 필요로 하는 상태가 될 가능성이 높은 사람을 지역사회 포괄지원센터에서 선정한다.

요양예방 서비스의 예로서는 ① 근골격계의 기능향상, ② 영양개선, ③ 구강기능의 향상, ④ 틀어박힘 예방, ⑤ 우울예방, ⑥ 치매의 예방이다.

2. 요양지원 전문요원(케어 매니저)

요양보험제도에서는 요양지원 전문요원(캐어 매니저)의 정의나 의무가 제정되었다. 요양지원 전문요원으로서 인정 · 등록되기 위해서는 물리치료사, 작업치료사, 의사, 보건사, 간호사 등 의료 · 요양, 상담업무 등에 종사하고 실무경험도 5년 이상 있는 사람이 요양지원 전문요원 실무연수수강시험을 거쳐 필요한 실무연수를 수강해야 한다. 요양지원 전문요원의 주된 일은 다음과 같다.

① 케어 관리(요양지원 서비스)에 관한 업무 : 요양을 필요로 하는 사람 및 요양인에게 평가에 기초한 케어계획(요양 서비스계획)을 작성한다. 이 때, 서비스 제공기관과 조정을 시행하고 이용하는 서비스 계획을 입안한다.

② 케어 관리의 상한관리 및 서비스 제공의 성과나 평가에 관한 업무 : 서비스가 개시되었다면 실시상황이나 이용자의 상황 등을 관찰하고 일정기간마다 재평가하여 케어 계획을 수정한다.

기타 필요에 따라서 요양을 필요로 한다는 인정에 관한 업무 ① 요양을 필요로 한다는 인정의 신청을 받고 컴퓨터에 의한 1차 판정을 시행하기 위한 방문조사를 시행한다. 내용은 인정조사표에 기초하여 74항목으로 구성되는 심신의 상황의 질문과 가족구성, 생활 상태를 조사하는 것으로 특기사항을 나타낼 수 있다.

표 1 기본 체크리스트

No		질문항목	기입상의 주의사항	○로 에워쌈	
1	일상의 활동	버스나 전철로 혼자서 외출하고 있습니까.	자가용차의 운전도 포함합니다.	네	아니요
2		일용품의 쇼핑을 하고 있습니까.	전화에 의한 주문은 포함하지 않습니다.	네	아니요
3		저축예금의 입출금을 하고 있습니까.	가족에게 의뢰해서 하는 경우는 "아니요"에 ○표를 하시오.	네	아니요
4		친구의 집을 방문하고 있습니까.	전화에 의한 회화나 가족 · 친척의 집의 방문은 포함하지 않습니다.	네	아니요
5		가족이나 친구의 상담에 응하고 있습니까.	전화에 의한 상담도 포함합니다.	네	아니요
6	발허리의 상태	계단을 난간이나 벽을 잡지 않고 올라가고 있습니까.	때때로인 경우는 "네", 사용하지 않고 올라갈 수 있어도 습관적으로 사용하고 있는 경우는 "아니요"에 ○표를 하시오.	네	아니요
7		의자에 앉은 상태에서부터 아무것도 잡지 않고 일어서고 있습니까.	때때로 잡을 정도라면 "네"에 ○표를 하시오.	네	아니요
8		15분 정도 계속해서 걷고 있습니까.	걷는 장소는 묻지 않습니다.	네	아니요
9		1년간에 넘어진 일이 있습니까.		네	아니요
10		낙상에 관한 불안이 큽니까.	자기가 느낀 대로 답하시오.	네	아니요
11	영양	6개월 동안에 23㎏이상의 체중 감소가 있었습니까.	6개월 이상에 걸친 감소에서는 "아니요"에 ○표를 하시오.	네	아니요
12		키 ㎝ 체중 ㎏ (BMI)		네	아니요
13	입의 상태	반년 전에 비하여 딱딱한 것이 먹기 어려워졌습니까.	반년 이상 전부터 먹기 어려운 경우는 "아니요"에 ○표를 하시오.	네	아니요
14		차나 국 등으로 사레들리는 일이 있습니까.	자기가 느낀 대로 답하시오.	네	아니요
15		입 마름이 염려가 됩니까.	자기가 느낀 대로 답하시오.	네	아니요
16	외출상태	주에 1회 이상 외출하고 있습니까.	과거 1개월의 상태를 평균하여 답하시오.	네	아니요
17		작년과 비교하여 외출횟수가 감소하고 있습니까.		네	아니요
18	기억의 상태	주위 사람으로부터 "언제나 같은 것을 묻는다" 등의 건망증이 있다고 이야기를 듣습니까.	본인은 건망증이라고 생각하고 있어도 주위 사람으로부터 그런 말을 듣지 않는 경우는 "아니요"에 ○표를 하시오.	네	아니요
19		자기가 전화번호를 조사하여 전화를 걸고 있습니까.	누군가에게 전화번호를 묻거나 다이얼을 돌려받아 회화만을 하는 경우는 "아니요"에 ○표를 하시오.	네	아니요
20		오늘이 몇 월 며칠인지 모를 때가 있습니까.	월과 일의 어느 쪽만 아는 경우는 "네"에 ○표를 하시오.	네	아니요
☆ 이하(21~25)는 2주간 이내의 상황을 기입하시오.					
21	마음의 상태	(2주간) 매일의 생활에 충실감이 없다.		네	아니요
22		(2주간) 이제까지 즐겨서 할 수 있었던 일을 즐길 수 없게 되었다.		네	아니요
23		(2주간) 이전은 편안하게 할 수 있었던 일이 지금은 마음이 내키지 않고 귀찮게 느껴진다.		네	아니요
24		(2주간) 자기가 쓸모가 있는 인간이라고 생각할 수 없다.		네	아니요
25		(2주간) 공연히 피로한 느낌이 든다.		네	아니요

[주관적 건강관에 대해서]

1. 당신의 현재의 건강상태는 어떠합니까. 가장 해당되는 것에 ○표를 하시오.

(1) 좋다 (2) 그런대로 좋다 (3) 보통 (4) 별로 좋지 않다 (5) 좋지 않다

3. 요양보험제도에서의 평가 (과제분석)

요양보험제도 안에서의 평가는 요양을 필요로 한다는 인정을 받기 위한 것과 케어 관리(요양지원 서비스)과정에서의 케어계획의 작성을 위한 것이다.

a. 요양 인정 평가

요양을 필요로 한다는 인정신청서를 받은 시읍면은 피보험자 자택(또는 입원한 곳)에 조사원을 파견하여 인정조사를 시행한다. 그러나 실제는 재가요양지원사업자 또는 요양노인보건시설에 인정조사를 위탁하는 일도 많다. 조사의 내용은 심신의 상황, 낮 동안의 생활, 가족, 주거환경에 대해서 청취조사를 시행한다. 2000년 4월의 요양보험제도 시행 시에는 질문항목이 85항목이었으나 2009년도부터 74항목이 되었다.

b. 케어계획 작성을 위한 평가

요양지원전문요원(케어 매니저)이 케어계획(요양 서비스계획) 작성의 의뢰를 받으면 **케어 평가(요양 서비스계획 과제분석)**를 시행하고 그 다음에 케어계획을 작성한다. 케어 평가는 이용자의 상태의 파악과 저해요인의 파악, 필요성을 중심으로 작성된다.

4. 케어관리와 평가

a. 케어관리란

주로 요양 등의 복지 분야에서 복지 · 의료 · 보건 등의 서비스와 그것을 필요로 하는 사람(요양을 필요로 하는 사람이나 가족)의 필요성을 사회자원과 결부시키는 것이다. 이용자가 문제를 인지하고 과제를 설정하여 그것을 향해서 움직이기 시작하는 과정이며 그 종사자가 요양지원 전문요원이다.

b. 케어관리의 과정(그림 2)

1) 평가(과제분석)

평가는 이용자의 상태를 파악하기 위해 일상생활동작, 건강상태, 사회적 관계, 경제상황, 주거생활환경 등 생활 전반에서 이용자의 생활을 저해하고 있는 인자를 밝히고 자립생활을 지원하기 위한 과제를 찾아내기 위해 시행한다.

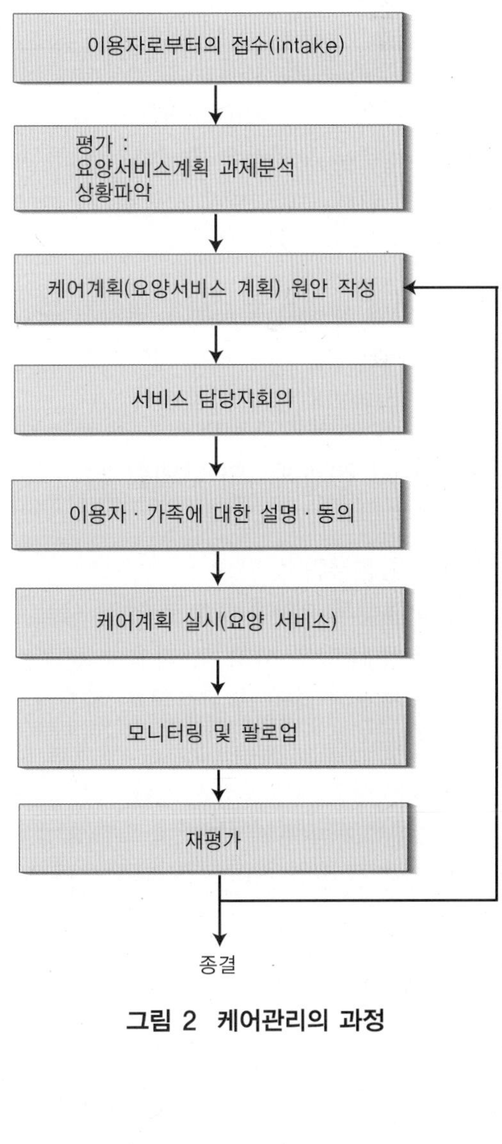

그림 2 케어관리의 과정

2) 이용자의 목표설정과 케어계획의 작성

평가에 의해서 필요성이나 문제점이 밝혀지면 목표를 설정하고 이를 위한 케어계획(요양서비스계획)을 작성한다. 도달목표는 필요성, 문제점의 우선순위를 고려하여 설정한다.

3) 서비스 담당자회의에서의 검토와 케어계획의 실시

서비스 담당자회의는 요양 서비스를 제공하는 담당자와 요양지원 전문요원의 회의이다. 케어계획을 입안하기 위해 각각의 전문적인 입장에서부터 토의하고 지원방침에 대한 합의가 이루어져서 케어계획이 실시된다.

4) 모니터링

케어계획에서의 케어 제공 상황에 대해서 목표가 도달되었는가, 서비스 내용은 적절한가, 이용자의 새로운 문제점은 발생하지 않았는가, 재검토하기 위해 모니터링을 시행한다.

5) 재평가

모니터링에 의해서 필요성의 변화가 관찰되는 경우, 재평가를 시행하여 케어계획의 수정을 하여 케어관리 과정을 반복한다.

c. 케어관리 전개에서의 유의할 점

1) 과제의 중점부여

평가에 의해서 요양을 필요로 하는 사람 · 가족의 필요성 파악을 하고 그 다음에 문제점을 정리하여 해결에 대한 우선순위를 매긴다. 시급히 대처해야 할 문제로서는 ① 이용자의 생명을 위협하는 생활 수행상의 문제나 건강상의 장애, ② 요양인의 위기적 상황(24시간 요양소로부터 떨어질 수 없고 수면도 충분히 취할 수 없는 등), ③ 요양을 필요로 하는 사람에 대한 학대 등을 열거할 수 있다.

2) 고지에 의한 동의(informed consent)

요양목표를 정하고 요양 서비스계획을 작성하지만, 자립지원을 향한 대처에서는 많은 경우, 현 상황의 생활방법을 개선할 필요성이 나온다. 생활방법을 개선하기 위해서는 요양을 필요로 하는 사람 및 가족의 이해와 합의가 요구된다. 요양 서비스를 진행시키는 것이 곤란하게 되는 예는 이용자나 가족이 그 내용을 정말 납득하지 않은 채로 표면적으로 동의하고 있는 경우가 있다. 참의 의미에서 고지에 의한 동의를 시행하는 것이 생활개선으로 연결된다.

3) 정신적 지원

생활의 개선을 성공시키기 위해서는 요양을 필요로 하는 사람 및 가족에 대한 정신적 지원이 필요하다. 정신적 지원의 방법으로서는 ① 장애수용의 방향부여, ② 질병에 대한 올바른 지식, ③ 생활이나 장애에 대한 전향적인 자세, ④ 사회자원 정보의 전달 등을 열거할 수 있다.

4) 서비스 담당자회의의 개최

요양지원 전문요원이 필요하다고 판단된 경우나 요양을 필요로 하는 사람, 가족, 담당자로부터 요청이 있었던 경우에는 서비스 담당자회의를 개최한다. 서비스 담당자회의는 요양서비스 목표의 설정 및 확인, 문제의 정리, 해결, 분담의 조정, 확인, 의사소통, 연락조정을 목적으로 하여 시행된다. 이 회의에는 적극적으로 요양을 필요로 하는 사람 본인, 가족에게도 참여시키고 요양을 필요로 하는 사람 주체의 보다 나은 생활지원으로 향한 해결을 촉진한다.

B 재활 관점에서의 케어평가

요양보험제도 안에는 케어평가가 중요한 위치를 차지한다. 케어평가의 수법에 대해서는

표 2 케어 필요성 평가용지 항목(일본물리치료사협회판)

I [일반정보 시트 1, 2] 1. 가족 · 주택상황 2. 경제상태 3. 상담 · 요망내용 등 4. 생활상황 5. 사회자원 이용상황	IV [능력평가 시트 1, 2] 1. 일상생활동작 2. 생활관련 활동	VII [요양상황 시트] 1. 시간적 필요도 2. 요양부하 및 부담의 정도 3. 요양의 상황
II [의료정보 시트] 1. 병력 2. 현재의 수진상황	V [환경평가 시트] 1. 주택개조 지도의 필요성 2. 복지용구에 관계되는 지도의 필요성 3. 주택의 겨냥도와 개조안의 개요 4. 환경개선에 관계되는 경제적 문제	VIII [지식 · 정보관련 시트] ● 질환 · 장애의 지식 ● 생활방법, 생활환경의 지식 · 정보 ● 기능 · 생활동작훈련법 ● 수진 · 외출 · 사회제도 활용의 지식 · 정보
III [기능평가 시트 1, 2] 1. 정신기능상태 2. 신체기능상태 3. 운동기능	VI [생활평가 시트] 1. 생활시간표 2. 생활상황	IX [장애수용 · 재활정신 시트] ● 장애에 구애됨 ● 주체성 · 자신감 ● 재활정신 등

[일본물리치료사협회 (편) : 케어관리 매뉴얼. 일본물리치료사협회, 2002에서부터]

각 직능단체가 각각의 관점에서 평가도구를 내놓고 있으나 여기서는 일본물리치료사협회판 케어평가 매뉴얼로부터 재활적 관점을 중심으로 언급한다.

1. 평가내용

일본물리치료사협회판 **케어 필요성 평가용지**는 일반정보, 의료정보, 기능평가, 능력평가, 환경평가, 생활평가, 요양상황, 지식 · 정보관련, 장애의 수용 · 재활정신의 9개 부문으로 구성되어 있다(**표 2**). 각 시트는 항목마다 문제점 등을 적어 넣도록 되어 있다. 또한 작은 항목에 대해서도 필요 최소한의 체크를 할 수 있도록 되어 있다.

평가 시트 안에는 [케어 필요성의 요약 시트], [케어목표, 경영계획, 케어담당자 시트], [실행 스케줄 시트], [케어관리의 전개 · 모니터링 시트]도 첨부되어 있다.

2. 케어평가에서의 재활적 관점

a. 생활지원으로서의 케어 필요성의 파악

요양을 필요로 하는 사람이 지역사회에서 주체적으로 살아가기 위한 생활지원을 시행하려면 대상자의 필요성을 정확히 파악하는 것이 중요하다. 동시에 당사자만이 아니라 가족 전체의 필요성으로서 파악되어야 한다.

또한 케어 필요성을 생각할 때에는 이용자 · 가족의 기본적인 욕구에 대해서도 주목한다. **표 3**은 Maslow의 인간의 기본적 욕구와 Kottke에 의한 장애인의 QOL 지표를 대비시켜 후쿠야(福屋)가 해석한 것이다. 이것을 참고로 하여 지원자는 대상자의 요구를 충족해갈 때, 인간이 생활하기 위한 기본적으로 필요한 요소만이 아니라 개인의 내면생활을 유지하기 위한 요소도 고려하여 지원한다.

표 3 Maslow.의 인간의 기본적 욕구에 대비시킨 Kottke에 의한 장애인의 QOL 지표

Maslow의 인간의 기본적 욕구	Kottke에 의한 장애인의 QOL 지표
① 생리적 욕구	기관(organ) 또는 기관계의 수준에서의 생존 (신체적 고통의 완화, 수면 · 영양 · 배설의 관리)
② 안전 · 안정의 욕구	심리 · 생리적인 평형상태 – 개인으로서의 재통합 (기본생활 · 요양력 · 거주의 장 · 경제적 보장, 정신심리적 안정의 보장, 인간관계 · 장애의 수용)
③ 사회적 승인(사랑)의 욕구	가족 · 친구 등의 의미 있는 대인관계의 재확립과 사회의 통합 (가족 · 인근 · 지역사회의 역할, 기회균등)
④ 자존의 욕구	사회에 건설적인 공헌 (주체성의 유지 · 회복, 자기결정, 다른 사람에 대한 지원 · 공동체 만들기에 공헌)
⑤ 자기실현의 욕구	개성적인 창조적인 사회참여 (장애를 개성으로서 파악한 자기다운 인생의 실현, 학습 · 취미 · 연구 활동, 자기실현)

[일본물리치료사협회 (편) : 케어관리 매뉴얼, 일본물리치료사협회, 2002에서부터)

b. 재활의 관점에서부터의 생활지원

"재가 케어"에서는 기본적으로 "자립한 생활", "생활의 향상"을 목표로 하고 있고 이것은 "재활"이 지향하는 것과 같다. "장애의 예방", "생활지원", "장애의 수용"을 기본으로 하고 고령자의 재가 케어에서도 물리치료사는 재활의 관점에 선 작용을 해야 한다. 인간이 생활하기 위한 지원방법으로 재활의 관점에서부터 후쿠야는 아래의 점을 열거하고 있다[1].

① 대상자가 주체적 삶의 방법을 선택 · 형성하기 위한 지원
장애를 가지면서 주체성을 갖고 살아가기 위한 사고방법. 요양을 필요로 하는 사람, 가족이 재활의 이념을 갖도록 방향부여를 한다.

② 대상자의 잠재적 기능을 찾아내어 생활동작에 활용해가는 지원
생활 속에서 동작으로서 활용되지 않는 잠재적 기능을 발굴하여 생활동작으로서 활용함과 동시에 잔존능력 저하를 예방하도록 한다.

③ 잠재적 능력을 개발하여 실생활 자립도를 향상시키기 위한 지원
"할 수 있는 ADL"을 개발하여 "하고 있는 ADL"로 대치하고 잠재적 능력을 발굴하여 생활에 정착시킨다.

④ 복지용구에 의한 생활에 필요한 여러 기능의 보완
생활의 자립도, 안전성의 개선, 요양력의 경감을 목적으로 한 재활에 필요한 장구, 보행기, 지팡이, 휠체어 등 기타의 일상생활용구를 장애나 잔존기능에 맞춰서 선택하고 적합, 지도, 연습한다.

⑤ 재가환경 및 지역사회 환경의 정비에 의한 생활권의 확대지원
물리적 생활환경의 장벽(barrier)을 제거함으로써 생활권을 확대하고 장애발생 이전의 수준에 가능한 한 접근시키기 위한 지원을 한다.

⑥ 장애의 수용에 관한 지원

장애를 받기 이전의 가치관을 장애를 받은 현재도 계속 가질 수 있도록 확대, 전환할 수 있도록 지원한다.

⑦ 새로운 생활상의 제시, 재활목표의 설정

장애를 갖기 이전의 생활상에 고집하는 것이 아니라 사람의 장애에 적합한 복수의 생활상을 제시하고 선택시켜 그것을 재활목표로 하여 설정하도록 방향부여를 한다.

인용문헌

1) 社団法人日本理学療法士協会（編）：ケアマネージメントマニュアル．社団法人日本理学療法士協会，2002.

참고문헌

1) 医歯薬出版（編）：新介護支援専門員全科のまとめ（2002年版）．医歯薬出版，2002.
2) 遠藤英俊ほか：新介護支援専門員必修テキスト．医歯薬出版，2000.
3) 日本医療ソーシャルワーク研究会（編）：医療福祉総合ガイドブック 2006．医学書院，2006.
4) 厚生労働省老健局：地域包括支援センター業務マニュアル．2005.
5) 総合的介護予防システムについての研究班：総合的介護予防システムについてのマニュアル．2006.
6) 運動器の機能向上についての研究班：運動器の機能向上マニュアル．2005.
7) 大田仁史，他：地域リハビリテーション論．Ver.3，三輪書店，2006.
8) 大田仁史：地域リハビリテーション原論．Ver.4，医歯薬出版，2006.
9) 竹内孝仁：ケアマネジメント．医歯薬出版，1996.
10) 大田仁史：介護予防 改訂．荘道社，2003.
11) 厚生労働省老健局老人保健課：要介護認定調査員テキスト．2009.
12) NPO 法人千葉県介護支援専門員協議会（編）：介護支援専門員のためのケアプラン作成事例集．中央法規出版，2008.

IV 요양예방

■ **학습목표**
- 요양예방시책의 내용에 대해서 학습한다.
- 요양예방과 재활과의 관계와 그 배경에 대해서 학습한다.
- 요양예방(사업)의 흐름과 물리치료사가 담당해야 할 역할을 학습한다.
- 요양예방 영역에서 물리치료사가 활동하기 위해 필요한 요인에 대해서 학습한다.

A 요양예방이란

요양예방이란 "요양이 필요한 상태가 되는 것의 예방"과 "요양이 필요한 상태에 있어도 그것이 악화하지 않기 위한 예방"의 두 가지 의미가 있다. 둘 다 물리치료사로서 중요한 관계를 갖고 있으며 고령자의 심신기능의 개선이나 생활환경의 정비 등을 통해서 고령자 한 사람 한 사람의 삶의 보람이나 자기실현의 달성을 지향하는 것이다.

1. 요양예방이 추구되어 온 배경

a. 요양예방과 재활과의 관계

개호보험법이 발족된 2000년 4월 당초는 "요양예방"이라는 말은 사용되어 있지 않았다. 그러나 개호보험법에는 요양을 필요로 하는 상태가 되는 것의 예방과 요양을 필요로 하는 상태가 된 경우에서도 능력을 유지 · 향상하는 것의 필요성, 즉 요양예방에 대해서 이미 언급되어 있었다. 그뿐만 아니라 국민의 노력의무, 즉 서비스를 받는 쪽의 관점으로 재활의 이용에 대해서도 언급되어 있고 요양예방과 재활은 원래 밀접한 관계가 있다는 것을 강조하고자 한다 (**그림 1**).

b. 요양을 필요로 한다고 인정되는 사람 수의 증가

2000년의 요양보험제도의 발족 이래, 요양을 필요로 한다고 인정되는 사람은 계속 증가하고 있다. 인정된 사람의 수는 2000년의 218만 명에서부터 2009년도에는 469만 명으로 증가

서비스를 제공하는 쪽의 관점에서

제2조 2
전항(요양보험)의 보험지원은 요양을 필요로 하는 상태의 경감 또는 악화의 방지 또는 요양을 요하는 상태가 되는 것을 예방하도록 시행됨과 동시에 의료와의 관계에 충분히 배려해서 시행하여야 한다.

서비스를 받는 쪽의 관점에서

(국민의 노력 및 의무) 제4조
국민은 스스로 요양을 필요로 하는 상태가 되는 것을 예방하기 위해 나이가 듦에 수반해서 일어나는 심신의 변화를 자각하여 항상 건강의 유지증진에 노력함과 동시에 요양을 필요로 하는 상태가 된 경우에서도 자진해서 재활 기타의 적절한 보건의료 서비스 및 복지 서비스를 이용함으로써 그 가지는 능력의 유지향상에 노력하는 것으로 한다.

그림 1 요양예방에 언급하고 있는 개호보험법

하여 이 10년 동안에 2배 이상, 그리고 115% 증가하고 있다. 이것은 이 기간의 고령자수(65세 이상의 피보험자수 : 제1호 피보험자수)의 증가가 31%라는 것과 비교하면 요양을 필요로 한다고 인정된 사람의 증가가 매우 크다고 할 수 있다.

또한 2000년의 요양을 필요로 한다고 인정된 사람의 수를 기준으로 그 동안의 증가비율에 대해서 2009년의 인정된 사람의 수와 비교하면 지원을 필요로 함, 요양을 필요로 함 1과 같은 경증의 요양을 필요로 하는 사람의 증가가 140%로 현저하다. 이들로부터 경증의 요양을 필요로 하는 사람에 대한 예방적 대처가 더욱더 필요하게 되었다.

2. 요양예방 관련정책의 방향성

"2015년의 고령자 요양"은 1947~1949년에 태어난 세대(이른바 베이비 붐 세대)가 모두 65세 이상이 되는 2015년까지에 요구되는 고령자 요양의 방향성에 대해서 언급한 고령자 요양연구회에 의한 보고이며 그 안에서 요양예방 · 재활의 충실화가 적혀 있다. 또한 당시의 정부에 의해서 제시된 "경제 재정운영과 구조개혁에 관한 기본방침"(이른바 뼈대가 튼튼한 방침) 안에서 일본의 보건의료의 지침이 되는 **"건강 프런티어 전략"**의 하나의 기둥으로서 재활과 함께 요양예방의 추진이 포함되어 있다. 여기서는 요양예방과 함께 물리치료사의 근거가 되는 "재활"에 대해서도 언급되어 있다.

이들이 의미하는 것은 옛날에 재활은 "후 치료"로써 의료의 한정된 일부분을 담당하는 자리매김밖에 되지 않았던 것이 이미 국가의 지침에 영향을 주는 요인의 하나로 파악되게 되었다는 것이다. 2차 세계대전 후에 사회의 가치관에 큰 영향을 주어온 "베이비 붐 세대"가 이미 고령자가 되어간다는 것은 숫자만이 아니라 "질"이 크게 변화해간다는 것을 의미하고 있고, 그러한 가운데 요양예방과 재활의 중요성이 정책 안에서 명확하게 자리매김이 되었다고 할 수 있다.

그러나 요양예방사업은 과학적 근거에 기초하는 조사 · 연구를 시행한 다음에 비용 대 효과를 검증한다는 정책평가가 이루어져 있지 않다는 점에 대해서 "사업 분류"(2009년도에 내각부에 설치된 행정쇄신위원회에 의한 국가예산의 재검토 작업)에서 엄격하게 지적되어 예산이 감축되었다. 한편, 요양예방사업 그 자체는 향후 더욱더 중요한 시책이라는 것이 널리 인식되어 일단 계속된다는 단계가 되었다.

우리들은 "과학적 근거에 기초하는 조사 · 연구", "비용 대 효과의 검증"이라는 관점이 요양예방사업에 한정된 것이 아니라 물리치료사가 시행하는 온갖 활동에서 추궁된다는 것을 인식해야 한다.

B 요양예방 시책의 개요

1. 지역사회 지원사업과 예방지원* 의 역할

2005년 6월에 개정된 개호보험법에 의해서 2006년도부터 요양예방에 관한 시책이 실시되고 있다. 그 시책은 크게 다음의 2개로 분류된다.

① 지원을 필요로 함 · 요양을 필요로 하는 상태가 되는 우려가 있는 사람에 대해서

* 예방지원
일본에서 2000년에 시작된 요양보험제도에서 지원을 필요로 한다고 인정된 피보험자에게 제공되는 요양 서비스를 말한다.

자립의 상태를 계속하여 지원을 필요로 하는 상태가 되는 것을 예방하기 위한 "지역사회 지원사".

또한 지역사회 지원사업의 하나에 요양예방사업이 자리매김이 되고 모든 고령자르 대상으로 생활기능의 유지 · 향상을 지향하는 "**요양예방 일반고령자 시책**"과 지원을 필요로 함 · 요양을 필요로 함에 이르는 위험이 높다고 판단된 고령자에게 실시되는 "**요양예방 2차 예방시책**"의 두 가지로 구성되어 있다.

② 지원을 필요로 함 1, 2의 사람에 대해서 요양을 필요로 하는 상태가 되는 것을 예방하기 위한 "예방지원", 시설외래나 방문의 요양예방 서비스가 제공된다.

2. 요양예방사업과 예방지원의 흐름

요양예방사업과 예방지원의 흐름을 **그림 2**에 나타냈다.

a. 대상자의 선정

65세 이상의 사람에 대해서 생활기능평가가 시행되고 그 결과를 기초로 일반고령자 시책과 2차 예방시책의 대상자가 선정된다. 생활기능평가는 생활기능 · 운동기능 · 영양상태 · 구강기능 등 25 항목을 평가하는 "**기본 체크리스트**" [제2장 III항 **표 1**(40페이지) 참조]를 확인하고 기준에 해당된 사람을 2차 예방사업의 대상자로 결정한다. 요양을 필요로 한다는 인정에 의해서 지원을 필요로 함 1 및 2라 판정된 사람은 예방지원의 대상자이다. 또한 2009년도부터 요양을 필요로 한다는 인정에 의해서 해당 없음이라 판정된 사람에 대해서도 2차 예방의 대상자의 가능성이 있는 사람으로서 파악을 하게 되었다.

b. 요양예방 케어관리의 실시

시읍면에 설치되어 있는 지역사회 포괄지원센터에서 2차 예방시책 및 예방지원 대상자의 과제가 분석되고 **요양예방 케어계획**이 작성된다.

c. 프로그램의 실시

2차 예방시책에 대해서는 낙상예방이나 고령자용 근력 트레이닝으로 대표되는 "근골격계의 기능향상" 및 "영양개선", "구강기능의 향상" 등의 프로그램이 제공된다.

d. 평가

프로그램의 실시 전에 참가자의 심신기능 등의 평가를 실시하고 생활기능의 향상에 입각한 개인마다의 목표를 설정한다. 프로그램의 종료 후 목표의 달성도가 평가된다.

3. 지역사회 포괄지원센터란

지역사회 포괄지원센터는 2005년 6월에 개정된 개호보험법에 의해서 ① 학대의 조기발견 · 방지 등의 권리옹호, ② 고령자에 대한 계속적인 케어관리, ③ 요양예방 케어관리, ④ 종합적 상담지원에 대해서 중립적인 입장에서 담당하는 기관으로 창설되었다. 이 기관은 시읍면 등이 운영주체가 되고 상근직원으로 보건사, 사회복지사, 주임 요양지원전문요원(주임 케어 매니저) 등의 전문직종이 배치되어 있다. 그 중, 요양예방 케어관리는 주로 보건사의 역할로 되어 있다(**그림 3**).

전국의 설치 수는 3,976개소이지만(2008년 4월), 목표로는 중학교 구역을 하나의 단위로 하여 전국으로 약 5,000개소를 정비할 예정이다.

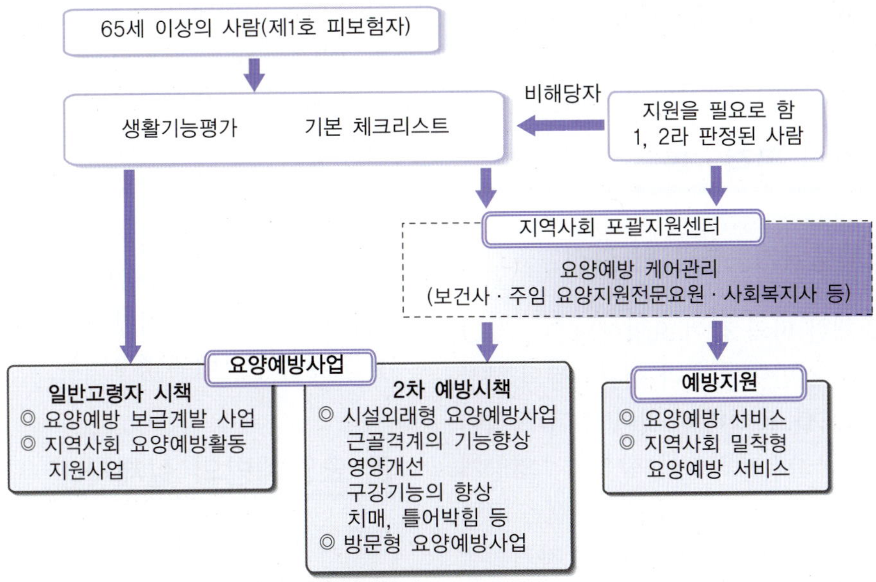

그림 2 요양예방사업과 예방지원의 흐름

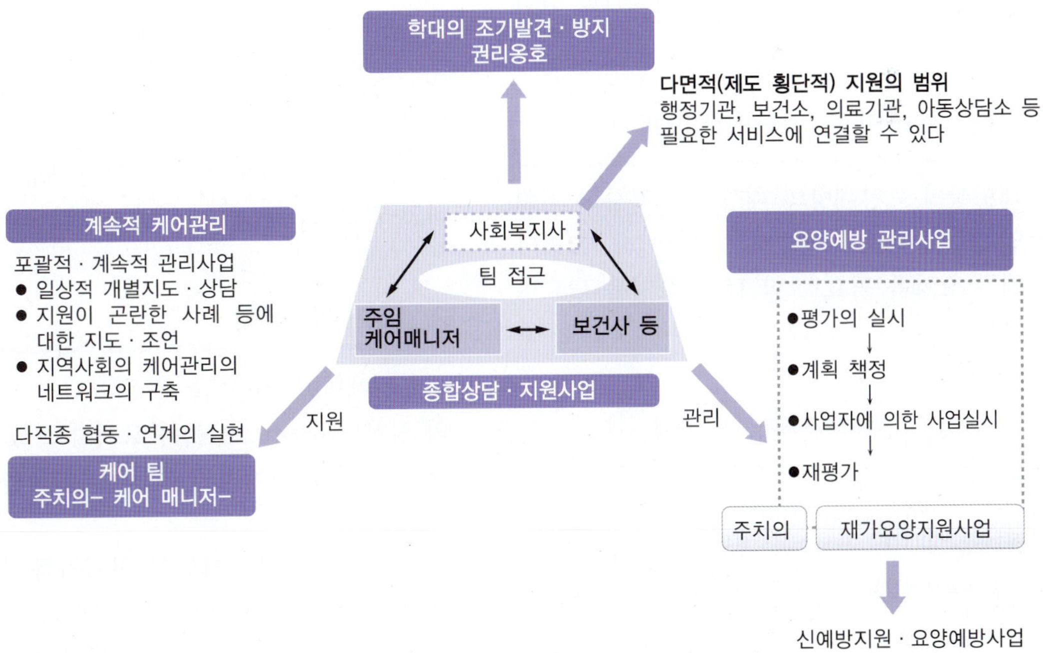

그림 3 지역사회 포괄지원센터의 개요

C 요양예방에서 물리치료사의 관계

1. 요양예방의 목적 · 목표

a. ICF(국제생활기능분류)의 관점

앞에서 소개한 바와 같이 요양예방은 프로그램을 실시하는 것만이 아니라 생활기능의 향상에 입각한 목표를 달성하는 것이 주된 목적이다. 따라서 “근골격계의 기능향상”, “영양개선”, “구강기능의 향상” 등의 프로그램은 고령자의 생활행위를 높이고 삶의 보람 · 자기실현의 달성에 결부시키는 “수단”에 지나지 않고 이들의 프로그램의 실시가 “목적”이어서는 안 된다(**그림 4**). 예컨대, 근골격계의 기능향상 프로그램에서 근력이나 보행속도 등의 운동능력의 개선에만 사로잡혀 일희일우하는 일은 완전히 잘못이며 운동능력을 개선시키는 것만이 요양예방은 아니라는 것을 물리치료사는 자각해야 한다.

b. 넓은 의미의 요양예방의 관계

제도상의 요양예방의 대상은 지역사회 지원사업과 예방지원에 해당되는 사람이다. 그러나 본래는 요양을 필요로 함 15의 요양을 필요로 하는 정도의 상태가 된 사람도 요양예방의 사고방법이 적응되어야 한다. 즉, 요양이 필요해져도 자립지원을 향한 현재의 상태를 유지 · 개선시키기 위한 대처가 이루어져야 한다. 과잉의 요양이 제공되거나 필요가 없는 복지기기가 이용되는 등의 자립지원의 관점이 결여된 프로그램이나 서비스가 있다면 물리치료사는 그것을 개선하여가는 것이 직종이 가지는 고유의 전문성을 높여가는 데에 중요하다.

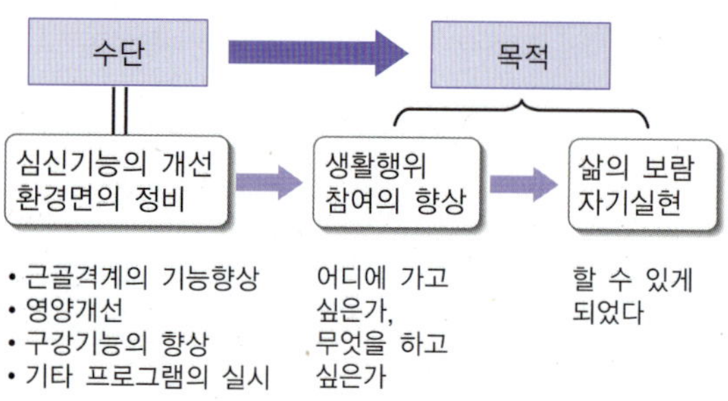

그림 4 요양예방의 목적 · 목표

2. 요양예방의 실제사례

요양예방의 사업에 실제로 대처하는 데에 필요한 대상자의 선정에서부터 사업의 실시내용, 평가의 항목, 방법에 이르기까지의 구체적인 절차를 기재한 매뉴얼이 “요양예방 매뉴얼” 개정판”[1]으로 후생노동성으로부터 2009년 3월에 발표되어 있다. 여기서는 생활기능평가의 방법이나 요양예방사업에 대해서는 “근골격계의 기능향상”, “영양개선”, “구강기능 향상”, “틀어박힘 예방”, “치매예방”, “우울증 예방”이 각각 작성되고 실제의 사례로 소개되어 있다. 사업개요의 예를 **표 1, 2**에서 소개한다. 또한 이 밖에도 독자적으로 실시 매뉴얼을 작성하고 있는 도, 부, 현이 있다.

3. 평가의 관점

요양예방은 제공되는 프로그램의 개시 전후의 평가(assessment)를 중요시하고 있다. 평가를 시행함에 있어서 고려해야 할 점을 언급한다.

그것은 요양예방사업의 참가자를 **“생활자”**로서 파악하여 평가할 필요가 있다는 것이다. 현재로서 요양예방사업은 근골격계, 영양, 구강 케어와 같이 인간을 기능별로 파악함으로써 사업의 실시가 요구되고 있지만, 생활기능의

표 1 2차 예방시책 및 예방지원의 사업개요

사업명		대상자	실시장소	주된 담당직종	사업내용	목표설정 평가기간
근골격계의 기능향상	2차 예방시책	● 기본 체크리스트 No.6~10 중 3항목 이상에 해당되는 사람 ● 운동기능측정(악력, 눈을 뜨고 한쪽 발로 서기 시간, 10m 보행속도)에서 현저한 저하가 인지되는 사람	● 시설외래요양사업소 등의 요양 서비스사업소 ● 시읍면 보건센터 ● 건강증진센터 ● 노인복지센터 ● 요양보험시설 ● 공민관 등 ● 시읍면이 적당하다고 인정하는 시설	의사 · 치과의사 보건사 · 간호직원 물리치료사 · 작업치료사 언어청각사 관리영양사 · 치과위생사 기능훈련지도원* 경험 있는 요양직원 등	● 사전평가 ● 개별 서비스계획(원안)의 작성 ● 프로그램의 실시 스트레칭 균형 · 기능적 운동 근력향상운동 등 ● 사후평가 ● 지역사회 포괄지원센터의 보고	대상자를 적의 모니터링을 하면서 프로그램 개시 3개월 후에는 근골격계의 기능평가를 시행한다.
	예방급부	지원을 필요로 함 1, 2로 판정되었을 때	시설외래요양사무소	생활상담원 간호사 경험이 있는 요양직원 기능훈련지도원*	● 사전평가 ● 개별 서비스계획(원안)의 작성 ● 개별 서비스계획(원안)의 설명과 동의 ● 프로그램의 실시 ● 일상생활의 운동에 관한 상담 ● 지역사회의 자주적인 활동에 참여 촉진 ● 사후평가 ● 지역사회 포괄지원센터의 보고	
			시설외래재활사업소	의사(전임) 물리치료사 · 작업치료사 간호사 또는 준간호사 경험이 있는 요양직원		
구강기능 향상	2차 예방사업	이하의 ①, ② 또는 ③의 어느 것인가에 해당되는 사람 ① 기본 체크리스트 No.13~15 중 3항목 중 2항목에 해당 ② 시진에 의해서 구강 내의 위생상태에 문제를 확인 ③ 반복 타액 삼킴 검사가 3회 미만	시읍면 보건센터, 공민관 등(위탁하는 경우는 민간사업소 등) 시설외래가 곤란한 사례에 대해서는 방문에 의해서 실시	치과위생사 보건사 간호사 언어청각사 등	● 사전평가 이용자의 구강내 상태, 개선목표파악 ● 개별 서비스계획의 입안 개개의 특성에 입각한 개별 서비스 계획의 책정 * 서비스 담당자에 의한 "전문적 사업", 본인이 시행하는 "셀프 케어 프로그램"을 입안 ● 개별 서비스계획의 설명과 동의 ● 서비스의 제공 ● 사후평가 목표의 달성정도, 구강 내의 상태의 변화 등의 평가 ● 지역사회 포괄지원센터의 보고	3개월에 1회
	예방급부	지원을 필요로 함 1 또는 2의 고령자에서 구강기능이 저하하고 있는 사람 또는 그 우려가 있는 사람	시설외래요양사업소 시설외래재활사업소	치과위생사 간호사 언어청각사 관련 직종 (요양직)	● 사전평가 ● 구강기능 향상의 지도관리 계획 작성 ● 서비스 담당자회의 개최 ● 본인 또는 가족의 동의 ● 서비스의 제공 ● 개선상태 등의 파악 ● 모니터링(월 1회) ● 사후평가 ● 보고(담당 케어 매니저 및 지역사회 포괄지원센터에 보고)	3개월마다의 평가의 결과, 구강기능향상의 효과를 기대할 수 있다고 인정되는 사람에 대해서는 계속적으로 서비스를 제공한다.
영양상태	2차 예방시책	① 기본 체크리스트의 2항목(6개월간에 2~3㎏의 체중감소, BMI 18.5 미만)의 모두에 해당 ② 혈청 알부민 수치 3.8g/㎗ 이하에 해당하는 사람	시읍면 보건센터, 건강증진센터, 노인복지센터, 공민관 등(위탁하는 경우는 민간사업소 등)	관리영양사, 또는 영양관리업무에 관해서 5년 이상의 실무경험을 가진 영양사	● 사전평가 개별 서비스계획 작성에 필요한 과제 파악 ● 개별 서비스계획의 작성 사전평가결과나 이용자의 의향에 입각한 목표설정 이용자가 시행하는 계획 만들기 및 실행을 향한 지원 ● 프로그램의 작성(영양상담) 목표달성상황의 평가 정보제공 필요에 따라 시식이나 조리 등 ● 모니터링의 실시 실시상황이나 개선상황의 파악 지역사회 포괄지원센터에 결과보고 사후평가 목표달성상황 및 그 후의 지원방법검토	36개월

※기능훈련지도원이란 물리치료사 · 작업치료사 · 언어청각사 · 간호직원 · 유도정복사 · 안마, 마사지, 지압사를 가리킨다.

(계속)

표 1 2차 예방시책 및 예방지원의 사업개요 (계속)

사업명		대상자	실시장소	주된 담당직종	사업내용	목표설정 평가기간
영양개선	예방지원	지원을 필요로 함 1, 지원을 필요로 함 2라고 판정된 사람 중 이하의 어느 것인가에 해당하는 사람이다. ① BMI가 18.5 미만 ② 1~6이 월간에 3% 이상의 체중감소가 인지된다. 또는 6개월간에 2~3kg의 체중감소가 있다(기본 체크리스트의 NO. 11에 해당) ③ 혈청 알부민 수치가 3.5 g/dℓ이하 ④ 식사 섭취량이 불량(75% 이하) ⑤ 기타 저영양 상태에 있다. 또는 그 우려가 인지되는 사람.	시설외래요양사업소 시설외래재활사업소	관리영양사 (기타 관련 직종과 공동으로 시행한다)	● 사전평가 저영양 상태의 위험의 확인 영양 케어과제나 문제점의 파악 및 평가판정 ● 영양 케어계획의 작성 해결해야 할 영양관리상의 과제에 대한 대처 식사내용, 영양식사 상담, 관련 직종의 연계 때의 분담 등 ● 이용자 및 가족에 대한 설명 ● 영양개선 서비스의 실시 영양식사 상담("먹는 것"의 의욕을 중시) 식사의 개별화와 식사지원 서비스 제공의 경과기록의 작성 ● 모니터링과 계획수정 저영양 상태의 위험의 확인 영양 케어계획의 실시상황, 저영양의 개선상황 등을 평가 계획의 변경 · 수정이 필요할 때는 이용자나 가족 등과 수시 상담 ● 사후평가 목표달성상황 및 그 후의 지원방법 검토 서비스 계속의 필요성, 계획의 개요와 실시 상황, 종합평가 지역사회 포괄지원센터의 보고	3개월마다
치매예방	2차 예방시책	기본 체크리스트 No.18~20의 어느 것인가에 해당하는 사람	시읍면 보건센터, 공민관 등(위탁하는 경우는 민간사업소 등) 시설외래가 곤란한 경우에 대해서는 방문에 의해서 실시	보건사 · 간호사 등 언어청각사 작업치료사 등	● 인지기능 등을 평가하고 의료 · 요양 서비스의 필요성이나 지역사회 지원사업으로서의 지원방법에 대해서 검토한다. ● 일정기간 후에 재차 인지기능 등을 평가하고 사업의 효과를 확인한다. ● 인지기능이 치매를 의심하는 수준까지 저하하여 있다면 적절하게 의료 서비스나 요양 서비스와 결부시킨다. ● 치매예방에는 생활활동이나 취미활동을 증가시키는 것이 중요하다고 생각되기 때문에 해당하는 사람에게는 근골격계의 기능향상, 영양개선, 구강기능의 향상, 인지기능 개선 등의 각종 사업에 참여를 호소함과 동시에 지역사회의 비공식적인 서비스 자원의 활용을 도모한다.	● 인지기능의 유지 또는 개선을 목표로 한다. ● 평가기간은 각종 사업의 실시기간에 준한다.
틀어박힘 예방	2차 예방시책	기본 체크리스트 No.16에 해당하는 사람	방문 근골격계의 기능향상 · 영양개선 · 구강기능의 향상을 목적으로 한 시설외래형 프로그램 실시장소(참여 권유)	보건사에 의한 방문지도 등	● 보건사에 의한 방문 등 ● 보건사 이외에 의한 방문 등의 지원 ● 각종 서비스(시설외래형 서비스, 지역사회의 기획, 이벤트, 행사)의 소개, 권유 ● 사전평가 틀어박힘 예방 · 지원을 위한 2차 평가표 가옥환경평가(옵션) ● 본인 · 가족에게 설명 틀어박힘의 문제점, 위험성 등 외출의 중요성, 의미	6개월

[후생노동성 노건국 노인보건과 "요양예방 매뉴얼의 개정에 관한 연구반": 근골격계의 기능향상 매뉴얼(개정판), 영양개선 매뉴얼(개정판), 구강기능 향상 매뉴얼(개정판), 틀어박힘 예방 · 지원 매뉴얼(개정판), 치매예방 · 지원 매뉴얼(개정판)에서]

표 2 일반고령자 시책의 사업개요

사업명	목표	실시내용
근골격계의 기능향상	지역사회 주민에게 근골격계의 기능향상의 중요성을 이해시키는 것	● 간단한 운동을 시행하는 행사의 참가 ● 팸플릿의 배포
구강기능 향상	요양예방에 이바지하는 구강기능향상사업을 통해서 평생에 걸쳐서 자기의 실현을 지향하는 것을 극복하는 것	● 구강기능향상에 관한 추진위원회 등의 설치 ● 강연회 등에 의한 건강교육 ● 구강기능향상의 교육 ● 구강기능향상에 관한 팸플릿의 작성
영양개선	● 건강교육, 건강상담 등의 대처를 통해서 요양예방에 관한 활동의 보급 · 계발 ● 지역사회의 자발적인 요양예방에 이바지하는 활동의 육성 · 지원을 시행하는 것.	● 애칭, 로고 등의 모집 ● 강연회 등에 의한 건강교육 ● 포스터, 팸플릿 ● 홈페이지의 작성 ● 영양정보의 표시 ● 유선방송, 광고전단 등의 활용 ● 요양예방수첩의 활용 ● 상담창구의 설치
치매예방	고령자 스스로가 예방의 방법을 학습하여 자립적으로 위험인자를 감소시키는 것을 지원하는 것	● 치매예방에 도움이 되는 지역사회의 사회자원에 관한 정보를 수집하여 데이터베이스를 작성 ● 치매예방에 관심이 있는 주민에 대한 정보제공 ● 행동변용의 계기가 되는 아래와 같은 지역사회 활동을 육성 · 지원 삶의 보람형: 바둑, 장기, 원예, 개인용 컴퓨터, 걷기, 수영, 댄스 체조 등 목적형: 치매예방에 특화한 원예, 요리, 개인용 컴퓨터, 여행 프로그램, 걷기, 수영, 식습관 개선 프로그램 훈련형: 인지기능훈련을 목적으로 한 계산연습 등 ● 치매예방 프로그램을 실시하기 위해 필요한 지식과 기술을 가진 지도자나 지원자의 육성
틀어박힘 예방	성인기까지에 획득한 고차의 생활기능(특히 사회적 역할)의 저하방지	● 건강 학습, 홍보 · 보급 계발 · 틀어박힘의 문제점, 위험성 등 · 외출의 중요성, 의미 · 각종 서비스(시설외래형 서비스 등)의 소개 · 자원봉사자의 양성 · 지원 · 실버 인재센터의 활용 · 노인회, 취미모임, 서클활동 등의 지원

[후생노동성 노건국 노인보건과 "요양예방 매뉴얼의 개정에 관한 연구반": 근골격계의 기능향상 매뉴얼(개정판), 영양개선 매뉴얼(개정판), 구강기능 향상 매뉴얼(개정판), 틀어박힘 예방 · 지원 매뉴얼(개정판), 치매예방 · 지원 매뉴얼(개정판)에서]

향상을 목표로 하는 것이라면 한 사람의 인간을 근골격계, 영양 등과 같이 상하 관계로 평가하는 것에 고집해서는 안 된다. 특히 예방지원의 대상자라면 생활기능의 저하가 더 큰 고령자를 대상을 하는 일이 많기 때문에 근골격계의 기능향상사업 참여자일지라도 영양상태의 악화나 경증의 치매를 수반하고 있는 경우가 있을지도 모른다. 이들을 간과하지 않기 위해서도 물리치료사는 사업의 내용에 관계없이 필요한 평가를 확인하고 사업의 담당자와 협의해야 한다.

D 물리치료사에 의한 요양예방 영향

이제까지 언급한 요양예방사업은 근골격계의 기능향상을 비롯하여 그 내용으로부터 판단하면 물리치료사가 관여할 수 있는 영역은 넓으며 다른 직종으로부터의 기대도 크다 할 수 있다. 그러나 유감스럽게도 아래의 배경에 의해서 물리치료사가 요양예방사업에 관여하기 위해서는 과제도 적지 않다.

- 의료기관에 근무하는 물리치료사는 전체의 74.6%(2009년)
- 의료기관의 물리치료사가 지역사회 지원사업 등에 관여하는 경우는 비상근 근무가 되지만 진료수가의 관점에서부터 곤란한 일이 많다.
- 요양보험시설 등에서 실시되는 예방지원도 요양수가의 관점에서부터 실시의 비율은 높지 않으며 적극적인 물리치료사의 관여는 적다.
- 물리치료사는 요양예방의 핵심이 되는 지역사회 포괄지원센터의 상근 직종으로 자리매김이 되어 있지 않고 요양예방 분야에서 근무하는 법적 근거가 없다.

이 때문에 요양예방 분야에서의 고용이 증가하기 어렵다. 그러나 이러한 배경에 굴하는 일이 없이 물리치료사가 요양예방 분야에서 활약하고 직무영역을 확대하기 위해서도 스스로의 변혁이 필요하다.

일례를 들면 요양예방사업 안에서 가장 많이 실시되고 있는 프로그램은 근골격계의 기능향상이지만, 그 주된 원인인 뼈 · 관절질환, 특히 변형성무릎관절증에 대해서는 50세 이상의 국민의 약 절반이 이환되어 있다고 한다. 실제로 이들의 질환이 의료비에 차지하는 비율도 높고 요양을 필요로 하게 되는 주된 원인으로서 보행이나 하지의 장애의 비율이 매우 높은 현 상황이 있다. 통증에 대한 평가나 치료방법에서 다른 직종보다 숙련된 물리치료사가 이들 근골격계 질환의 "예방"에 효과적으로 기여할 수 있다는 것을 행정기관이나 다른 직종을 향해서 호소하는 것이 필요하다.

이를 위해서는 물리치료사가 경증의 변형성무릎관절증에 대한 새로운 예방방법을 개발하거나 평가의 최종적인 결과를 환자 개인의 운동기능 만이 아니라 의료비 대비 효과에 대한 시점을 넓히는 등 의료기관에서도 다양한 발상의 전환이 요구된다.

● 인용문헌

1) 厚生労働省老健局老人保健課「介護予防マニュアルの改訂に関する研究班」: 介護予防マニュアル（改訂版）. 2009.
http://www.mhlw.go.jp/topics/2009/05/tp0501-1.html

● 참고문헌

1) 辻 一郎 : 介護予防のねらいと戦略. 社会保険研究所, 2006.
2) 厚生統計協会 : 保険と年金の動向 2009/2010 年版. 2009.

V 사회자원

■ **학습목표**

- 사회자원이란 무엇인가에 대해서 학습한다.
- 사회자원을 지역사회 물리치료에 채택할 필요성에 대해서 학습한다.
- 물리치료사가 "사회자원"의 하나라는 것을 학습한다.
- 물리치료사는 "사회자원"을 창조하고 지지하는 입장이기도 하다는 것을 이해한다.

A 사회자원과 물리치료사의 관계

"사회자원" 이라는 말은 보건 · 의료 · 복지의 관련 직종에서 흔히 사용될 뿐만 아니라 요즘 매스컴에서도 흔히 사용되는 일상용어가 되어 가고 있으나 "사회자원" 이라는 사자성어는 일반적인 국어사전에는 게재되어 있지 않다.

그러면 "사회자원" 이란 무엇인가, 사회복지 관계의 각종 자료로부터 감안하여 정리하면 "사회자원" 이란 "생활을 영위함에 있어서 그 필요성을 해결하는 데에 필요한 사람, 지식이나 기술, 법이나 제도, 물건, 시설, 정보, 자금 등의 자원의 총칭" 이라 할 수 있다. 그리고 국제생활기능분류(International Classification of Functioning, Disability and Health ; ICF)의 "환경인자" 가 이 "사회자원" 을 포함하고 있는 것으로 생각된다[1].

"환경인자" 는 "생산품과 용구" "자연환경과 인간이 초래한 환경변화" "지원과 관계" "태도" "서비스 · 제도 · 정책" 으로 분류되고 이것은 다시 세분되어 있다. 예컨대 "지원과 관계" 안에는 "가족" 이나 "지인 · 동아리 · 동료 · 이웃, 공동체의 구성원" "보건 전문직" 등으로 나뉘어져 있다. ICF는 보건 · 의료 · 복지의 관계자에게 있어서는 공통언어라 할 수 있는 존재라는 것으로부터 상세하게는 기존의 서적을 참고하기 바란다.

보건 · 의료 · 복지영역의 사회자원은 요양보험이나 장애인 시책 등의 제도에 기초하여 만들어진 서비스와 그 이외의 자원봉사자나 인근주민, 가족 등에 의한 지원으로 대별된다.

각각의 서비스에는 장점, 단점이 있다. 예컨대, 전자는 전문성이나 계속성이 높지만, 이용상의 제한이나 절차의 번잡성이 있다. 후자는 대응이 유연하고 이용 상의 제한이 없거나 절차가 간편하거나 하지만, 전문성이나 계속성이 문제가 되는 일도 있다. 또한 사회자원은 결코 보건 · 의료 · 복지에 특화한 것이 아니라 공공교통기관이나 상업시설도 포함된다.

"지역사회" 에 관여하는 물리치료사가 각각의 사회자원의 특징을 알고 그 직능의 입장에서 협동(coordination)에 적극적으로 협력할 수 있는 것이 대상자의 생활을 지탱하는 데에도 중요하다 할 수 있다. 그리고 무엇보다도 물리치료사가 유용한 사회자원으로 계속 존재할 수 있기 위한 연찬과 물리치료사가 사회자원을 만들고 지지하는 노력이 필요하다.

B 사회자원의 예

물리치료사가 유용한 사회자원이 되고 또한 자원을 만들어 지지하기 위해서는 구체적인 사회자원을 아는 것부터 시작할 필요가 있다.

1. 인적 자원

법이나 제도, 시설을 만들어 운용하는 것은 "사람"이라는 것 때문에 "사람"은 가장 중요한 사회자원이 된다.

a. 보건, 의료, 복지의 전문직

이들 영역의 전문직은 명백히 인적인 사회자원이다. 물리치료사를 비롯하여 다양한 국가자격이나 인정자격이 있다. 보건 · 의료 · 복지관련 법이나 제도의 변화가 현저한 요즘, 새로이 다양한 자격이 만들어지고 있다.

이러한 시류 안에서 각 직종이 대상자에게 효과적인 "사회자원"이라는 존재가 되려면 팀 케어 체제의 구축이 반드시 필요하다. 특히 "지역사회 재활", "지역사회 보건", "지역사회 의료", "지역사회 복지" 등의 "지역사회"라 일컬어지는 영역에서는 각 직종의 역할이 **그림 1**의 **a보다도 b**처럼 겹치는 부분이 커진다. 따라서 팀을 구축하려면 팀 내에서 관여하는 사람 각각의 직능을 명백히 하고 누가 어떠한 역할을 담당하는지를 공유하는 것이 필요하다.

b. 자원봉사자

각 자치단체에는 자원봉사센터가 있으며 개인이나 그룹의 자원봉사자가 등록되어 활동하고 있다. 병원이나 시설에서 활동하고 있는 사

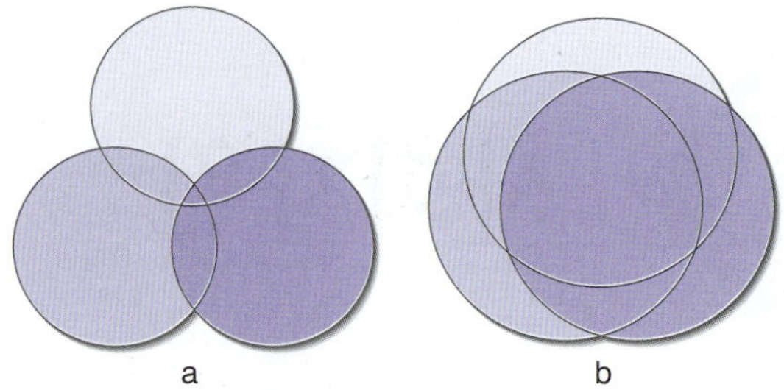

그림 1 각 직종의 전문성과 팀 케어
각각의 원은 각 전문직의 직능이나 역할을 나타낸다.

람도 있고 사회복지협의회의 지구조직에서 활동하고 있는 사람도 있다. 자원봉사 활동은 보건 · 의료 · 복지 영역에 한정되지 않지만 이들의 영역에 관계하는 자원봉사자는 많으며 제도상 사업화된 서비스로는 완전히 보완할 수 없는 생활지원에는 반드시 필요한 존재이다.

물리치료사는 자원봉사자의 육성이나 지원에 관여할 수 있다. 예컨대 고령자나 장애인에게 접하는 방법이나 휠체어를 미는 방법, 보행보조, 그리고 요양예방에 관한 주민끼리의 활동에도 유용한 관여를 할 수 있다(**그림 2**)

c. 인근 주민

인근 주민을 사회자원으로 하는 것에는 찬반

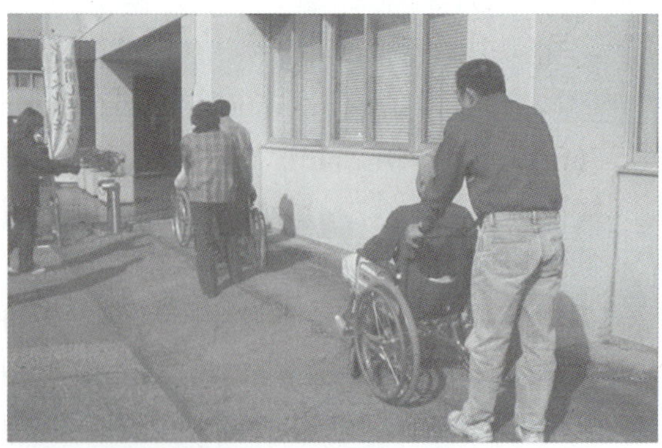

그림 2 자원봉사자 연수의 한 장면
처음으로 휠체어를 미는 사람에게는 횡단 경사의 통행이 큰일이라고 인식되어 있지 않은 경우가 많다. 다양한 코스를 설정하여 이해시키는 것이 중요하다.

이 있다고 생각하지만 인근 주민은 고령자나 장애인에게 매우 마음 든든한 버팀목이다.

d. 환자모임

같은 질환이나 장애의 당사자 모임이나 장애나 질환의 틀을 넘어선 모임 등 다종다양한 조직이 있다. 당사자끼리의 조직은 매우 큰 힘이 있으며 당사자끼리가 아니면 할 수 없는 정보교환이나 서로 떠받침이 이루어지고 있다. 당사자끼리의 이야기는 전문직의 그것보다도 훨씬 큰 힘이 있고 그 후의 생활상의 목표설정에도 큰 영향을 준다.

환자모임에는 연락처 등을 인터넷으로 공개하고 있는 전국적인 모임이나 거주하는 지역에 밀착한 활동을 전개하고 있는 모임 등 다양한 것이 있다. 시읍면의 보건 · 복지 창구, 사회복지협의회 등으로부터 적극적으로 정보를 수집하여 대상자의 생활에 활용하는 것이 중요하다.

e. 가족모임 · 요양인 모임

환자모임 등과 병설되어 있는 경우나 요양인 모임으로 독립하여 있는 모임도 있다. 또한 자주적 조직으로 운영하고 있는 경우나 자치단체나 사회복지협의회에서 운영의 지원을 하고 있는 경우, 병원이나 시설에서 운영을 지원하고 있는 경우도 있어 참여에 대해서는 각각의 창구에 문의할 필요가 있다.

이것도 환자모임과 마찬가지로 요양을 하는 당사자끼리의 힘은 전문직이 미칠 바가 못 되고 큰 사회자원이다. 이들 모임의 지원에도 물리치료사는 다양한 관여를 할 수 있다. 이들의 모임으로부터 얻어진 신뢰는 그 후의 물리치료사로서의 활동에 큰 여지를 가져올 것이다.

지역사회에서 생활하는 장애인이나 고령자는 다양한 이유로 틀어박힘에 빠지는 일이 많이 있다. 또한 가족 요양인의 정신적, 신체적 부담은 상상 이상이고 "지역사회"에서 대상자나 가족에 관여할 때에 물리치료사가 환자모임이나 가족모임의 정보를 제공할 수 있다면 새로운 지원의 전개 가능성이 커진다.

f. 가족

가족은 자신 대상자라 생각해야 하는 일도 많기 때문에 사회자원으로 자리매김을 하는 데에는 무리가 있으나 가장 가깝고 큰 인적 자원이라는 것은 사실이다.

고령자나 장애인의 생활에 가족은 큰 영향력을 갖는다. 가족으로부터 질환이나 장애에 대한 가족의 이해가 얻어지지 않고 결과적으로 대상자의 생활의 개선이 어려워지는 사례를 물리치료사라면 누구나 경험한다. 이러한 것을 반복하지 않기 위해서도 물리치료사는 가족에게 효과적인 관여방법을 해야 한다.

g. 기타

자치회나 지구 사회복지협의회, 노인회, 청년회, 공민관 서클 등도 귀중한 사회자원이다. 이들에 소속되어 있는 사람들에게 고령자나 장애인의 일을 이해시켜 공동체를 강화하고 그리고 고령자나 장애인의 사회참여를 촉진하기 위해서도 물리치료사는 그 직능을 활용할 수 있다.

2. 법적 · 제도적인 자원

a. 법 · 제도

현재, 개호보험법, 장애인자립지원법, 건강증진법, 지역사회보건법 등의 다양한 법률이 있으며 요양보험 서비스나 신체장애인수첩에 기초한 서비스 등은 이들 중 해당되는 법에 입각하여 제공된다. 상세한 설명은 별항 [이 단원 Ⅰ항(20페이지), Ⅱ항(34페이지)]에 설명했지만 법률이나 제도는 큰 사회자원이다. 또한 지방자치단체가 발전하여 있는 요즘, 자치단체 독자의 조례나 제도를 정하고 있는 일이 많기 때문에 자기의 근무지나 대상자의 거주지 상황을 적극적으로 파악하여 업무에 활용하여야 한다.

b. 자치단체의 각종 계획

자치단체에는 다양한 계획이 있고 예컨대 요양보험제도에 대해서도 운영은 각 자치단체에서 요양보험 사업계획을 입안해야 하고 그 계획에 따라서 서비스 제공의 틀이 짜인다. 법이나 제도에 대한 것을 아는 것만이 아니라 각각의 자치단체의 사업계획을 아는 것에 의해서 자치단체가 어떠한 제도운영을 생각하고 있는지 이해할 수 있으므로 정보를 반드시 얻기를 바란다. 이들에 대해서는 많은 자치단체에서 인터넷의 홈페이지 상에서 공개하고 있으나 입수하기 어려우면 정보공개 담당자에게 문의함으로써 조사할 수 있다.

3. 시설적 자원

이것은 고령자나 장애인에게 틀림없이 유용한 사회자원이다.

a. 병원, 요양노인보건시설 등

물리치료사가 근무하고 있는 시설은 병원, 요양노인보건시설, 요양노인복지시설, 보건센터, 신체장애인복지센터 등 다종다양하지만 이들은 고령자나 장애인에게 중요한 사회자원이다. 법이나 제도가 격변하는 요즘, 이들 시설의 이용자에게 유용한 물리치료를 제공할 수 있는 것 같은 운영노력을 물리치료사 자신이 게을리해서는 안 된다. 또한 이들 시설의 법적인 자리매김이나 업무내용은 여러 문헌을 참고하기 바란다.

b. 다양한 복지시설

고령자나 장애인을 지탱하고 있는 자원은 그 수가 많으며 게다가 앞에서 언급한 것처럼 법이나 제도가 격변하고 있는 상황에서 모두를 망라하여 그 내용을 파악하는 것은 어렵다.

장애인자립지원법에 기초한 시설은 장애인의 생활에 밀착한 자원이며 "지역사회"라 말하는 영역에서 대상자의 생활에 보다 가까운 입장에서 일하는 물리치료사라면 자기가 담당한 대상자는 어떠한 자원을 활용 가능한가, 어떠한 자원에 의해서 지지되어 생활을 영위하는가를 알아둘 필요가 있을 것이다.

c. 학교

특별지원학교 · 학급에 한정하지 않고 모든 학교는 중요한 사회자원이다. 장애아동이 다니는 학교에서는 물리치료사가 아동에 직접적인 원조를 시행하는 일도 많다. 또한 물리치료사가 학교의 환경정비에 관여하는 일도 있다(**그림 3**). 또한 학교의 교직원에 대해서 장애인 체험이나 휠체어 체험을 시키는 등 다양한 기술의 제공을 하거나 아동에 대한 대응을 교직원과 함께 생각해가는 것도 물리치료사로서의 중요한 직무이다.

d. 공공교통기관

"고령자, 신체장애인 등의 공공교통기관을 이용한 이동의 원활화 촉진에 관한 법률(**교통 barrier-free법**)"에 기초하여 철도나 버스 등의 다양한 공공교통기관의 정비가 진행되고 있다. 물리치료사로서 대상자에게 이들의 시설을 효과적으로 이용시키기 위한 방법의 지도를 시행하는 것은 당연하지만 그 이외에도 운수회사

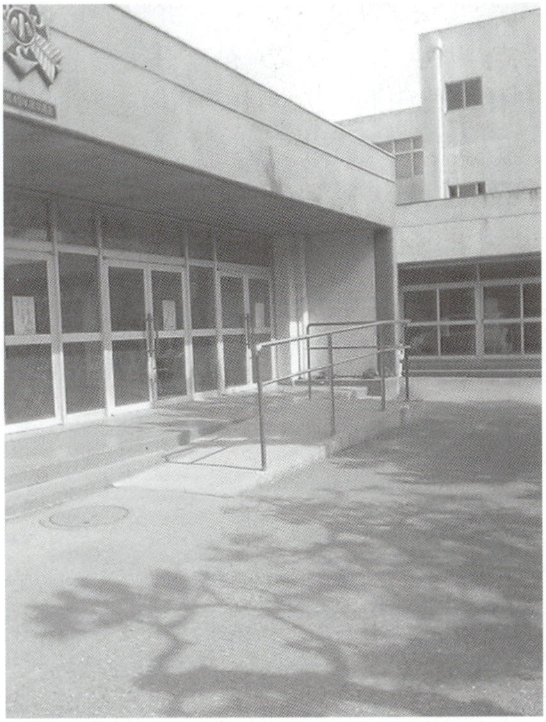

그림 3 학교의 설비
휠체어 아동이 다니기 위해 휠체어의 조작성을 고려하여 승강구에 설치한 경사로(slope)

등의 사원교육이나 주민에 대한 이해를 구하기 위한 계발활동을 시행하는 것도 필요할 것이다. 해당 시읍면에 물리치료사가 근무하고 있는 경우는 연계를 취하여 자기가 담당한 대상자가 퇴원, 퇴소 후에도 생활을 좁히지 않도록 하기 위한 연구를 하기 바란다.

또한, 이 때문에도 각각의 시설의 의미를 우리들이 이해해둘 필요가 있다. 예컨대, 지하철역에 설치된 엘리베이터는 유리를 끼운 것이 많다. 이것은 방범효과도 있으나 휠체어 이용자나 유모차의 이용자가 타고 있을 때에 밖에서 기다리고 있는 사람으로부터 안이 들여다 보임으로써 기다리고 있는 사람에게 출구를 비워두기 쉽다는 고려도 있다는 것이다. 또한 점자 블록도 약시나 시야협착의 사람을 포함한 시각장애의 사람을 대상으로 하고 있기 때문에 점자블록이 황색이거나 야간조명이 있는 것도 있다. 버스에는 휠체어로 승강할 수 있도록 휠체어용의 리프트나 경사대(slope)를 설치한 차량이 있으나 도로상황에 따라서는 이들을 이용할 수 없는 일도 있는 등 일본의 고령자나 장애인을 에워싼 교통사정에도 주의를 기울이기 바란다.

e. 각종 상업시설

각종 상업시설 등도 유용한 사회자원이다. 상업시설에서는 고령자나 장애인의 이용촉진을 위해 시설정비나 직원연수가 시행되고 있다. 자기가 담당한 대상자가 이들의 시설을 효과적으로 이용하여 생활범위를 넓힐 수 있는 것 같은 원조를 하는 것도 중요하다.

4. 물적 자원

복지용구 등의 "물건"을 사회자원으로서 자리매김을 하는 것에 찬반이 있을 것이다. 그러나 고령자나 장애인에 있어서 자기의 신체기능을 보완하거나 생활을 지원하는 "물건"은 하나의 자원이라는 것은 사실이며 무엇보다도 물리치료사가 그 "물건"이라는 자원에 관계함으로써 자신이 보다 유용한 사회자원이 될 수 있다.

a. 복지용구

복지용구는 "복지용구의 연구개발 및 보급의 촉진에 관한 법률" 제2조에 정해져 있다. 복지용구는 신체장애인수첩에 관계되는 제도나 요양보험의 대상이 되는 것만이 아니라 매우 폭넓은 제도에 입각한 도입에는 시읍면이나 요양지원전문요원 등에게 제도의 적응가부의 확인이 필요하다. 복지용구에 관한 상세는 별항(제4장 Ⅱ항(194페이지)]에 미루지만, 물리치료사는 직능에 기초하여 복지용구를 통해서 대상자에게 보다 쾌적한 생활의 제공을 시행함으로써 자신이 유용한 사회자원이 될 수 있다.

법이나 제도만이 아니라 출산하는 아기의 수가 적고 고령화되는 흐름이 있고 물리치료사가 급증하는 등 물리치료사를 둘러싼 환경은 급변하고 있다. 이 시류를 극복하여 물리치료사가 사회로부터 유용한 자원으로서 존재가 인지되기 위해서는 치료기술이나 지식에만 머무르지 않는 나날의 연찬이 필요하다. 유용한 사회자원을 만들어내고 지원하는 입장이 될 수 있는 것이 향후 한층 더 물리치료사에 요구될 것이다.

● 인용문헌

1) 厚生労働省社会・援護局障害保健福祉部企画課：国際生活機能分類—国際障害分類改訂版（日本語版）. 厚生労働省, 2002.

VI 행정에서 물리치료사의 역할

■ **학습목표**

- 의료 · 보건 · 복지 · 요양분야에서의 행정의 역할을 학습한다.
- 행정직에서의 물리치료사의 구체적인 업무내용에 대해서 학습한다.
- 행정에서의 물리치료사의 본연의 자세에 대해서 학습한다.

A 사회복지의 행정조직

1. 국가의 조직

사회복지 서비스에 관한 정책입안의 중심이 되어있는 행정기관은 후생노동성이다. **후생노동성**이 소관하고 있는 사무는 노인복지법, 신체장애인복지법, 아동복지법 등 사회복지 서비스관련 사업 이외에 각종 사회보험, 근로자의 안전이나 건강유지, 국민의 건강관리 등 여러 갈래에 걸쳐 있다. 전국 통일된 기준이나 제도를 정비하는 것이 주된 일이다.

2. 지방자치단체의 조직

a. 도, 부, 현

도, 부, 현에서 사회복지관계의 부와 국이 설치되어 있고 주로 시읍면의 복지행정에 대한 지도원조, 광역적인 시설의 정비, 인재육성을 시행하고 있다. 광역적인 입장에서부터 관계기관이나 시읍면, 주민 등에 대한 조정기능 등을 담당하는 일을 하고 있다.

b. 시읍면

시읍면은 지역주민의 일상생활에서 신변의 서비스를 제공하는 역할을 갖고 있다. 1980년대의 복지개혁과 1990년의 "사회복지 8법 개정"에 의해서 사회복지의 주체로서의 시읍면이 법적으로 자리매김이 되고 **노인보건복지계획이나 장애인기본계획, 엔젤 플랜**[역주 : angel + plan = 일본조어, 자녀 육아지원을 위한 종합계획] 등의 각종 지역사회 복지계획을 지역사회에서 담당하는 주체로서의 역할을 갖게 되었다.

B 물리치료사가 행정에 관계한 역사

1. 고령자 복지에 관계하는 물리치료사

2008년도 지역사회 보건종합추진사업 "지역사회 보건에서의 시읍면 사업의 실태와 물리치료사, 작업치료사의 관계" 조사보고에 따르면 전국의 시읍면의 약 30%에서 물리치료사, 작업치료사가 고용되어 있다. 그 30% 중 약 70%가 의료기관에 소속하고 나머지 30%가 행정기관을 비롯한 기타의 기관에 소속하고 있다. 기타의 기관에 대해서는 보건부문이나 장애아동복지부문의 소속이 많았으나 제도의 변화에 수반하여 요양보험을 담당하는 지역사회포괄지원센터나 장애복지시책에 관한 부서, 어린이발달지원센터나 양호학교 등 배치되는 부서가 변화하고 있다.

의료기관이나 복지기관 등 대인 서비스를 주로 제공하는 기관 이외에 물리치료사가 채용되는 계기가 된 것은 1982년의 노인보건법의 제정이라 생각된다.

2. 노인보건법의 제정

a. 성립의 목적

1982년에 노인보건법이 제정되었다. 노인보건법은 노후에서의 건강의 유지와 적절한 의료의 확보를 도모하기 위해 질병의 예방, 치료, 기능훈련 등의 보건사업을 종합적으로 실시하는 것이다. 같은 법에 기초하는 보건사업에는 ① 건강수첩의 교부, ② 건강교육, ③ 건강상담, ④ 건강진단, ⑤ 의료 등, ⑥ 기능훈련, ⑦ 방문지도가 있고 시읍면이 실시주체가 되어 실시되어 왔다. 이 법률을 받아 전국의 시읍면에서 **기능훈련 사업**이나 **방문지도 사업**을 실시하는 것이 의무화되면서 행정부문에 물리치료사의 채용이 서서히 진행되었다.

당시 "자리보전 노인"이 큰 사회문제가 되어 요양을 필요로 하는 재가 고령자에게 방문활동을 적극적으로 전개하지 않을 수 없는 상황이었다. 보건사의 방문지도나 방문간호사에 의한 **방문간호 사업**을 실시하는 가운데 전국적으로 행정의 보건사가 물리치료사의 필요성을 호소하여 채용하는 것이 진척되었다.

b. 요코스카 시의 대처

필자가 소속하는 요코스카 시(카나가와 현)에서는 노인보건법이 계기가 되어 비상근의 형태로 물리치료사가 근무하고 있었으나 1988년에 방문활동을 담당하는 보건사의 요청을 받아들여 1명의 물리치료사가 채용되어 기능훈련사업이나 방문지도를 담당하였다.

보건사, 방문간호사와의 방문활동을 전개하는 가운데 다른 직종과의 연계가 필요해져 1989년부터 관리영양사, 언어청각사의 방문을 실시하였다. 또한 1993년부터 치과위생사, 작업치료사의 방문을 개시하였다. 1997년에는 재가 고령자의 지원강화를 위해 물리치료사를 1명 증원하여 2명 체제가 되었다.

또한 재가의 장애인에 대한 서비스로서 장애인 자택이나 작업소에 방문을 담당하는 물리치료사가 겸임을 하고 있었으나 2005년에 상담업무를 충실화하기 위해 장애복지과에 1명이 배치되었다.

3. 요양보험법에서의 관계

2000년에 요양보험제도가 시행되었다. 요양보험은 노인복지와 노인보건의 2개의 제도를 재편성하여 사회보험방식에 의해서 사회 전체에서 요양을 지탱하는 새로운 구조로서 시작되었다. 2005년에 제도의 재검토를 하는 가운데 **"예방중시형 시스템**으로의 전환"을 도모하여 2006년부터 요양보험제도 안에 새로운 **요양예방** 사업이 창설되어 생활기능의 유지향상의 관점에서 "근골격계의 기능향상"이나 영양개선 등을 도입하기로 하였다.

또한 지원을 필요로 하는 상태 · 요양을 필요로 하는 상태가 되기 전부터의 일관성, 연속성이 있는 요양예방을 진행시키는 관점에서 사회복지사, 보건사, 주임 케어 매니저의 3개 직종이 배치되는 **지역사회 포괄지원센터**를 설치하게 되었다.

노인보건법의 기능훈련 사업은 2008년에는 건강 만들기를 진행하기 위한 건강증진법이나 개호보험법에 통합되었다. 이 때문에 요코스카 시에서는 기능훈련 사업을 담당하고 있었던 물리치료사는 요양예방 사업을 담당하는 지역사회 포괄지원센터에 배치되어 지역사회 지원사업 업무를 담당하고 있다.

C 지역사회 지원사업과 물리치료사의 관계

1. 지역사회 지원사업에 대해서

지역사회 지원사업은 체력의 저하나 의욕감퇴 등의 생활기능의 저하로부터 지원을 필요로 하거나 요양을 필요로 하게 될 우려가 있는 사람(2차 예방 대상자)을 다양한 방법으로 조기에 파악하여 지원함으로써 요양의 상황에 빠지지 않도록 예방하는 것이다.

a. 대상자를 파악하는 방법

대상자의 파악에 대해서는 요양예방 대상자의 선별(screening)을 위한 기본 체크리스트를 우송하여 파악하는 방법이나 의료기관 등에서 요양예방의 관점에 입각하여 시행하는 검진에 의해서 파악하는 방법 이외에 보건사의 방문활동 등에 의한 실태파악이나 주치의나 민생위원 등 지역사회의 관계기관으로부터의 연락으로 파악하는 방법이 있다. 파악된 2차 예방 대상자에 대해서 지역사회 포괄지원센터의 보건사가 대상자의 상황을 본 다음에 과제를 분석하여 요양예방계획을 작성한다. 요코스카 시에서는 물리치료사도 2차 예방 대상자에 대한 요양예방 계획의 작성업무에 관여하고 있다.

b. 요양예방사업

요양예방계획에 받아들이는 사업으로서 근골격계의 기능향상교실, 영양개선교실, 구강기능향상교실을 실시하고 있다. 요코스카 시에서는 근골격계의 기능향상교실의 실시에 대해서는 민간의 사업자에게 업무위탁을 시행하고 있다. 이 때문에 물리치료사는 실시 매뉴얼의 작성이나 실시절차를 작성하여 효과적으로 운영할 수 있도록 교실의 방법을 정하고 있다.

c. 요양예방 지식의 보급 · 계발

요양예방 지식의 보급, 계발을 위해 일반시민용으로 요양예방 강연회를 기획 · 운영하는 것이나 일반 고령자용으로 건강 만들기를 위해 신체활동을 계속하는 것이 요양예방을 위해서 효과적이라는 것을 교육하는 견실한 활동이다.

2. 주민과의 협동

요양예방을 효과적으로 진행시키기 위해서는 지역사회 주민의 협력이 중요하다. 물론, 운동을 실시하는 것이 목적은 아니며 고령자 본인의 자기실현을 목표로 하고 있다. 그러나 자기실현을 위한 기반이 되는 심신기능의 향상을 위해서는 운동을 계속하여 효과를 실감할 수 있는 것이 필요하며 이것에는 시간이 걸린다. 자기의 가까운 회장(hall)에서 교실이 운영되고 있는 것이 운동의 계속으로 연결된다. 지역사회의 반상회 등이 핵심이 되어 고령자가 함께 서로 도와 요양예방에 대처하는 구조를 만드는 활동에 주목이 집중되고 있다.

요코스카 시에서도 고령자가 함께 고령자를 서로 지탱하는 구조로서 "요양예방 서포터 양성연수"를 시행하고 있다. 이것은 물리치료사, 보건사, 영양사, 치과위생사가 팀을 짜서 지역 주민에 대해서 요양예방에 대해서 지식을 전달함과 동시에 지역사회에서 운동교실을 운영할 수 있는 방법을 강습하는 것이다. 강습회 종료 후는 "요양예방 서포터"가 되어 구민회관 등을 활동의 장으로 하여 지역사회 포괄지원센터의 백업(backup)을 받으면서 고령자용의 체조교실을 실시할 수 있는 것을 지향하고 있다. 지역사회의 조직 만들기는 행정에 근무하는 물리치료사의 중요한 역할이다.

D 행정에서 물리치료사의 역할

일본물리치료사협회에서는 시읍면에 근무하는 물리치료사의 업무를 이해함에 있어서 물리치료사의 역할을 5개의 기능으로 나눠서 정리하고 있다(**그림 1**).

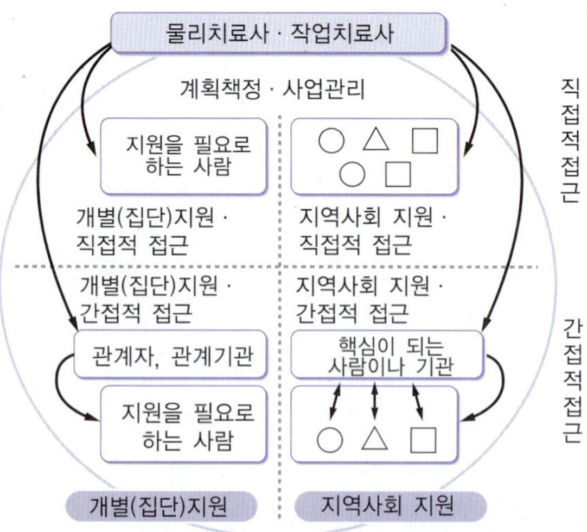

그림 1 행정의 물리치료의 활동개념도

[일본물리치료사협회 : 2009년도 지역사회 보건 종합추진 사업보고 집회보고서에서 변경]

1) 개별(집단) 지원 · 직접적 접근

개인을 대상으로 한 직접적인 물리치료의 실시나 상담업무를 시행한다. "개"를 대상으로 하고 "집단"을 수단으로 하여 이용하는 접근을 포함한다.

2) 개별(집단) 지원 · 간접적 접근

대상자에게 직접 물리치료를 실시하지 않고 "개"에 대한 지원자나 팀에 대해서 지원을 시행하고 간접적으로 "개"를 지지한다. "개"를 대상으로 하고 "집단"을 수단으로 하여 이용하는 접근을 포함한다.

예 : 방문간호사나 도우미(helper)의 장애평가에 대한 조언.

3) 지역사회 지원 · 직접적 접근

공유한 필요성을 가진 "조직"이나 "모임" 등에 직접적으로 개입하고 그 지역사회 만들기의 지원을 실시한다. "모임" 등의 구체적인 집단만이 아니라 공동체 전체나 지역사회 네트워크 만들기도 포함한다.

예 : 반상회에서의 요양예방 그룹의 활동 시작.

4) 지역사회 지원 · 간접적 접근

3)의 "핵심"이 되는 그룹이나 사람에 대한 관계를 통해서 주민이 주체적으로 지역사회 만들기를 발전시켜갈 수 있도록 간접적으로 지원한다. "모임" 등의 구체적인 집단만이 아니라 공동체 전체나 지역사회 네트워크 만들기도 포함한다.

예 : 지역사회 포괄지원센터가 반상회에서의 지역사회 진단을 시행하고 그것에 기초한 사업수행으로부터 자치단체 전체에 관계하는 다양한 수준의 계획 책정이나 평가, 신규 사업의 활동을 시작할 때에 지역사회 포괄지원센터 직원을 지원하는 것.

5) 계획책정 · 사업관리

1)~4)의 관여나 조사 등으로부터 지역사회 진단을 시행하고 그것에 기초한 사업수행으로부터 자치단체 전체에 관계하는 다양한 수준의 계획 책정이나 평가, 신규 사업의 활동 시작, 위탁관리 등을 하는 생산적 업무를 시행한다.

이것을 현재 요코스카 시가 실시하고 있는 업무에 적용하면 아래와 같이 된다(**그림 2**).

① 보건센터에서 실시하고 있는 장애인의 기능훈련 사업이나 재가에 방문지도, 일반 시민용의 체조교실을 실시하는 것.

② 방문간호사와의 동행방문이나 사례회의 등 요양예방 서포터의 육성.

③ 환자모임의 정보교환의 장으로서의 환자그룹의 활동시작을 시작하는 것. 반상회 등에 요양예방 보급을 위한 건강교육 등.

④ 요양예방 서포터 양성연수에 대해서 반상회장의 협력의뢰 개입.

⑤ 2차 예방대상자용의 사업의 업무위탁, 고령자 보건복지계획에 관여, 지역사회 포괄지원센터에 대한 설명회 실시.

등이 해당된다. 물론 모든 업무가 명쾌하게 분류할 수는 없기 때문에 중복되는 부분이 있다. 그러나 직접적으로 소수의 "개인"에게 서비스를 제공하고 있는 것만으로는 지역사회의 문제가 해결되지 않는다. 급격한 고령사회, 행정예산의 한계, 지역사회적인 연결의 희박해짐 등의 문제에 대응하기 위해 지역사회의 문제점을 파악하여 지역사회 전체의 향상을 생각해가는 것이 중요하다.

⑤ 계획책정 · 사업관리 등
고령자 보건복지계획 지역사회 포괄지원센터와의 연계 근골격계의 기능향상교실 운영

	개별(집단) 지원	지역사회 지원
직접적 접근	① 기능훈련사업 방문지도 일반고령자용 체조교실	③ 환자 그룹 활동 시작 지역사회 건강교육
간접적 접근	② 보건사 · 방문간호사 · 도우미와의 동행방문 요양예방 서포터 육성	④ 반상회장 등의 연계

그림 2 요코스카 시의 물리치료사 활동 개념도

E 행정에서 일하기 위해 중요한 것

향후 시읍면 행정에서는 예방사업을 본격적으로 전개하여 지역사회 주민의 건강상태의 개선, 생활의 질의 향상을 지향해야 한다. 지역사회 보건활동에서는 사람들이 스스로의 건강과 그 결정요인을 조절하고 개선할 수 있도록 하는 과정을 키워가는 것이 중요하다고 일컬어지고 있다. 2007년 3월의 후생노동성 건강국 "시읍면 보건활동의 재구축에 관한 검토회의"에 따르면 이를 위한 핵심적인 기능을 아래의 두 가지로 정리하고 있다.

1) 지역사회 주민이 주체적으로 개인 및 지역사회의 건강상태의 개선, 유지, 증진을 향해서 행동하는 것을 지원하는 기능

지역사회 주민이나 지역사회 전체의 건강상태의 개선, 유지, 증진은 보건사, 관리영양사 등의 기술직원만이 추진하는 것이 아니라 지역사회 주민 스스로가 주체적으로 행동하고 공적 전문직이 지역사회 주민 자신이나 지역사회 전체의 건강상태를 개선할 수 있도록 지원하는 기능을 가리킨다.

2) "보건 서비스의 제공"에 그치지 않고 건강과제의 파악, 기획입안, 평가, 지역사회의 사회자원의 개발 등 "지역사회 보건활동"을 추진하는 기능

직접적인 지역사회 주민에 대한 서비스를 통해서 지역사회에 겉으로 드러나 있는 건강과제나 잠재하고 있는 건강과제를 파악하고 기획입안을 하고 위탁한 것도 포함하여 평가하는 것, 그리고 지역사회의 건강과제의 해결에 필요한 사회자원을 개발하는 등 **"지역사회 보건활동"**을 추진하는 기능을 가리킨다.

이 2개의 기능을 높여가기 위해서 행정에서 일하는 물리치료사도 물리치료사로서의 전문능력을 활용하여 대처함과 동시에 그 전제로써 사회인 · 조직일원으로서의 일반적으로 요구되는 기초적 능력의 향상이나 이에 더해서 행정직원으로서의 사무능력이나 사업기획력이나 다른 직종과의 연계 등의 행정능력의 연찬이 필요하다.

또한 모든 능력을 발휘하기 위해 의사소통능력의 향상이 필요하다는 것은 말할 것도 없다(**그림 3**).

F 향후의 방향성

제41회 일본물리치료 학술대회(2006년)에서 "행정에서 물리치료사가 무엇을 할 수 있는가"에 대해서 원탁 토론회의가 있었다. 기타큐슈 시 야하다 히가시 구청에서는 행정의 물리치료사로서의 상담창구에 물리치료사를 배치하고 있는 등 일하는 영역을 서서히 확대하고 있

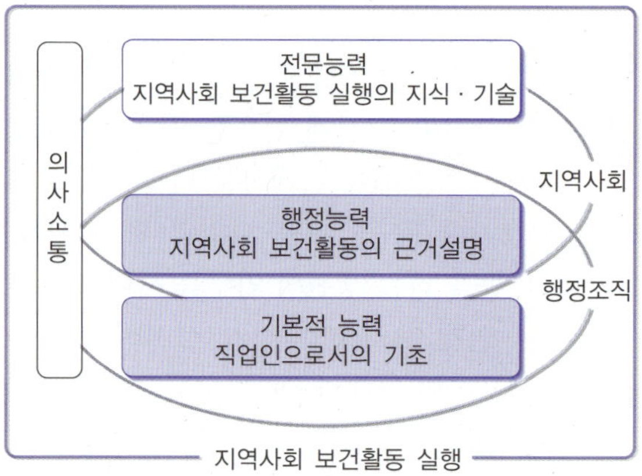

그림 3 지역사회 보건활동 실행능력의 구조
[후생노동성 : 시읍면 보건활동의 재구축에 관한 검토회의 보고서. 2007년 3월에서]

다는 보고가 있었다[1]. 물리치료사로서의 역할을 명확히 하는 것과 주민으로부터 기대되는 전문직으로서의 활동이 인정된 실적에 따른 것이라 생각된다.

향후 요코스카 시에서도 주민으로부터의 상담창구에 전문직을 배치하여 물리치료사의 전문적 지식을 시기적절하게 제공할 수 있는 체제를 지향하였으면 한다.

● 인용문헌

1) 大竹 朗ほか：行政で理学療法士に何ができるか（ラウンドテーブルディスカッション，理学療法の可能性）. 第 41 回日本理学療法学術大会（群馬）, 理学療法学 33:475–478, 2006.

● 참고문헌

1) 伊藤雅治（座長）：市町村保健活動の再構築に関する検討会報告書. 厚生労働省健康局. 2007 年 3 月.
2) 平成 21 年度地域保健総合推進事業報告集会「地域保健の動向と行政で働く理学療法士・作業療法士のあり方を考える」行政理学療法士・作業療法士業務遂行モデルの提案. （社）日本公衆衛生協会, （社）日本理学療法士協会, （社）日本作業療法士協会, 2010.
3) 財団法人厚生統計協会：国民の福祉の動向. pp.133–135. 2009.

VII 관련기관과 지역사회 연계

■ **학습목표**

● 지역사회 물리치료 활동에서의 연계의 중요성과 사회변화에 수반하는 연계의 본연의 자세를 학습한다.

● 지역사회의 주된 관련기관과 조직(보건, 의료, 복지)의 개요를 학습한다.

● 대상자마다의 제도, 관련기관의 차이나 상호관계를 학습한다.

● 지역사회 연계의 본연의 자세와 그 목적, 그리고 그 안에서의 물리치료사의 자세에 대해서 학습한다.

A 지역사회 시스템의 방향성과 물리치료

지역사회에서 생활하는 요양을 필요로 하는 고령자, 장애인 및 가족은 보건 · 의료 · 복지에 걸치는 서비스 필요성을 갖고 있다. 종전에 일본의 보건 · 의료 · 복지는 별개의 틀 안에서 중층적으로 발전하여 왔으나 절차의 불편함이나 모순, 연계의 불비 등이 일어나 정비의 필요성이 시사되었다.

의료기관에서는 1985년의 의료법 개정으로도, 부, 현 마다의 **지역사회 의료계획**을 책정하게 되어 그 무렵부터 관계기관 상호 연계 등 지역사회 시스템의 종합적인 본연의 자세에 대한 관심이 높아져 왔다. 급속한 고령자의 증가에 대응하여 행정이 본격적으로 요양 서비스의 기반정비에 착수한 것은 1989년의 골드 플랜(역주 ; 일본의 조어 : gold + plan, 고령자의 보건복지 추진 10개년 계획)의 책정부터라 할 수 있다. 그 후 복지관계 8법 개정을 계기로 지역사회 시스템을 구축하는 기반정비가 진행되어 왔다. 지역사회의 관계기관의 연계에서는 요양보험제도의 도입으로 요양(지원)을 필요로 하는 고령자의 것은 상당히 정비되어 요양보험 대상 밖의 장애인에서도 장애인 자립지원법의 제정에 의한 정비가 진행되었다.

현재 보건 · 의료 · 복지의 방향은 입원기간

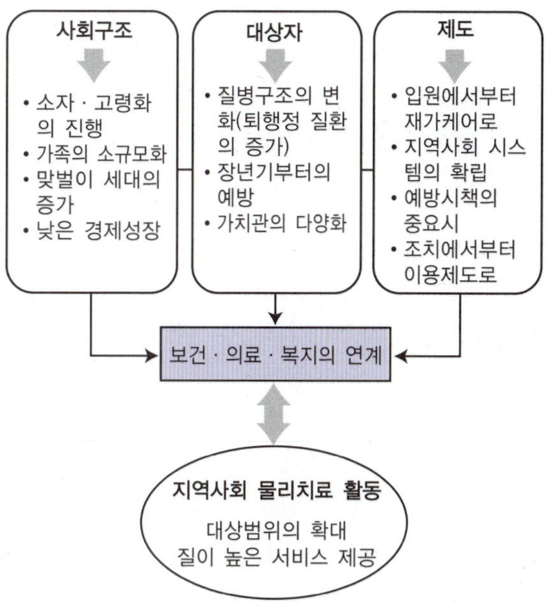

그림 1 지역사회 물리치료에서의 개념의 변화

의 단축과 재가 케어의 추진으로, 그리고 중앙 기관으로부터 지방기관으로 크게 흐름을 바꾸고 있다. 지역사회 물리치료는 이러한 사회적 정세에 수반하여 물리치료사 수의 증가와 함께 그 역할은 적지 않게 변화해가는 것이다(**그림 1**).

지역사회 물리치료는 의료시설에서 일시적으로 제공되는 기능회복과는 달리 장기적인 경과 속에서 제공되는 기능회복, 기능유지, 기능저하에 대한 적절한 대응이라 파악할 수 있다. 그리고 그 목적은 대상자의 생활 전체를 지원하고, (본인이 희망하는) 사회참여나 사회활동을 촉진하는 것에 있으며, 즉 이것은 보건 · 의료 · 복지만이 아니라 교육, 고용, 도시계획 등을 포괄하는 정상화(normalization)를 목적으로 하는 사고방법에 도달한다. 지역사회 물리치료의 대상자는 각각 개별적 필요성을 갖고 있으며 그것은 결코 일시적인 것이 아니라 장래에 대한 희망을 갖고 취업을 바라며 병에도 걸리고 나이도 든다. 종전과 같은 제도의 상하관계 중심이 존속하고 각 기관이 뿔뿔이 대응하고 있어서는 본질적인 정상화의 실행은 곤란하다. 가령 물리치료라는 전문적 기술을 제공하는 직종일지라도 지역사회의 관련기관 · 조직을 정확히 파악하여 밀접하게 연계하여 가는 것이 중요하다.

B 주된 관련기관과 연계

지역사회 안에서 물리치료사가 관계하는 기관은 여러 갈래에 걸치지만 연계에서 중요한 것은 그들의 기관을 정확하게 파악하여 대응하는 것이다. 아래에 지역사회의 주된 관련기관의 기초지식에 대해서 언급한다.

1. 의료기관

의료법에서는 20병상 이상의 의료시설을 병원이라 하고 20병상 미만을 진료소로 정하고 있다. 현재 병원은 감소경향에 있고 일반진료소나 치과진료소는 증가경향에 있다. 또한 여러 번의 의료법 개정에 의해서 도, 부, 현 단위를 3차 의료권(홋카이도만은 6개 있다)으로 하고 도, 부, 현에서 **2차 의료권**(대략 광역시 읍면권이나 보건소 관할구역)을 설치하고 **3차 의료권**은 특수한 진단이나 치료를 제공할 수 있는 권역, **2차 의료권**은 입원의료를 제공할 수 있는 권역으로 하여 해당 지역에 어느 정도의 병상을 정비해야 할 것인가의 권역마다의 정비목표가 설정되어 있다. 또한 지역사회 의료의 충실화를 위해 **담당의사 추진사업**, **병원진료 연계사업** 등이 2차 의료권을 대상으로 하여 실시되고 있다.

재활에 관해서는 그 수요의 증가에 대응하기 위한 정비가 진행되어왔으나 1998년부터 각각의 상태에 따른 적절한 서비스를 제공하기 위해 **지역사회 재활지원체제 정비추진사업**이 개시되고 그 체제정비가 적극적으로 진행되었다. 한편, 2000년부터는 의료기관에서의 자리보전 예방과 재가복귀 촉진을 목적으로 한 "**회복기 재활병동**"이 신설되었다.

다른 기관보다 나은 의료기관의 가장 중요한 역할은 긴급 시의 대응이다. 의사의 24시간 왕진가능체제, 긴급 시 입원병상의 확보 등의 긴급 시 의료체제는 장애인이나 고령자의 지역사회 생활에서는 매우 중요한 것으로 되어 있다.

2. 보건기관

보건이란 주로 행정에서 시행하는 활동이다. 위생에 관한 행정을 **위생행정**이라 부르고 그 여러 활동은 **일반위생행정**, **노동위생행정**, **환경위생행정**, **학교위생행정**의 4개의 분야로 대별되며 재활에 관한 것으로는 주로 가정이나 지역사회의 생활을 대상으로 하는 일반위생행정의 활동이 중심이 된다.

보건활동은 예방활동이 기본이며 보건 시스템을 대표하는 것이 보건소이지만 이 분야에서도 지역사회 보건대책 추진에 관한 기본이 되는 사항을 정하는 법률 "**지역사회보건법**"에 의해서 1997년부터 시읍면에 권한위임이 시행되었다. 장애인에 관한 분야에서는 현재 고령자에 관한 시책이 시읍면 사업으로 되어 있다는 것으로부터 보건소는 신체장애인, 난치병환자, 정신장애인 등에 대한 대응을 중요시하고 있다.

물리치료사는 행정에 그 배치가 의무화되어 있지 않은 일도 있어 도, 부, 현과 시읍면을 합쳐도 아직 200~300명 정도 밖에 없다. 또한 그 역할도 지역사회마다 다양하다.

a. 보건소의 활동

보건소는 질병의 예방, 건강증진, 환경위생 등 공중위생활동의 중심적 기관으로서 지역사회 주민의 생활과 건강에 매우 중요한 역할을 담당하고 있다. 도, 부, 현이라는 입장에서부터 장애인 등이 어느 지역사회에서 어떠한 생활을 하고 있는가의 실태파악에 의해서 예방적인 대응을 검토하고 의료, 복지관련 기관에 연결시키는 활동이 중심이 된다. 보건소 보건사의 역할은 다음과 같이 되어 있다.

① 보건소 내의 다른 직종과 협동하여 전문기관 등의 협력을 얻어 광역적으로 건강과제를 파악하고 선구적, 모델적인 보건사업의 보급을 도모한다.

② 정신보건복지 대책, 난치병 대책, 결핵 · 감염증 대책, 에이즈 대책 등에서 전문적인 보건 서비스를 제공하고 시읍면의 요구에 응해서 기술적 조언 · 지원에 노력한다.

③ 보건계획의 책정에 참여하여 광역적으로 관계기관과 조정을 도모하면서 보건 · 의료 · 복지의 포괄적인 시스템의 구축을 도모한다.

④ 건강위기 사례 발생 시와 그 후의 대책으로서 주민에 대한 적절한 지원 · 조치 등을 도모한다.

b. 시읍면의 활동

시읍면의 보건활동은 주로 보건사 활동이다. 그 활동내용은 건강상담, 건강교육, 방문지도 등의 서비스이고 이곳은 물리치료사와의 관계가 많은 부분이다. 이 밖에 관계자와의 연계 하에 지역사회의 특성을 살린 보건계획을 책정하여 보건사업을 실시하고 있다. 또한 노인보건복지계획, 장애인 계획, 도시 만들기 계획 등의 각종 시읍면 계획책정에 참여하고 시책에 연결되는 활동도 시행하고 있다.

c. 시읍면 보건센터

시읍면 보건센터는 보건소와 같은 행정기관으로서가 아니라 지역사회 주민에 가까운 대인보건 서비스를 종합적으로 시행하는 거점(장)이고 시읍면 수준에서의 건강 만들기를 추진하기 위한 지역사회 주민의 거점이다. 후생노동성은 1978년부터 정비를 추진하여 그 수는 2007년 시점에서 2,710개소로 되어 있다.

3. 복지기관

보건 시스템을 대표하는 것이 보건소라면 복지 시스템을 대표하는 것은 복지사무소이다. 모든 사회복지 서비스는 각각의 복지법을 포함하여 **사회복지사업법**에 의해서 총괄되고 그 핵심을 담당하는 것이 복지사무소이며 도, 부, 현, 정부명령 지정도시, 특별구가 설치하는 복지지구마다 의무적으로 설치되고 임의로 읍면에도 설치되어 있다.

복지사무소의 역할은 복지에 관한 사무, 필요에 따라서 조치의 결정이나 원호 이외에 사회복지법인, 공동모금, 민생위원, 사회복지협의회 등의 감독, 지도 등 넓은 범위에 걸치지만 고령자 및 신체장애인의 제도 변화로 인해서 종전의 복지 6법에서부터 복지 3법(생활보호법, 아동복지법, 모자 및 과부복지법)을 관장하게 되었다.

사회복지시설에서는 사회복지사업법으로 수용시설을 설치하여 경영하는 사업(제1종 사회복지사업)과 상담 또는 이용시설을 설치 운영하는 사업(제2종 사회복지사업)으로 분류하여 상이한 규제, 감독이 시행되고 있다. 재활에 관계하는 복지시책은 지적장애인, 신체장애아동, 신체장애인, 노인복지로 분류되고 각각 매우 많은 종류의 시설이 존재하며 그 역할도 다양하다. 2000년에 이 안의 신체장애인복지법, 지적장애인복지법, 아동복지법 등이 개정되고 2003년에 복지서비스가 그때까지의 "조치제도"로부터 "지원비제도"로 이행하였다. 2005년에 장애인자립지원법이 제정되어 3개 장애(신체, 지적, 정신)의 제도 격차를 해소되고 시읍면에 실시 주체를 일원화하는 구조가 정비되어 있다.

4. 요양보험 관련기관

요양보험제도에서는 시읍면이 보험자라는 것, 요양지원 전문요원이 개개의 상황을 파악하고 있다는 것으로부터 그 연계에 관한 기반은 충실화하여 있다. 요양보험 서비스는 시설 서비스(요양노인복지시설, 요양노인보건시설, 요양형 의료시설)와 재가 서비스(요양 서비스 사업소)로 분류되어 있고 고령자 인구가 계속 증가하는 가운데 그 정비가 현저한 속도로 진행되고 있다. 상세한 것에 관해서는 이 단원 Ⅱ항(34페이지)에서 언급하고 있다.

5. 기타의 관련기관 · 조직과 활동

a. 사회복지협의회

시읍면, 도, 부, 현 중앙의 각 단계에 조직된 민간조직이다. 일정한 지역에서 지역사회 복지의 추진역할로서 다양한 복지관계자(기관)의 협력을 얻어 지역사회의 실정에 따른 주민의 복지 증진을 도모하는 것을 목적으로 하고 있다. 사회복지협의회의 활동은 해마다 활발해지고 있으며 그 내용은 각각의 지역사회 실태, 특수성에 따라 상당히 여러 갈래에 걸치고 있다. 선구적인 사업으로서는 민법의 성년 후견제도를 보완하는 방법으로서 **"지역사회 복지권리옹호 사업"**의 대처 등이 있다.

b. 복지센터

설치는 시읍면, 관리는 사회복지협의회이다. 시읍면의 구역에서 주민에게 생활향상의 장을 주어 복지의 증진을 도모하는 것을 목적으로 하는 시설이며 전국에 536개소가 있다. 주된 사업은 민생위원에 의한 각종 상담사업, 교양 · 문화 · 클럽활동 등의 장소의 제공 등이고 어린이부터 고령자까지를 대상으로 한 종합적인 센터이다.

c. 민생위원 · 아동위원

민생위원법, 아동복지법에 의한다. 민생위원은 지역사회 복지의 증진을 목적으로 하여 시읍면에 두고 있는 민간봉사자이다. 그 직무는 주민의 생활상태의 파악과 원조, 복지사무소 · 시읍면 · 사회복지시설 등에 협력하여 연계하는 등 매우 광범위하게 이른다. 또한 1994년부터 아동복지에 관한 사항을 전문적으로 담당하는 아동위원을 설치하게 되었다.

d. 자원봉사활동

각 지역사회에 자원봉사자(volunteer ; 자발적 의사에 기초하여 사회활동을 시행하는 사람)는 온갖 형태로 존재한다. 고령자, 장애인이 지역사회에서 생활해가기 위해서는 인근에 사는 지역사회 주민에 의한 자원봉사활동이 제공되는 체제를 확립하는 것이 중요하다. 지역사회복지가 지방분권으로 전환해가는 가운데 행정부의 축소와 민간 비영리 섹터의 확대라는 경향이 진전되어 있고 1998년 12월에 **NPO법(특정비영리활동촉진법)**이 출발하여 자원봉사단체 등의 민간 비영리 단체에게 법인격을 주어 활발한 활동을 할 수 있도록 추진을 도모하고 있다.

C 지역사회 연계 중시 배경

재활은 병기별로 **급성기**, **회복기**, **유지기(생활적응기)**의 세 가지로 분류되고 발병에서부터 재가까지의 제공체제가 명확화 되었다. 이것은 초고령사회의 도래에 수반하는 장래의 의료 · 요양지원비의 상승, 거기서부터 발생하는 재원 고갈에 대한 위기감으로부터 시작된 "의료제도 개혁"이 밑바탕에 있다. 즉, 급성기 병원의 평균 재원일수를 단축함으로써 고액의 의료 제공 기간을 감소시키고 **만성기**[회복기나 유지기(생활적응기)]로 조기에 이행함으로써 총체적인 비용을 삭감하려고 하는 것이다. 급성기 의료로부터 신속하게 이행하는 구조, "연계"에 주력할 필연성은 여기서부터 생겨났다[1]. 또한 많은 고령자는 만성질환을 갖고 서서히 기능이 저하하여 급성기와 마찬가지의 의료 필요성을 가진 사람이 많다. 유지기(생활적응기)가 될수록 폭넓은 지식과 경험이 필요하게 되는 장면이 많음에도 불구하고 전국적으로 경험연수가 적은 물리치료사가 압도적으로 많다는 실정이 있다. 이러한 의미에서도 다른 직종과의 밀접한 연계는 중요하게 된다.

2006년 12월, 후생노동성에 의해서 "의료보험 및 요양보험에서의 재활의 재검토 및 연계의 강화에 대해서"라는 통보가 있었다. 이것은 급성기에서부터 회복기까지의 재활은 의료보험으로 대응하고 유지기(생활적응기)는 요양보험이 중심이 되어 대응한다는 사고방법 하에 시행된 것이다. 이 때문에 발병조기의 재활을 중요시함과 동시에 재활의 계속을 가능케 하기 위해 의료보험과 요양보험의 연계를 강화하는 취지의 대책을 중요시하게 되었다.

재가 요양지원사업자 및 요양예방지원사업자에서는 평소부터 지역사회의 의료 서비스도 포함한 재활의 제공체제를 파악하고 요양을 필요로 하는 사람 등이 급성기 및 회복기의 재활을 받고 있는 동안부터도 요양을 필요로 하는 사람 등으로부터 의뢰가 있었던 경우에는 미리 유지기(생활적응기)에서의 재활 등을 포함한 재가 서비스 계획의 작성 등을 시행하여 급성기 및 회복기의 재활과의 계속성에 배려하는 것 등이 요구되고 있다.

지역사회 포괄지원센터에서는 평소부터 지역사회의 의료 서비스도 포함한 재활의 제공체제를 파악하는 것에 노력하여 고령자로부터의 재활에 관한 상담에 응하고 필요에 따라서 관계기관에서 필요한 재활을 받을 수 있도록 입소나 이용에 관계되는 연락조정을 시행하는 것이 필요하다.

또한 도, 부, 현 및 시읍면은 도, 부, 현 요양

보험사업 지원계획이나 시읍면 요양보험 사업계획에 기초하여 재활에 관계되는 이용자의 필요성에 입각하면서 계획적으로 서비스의 확보를 진행시키는 것 등이 요구되고 급성기에서부터 유지기(생활적응기)까지의 연계에 관한 중요성이 높아져 있다(**그림 2, 3**).

D 관계직종과의 연계

지역사회의 관계기관 · 시설에서의 보건 · 의료 · 복지의 직종체계는 여러 종류에 달하고 특히 복지 분야에 있어서는 확실한 정리방법이 없고 세는 방법에 따라서는 30~40종류의 직종이 존재한다고 일컬어지고 있다[2]. 그 모두를 명기할 수는 없으나 직능적인 관점에서부터 세 가지로 분류할 수 있다(**표 1**).

다른 직종과의 연계를 충분한 것으로 하기 위해서는 다른 직종의 전문성에 대해서 평소부터 학습해두는 것이 중요하다. 서로의 업무내용을 앎으로써 서로가 밀접하게 협력하게 되고 최종적으로는 대상자의 생활의 질을 높이는 것에 연결된다. 물리치료사는 신체기능이나 능력을 충분히 파악할 수 있는 직종이며 의료 안에서 배양한 지식이나 기술을 가졌다는 것으로부터 이들의 정보를 다른 직종에게 전달하는 중요한 역할이 있다. 그리고 필요에 따라서 적극적으로 연락 · 조정 등의 작용을 하는 것도 반드시 필요한 역할의 하나이다.

1. 팀 접근이 기본

많은 직종의 원조활동이 중요하다는 것을 앞에서 언급하였는데 팀으로 접근을 시행하는 데

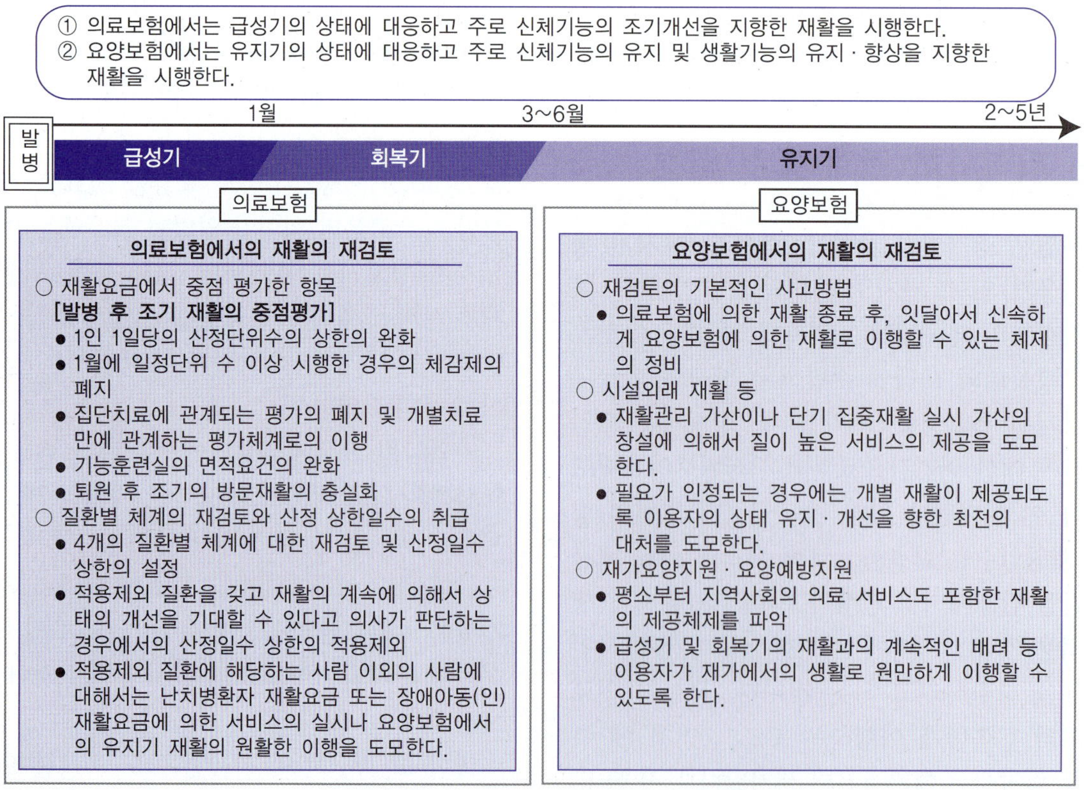

그림 2 급성기에서부터 유지기(생활적응기)까지의 재활 [자료 : 후생노동성]

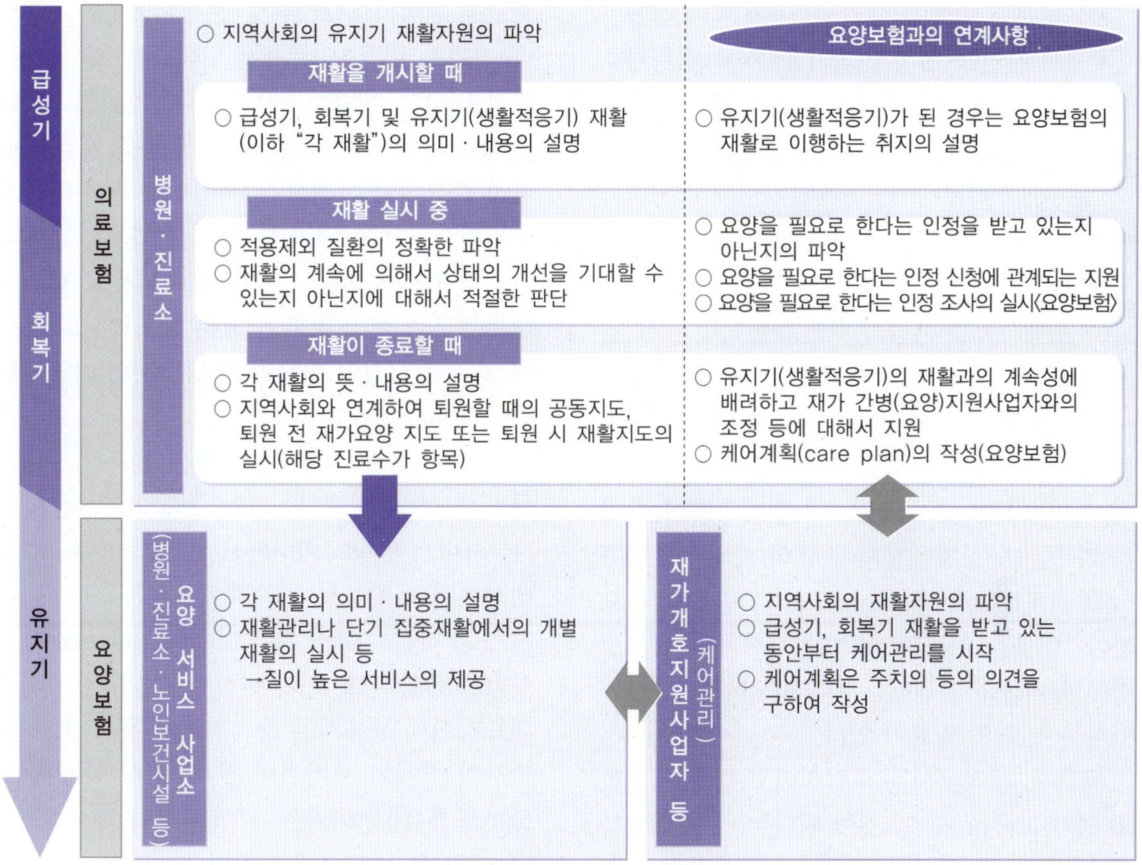

그림 3 의료보험과 요양보험의 재활 [자료 : 후생노동성]

표 1 직능적 관점에서부터 분류한 관계직종

1. 보조기관 직원

복지사무소 직원, 아동복지사, 신체장애인 복지사 가법 집행을 시행하는 기관의 사무를 사실상 시행하는 공무원을 말하며 이들은 사회복지 주사(우리나라의 6급 공무원)를 공통의 기초자격으로 한다.

2. 직접 처우 직원

직접적인 서비스 제공을 시행하는 직종이고 생활지도원, 아동지도원, 기숙사에서 학생의 식사 등을 돌보는 여자, 보육사, 의사, 간호사, 물리치료사, 작업치료사, 언어청각사, 요양복지사, 가정도우미(home helper), 건강운동 지도사 등이 있다.

3. 원조의 조정을 시행하는 직종

지역사회의 관계기관, 시설의 경계에서 주로 원조의 조정을 시행하는 직종이며 요양지원 전문요원, 사회복지사, 정신보건복지사, 의료사회복지사(social worker), 보건사 등이 있다.

에는 하나의 원칙이 있다. 그것은 각 직종이 통일된 목표를 정하고 그것을 공통인식으로서 각각의 역할을 담당한다는 것이다. 이를 위해서는 각 직종 사이에는 직종의 차이 이외에 상하 관계가 없다는 것이 전제가 된다. 지역사회에서 컨퍼런스를 실시하여 목표를 검토하는 것도 중요하다. 지역사회의 팀의 기능을 구체적으로 하면 아래와 같다.

- 필요성의 종합적 파악(인식기능) …… 케어 평가(care assessment)
- 목표 설정(예측기능) …… 케어 목표(care goal) 설정
- 프로그램의 결정 · 분담(계획기능) …… 케어 계획(care plan) 작성

- 프로그램 수행(실행기능) …… 케어 실행
- 결과 확인(반성적 인식기능) …… 재평가

2. 지역사회 네트워크의 형성과 목적

a. 공식적 서비스와 비공식적 서포트

장애인, 요양을 필요로 하는 사람 등을 지역사회에서 지원해가기 위해서는 공식적 서비스를 제공하는 보건, 의료, 복지, 교육 등의 공식적 서비스(formal service)의 관계자만이 아니라 가족, 인근, 자원봉사자 등의 지원, 즉 비공식적 서포트(informal support)가 반드시 필요하다. 이들을 하나의 인적인 사회자원이라 생각하면 이들의 자원에는 각각의 장점과 단점이 있다는 것도 알 필요가 있다.

예컨대, 행정에서는 획일적이고 필요 최저한의 염가(low price)의 것이 된다는 공정성을 특징으로 하고 법인이나 기업에서는 각각의 기능을 발휘하여 주민의 필요성에 응하여 질이 높은 서비스를 지향할 수 있다. 그러나 이들 공식적인 서비스는 안정적 공급이 가능하지만, 유연성이 결여된다는 특징이 있다. 한편, 비공식적인 서포트에서는 유연한 대응이 가능하고 대상자의 정서면에서의 지원에 크게 공헌하지만 전문성이 낮고 안정된 공급을 바랄 수 없다는 특징이 있다.

b. 개개인의 대변과 지역사회의 대변

지역사회 시스템의 형성은 앞에서 언급한 것처럼 지역사회의 행정에서 그 기반정비를 진행시키고 있으나 참된 의미에서의 연계는 실제의 사례를 통해서 형성되는 것이다. 연계의 수단으로서 전화나 문서 등이 있으나 실제로 시설이나 기관을 방문하여 직접 이야기를 하는 것이 효과적이다. 게다가 서비스 제공기관의 각 담당자에 의한 서비스 담당자회의 등을 여는 것이 가장 중요하고 이러한 논의에 의해서 각각의 제공기관의 기능이 최대한으로 발휘되는 것이다. 서비스 담당자회의나 기타의 지역사회 회의는 네트워크의 핵심이 되기 때문에 지역사회 사정에 맞춘 정기적인 실시와 각 담당자의 적극적인 참여가 요구된다.

또한 이들 네트워크의 목적은 단순히 서비스를 원활하게 실행하여가는 것만의 것이 아니다. 서비스 담당자회의에서는 개개의 대상자를 대신해서 사회자원 등의 수정을 다른 구성원에게 요구하는 개개인의 대변(case advocate)의 역할을 담당한다. 이에 반해서 각 기관, 시설의 대표자회의 등에서는 축적된 사례를 기초로 지역사회 전체의 서비스의 질적, 양적 확보를 도모하도록 대응해가는 지역사회의 대변(class advocate의 역할을 담당한다.

c. 계발활동

지역사회 안에서 장애인이나 고령자가 그 사람 나름의 생활을 유지해가기 위해서는 주위 사람들이 관계하는 방법이 크게 영향을 준다. 주민이 장애나 늙음을 자기의 것으로 파악하여 이해를 심화시키는 것은 장애인이나 요양을 필요로 하는 고령자의 사회참여를 진행시키기 위한 지름길이다. 관계기관이나 시설만이 아니라 지역사회 주민, 건축업자, 교육기관 등에 대해서 정상화(normalization)의 사고방법을 계발하는 것도 중요한 활동의 하나이다. 특히 행정직에 현실적 문제를 명시하고 시설로 연결시키는 활동에도 적극적으로 대처할 필요가 있다.

E 지역사회 물리치료 연계의 본연의 자세

1. 연계의 기본자세

인간은 다양한 요구를 갖고 복잡한 감정도 가지며 가치관도 다양하다. 그 다면적인 존재에 대한 원조는 다면적이고 복수의 전문직이 협력하여 문제해결에 임할 필요가 있다. 각각의 관점과 방법으로 실시한 접근이 현실적 문제와 과제해결의 과정에서 통합된다. 이것이 연계이며 연계에 의해서 배양되는 것은 인간에 대한 기본적인 사고방법(① 인권사상, ② 평등주의, ③ 자유의 존엄, ④ 자기결정권)일 것이다.

지역사회의 연계의 가장 중요한 부분은 물리치료사 자신의 자질이다. 가령 의료의 현장을 떠난 지역사회일지라도 물리치료의 지식, 기술이 부족하여 있으면 문제 밖이다. 항상 새로운 정보를 획득하여가는 자세가 없으면 적절한 연계는커녕 실행이나 전개도 곤란할 것이다. 그리고 가령 우수한 기술, 지식을 갖고 있다 해도 인간으로서의 풍요로움이나 유연한 자세가 없으면 다른 직종과의 연계는커녕 대상자가 바라는 것도 찾아내지 못할 것이다.

2. 위험에 대한 대처

향후의 지역사회 물리치료 활동은 사회 전체의 요양에 대한 의식의 수준에 입각하여 그 질을 높이는 대처가 필요하다. 요양보험제도에서는 기본이념의 첫째로 자기선택권 · 자유로운 선택의 존중을 들고 있으며 현재까지의 제도에는 볼 수 없었던 "설명과 동의", "신체구속의 폐지", "고충에 대한 적절한 대응" 등이 명기되어 있는 것이 인상적이다. 최근에는 의료기관과 마찬가지로 "위험관리(risk management)"의 대처도 중요시되고 있다. 위험이라는 말을 폭넓게 파악하여 "손실"이나 "바람직하지 않는 결과"라 생각하면 지역사회 물리치료에서 향후 대처해야 할 것은 위험을 최소한으로 억제하기 위한 설명과 동의(informed consent)를 물리치료사의 기술을 제공함에 있어서의 당연한 과정이라 인식하여 확실하게 행사해 갈 것이다.

최근에, 재가에서 인공호흡기를 사용하는 사람 등의 증가에 따라 재가에서의 담(가래)의 흡인을 필요로 하는 사람이 증가하고 있다. 이러한 배경으로부터 2003년부터 재가 ALS 환자에 대한 가족 이외의 사람의 흡인에 관한 논의가 시작되고 다음 해에는 ALS환자 이외의 담의 흡인에 대해서도 당면한 부득이한 조치로서 허용되어 왔다. 그러나 2010년 4월에는 "의료스태프의 협동 · 연계에 의한 팀 의료의 추진에 대해서"(후생노동성 의정국장 통지)에 의해서 재가만이 아니라 의료기관에서도 재활관계 직종이 흡인 등을 실행할 수 있게 되었다. 이 경우, 사전교육만이 아니라 환자 주변의 의사들과의 밀접한 연계는 매우 중요하다.

이상과 같이 재가에서는 의료기관과 같은 긴급 시의 대응이 확보되지 않은 상황에서의 활동이 되기 때문에 의료기관 이상의 의학적 지식과 대응의 기술을 연마해가야 한다. 위험의 적절한 판단을 위해서도 많은 전문직과의 연계는 중요하다.

3. 요양을 필요로 하는 고령자의 종말기에 어떻게 관여하는가

향후 고령화가 더욱더 진행되고 물리치료사의 대상도 저절로 고령자가 될 것이다. 요양을 필요로 하는 고령자의 일부는 요양이 필요한 고령자로서만이 아니라 그다지 머지않아 죽음을 앞둔 존재이기도 하다. 터미널 케어(terminal care)의 수용을 목적으로 한 시설은 말기의 악성종양환자 또는 후천성면역부전증후군에 걸린 사람이 이용하는 "완화 케어 시설"밖에는 없고 요양보험시설의 보험지원으로는 터미널 케어에 대한 경제적 · 제도적 담보는 없다.

한편 현재, 재가에서의 종말기 의료가 조용히 확산되고 있다. 방문 진료만의 개업의사도 증가하고 있어 재가 종말기 대책은 방문간호사업소의 큰 역할로 되어가고 있다. 재활 전문직이 대상자의 종말기에 관여하는 기회도 증가해 갈 것이다.

회복의 가망이 없어 죽음을 가까이 둔 고령자의 종말을 폭넓게 파악하여 가령 시설에서 죽음을 맞이하는 일이 없어도 그 과정에서는 관절운동범위의 확보, 욕창이나 호흡기능을 염두에 둔 물리치료 등 그 역할은 폭넓으며 전문적인 부분도 많아진다. 종말기에 있는 요양을 필요로 하는 고령자에 대한 물리치료 제공에 대해서, 또한 그 연계에 대해서 진지하게 생각할 필요가 있다.

4. 특정건강검진 · 특정보건지도와의 관계

일본에서의 건강 만들기 시책은 1978년의 "제1차 국민건강 만들기 대책"이 시작되었으나 고령화의 급속한 진전도 영향을 주어서인지, 질병 전체에 차지하는 암, 허혈성심질환, 뇌혈관질환, 당뇨병 등의 비율은 증가하고 사망원인에서도 생활습관병이 약 60%를 차지하게 되었다. 그 중에서도 심질환, 뇌혈관질환 등의 발병의 중요한 위험인자인 당뇨병, 고혈압증, 지질이상증 등의 질환, 그 예비군이 증가하고 발병 전의 단계인 대사증후군(metabolic syndrome)에도 대책을 강구하게 되었다. 이들에 입각하여 2008년도에 개시된 의료제도 개혁에서는 의료보험자에게 40~74세의 피보험자 · 피부양자에 대한 생활습관병의 예방에 착안한 **특정건강검진 · 특정보건지도**의 실시가 의무화되었다.

그 개요는 생활습관병의 발병 · 중증화의 위험인자의 보유상황에 따라 대상자를 계층화하여 적절한 보건지도, 즉 "정보제공", "동기부여 지원", "적극적 지원"을 실시하기 위한 표준적인 판정기준을 도입하고 건강검진에 의해서 파악된 보건지도의 대상자에 대해서 생활습관의 개선에 주안점을 둔 보건지도가 중점적으로 시행된다는 것이다. 이미 실시되어온 다른 건강진단 등(개호보험법에 기초하는 지역사회 지원사업을 포함한다)과의 관계에 대해서 정리하는 것이 필요하다.

물리치료사는 이제까지의 경위로부터 뇌졸중 등의 장애가 있는 환자 이외에도 당뇨병, 심질환 등의 생활습관에 얽힌 질환에 대해서 평가하고 목표설정을 하여 이들의 문제를 해결해야 할 물리치료를 임상에서 제공해왔다. 근력향상만이 아니라 체력향상의 노하우도 갖고 최근에 있어서는 요양예방에 참여하고 있다. 게다가 다양한 질환에 관계하여 운동지도를 하고 있기 때문에 실천적 지도만이 아니라 보건지도에서도 그 힘을 충분히 발휘할 수 있는 분야이다.

F 직종을 초월한 효과적인 연계를 위하여

지역사회 물리치료에서는 대상자의 기능 · 체력을 유지 · 향상하고 생활에 따른 환경정비를 시행하여 요양부담의 경감이나 사회참여를 촉진하기 위해 다양한 관계기관이나 조직 안에서 팀의 일원이 되어 지식, 기술을 활용해가는 것이 필요하다. 그러나 지역사회에서 생활하는 대상자의 필요성은 어디까지나 케어관리 안에 자리매김이 된 것이고 물리치료사가 그 전문성을 일방적으로 들고 나와서는 안 되며 서투른 부분으로부터 멀어지는 일이 있어서는 안 된다. 대상자 쪽에서 보면, 전문성 등은 상관이 없다는 것이다. 물리치료사는 직종을 초월한 폭넓은 지식, 기술, 관점을 갖고 필요하다면 다른 전문직에 맡기고 물리치료라는 전문에 치우치는 일이 없이 효과적으로 연계를 도모하는 것이 중요하며 지역사회 물리치료의 전문성은 어떤 의미에서는 이 부분에 존재하는 것인지도 모른다.

지역사회 물리치료의 가장 중요한 부분은 대상자의 과거의 생활 상태를 파악하고 현재의 상황에 입각하여 장래의 변화를 예측하고 예방한다는 "예방적 관점"이다. 장애나 체력의 장기적인 경과를 예상한 대처는 지역사회의 물리치료의 기본이라 할 수 있을 것이다. 이를 위해서는 폭넓은 분야로부터 풍부한 정보를 얻는 것은 물론, 상이한 분야에서 활약하는 많은 물리치료사의 지식, 기술, 정보를 얻는 것도 잊지 말아야 한다. 물리치료의 사회공헌은 한 사람 한 사람의 물리치료사가 각각의 지역사회에서 진지하게 대처하는 것으로부터 시작되는 것이다.

인용문헌

1) 金谷さとみ：維持期理学療法モデル. PT ジャーナル 44:205-212, 2010.
2) 今田 拓, 千野直一（編）：リハビリテーション医療社会学─ソーシャルワークとそのシステム. 医歯薬出版, 1996.

참고문헌

1) 澤村誠志, ほか（編）：地域リハビリテーション白書 2. pp.52-86, 三輪書店, 1998.
2) 国民の福祉の動向・厚生の指標. 臨時増刊・第 53 巻第 12 号, 財団法人厚生統計協会, 2006.
3) 国民衛生の動向・厚生の指標. 臨時増刊・第 52 巻第 9 号, 財団法人厚生統計協会, 2005.
4) 金谷さとみ：保健・福祉施設での臨床実習. 奈良 勲（編）：理学療法学教育論, 医歯薬出版, 2004.

제 3 장
지역사회 물리치료의 전개

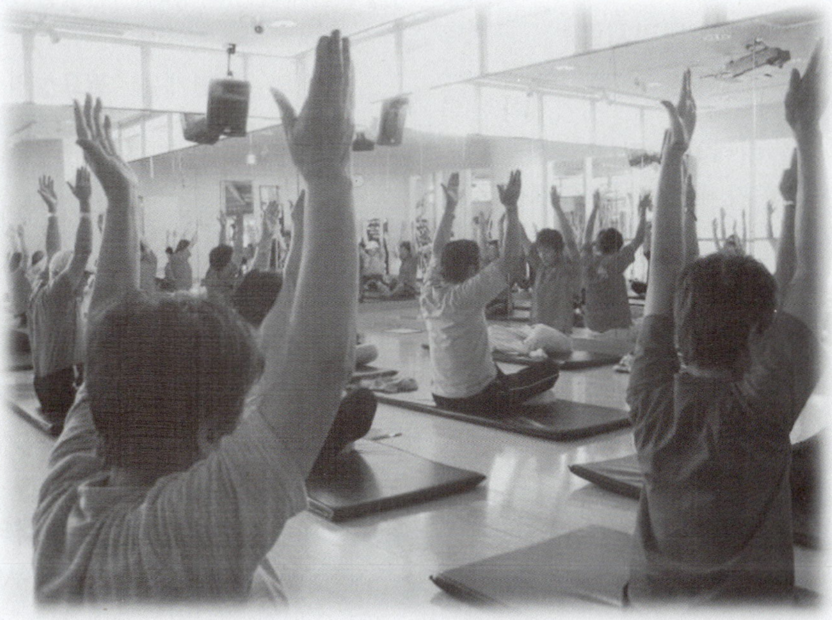

예방에서부터 개호까지…줄곧 연결되어 있다.

I 생활자로서의 대상자

■ **학습목표**

- 지역사회에서 물리치료를 전개하기 위해 대상자를 생활자로서 이해하는 것을 학습한다.
- 의료 모델로부터 생활 모델로의 관점의 전환에 입각하여 지역사회의 필요성을 파악하는 방법이나 방법론, 사고방법을 학습한다.
- 물리치료의 접근에 필요한 네트워크의 형성이나 엠파워먼트(empowerment)의 관점에 대해서 학습한다.

A 필요성 파악과 장애의 개념

1. 지역사회의 필요성 파악 방법

a. 지역사회 필요성과 물리치료

지역사회 물리치료의 대처는 지역사회의 물리치료의 실상을 이해하는 것부터 시작된다. 지역사회에 어떠한 장애를 가진 사람들이 있고 물리치료의 기회가 어느 정도 잘 미치고 있는지를 확인한다. 어떠한 물리치료의 전개가 요구되고 있는가, 그리고 관계하는 지역사회의 의료기관이나 시설 · 사업소, 또는 인력의 배치상황 등을 파악한다.

이러한 지역사회의 특성에 입각하여 지역사회의 과제나 역할을 인식하여 물리치료에 대처하는 것이 중요하다. 지역사회의 물리치료의 실행이 개별적이라 할지라도 그것은 지역사회에서 마찬가지의 필요성을 가진 사람들에게도 적용할 수 있는 **"사회자원"** 으로서 자리매김을 하는 것이 지역사회 물리치료의 중요한 관점이다.

b. 전개 과정

지역사회 물리치료를 지역사회에 공헌하는 시스템으로서 구축하기 위해서는 지역사회에서 전개되는 과정의 기본형을 확인해둘 필요가 있다.

과정의 제1단계는 **"필요성의 파악"**이다. 지역사회에 어떠한 문제나 과제가 존재하는가를 찾고 또는 응답해야 할 필요성의 파악에 대처하지만 그 단계에서 어떠한 사고방법으로 필요성을 파악하는가를 확인하는 것은 물리치료의 중요한 출발점이다. 특히 대상자를 환자가 아니라 생활하는 주체자로서 관여해가는 자세가 요구된다. 거기에 어떠한 필요성이 표출하거나 잠재하여 있는가, 그것을 어떻게 대상화하는지가 추궁된다.

이어서 제2단계에서는 **"방책의 계획화"**에 대처한다. 필요성을 파악한 후, 무엇을 목표로 하여 어떻게 접근하는가를 검토한다. 이를 위해서는 물리치료의 사고방법이나 방법을 적용하는 방법만이 아니라 접근이 대상자의 생활에 가져오는 효과의 상정이나 확인이 필요하다.

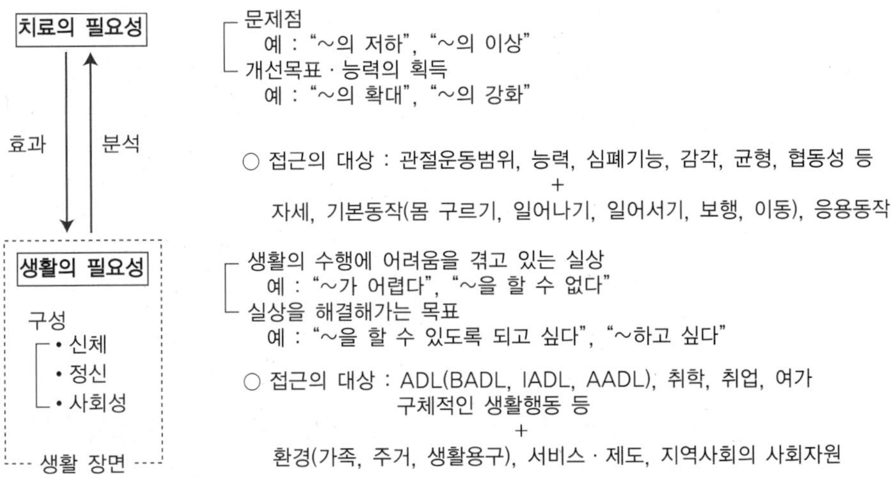

그림 1 물리치료에서부터 본 필요성의 개념구성

그리고 제3단계로서 "**계획의 구체화 · 실시**"로 진행한다. 어떠한 제도나 시책에 준거하여 실시하는가, 연계나 사회자원의 활용을 어떻게 하는지 등의 방침에 따른 절차가 필요하다.

게다가 제4단계에서는 이러한 일련의 과정이나 계통성의 평가를 시행하고 자리매김이나 수정의 필요성을 확인하면서 시스템화를 지향한다.

이러한 과정의 검토는 지역사회에서 물리치료를 제공하는 의료기관이나 시설 · 사업소, 종사하는 인력의 이상과 현실의 격차(gap)를 두드러지게 하는 일도 있을 수 있다. 또한 지역사회의 인구규모나 입지조건, 지역사회 특성의 상황에 따라서 지역사회 만들기에 주안점을 두거나 물리치료를 제공하는 쪽의 체제나 자세의 재검토에 주안점을 두는 경우도 있다. 아무튼, 물리치료의 관점에서부터 전개나 활동의 방향성을 정리해두는 것은 지역사회의 사회자원으로써의 역할의 인식이나 연계협력을 진행시키는 출발점이 된다.

c. 필요성을 파악하는 방법

물리치료의 필요성은 **치료의 필요성**과 **생활의 필요성**으로 구별된다. 물리치료는 기본적으로 양자에 입각한 접근이지만 지역사회에서는 생활의 필요성에 비중이 높아진다(**그림 1**). 거기서는 생활의 필요성을 파악하여 분석하고 생활에 반영하는 물리치료일 것이 요구된다. 생활의 필요성에 대해서는 생활장면에서 ADL이나 라이프스테이지(life stage)에 따른 취학, 취업 등의 구체적인 생활행동의 달성이나 수행능력의 획득이 과제가 된다.

생활의 필요성에는 "생활의 수행에 어려움을 겪고 있는 실상"과 "실상을 해결해가는 목표"의 2개의 표출형태가 있으나 주제가 되는 한 사람 한 사람의 생활은 개념적으로는 신체적, 정신적, 사회적인 다양한 측면으로 구성되고 동시에 서로 영향을 주는 총체적인 것이다. 또한 개별적이고 환경의 영향도 크며, 시간적으로도 변화한다. 생활의 필요성은 생활의 여러 장면이나 구성요소의 총체성, 개별성, 계속성, 지역사회성 등의 관점에 입각하여 파악할 필요가 있다.

이에 더해서 지역사회 물리치료에서는 이제까지의 경과의 결과로서의 현재에 사로잡히는 것이 아니라 "현재"에 접근하는 것이 장래로 향하는 출발점이라는 것을 인식하여 생활의 필요성을 파악하는 것이 중요하다.

필요성을 파악할 때, 어떠한 사고방법에 기초하여 파악하는지가 매우 중요하며 지역사회의 관계자 사이에서 합의(consensus)를 얻는 것도 필요하다.

일반적으로는 대인 서비스에서의 필요성을 파악하는 방법의 기축은 **표 1**과 같이 분류된다.

서비스 이용에 신청이나 계약절차가 필요한 경우, 당사자가 서비스의 필요성을 인지하고 있는지 아닌지, 또는 이용절차를 시행하는지 어떤지가 문제가 된다. 서비스 이용의 의사표명을 하는 "요구 필요성"만이 필요성은 아니다. 의사표명에 이르는 전 단계에서 물리치료를 적용해야 하는 상황에 있다는 것을 당사자에게 전달하거나 이용 가능한 서비스의 존재를 소개하는 등 물리치료의 전문적 관점에서부터 지역사회의 필요성을 찾아내는 작용이 중요하다. 또한 지역사회의 의료 · 보건 · 복지의 관계자에게도 물리치료에 대한 이해를 구하여 잠재하여 있는 필요성을 간과하지 않도록 하는 협력체제 만들기도 큰 과제이다.

표 1 필요성의 4개 유형(J. Bradshaw)

1. **규범적인 필요성** (normative needs)
   - 필요성을 가지는 당사자가 아니라 전문가가 판단하는 필요성
   - 규범에 비추어 전문적인 견지에서부터 필요성을 판단한다.
2. **느끼는 필요성** (felt needs)
   - 서비스의 필요성을 당사자가 자각하고 있는 필요성
   - 당사자가 인지하지 못하거나 서비스를 알지 못하면 파악되지 않는다.
3. **요구 필요성** (expressed needs)
   - 서비스의 필요성을 당사자가 자각하여 이용의 의사를 표명하는 필요성
   - 서비스 이용의 의사를 표명하지 않으면 "느끼는 필요성"에 그친다.
4. **상대적인 필요성**(comparative needs)
   - 서비스를 이용하고 있는 사람들과 같은 상태에 있는지 아닌지로 판단하는 필요성
   - 조회하는 대상에 의해 필요성의 유무가 좌우된다.

[定藤丈弘, 坂田周一, 小林良二 (편) : 사회복지계획. pp. 120–122 有斐閣 1996을 기초로 작성]

2. "환자"부터 "생활자"의 필요성으로

a. 의료모델과 생활모델

의료모델은 질환이나 장애 등의 문제 상황을 의학적인 원인으로 환원하여 해결책을 강구하는 사고방법이다[1]. 정보를 수집하여(조사, study) 어떠한 대책을 강구하여야 하는가에 대해서 방침을 결정하고(진단, diagnosis) 구체적으로 원조를 시행하기(치료, treatment) 때문에 **STD 모델**이라고도 일컬어진다. 이 모델에서는 원인의 치료에 초점을 맞추기 때문에 사회관계나 환경 등은 자칫 부수적으로 다루어지기 쉽다.

문제해결의 기본개념으로서 의료모델은 널리 의료종사자에게 받아들여져 왔다. 그러나 치료우선의 정도가 심해져 전문가의 판단이 대상자의 권리를 경시하는 사태를 일으키거나 장기 만성질환 환자나 장애인의 생활의 필요성도 의학적인 원인으로 환원하는 것에 대한 비판 때문에 대체개념으로 등장한 것이 생활모델이다.

의료모델의 문제해결방법이 치료자 쪽의 발상에 치우치는 것에 대한 반성이나 환자가 아니라 생활자로서의 필요성을 파악하려고 하는 관점의 전환에 의해서 "의료모델에서부터 생활모델로" 문제해결 접근의 틀은 크게 변용하게 되

표 2 의료모델과 생활모델의 구성 지표

지표	의료모델	생활모델
목적	질병의 치유 · 구명	QOL의 향상
목표	건강	생활의 자립
대상자	환자	생활자
테마	질병	장애
접근	신체 · 정신	생활
방법	치료	지원 · 원조
주체	제공자	이용자
방침의 결정	지시	자기결정
주된 실시장소	병원	지역사회 · 재가
팀의 구성	의료종사자	많은 영역의 직종
관점	문제는 무엇인가	가능한 것은 무엇인가
비용	높다	낮다

었다(**표 2**)

생활모델은 사람과 환경이나 사회관계 등 생활의 다양한 측면이 서로 영향을 주는 상호작용에 주목하고 환경에 적응하는 힘을 높여서 스스로 주체적으로 필요성의 해결로 향하는 것에 대한 지원을 지향하고 있다[1].

질환의 만성기나 장애, 생활에 관계되는 필요성에 대해서는 치료우선의 접근보다 오히려 주위나 환경에 대한 작용이나 대상자의 생활행동, 사회관계와의 상호작용을 통해서 필요성의 해결로 향하는 편이 생활의 재구축에 효과적이다. 또한, 대상자가 필요성에 마주 향하는 능력을 높이는 데에 효과적이라는 것을 인식하게 되었다.

b. 생활의 필요성과 물리치료

지역사회 물리치료에서는 대상자의 필요성을 일률적으로 생활의 필요성으로서 파악하는 것이 아니라 치료의 필요성과 생활의 필요성의 비중을 두는 방법을 검토하는 평가가 중요하다. 현실적으로는 물리치료의 치료의 필요성이 큰 대상자가 지역사회에 잠재하고 있을 가능성이 있다. 장애나 마비의 상태에 따라서는 치료의 접근의 우선 적용도 검토해야 한다.

그래서 질환이 만성상태에서 신체동작기능의 유지기(생활적응기)라면 지역사회 물리치료의 대상자는 "환자"가 아니라 **"생활자"**로서 필요성을 파악할 필요가 있다.

신체동작기능의 유지 및 2차적 장애의 방지를 고려하면서 물리치료의 비중은 라이프 스테이지에 따른 "생활의 필요성"에 두게 된다. ADL의 자립과 보조부담의 경감을 향해서 보장구나 복지용구의 적용, 주택개수에 의한 무장벽(barrier-free)화 등은 생활상의 장애 경감의 중요한 수법이 된다.

목표는 생활의 필요성의 충족이다. 재가생활 장면에 한정하지 않고 취업, 취학, 여가활동 참여 등 다양한 장면에서 직면하는 동작의 수행이나 대응능력에 대한 물리치료 접근은 QOL의 향상에도 기여하게 된다. 약간이라도 동작수행 능력의 획득이나 향상은 연속되는 생활 장면의 주체적인 행동을 환기시킬 가능성을 내포하고 있다. 지역사회 물리치료에서는 이러한 파급효과를 활용하는 것에 대한 적극적인 대처가 중요하다.

3. 장애를 파악하는 방법 장애구조 모델의 개정

WHO **국제장애분류**(International Classification of Impairments, Disabilities and Handicaps ; **ICIDH**, 1980년)에서 제시된 **기능 · 형태장애**(impairment), **능력장애**(disability), **사회적 불이익**(handicap)의 3개 차원에 의한 장애를 파악하는 방법은 장애의 이해나 문제 · 과제의 정리 및 분석의 중요한 관점이다.

그러나 장애인이 장애의 계층구조로 설명을 받거나, 문제해결 접근이 기능 · 형태장애로 환원된다는 것에 대한 비판 등 때문에 2001년에

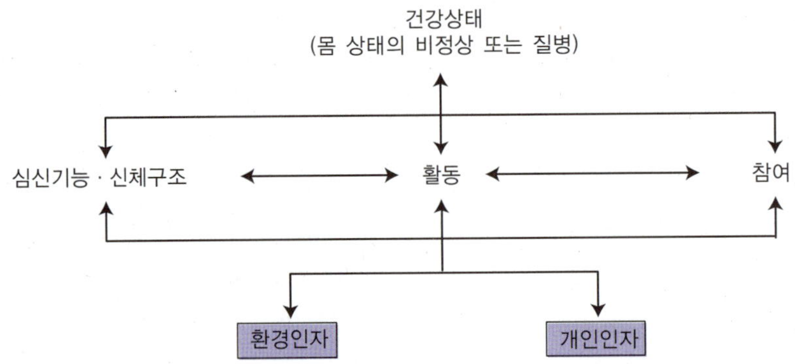

그림 2 ICF의 구성요소 사이의 상호작용
[장애인복지연구회 : ICF 국제생활기능분류 – 국제장애분류 개정판. p.17, 중앙법규출판, 2002에서]

"국제생활기능분류"(International Classification of Functioning, Disability and Health ; ICF)로 개정되었다,

기능 · 형태장애는 **심신기능 · 신체구조**(body functions and structures)로, 능력 장애는 **활동**(activities)으로, 사회적 불이익은 **참여**(participation)로 변경되고 그 장애상태는 **기능장애**(impairment), **활동제한**(activity limitation), **참여제약**(participation restriction)이라 표현하게 되었다(**그림 2**).

이 개정에서 중요한 것은 ICIDH가 장애의 각 차원에서 "할 수 없다", "문제가 있다"라는 관점의 장애인관으로 귀결되어 있었던 것에 반해서 ICF에서는 심신기능 · 구조, 활동이나 참여 등이 "할 수 있다", "가능성"을 관점으로 하는 장애인관으로 바뀐 것이다. "할 수 있다", "가능성"의 제한이나 제약을 문제해결의 대상으로 파악함으로써 **"생활기능"**이 접근의 주제로서 인식되고 게다가 **"환경인자"** 및 **"개인인자"**의 작용도 자리매김을 하게 되었다.

이러한 장애구조 모델의 개정은 물리치료에서의 대상자를 보는 방법에도 "할 수 있다" "가능성"을 전제로 하는 다양한 접근의 필요성을 제기하는 것이다.

활동제한이나 참여제약과 환경과의 상태적인 관계에 필요성을 찾아내어 가는 것은 지역사회 물리치료의 접근의 수법이 된다. 또한 어떠한 지원이나 대책을 강구하면 제한이나 제약이 감소하여 활동이나 참여로 연결되어가는지를 관점으로 하는 필요성의 파악방법도 가능하다.

4. 사회모델과 정상화

의료모델과 대응관계에 있는 개념모델로써 생활모델과는 별개로 **"사회모델"**의 사고방법이 있다. 사회모델의 경우 장애는 개인의 문제가 아니라 사회에 의해서 만들어내어진 상황으로서 파악하는 것이 특징이다. 사회에 의해서 만들어내어지는 장애는 사회가 해결에 대처해야 할 과제라 파악하여 장애인을 에워싸고 있는 다양한 장애를 제거하는 구조를 만드는 것을 지향한다[2).

사회모델은 장애인도 같은 시민으로서 "보통"으로 생활하는 권리를 갖는다는 것의 인식이 원점이며 **정상화(normalization)**의 사고방법과 근사하다. 사회가 이러한 인식을 가짐으로써 본래 있어야 할 생활을 구체화하는 원조대책의 정비를 촉진한다. 거기서는 보건 · 의료 · 복지의 제도 환경의 개선이 구체적인 목표가 된

표 3 의료 · 보건 · 복지의 활동지표

지표	의료	보건	복지
목적	질병의 치료	건강증진 · 예방	생활의 자립
대상화의 계기	수진	상담 · 조사 · 검진	신청 · 상담 · 계약
대상자	환자	사업대상자	이용기준의 해당(인정)자
대응의 기준	질환	건강	생활
해결방법	치료	조정 · 지도	지원 · 원조 · 이용 · 조치
비용	보험 · 자기부담	사업예산	부조 · 보험 · 자기부담

다. 북유럽에서는 정상화의 이념에 기초하여 사회적 · 제도적인 조건 정비에 역점을 두는 시책이 강구되어 왔다. 이러한 사고방법에 기초하여 지역사회 수준에서도 장애인이 놓인 상황이나 제도 환경의 문제점을 필요성으로 인식하여 시책의 정비나 개선을 추구해가는 것도 중요하다.

B 대상자의 파악과 필요성

1. 의료 · 보건 · 복지 영역의 대상자의 파악

현 상황의 지역사회 물리치료의 대부분은 의료 · 보건 · 복지의 다양한 제도나 시책, 사업의 틀 안에서 전개되고 있다. 그러나 의료 · 보건 · 복지의 각 영역의 제도환경 하에서는 대상자의 파악이나 접근의 사고방법 · 방법의 차이가 크다(**표 3**).

1950년대 이후, 각 영역의 제도, 시책, 사업의 정비는 진전되기는 하였으나 의료 · 보건 · 복지의 서비스마다 따로따로의 이용절차가 필요하고 창구마다 반복해서 상황의 설명을 요구받거나 게다가 이용자의 필요성에 대한 대응이 일치하지 않는 것 등이 문제시되었다. 이에 대해서 1980년대 중반부터 의료 · 보건 · 복지의 연계 · 통합이 표방되고 상담창구의 일원화나 정보의 공유, 적절한 서비스의 제공을 위한 조정이 도모되어 왔다.

자치단체 수준의 보건 · 복지부문의 조직적인 통합이 서서히 진행되고 특히 요양보험제도에서 도입된 **케어관리(care management)**에 의해서 필요성을 파악하는 방법론이 각 분야에서 공통화가 되고 서비스의 일원적인 절차에 의한 이용이 가능하게 되었다. 또한 요양보험법 개정(2006년)에 의해서 **요양예방**을 중요시하게 되고 시읍면에 **지역사회 포괄지원센터**가 설치되거나 지역사회 지원사업이 재편되어 시읍면의 보건 · 복지는 일체성이 증가하였다. 그러나 의료영역과 보건 · 복지영역의 사이에서는 제도적인 분립에 기인하는 연락이나 연속성이 결여하는 문제가 여전히 남겨져 있다. 이것과는 별도로 요양보험제도 하에서 다양한 운영형태의 사업자가 서비스 제공을 담당하게 되어 채산성이나 자기부담의 지불청구에 걸맞은 만족도의 확보, 질이 높은 서비스의 제공을 요구하게 되었다. 각 영역의 제도 하에서 전개되는 지역사회 물리치료도 역시 이들의 동향의 영향을 강하게 받고 있다.

이러한 의료와 보건 · 복지의 제도적 분립이나 개별계약 시스템의 확대가 가져오는 폐해에 대해서 지역사회의 관계자나 기관에 의한 연계 시스템의 구축이나 네트워크 만들기의 중요성이 인식되어 있어 지역사회 물리치료에서도 중요한 과제로 되어 있다.

대상자의 파악에 관한 의료 · 보건 · 복지의 각 영역의 상황은 다음과 같이 특징지어진다.

a. 의료영역의 대상자의 파악

환자로서의 수진행동이 없으면 대상화가 되지 않는다. 지역사회에 재활을 표방하는 의료기관이 있다는 것이나 대상자가 구체적인 수진행동을 취하는 것이 대상자를 파악하는 열쇠가 된다. 수진행동에 연결되는 상담체제나 지역사회 물리치료에 관계되는 수가의 단가도 실시체제에 영향을 준다. 또한 퇴원 시의 지도나 가정평가(home evaluation), 시설간의 정보제공 등의 중요성은 인식되어 있어도 수가제도상의 뒷받침이 부족하면 현실적으로는 기능을 하기 어렵다.

치료 후나 치료에 병행하는 생활지원의 네트워크, 관계자 및 관계기관에 대한 정보제공 시스템의 형성이 과제로 되어 있다. 또한 지역사회 물리치료에 대한 의료기관의 이해나 실시의 조건정비도 필요하다.

b. 보건영역의 대상자의 파악

기본적으로는 상담 · 조정 · 검진이 주체이다. 보건사가 관여하는 지역사회 보건활동을 통해서 지역사회에 잠재화한 필요성을 찾아내거나 장애예방적인 필요성을 파악하는 기능을 갖고 있고 지역사회의 대상자의 파악으로 연결되는 협동이나 연계가 중요해진다. 이전에는 노인보건법에 의한 기능훈련 사업이나 방문지도 사업을 통해서 시읍면이 대상자의 파악에 적극적으로 대처하는 시기이기도 하였으나, 요양보험제도가 출발하고 나서부터는 요양예방관련 사업으로 비중이 옮겨갔다. 또한 직능훈련 사업이나 방문지도 사업은 2008년도의 노인보건법의 폐지에 수반하여, 건강증진법에 기초하는 사업으로 잇달아 시읍면이 실시하고 있다.

요양보험법 개정에 따라 2006년도부터 시읍면에 지역사회 포괄지원센터가 설치되고 센터가 담당하는 요양예방 관리나 종합상담, 또는 시읍면이 실시하는 지역사회 지원사업을 통한 요양예방에 대한 대처가 기대되고 있다. 그러나 시읍면마다 실시상황의 차이가 있어 시읍면 격차나 지역사회 차이가 문제로 되어 있다.

c. 복지영역의 대상자의 파악

상담이나 신청절차와 요양서비스의 제공이 주체이며 실상으로 문제가 겉으로 나타나지 않으면 대상자를 파악하기 어렵다. 복지서비스 이용은 상담이나 신청에 대해서 설정된 이용조건을 충족할 필요가 있고 또한 제공되는 서비스는 대체로 정형적이다.

현 상황에서는 대상자의 파악에 대한 물리치료가 관여하는 방법이 어려운 영역이다. 고령자 보건복지계획이나 요양보험사업 계획, 지역사회 복지계획, 장애인복지계획 등의 책정을 위한 자치단체에 의한 실태조사가 정기적으로 실시되고 있다. 이러한 조사를 통해서 사회참여나 생활행동 등의 다양한 장면에서 대상자의 파악이 기대된다. 파악한 실태를 보고서나 계획에 반영시키는 것만이 아니라 요양예방이나 자립지원 등의 광범위한 필요성을 지역사회의 공통과제로서 대처해가는 실효성이 요구된다.

2. 생활의 필요성과 케어관리

a. 케어관리의 사고방법과 보급의 배경

대인 서비스의 다양한 분야에서 **케어관리**는 중요한 원조방법으로서 인식되고 있다. 복잡하고 다양한 필요성을 가진 사람들의 자립한 생활을 지원하여 생활의 질을 높이는 것을 목적으로 하고 있고, 필요성에 대해서 이용이 가능한 서비스 자원을 효과적으로 적합을 시켜가는 방법이다[3].

케어관리는 1970년대의 미국에서 장기 만성질환 환자가 지역사회에서 생활하기 위해 필요한 서비스를 조정하고 공동체 케어(community care)를 추진하는 수법으로서 발전하여 왔다.

같은 시대에 북유럽에서는 정상화가 확산을 보이고 **"탈시설화"**의 슬로건으로 상징되는 것처럼 장애가 있어도 오래 살아 정든 지역사회에서 생활하는 것을 당연한 것으로 하는 사회 만들기가 진전되었다. 이를 위해서는 당사자에 대해서 지역사회의 서비스를 유연하게 제공하는 관리가 필요하였다. 미국에서는 장애인의 자립과 권리를 강조하는 자립생활운동을 계기로, 지역사회의 서비스를 소비자로서 선택하는 사고방법이 확산되고, 영국에서는 서비스의 효율적인 적용을 지향하는 공동체 케어(community care) 정책의 충실화가 도모되었다. 관점의 차이는 관찰되지만 각국 모두 지역사회의 장기요양인 · 장애인의 다양한 필요성에 일원적으로 응하는 방법으로써 케어관리가 급속한 전개를 보였다.

일본에서는 요양보험제도 실시에 즈음하여 요양을 필요로 하는 사람의 필요성과 요양보험서비스의 적합을 시키는 수법으로서 케어관리가 자리매김이 되어 일거에 보급하게 되었다.

b. 케어관리 과정

케어관리는 대상 분야의 서비스나 필요성의 실상을 숙지하여 필요성과 서비스의 적합방법의 균질화를 도모하기 위한 수법이다. 케어관리 과정은 기본적으로 8개의 단계로 구성된다(**표 4**). 이 중에서 **평가(assessment)**는 핵심적인 과정이 된다.

케어관리는 대상자를 파악하는 단계에서부터 시작된다. 그러나 상담이나 의뢰의 모두를 케어관리의 대상으로 하는 것은 아니다. 원조를 요하는 사람이나 가족, 지역사회 주민이나 민생위원, 의료 · 보건 · 복지의 관계자나 관계기관으로부터의 연락이나 상담을 받은 케어 매니저는 예비조사를 시행하고 정보를 정리하여 케어관리의 필요성을 판단한다. 이어서 대상자의 이해를 확인한 후 정식으로 정보를 수집하여 필요성의 파악을 시행한다.

평가의 단계에서는 이용자의 생활의 필요성을 파악하여 해결을 위한 방법을 검토한다. 평가는 신체적 건강, 정신적 건강, ADL이나 경제상태, 사회관계, 주생활환경, 요양인의 상황 등의 생활 전반에 걸치는 다양한 측면에서부터 해결해야 할 과제를 이끌어낸다(**표 5**). 이리하여 파악된 과제는 다시 요인을 분석함으로써 구체적인 목표나 계획에 반영시킨다.

다음 단계의 목표설정과 케어계획의 작성에 있어서는 의료 · 보건 · 복지 영역의 각종 서비스를 종합적 · 일체적으로, 동시에 효율적으로 제공할 수 있도록 한다. 제도적으로 준비된

표 4 케어관리 과정

1. 대상자의 파악	: 원조를 요하는 사람의 의뢰나 접수
2. 정보의 교환	: 평가를 위한 생활상황이나 문제에 관한 정보의 수집
3. 평가	: 필요성이 과제의 파악 및 해결방법의 검토
4. 케어계획 책정	: 목표나 방침의 설정 및 서비스 계획의 입안
5. 케어 컨퍼런스	: 관계자 사이의 방침의 확인이나 연락조절
6. 케어계획의 실시	: 계획의 실시
7. 모니터링	: 이용자와 서비스 제공자의 연락상황의 계속적 관리
8. 재검토	: 이용자의 상황에 변화가 있다면 평가로

표 5 생활의 측면

1. 신체적 건강	8. 교통 · 외출
2. 정신적 건강	9. 교육 · 학습
3. 일상생활활동	10. 직업 · 취업
4. 소득	11. 가족관계
5. 주택	12. 사회적 인간관계
6. 권리 · 법률	13. 여가 · 레크리에이션
7. 정보	14. 보조자의 상황

공식적인 서비스 메뉴만이 아니라 가족이나 주위의 사람들, 자원봉사자의 **비공식적인 서비스** 자원의 활용을 포함하여 계획을 작성한다.

구체적인 케어계획의 실시단계에서는 서비스의 질이나 적합성에 배려한다. 그리고 모니터링을 통해서 필요성의 변화에 대한 대응이나 서비스의 질의 유지나 향상을 도모하고 거듭 재평가를 시행하여 목표에 대한 적합성 등을 확인한다.

c. 케어관리의 과제

이러한 과정으로 실시되는 케어관리는 생활이 다양한 측면의 상호작용을 포함하고 있으며 필요성이나 해결을 필요로 하는 과제도 마찬가지로 다양한 측면을 가지는 것으로서 분석하는 것을 중요시하고 있다. 일면적으로 필요성을 파악하거나 해결책을 강구하는 것이 아니라 생활의 총체성, 개별성, 연속성, 지역사회성 등에 입각한 계획의 입안이 요점이 된다. 이 실행을 향해서는 **요양지원 전문요원(케어 매니저)**이 출신 직종의 관점에 치우치지 않고 케어관리를 담당해가는 것이 요구된다.

이에 더해서 케어관리는 파악된 대상자의 필요성에 서비스를 적용하는 방법론이라는 것에 주의를 요한다. 따라서 케어관리의 전 단계에서 대상으로 하여 파악되기 위한 원조나 환경 만들기는 매우 중요하다. 필요성을 인지하고 있지 않은 대상자나 서비스의 이용을 망설이는 대상자가 존재한다는 것에 유의해야 한다. 또한 작성되는 케어계획은 자칫 현행의 제도로 설정된 서비스 메뉴의 범위 내에 한정되기 쉽다. 이 때문에 필요성에 대한 새로운 서비스를 어떻게 창출하는지가 과제로 되어 있다.

d. 케어관리와 물리치료

케어관리를 수법으로 하는 요양보험제도 하에서 요양지원 전문요원(케어 매니저)의 자격을 가진 물리치료사나 케어계획의 실시에 관여하는 물리치료사가 증가하고 있다.

케어계획의 일환으로 물리치료를 실시하는 경우, 대상자의 생활의 필요성을 염두에 둔 접근이 반드시 필요하다. 생활의 다양한 장면에서 자립지원을 지향하는 물리치료의 평가나 구성방법, 실시, 케어계획과의 적합성을 측정하는 방법론을 검토해갈 필요가 있다. 또한 다른 직종과의 연계의 본연의 자세를 포함하여 물리치료가 다른 서비스와 조합되어 제공된다는 것을 고려한 업무의 분담처리나 협동 인식도 요구된다.

다른 한편, 물리치료사는 의료에서 물리치료 대상자 다수가 요양보험 서비스의 이용자가 된다는 것에 유의할 필요가 있다. 요양보험 서비스의 적용이 예상되는 대상자는 확실히 케어관리로 연결해갈 필요가 있다. 또한 물리치료에서 파악된 기능의 변화나 경과에 대한 정보제공이나 케어관리를 통한 요양보험 서비스와의 연속성을 확보해가는 것도 요구된다.

케어관리는 요양보험제도만이 아니라 2003년도부터의 장애인 복지의 "조치"에서부터 "계약"으로 이행된 것을 계기로 장애인의 서비스 이용의 수법으로서 자리매김이 되어 있다[4]. 게다가 2006년도부터 시행된 장애인 자립지원법에서도 이용자 본위의 서비스 체계를 재편하게 되었다. 장애인의 생활행동이나 사회참여는 고령자보다도 여러 갈래에 거친다는 것 때문에 다양화하는 지역사회의 필요성을 케어관리의 과정을 통해서 파악하는 것이 더욱더 중요해지고 있다.

C 접근의 관점과 필요성

1. 진단적 필요성과 처방적 필요성

생활의 필요성의 표현 형태에는 "생활의 수행에 어려움을 겪고 있는 실상"과 "그 실상을 해결해가는 목표"가 있다. 이에 대응해서 접근의 관점도 어려움을 겪고 있는 원인을 진단적으로 분석하여 대책을 강구하는가, 또는 처방적으로 목표를 달성하는 방법을 강구하는가로 갈린다. 이러한 접근의 관점관계로부터 필요성을 파악해가는 틀로서 **"진단적 필요성"**과 **"처방적 필요성"**의 대조적인 사고방법이 있다[5].

진단적 필요성은 "생활의 수행에 어려움을 겪고 있는 실상"에 대해서 본래적으로 있어야 할 생활상과 실제에 어려움을 겪고 있는 실상과를 진단적으로 비교함으로써 어떠한 개선점이나 해결해야 할 문제가 있는가를 필요성으로 파악하는 것을 지향한다. 이 경우 있어야 할 생활상의 실현을 위해 물리치료를 적용해가게 된다. 그러나 있어야 할 생활상으로의 사회적인 합의나 인지가 없으면 공식적인 서비스에는 연결되지 않는다. 따라서 어떠한 생활상이 바람직한가, 그리고 그 생활상이 얼마만큼 당연한 것으로서 사회나 지역사회의 사람들에게 양해되는지가 중요하다.

다른 한편, 처방적 필요성은 "그 실상을 해결해가는 목표"에 대해서 구체적으로 준비가 되어 있어 충당이 가능한 서비스나 해결책, 수단 등의 적용의 필요성을 필요성으로 내거는 것을 지향한다. **서비스 필요성**이라고도 불리고 있으며 목표의 달성을 가능케 하는 서비스를 준비할 수 없으면 필요성으로 파악할 수 없다는 사고방법이다. 반대로 말하면, 제공할 수 있는 서비스나 수단을 필요성에 적용해가는 것이 현실적인 접근의 전제가 된다. 이 경우, 대응하는 서비스를 구체적으로 확보할 수 있는지 아닌지가 필요성을 규정하므로 실상에 대응하는 새로운 서비스를 창출하거나 시책으로서 구체적으로 제공할 수 있도록 해가는 것이 과제가 된다.

이들의 사고방법으로부터 보면 있어야 할 생활상으로의 사회적인 합의를 얻어간다는 것이나, 또는 필요성을 충족하는 서비스의 틀을 확대해가는 것이 지역사회 물리치료를 전개하는 전제조건이 된다는 것을 인식할 필요가 있다.

2. 접근 방법에서 본 필요성 분야

현실적으로 지역사회에서는 다양한 양태의 물리치료가 전개되고 있다. 긴급한 치료적인 물리치료를 시행하는 경우도 있는가 하면 일정기간을 둔 변화나 경과의 확인이 요구되는 일도 있다. 또는 다른 직종으로부터 보장구의 적용에 대한 상담을 받거나 주택개수의 조언을 요구받는 경우도 있다.

이러한 지역사회의 물리치료의 양태는 미리 필요성이 명확하게 되어 있거나 시책으로 망라되어 있는 것은 아니다. 개별적인 물리치료를 지역사회 물리치료로써 시스템화 하는 방법론으로써 지역사회 물리치료의 접근이 가능한 분야를 검토하는 것도 중요하다. 실제로 대응이 가능한 서비스 공급의 관점에서 필요성을 파악하거나 또는 필요성을 발굴해가는 것도 필요하다.

지역사회 물리치료의 현 상황으로부터는 다

음과 같은 개념적인 필요성 분야를 생각할 수 있으나 향후의 물리치료의 전개나 제도 환경의 변화에 따른 필요성 분야의 체계화가 필요하다.

1) 장애예방적인 필요성 분야

물리치료의 사고방법이나 지식을 계발 · 보급함으로써 주민에게 장애를 파악하는 방법이나 생활의 재구축에 대한 이해를 심화시키는 접근이 필요하다. 필요성의 조기발견이나 사고의 발생예방을 도모하고 게다가 물리치료의 적용이나 실시에 관계되는 정보제공을 보건 · 복지관계자나 주민에 대해서 적극적으로 권장할 필요가 있다. 주민이나 보건 · 복지관계자, 고령자나 가족 등이 대상이 된다.

2) 건강증진의 필요성 분야

예방적 접근과 유사하지만 기본적으로는 마비나 장애에 기인하는 운동동작의 감소나 적에 움직이는 상태가 폐용증후군이나 2차적 장애를 초래하는 "악순환"으로부터 탈피하는 것을 주안점으로 하여 장애나 마비가 있어도 그 나름으로의 **건강증진**을 도모한다. 말하자면 "장애가 있는 나름의 건강 만들기"는 중요한 과제이다.

종전에 건강대책은 건전한 사람의 건강 만들기가 중심이고 또한 장애의 대부분이 질환과의 관계가 강하다는 것 때문에 장애인의 건강문제는 의료에서의 환자로서 대상화가 되기 쉬웠다. 그러나 이른바 "반건강상태"에 있어 환자로서도, 또는 요양을 필요로 하는 사람으로서도 대상화가 되기 어려운 사람들을 건강증진의 관점에서 망라하는 것을 지향한다. 대상은 장애나 마비가 있는 장애인 개인이나 집단이다.

3) 치료의 필요성 분야

지역사회나 재가의 메리트(merit)가 물리치료에 효과적인 경우나 직접적으로 생활 장면에서 물리치료를 실시하는 것이 바람직한 경우도 있다. 또한 의료기관을 퇴원한 후에도 계속해서 재가나 시설외래 · 병원외래로 물리치료의 실시를 필요로 하거나 정기적인 상태의 팔로업이 필요한 경우도 있다. 중복장애나 중증장애로 재가가 선택되고 있는 가운데 물리치료가 적용되는 경우도 있다. 이러한 치료적인 색채가 짙은 필요성에 대한 접근도 확실한 자리매김이 요구된다.

4) 생활지원에 관한 필요성 분야

장애나 마비를 가진 당사자에 대한 생활지원은 재가생활만이 아니라 지역사회로의 확산을 지향하는 것이어야 한다. 생활에는 다양한 측면이 있고 경제생활이나 가정생활, 사회참여, 취미활동 등의 생활 장면의 전환이나 적합, 또는 라이프사이클에 수반해서 필요성도 변화한다. 학교에 가거나, 취직을 하는 등으로 새로운 이동수단의 획득을 필요로 하거나 앉아서 하는 작업이나 옮겨타기 등의 조건 만들기의 대책이 필요한 경우도 있다. 생활행동의 확대나 사회참여를 촉진하기 위해 필요한 생활지원의 일조를 물리치료사가 담당해야 한다.

5) 보장구 · 복지용구의 필요성 분야

입원이나 외래에서 물리치료를 실시하고 있었던 단계에서 보장구의 처방을 필요로 하지 않는 상태에 있어도 진료가 중단되어 시일이 경과되는 동안에 적용 상태로 변화하고 있는 일이 있다. 또는 물리치료의 기회가 없는 채로 보장구를 필요로 하는 상태에 있는 것을 대상자가 모르고 있는 일도 적지 않다. 이미 보장구를 보유하고 있는 경우에도 오용을 하고 있거나 팔로업이 되지 않고 적합불량이나 수리를 요하는 상태에 있는 것을 사용자가 인지하지 못하는 일도 있다. 게다가 내용연수가 지나 다시 제작하거나 수리해야 할 상태에 있어도 재교부나 수리할 수 있다는 것을 모르고 참고 있는 일도 있다. **복지용구**에 대해서도 마찬가지로 적용의 소개나 정보제공을 필요로 하고 있는 경우가 많다. 이들의 경우, 물리치료사에 의한 확인이나 적용 소개, 지도의 기회를 얻을 수 없다면 필요성은 지역사회에 잠재하고 있는 채로가 된다.

6) 재가 환경개선에 관한 필요성 분야

주택개수는 일상생활에 지장을 초래하고 있는 장애아동(인)이나 고령자의 자립을 도모하고 또는 보조 부담을 경감하기 위해 반드시 필요하다. 이러한 재가 환경개선에 대한 대처가 없으면 능력을 발휘할 기회나 장면이 폐쇄되어 과도한 부담을 본인이나 보조자에게 강요하게 된다. 거주환경의 정비는 시의적절한 실시가 중요하다. 대상은 재가환경의 개선을 필요로 하는 개인이지만 그 계기는 관계자로부터의 협력요청이나 조언의뢰가 있는 경우도 있다.

3. 필요성을 파악하는 방법의 과제

a. 네트워크의 형성

현실적으로 의료 · 보건 · 복지나 요양보험의 각 영역에서 지역사회 물리치료의 활동분야는 확대되고 있다. 확대하는 사회적 수요는 물리치료의 전문성의 추구에 따른 것만이 아니라 오히려 지역사회에 관계하는 많은 직종이나 기관, 사업자, 행정기관 · 관계자 등으로부터의 요청이나 부탁에 의한 측면이 크다는 것을 인식할 필요가 있다. 특히 케어관리를 수법으로 하는 요양보험 분야에서는 요양지원 전문요원(케어 매니저)이나 각종 서비스 제공사업자 · 스태프와의 연계협력이 매우 중요하다. 이러한 지역사회의 많은 관계자나 주민에게 물리치료에 대한 이해를 구할 뿐만 아니라 반대로 아는 노력을 하는 것, 게다가 현재의 과제인 생활의 필요성에 대한 방법론을 심화시킨 접근의 수법을 확대하는 것이 요구된다.

다양한 양태의 연계나 협력에 대처하는 것은 지역사회의 대상자를 파악하거나 필요성을 파악하는 데에도 중요하며 이러한 요청이나 의뢰에 대한 대응만이 아니라 물리치료사에게 의뢰나 상담이 있는 것과 마찬가지로 물리치료의 입장에서 파악한 생활의 필요성의 충족에 대한 협력을 추구할 필요가 있다.

대상자의 필요성에 응답하기 위한 사회자원의 활용만이 아니라 물리치료사도 역시 지역사회의 사회자원으로서 활용된다는 관점에서부터의 네트워크의 형성을 도모하고 또는 지역사회의 거점 만들기나 시스템화에 기여해가는 것이 필요하다.

b. 자립에 대한 엠파워먼트(empowerment)의 관점

요양보험법 제1조의 "지니고 있는 능력에 따라 자립한 생활을 영위할 수 있도록"이라는 조항에 상징되는 것처럼 요양을 필요로 하는 상태에서도 서비스를 이용하면서 자립한 생활을 지향하는 지원의 필요성이 강조되어왔다.

자립지원에 대해서는 최근 **엠파워먼트**(empowerment)의 사고방법이 복지영역에서 정착하고 있다. 엠파워먼트는 의존하는 상태에 있는 사람들의 주체 형성을 지향하는 개념이며 문제를 해결하기 위한 능력을 획득하거나 주체적인 대처를 지원하는 것이다[6).].

생활의 필요성에 대한 지원은 이러한 엠파워먼트의 사고방법에 기초하는 대처가 필요하다. 당사자 자신의 문제해결능력이나 과제수행능력을 높이는 것은 재활의 이념에도 통한다. 특히 지역사회 물리치료에서 생활행동이나 사회참여를 구체적으로 가능케 하기 위한 접근이 요구된다.

물리치료는 대상자의 질환 · 장애의 회복단계에 따라서 접근의 지향성은 크게 변용한다(표 6). 지역사회 물리치료에서는 어떤 요소나 지향성에 비중을 두는 접근인지를 확인하거나 자리매김을 하여 실시해가는 것이 중요하다. 최종적으로는 자율적으로 생활행동을 확대하거나 지원이나 서비스를 이용하는 것도 포함한 생활을 형성하는 능력의 획득을 지향하는 접근도 필요해진다.

c. 생활의 필요성에 대한 접근

생활의 필요성을 파악함으로써 다양한 생활 장면에서 조우하는 문제에 대한 대응이 요구된다. 재가의 생활 장면에 국한되지 않고 생활행동이나 사회참여의 장면은 다양하며 방법론의 변화(variation)를 증가시킬 뿐만 아니라 접근의 발상전환도 필요하다.

대상자가 스스로 필요성을 제시하거나 물리치료를 요구하는 것은 아니라는 것에 입각하면 평가는 매우 중요하다. 전제가 되는 평가를 확실히 시행하기 위해서는 대상자의 생활을 이해하여 필요성을 공유하거나 일치시키기 위한 의사소통능력이 물리치료사에게 요구된다. 또한 관계자와의 정보교환도 적극적으로 시행할 필요가 있다.

이러한 과제와 함께 중요한 것이 새로운 물리치료의 전개를 추구하여 지역사회나 사회의 합의를 얻거나 제도시책의 새로운 기반을 추구하는 것이다.

현실적으로는 지역사회 특성이나 사회자원의 편재, 지역사회 시책의 격차 등의 문제가 있거나 정책이나 제도상의 대응이 결여되는 일이 적지 않다. 과제나 문제가 명백해도 시책에 망라되어 있지 않아 대응책도 창출해야 하는 경우도 있다.

라이프스테이지에 따라 변화하는 생활의 필요성을 파악하고 계속성에 입각한 접근을 형성하기 위해서는 생활의 필요성을 더욱더 사회적 필요성(social needs)으로 자리매김을 하고 시책에 망라되도록 지역사회 물리치료 관점에서 지역사회나 사회에 작용할 필요가 있다.

표 6 회복단계별 물리치료 접근의 지향

회복단계	급성기	회복기	유지기(생활적응기)
장애분류(ICIDH)의 관점	기능장애	능력장애	사회적 불이익
생활기능분류(ICF)의 관점	심신기능 · 신체구조	활동	참여
주된 접근의 목표	치료	지원	자립
주된 접근의 대상	기능회복(ROM · 근력 · 감각 · 균형 등)	생활동작능력 획득, 주거환경조정 · 복지용구의 활용	생활행동의 확대, 엠파워먼트*
동작의 획득목표	기본동작 · 응용동작	응용동작 · 생활관련 동작	생활 장면의 실용동작
ADL의 획득목표	IBADL(기본적 ADL)	IADL(수단적 ADL)	AADL(확대 ADL)
주된 접근의 장면	침대 곁 · 훈련실	병동 · 모의적 생활환경	생활 장면 · 지역사회
연계 · 협동의 형태	팀 의료	팀 접근, 사회자원의 활용	의료기관이나 시설 · 사업소 등의 지역사회 네트워크

* 엠파워먼트(empowerment)
문제 해결의 방법으로서 자기 내부에 힘을 길러 적극적인 자신을 창출하는 것.

인용문헌

1) 佐藤久夫, 小沢 温：障害者福祉の世界. 第 3 版, pp.106–107, 有斐閣, 2006.
2) 小川喜道：障害者のエンパワーメント. p.121, 明石書店, 1998.
3) 白澤政和 (編著)：ケアマネジャー養成テキストブック. p.132, 中央法規出版, 1996.
4) 白澤政和：障害者ケアマネジメントの必要性. 月刊ケアマネジメント, 12:24–25, 2001.
5) 定藤丈弘, 坂田周一, 小林良二 (編)：社会福祉計画. pp.117–118, 有斐閣, 1996.
6) 白澤政和：地域における自立支援とケアマネジメント. 新版地域福祉事典, p.419, 中央法規出版, 2006.

참고문헌

1) 白澤政和, 竹内孝仁, 橋本泰子 (監)：ケアマネジメント概論. 中央法規出版, 2000.
2) 佐藤久夫, 小沢 温：障害者福祉の世界. 第 3 版, 有斐閣, 2006.
3) 定藤丈弘, 坂田周一, 小林良二 (編)：社会福祉計画. 有斐閣, 1996.
4) 大橋謙策 (監)：地域福祉実践の課題と展開. 万葉舎, 1999.
5) 上田 敏：科学としてのリハビリテーション医学. 医学書院, 2001.

II 요양보험제도와 물리치료 : 요양보험 서비스와 평가

■ **학습목표**

- 요양보험시설(3 시설)의 각각의 특징에 대해서 학습한다.
- 재가에서의 요양 서비스 사업소(시설외래, 방문, 단기입소, 지역사회 밀착형 서비스 등)의 특징에 대해서 학습한다.
- 요양보험에서의 재활 실시계획서와 ICF의 관계에 대해서 학습한다.
- 요양보험 분야에서 재활관리의 실시에 대해서 학습한다.

A 요양보험시설

요양보험시설은 시설 요양 서비스를 제공하는 시설을 말하며 도, 부, 현 지사가 지정한다. **요양노인복지시설**, **요양노인보건시설**, **요양형 의료시설**의 3개가 있고 각각의 설비, 인원기준은 **표 1**과 같다.

a. 요양노인복지시설

주로 생활지원을 중시한 시설이다. 이용자의 생활환경 등의 문제로 가정복귀가 곤란한 경우가 많지만 재가 요양서비스와 연계하여 재가복귀 지원계획에 기초하여 지원하는 것도 역할의 하나로 자리매김이 되어 있다.

b. 요양노인보건시설

요양보험법에 기초하여 설치되는 유일한 시설이다. 병상 안정기에 있고 입원이나 치료를 할 필요는 없으나 재활이나 간호 · 요양을 필요로 하는 요양을 필요로 하는 사람(요양을 필요로 함 1 이상)이 입소하는 시설이다.

입소자가 재가생활에 복귀하는 것을 지원하는 것이 주된 역할이다. 아래의 5개의 기능과 역할이 있다.

① 포괄적 케어 서비스시설 : 의료 서비스와 복지 서비스를 아울러 제공할 수 있다.
② 재활시설 : 생활기능 향상을 위한 유지기(생활적응기) 재활을 실시한다.
③ 재가복귀시설 : 다직종 협동으로 조기 재가복귀에 노력한다.
④ 재가 생활지원시설 : 시설외래 재활이나 단기입소 요양을 실시하고 있고 재가생활의 계속을 지원한다.
⑤ 지역사회에 뿌리내린 시설 : 가정 요양인이나 지역사회의 자원봉사자를 육성한다.

c. 요양형 의료시설

일반적으로 의료법에 정해진 병원 또는 진료소에 병설되어 있다. 급성기의 치료는 일단락 되었으나 상시 의료 스태프에 의한 의학적 관리가 필요하고 장기간 병원에서 요양이 필요한 대상자(요양을 필요로 함 1 이상)가 입소하는 시설이다.

시설 서비스계획에 기초하여 요양상의 관리,

표 1 요양보험 3시설의 비교

	요양노인복지시설	요양노인보건시설	요양형 의료시설
설비 등의 지정기준	거실(1인당 10.65㎡ 이상) 의무실 식당 및 기능훈련실(3㎡ 이상) 욕실 등	요양실(1인당 8㎡ 이상) 진찰실 식당(1인당 2㎡ 이상) 기능훈련실(1인당 1㎡ 이상) 담화실 욕실 등	병실(1인당 6.4㎡ 이상) 식당 기능훈련실 담화실 욕실 등
인원기준 (정원 백인당)	의사(비상근도 가능) 1인 간호직원 3인 요양직원 31인 요양지원 전문요원 1인 기타의 생활지도원 등	의사(상근) 1인 간호직원 9인 요양직원 25인 PT 또는 OT 1인 요양지원 전문요원 1인 기타, 지원상담원 등	의사 3인 간호직원 17인 요양직원 17인 요양지원 전문요원 1인 기타, 약제사, 영양사 등

간호, 의학적 관리하에서의 요양 및 돌봄, 재활 기타의 필요한 의료를 시행한다. 가능한 한 재가복귀를 지원하지만 중증의 합병증 관리나 종말기 의료가 필요한 환자에 대해서는 장기요양으로 되어 있다.

병원 또는 병상이 있는 진료소로부터 전환하였기 때문에 요양노인복지시설이나 요양노인보건시설에 비하여 극진한 의료를 받을 수 있는 것이 특징이다. 장기요양이 되기 때문에 재가생활에 가까운 생활환경의 정비가 이루어져 있다*1).

B 재가 요양서비스

재가에서 이용하는 재가요양서비스는 "상담", "시설외래", "방문", "단기입소", "복지용구 등), "기타"로 분류된다[제2장 Ⅱ항 **그림 1**(36페이지) 참조].

* 1 : 2012년 3월을 목표로 폐지될 예정.

a. 상담 서비스로서의 재가요양지원

지정 재가요양지원사업소의 요양지원 전문요원(케어 매니저)이 재가요양지원계획(재가케어계획)을 작성하고 이용자가 안심하고 필요한 요양 서비스를 받을 수 있도록 상담, 지원을 하는 재가요양 서비스의 요점이다.

재가 케어계획의 작성과 아울러서 다양한 재가 요양서비스의 지원계획을 세워, 재가 요양서비스사업자 사이의 서비스 조정을 시행한다. 또한 이용신청자의 요청을 받아 요양을 필요로 한다는 인정의 신청을 원조한다.

b. 시설외래 서비스 : 시설외래 재활과 요양

시설외래 재활은 일반적으로 데이케어(day care)라 불리고 요양노인보건시설이나 병원, 진료소에서 제공되는 서비스이다. 물리치료사나 작업치료사가 ADL이나 IADL의 향상을 도모하기 위한 개별 재활을 실시하거나 집단에서의 레크리에이션 활동, 창작활동을 통해서 활동에 동기부여나 사회성 유지향상을 도모한다.

한편, 시설외래요양은 자칫 고립되기 쉬운 고령 장애인에게 외출이나 사회적 교류의 기회를 만드는 것 및 가족요양의 부담을 경감하는 것을 주된 목적으로 이용되고 있다.

c. 방문 서비스

1) 방문재활

재가에서 의학적 관리를 계속하고 있는 이용자에게 물리치료사나 작업치료사가 방문하여 일상생활의 자립을 지원하는 재활 서비스이다.

재가에서 개개의 능력에 따른 자립한 생활을 영위하도록 심신기능의 유지회복을 도모하는 것을 목적으로 한다. ① 재가에서의 과도한 안정이나 장기간의 와상에 의한 폐용증후군의 예방, ② 실제의 생활의 장면에서의 기본동작 능력의 유지회복, ③ ADL, IADL의 유지확대, ④ 요양방법에 대한 지도를 통한 요양인 부담의 경감, ⑤ 복지용구의 도입이나 주택개수 등에 대한 조언 등을 시행한다.

시설외래 서비스에 비하여 보다 개별적 대응을 할 수 있다는 것이나 대상자의 가정에 맞춘 원조를 받기 쉽다는 이점을 갖는다.

2) 방문간호

병이나 부상, 나이드는 것에 의해서 간호를 필요로 하는 재가요양을 필요로 하는 사람에 대해서 간호사 등이 방문하여 요양상의 돌봄이나 진료의 보조를 시행한다. 이용자가 가능한 한 재가요양생활을 계속할 수 있도록 지원하는 것을 목적으로 한다. ① 식사원조, ② 배설원조, ③ 신체의 청결유지, ④ 체위교환, ⑤ 착탈의의 원조, ⑥ 정신적 지원, ⑦ 가족요양의 상담지원, ⑧ 가족에 대한 의료처치의 지도 등을 시행한다.

목욕동작을 하면서 피부의 케어를 시행하는 등 요양상의 돌봄과 조합하여 의료처치를 실시할 수 있는 점이 방문간호의 특징이다. 24시간 케어에 대한 대응도 가능하다.

3) 방문요양

가정 도우미(home helper) 등이 자택을 방문하여 식사 등 요양의 일상생활상의 원조를 시행한다. 서비스의 내용은 배설이나 목욕 등의 신체요양과 청소 등의 생활원조로 유형화가 되고 이용자의 신체보조의 상황이나 요양인의 유무에 따라서 원조의 내용은 다르다.

방문요양은 단순히 일상생활상의 돌봄을 제공하는 것이 아니라 이용자가 자발적으로 행동하고 사회참여를 할 수 있는 것을 지향하여 제공된다. 또한 욕창이나 치매 등 2차적인 장애를 예방하는 것도 자립한 재가생활을 지원하는 데에 중요하다. 의료행위로부터 제외된 경미한 처치나 일정조건 하에서 ALS 환자 등에 대한 객담흡인 등도 실시할 수 있다.

4) 방문목욕

간호직원이나 요양직원이 이동목욕자동차 등으로 이용자의 자택을 방문하여 욕조를 제공하여 목욕요양을 시행하는 서비스이다. 자택에 있는 욕실이나 지역사회의 목욕시설의 이용이 곤란한 이용자가 목욕할 수 있도록 지원한다. 재가 중증 요양인의 생활을 유지하기 위한 중요한 역할을 담당하고 있다.

5) 재가 요양관리 지도

의사 · 치과의사 · 약사 등이 자택을 방문하여 의학적인 면에서의 요양상의 관리나 지도를 시행한다. 병원외래가 곤란하고 의료상의 관리지도를 받을 필요가 있는 사람이 대상이고 의학적 관리, 구강위생지도, 약제관리 지도 등이 있다.

d. 단기입소 서비스

1) 단기입소 요양

요양노인보건시설, 요양형 의료시설, 노인성 치매질환 요양병동 등에 단기간 입소한 이용자에 대해서 의료나 요양·재활을 제공한다. 요양인의 요양 피로의 감소를 위한 휴식(respite + care : 간호를 요하는 고령자나 장애인을 일시적으로 맡아 부담을 덜어주는 케어)이나 관혼상제 등에 대한 일시적인 대응이 주된 역할이다. 이에 더하여 입소 중에 질병의 관리나 물리치료사 등에 의한 단기 집중적인 재활을 실시함으로써 생활기능의 유지나 향상을 도모한다.

2) 단기입소 생활요양

요양노인복지시설 등에 단기간 입소한 이용자에 대해서 식사·배설·목욕 등의 일상생활상의 돌봄과 재활을 제공한다. 이용자의 심신기능의 유지와 함께 가족의 신체적, 정신적 부담의 경감을 도모하는 것이 주된 역할이다. 주로 생활지원을 중심으로 한 필요성에 대응한다.

e. 복지용구

1) 복지용구의 대여

일상생활의 편의를 도모하기 위한 용구 및 재활을 위한 용구이고 일상생활의 자립을 돕는 용구를 대여한다. 휠체어나 침대, 보행기 등 12 종류가 대여의 대상이 되어 있다.

2) 재가 요양 복지용구 구입비의 지급

대여에 익숙하지 않은 휴대용 변기·특수 요기·목욕보조구 등의 배설이나 목욕을 위한 용구 구입비를 지급한다. 연간 10만 엔까지가 한도이고 10%는 자기부담으로 한다.

3) 개가 요양 주택개수비의 지급

난간의 설치 등 소규모, 일정 종류의 재가 개수비용을 지급한다. 상한액은 20만 엔이고 개수비의 90%가 지급된다.

f. 특정시설 입주자 생활요양

지정을 받은 유료 노인 홈, 양호 노인 홈, 경비 노인 홈, 적합 고령자 전용 임대주택에 입소하는 이용자가 대상이 된다. 시설 케어계획에 기초하여 목욕, 배설, 식사 등의 요양이나 재활을 제공한다. 2005년부터는 위탁하는 외부의 주택 서비스사업자가 서비스를 시행하는 외부 서비스 이용형이 창설되었다. 입주정원이 30인 이상의 것을 말한다.

C 지역사회 밀착형 서비스

오래 살아 정든 지역사회를 떠나지 않고 생활을 계속할 수 있도록 지역사회 특성에 따른 유연한 체제로 제공되는 소규모 서비스이다. 이용자는 거주하는 시읍면의 주민에 한정되어 있고 시읍면이 사업자의 지정과 감독을 시행한다. 지역사회 밀착형 서비스에는 아래와 같다.

- 소규모 다기능형 재가요양
- 야간 대응형 방문요양
- 치매 대응형 시설외래요양
- 치매 대응형 공동생활요양(그룹 홈)
- 지역사회 밀착형 특정시설 입주자 생활요양
- 지역사회 밀착형 요양노인 복지시설 입소자 생활요양

D 요양보험에서의 재활 실시계획서와 ICF

1. ICF의 개요와 특징

국제생활기능분류(International Classification of Functioning, Disability and Health; ICF)

는 1980년에 WHO가 시안으로서 발행한 국제장애분류(ICIDH)의 개정판이고 2001년 5월에 WHO 총회에서 승인되어 국제적으로 사용하게 되었다. 인간의 생활기능과 장애의 분류법이다. 그 분류는 ① 건강상태, ② 심신기능 · 신체구조, ③ 활동, ④ 참여, ⑤ 환경인자, ⑥ 개인인자로 구성되어 있다[제3장 I항 **그림 2**(84페이지) 참조].

2. ICF와 요양보험 서비스와의 관계

요양보험 서비스는 유지기(생활적응기) 재활을 주로 담당하고 있다. 유지기(생활적응기)에서의 재활의 목적의 하나는 생활기능을 구성하는 잠재성을 평가 파악하고 환경인자 등으로의 작용을 시행하여 고령자의 활동과 참여를 촉진하는 것에 있다. ICF는 유지기(생활적응기) 재활의 계획이나 평가, 기록 등을 위해 유용하다 할 수 있다.

3. 재활 실시계획서의 목적

2003년부터 요양노인 보건시설, 시설외래 재활, 방문재활에서 공통의 양식으로 그 실시 내용 등을 평가 · 계획하는 재활 실시계획서(이하, 실시계획서)가 도입되었다. 실시계획서 도입의 목적은 아래와 같다.

① 이용자의 개별성의 중시
② 명확한 목표의 설정
③ 전문성에 입각한 팀으로서의 통일적인 생활기능 전반의 파악
④ 설명과 교부를 통한 자기결정권의 존중
⑤ 정기적인 효과판정과 계획 재검토
⑥ 이용자 · 가족을 포함한 팀 전체의 목표 · 방침의 공유화

4. ICF와 재활 실시계획서와의 관계

실시계획서는 ICF의 분류를 따라가는 틀로 정리되어 있다. 심신기능 · 신체구조 수준의 정보항목과 셀프케어나 이용, 의사소통, 사회활동 등의 활동과 참여에 관한 정보항목은 따로따로 정리되어 있어 각각의 관련성을 고찰할 수 있도록 되어있다. 게다가 재활 지원목표는 활동과 참여수준에서 기재하도록 되어있다(**표 2**).

실시계획을 책정함에 있어서는 특정의 생활기능수준만이 아니라 전인간적으로 모든 수준을 종합적으로 보는 것이 필요하다. 또한 "할 수 있는 활동"(능력)과 "하고 있는 활동"(실행상황)의 양자를 명확히 나누고 또한 양자의 차이나 그 이유를 명백히 함으로써 활동수준의 작용의 필요성 등이 명백해진다. 이 "할 수 있는 활동"을 보는 것은 숨어있는 잠재성을 발견하는 것이다. 이 계획서를 이용자 · 가족에게 설명하고 서면으로 넘겨줌으로써 이용자 자신의 주체적 참여를 촉진하고 자기결정을 존중하는 것이다.

E 재활관리

요양보험에서의 재활 서비스를 담당하는 스태프는 협동하여 재활에 관한 관리기능의 강화를 도모해야 한다. 그 중에서도 재활에 대해서 PDCA 사이클*2을 돌리면서 성과에 대해서 품질관리를 시행하고 이용자의 생활기능의 유지 · 향상에 기여해야 한다. 이 때문에 2006년부터 재활관리가 도입되었다.

*2 : Plan(계획) : 평가를 시행하고 실시계획서를 작성한다. Do(실시 · 실행) : 계획에 따라서 서비스를 제공한다. Check(점검 · 평가) : 실시가 계획을 따라가고 있는지를 확인한다. Act(처치 · 개선) : 실시계획서를 재검토한다.

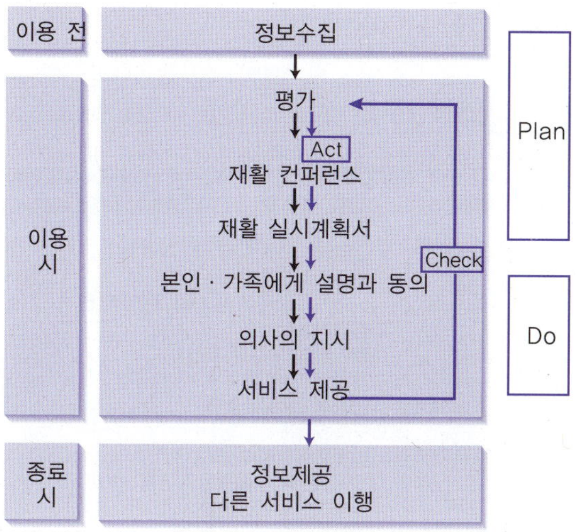

그림 1 재활관리의 흐름도(flow chart)

1. 시설재활

노인보건시설은 다른 직종이 공동으로 재활을 제공하는 시설이다. 노인보건시설의 재활관리는 의사, 물리치료사, 작업치료사, 언어청각사, 약사, 간호요양직원, 영양사, 지원상담원, 케어 매니저 등이 협동하여 시행하는 것이다(**그림 1**).

실무에 대해서는 이 단원 III.C.2항(107페이지)을 참조하기 바란다.

실시계획서는 대략 3개월마다 재검토하고 병원을 퇴원하여 입소한 경우는 1개월 이내에 재검토를 시행한다. 시설의 퇴소 등으로 서비스를 종료하는 경우, 관련 스태프는 종료하기 전에 재활 컨퍼런스를 개최한다.

2. 시설외래재활

시설외래재활관리는 재가에서의 재가 케어 계획을 따라서 실시된다. 따라서 재가요양지원사업소의 케어 매니저가 서비스 제공에 크게 관여하게 된다. 또한 재가에서는 시설외래재활 이외의 다양한 재가 요양서비스를 이용하고 있는 경우가 많기 때문에 재가요양지원사업소가 개최하는 서비스 담당자회의에서의 조정과 연계가 중요하다.

3. 방문재활

방문재활관리도 재가요양지원사업소의 케어 매니저가 작성하는 재가 케어 계획에 기초하여 실시된다. 이것은 의료기관에서도 요양노인보건시설에도 마찬가지이다.

요양노인보건시설이 실시하는 방문재활은 종합적인 재활관리 하에 단기입소, 시설외래재활과 동일 사업소로부터 일체적으로 제공할 수 있다는 점에서 재가생활기능을 높이고 유지하는 것에 유력한 서비스이다.

재가요양지원사업소의 케어 매니저와의 연계에 더해서 단기입소를 담당하는 스태프, 시설외래재활 담당 스태프로부터의 정보수집도 중요하다. 또한 방문재활을 실시하기 위해서는 주치의의 지시가 필요하고 의학적 관리의 상황을 확인하면서 진행시킬 필요가 있다.

● 참고문헌

1) 浜村明徳：介護保険とリハビリテーション. 太田 仁：地域リハビリテーション論 Ver.4, pp.51 95, 三輪書店, 2009.
2) 財団法人長寿開発センター：居宅サービスおよび介護予防サービス. 介護支援専門員テキスト編集委員会：四訂 介護支援専門員基本テキスト 2 巻, pp.27–122.
3) 三浦公嗣：リハビリテーションマネジメントの目指すもの. 地域リハ, 2:396 399, 2007.
4) 障害者福祉研究会：ICF 国際生活機能分類- -国際障害分類改定版. pp.16–18, 中央法規出版, 2003.

표 2 재활실시계획서 (1)

계획평가 실시일 2006년 4월 1일

이용자 성명 : ○○ ○○ 성별: 남·여 생년월일 ○년 ○월 ○일(80세) 요양을 필요로 하는 정도 요양을 필요로 함 3

건강상태(원인질환, 발병 · 부상일 등	합병질환 · 조절상태	심신기능
# 1 뇌출혈(좌시상 출혈)(2005년 12월 ○일) # 2 우편마비 # 3 운동성 실어증 ICF ; 재활 지원목표의 설정은 참여수준의 분류로 설정한다.	(고혈압, 심질환, 호흡기질환, 당뇨병 등) 고혈압(조절 불량) 생활 불활발병(폐용증후군) 발생 원인을 아는 경우는 그 내용 ( )	ICF: 심신기능 · 신체구조 수준의 분류정보 항목 □운동기능장애: 우편마비 (stage: 오른쪽 팔 Ⅲ, 다리 Ⅲ) (grade: 오른쪽 팔 3, 오른쪽 손가락 3, 다리 6) □감각기능장애 : 발가락 심부감각 저하 □고위뇌기능장애 : 운동성 실어증(경증) □구축(부위) : 발목관절 : 등쪽 굽힘 −5°, 오른쪽 무릎관절 : 굽힘 −10° 오른쪽 엉덩관절 : 폄 −5° □관절통증(부위) □기타 :
참여 주목표(콜론(:)의 뒤에 구체적 내용을 기입)		
입원 · 입소 중인 경우의 퇴원할 곳 ☑자택 □기타: □퇴원미정 가정 내 역할(가사 참여 등) : 손자를 상대함 사회활동 : 반상회(전 회장) 참여, 동창회 출석(연 1회) 외출 (내용 · 빈도 등) : 병원외래(격주) 여가활동(내용 · 빈도 등) : 바둑모임에 참여(자택, 근처 친구 주 3~4회) 퇴원 후 이용자원 : 시의 집회소 서클에 참여		치매에 관한 평가

자립·요양 상황 / 항목		현재의 평가 및 목표							구체적인 접근				
		자립	감시	일부보조	완전보조	시행않음	사용용구 지팡이·장구·보행기·휠체어 등	요양내용 잡고 걸음·기대기 등	도달시기	중점항목	PT, OT, ST가 실시하는 내용 · 빈도 등	간호 · 요양 등이 실시하는 내용 · 빈도 등	실시상의 유의할 점
일상생활·사회활동	화장실 이동	A B		C			B: 휠체어 A, C: 단하지장구, 4점 지팡이	(보행은 재활실에서만)	4월 하순	○	PT(주 3회 개별연습) • 재활실에서의 보행 연습 • 재활실에서의 계단 오르내리기 연습 (거실동에서의 보행연습에도 연결한다. 또한 보조보행이 가능해질 때까지는 충분히 시행한다) OT(주 2회 개별연습) • 화장실 내에서의 배설 동작 연습(화장실까지는 보행을 시행함 PT(주 1회) 안뜰보행부터 시작하고 서서히 옥외도로에서의 보행으로 진행시킨다.	갈 때는 휠체어, 돌아올 때는 보조보행을 시행한다.	(단하지장구 완성까지는 병원 비품 대여) • 피로하기 쉬우므로 소량을 자주 실시한다.
	계단 오르내리기	A		C		B	A, C: 단하지장구, 난간		6월 하순				
	옥내 이동	A B		C			B: 휠체어 A, C: 단하지장구, 4점 지팡이		4월 하순	○			
	옥외 이동	A		C		B	A, C: 단하지장구, 4점 지팡이		5월 하순	○		최초는 휠체어를 이용해서 안뜰까지 가게 하고 보행보조를 시행한다.	
	식사	A C	B				A, C: 젓가락 B: 스푼, 포크	B : 왼손(젓가락 지도 불충분)		○	OT(주 2회 점심 때) 젓가락의 지도연습(다양한 식재료를 집을 수 있도록 지도한다)	젓가락의 사용 기회를 증가시키도록 촉진한다.	젓가락으로 집을 수 있는 식재료를 증가시킨다.
	배설 (낮)	A B		C			A, C: 요-입식변기/대변-양식 B: 휠체어용	C : 앞쪽으로 기대는 것이 필요	4월 하순	○			
	배설 (밤)	A B		C			A, C: 요-입식변기/대변-양식 B: 요강		5월 하순				

(계속)

표 2 재활실시계획서 (1) (계속)

자립·요양 상황 / 항목		현재의 평가 및 목표							구체적 접근				
		자립	감시	일부보조	완전보조	시행않음	사용용구 지팡이·장구·보행기·휠체어 등	요양내용 잡고 걸음·기대기 등	도달시기	중점항목	PT, OT, ST가 실시하는 내용·빈도 등	간호·요양 등이 실시하는 내용·빈도 등	실시상의 유의할 점
일상생활·사회활동(계속)	몸 단정히 하기	A B		C			B: 휠체어 C: 단하지 장구, 4점 지팡이	A, C: 선 자세 B: 앉은 자세	4월 하순	○	OT(주 2회 개별연습) 선 자세에서의 이빨닦기·세수연습(화장실까지는 보행을 시행한다)	식사 후의 몸단정히 하기를 선 자세 유지가 가능하도록 지원한다(낮, 저녁).	앞으로 굽힐 때 무릎이 꺾이기 쉽다. 세면대 앞의 가장 좋은 발위치에 정지한다. 선 자세에서의 동작지도를 받지 않았기 때문에 불안감이 있다.
	착탈의	A B		C			C: 단하지 장구	A: 선 자세 B:. 침대 위 앉은 자세 C ; 기댄 선 자세	6월 상순	○	OT(주 2회 개별연습) 선 자세에서의 연습을 진행한다.	장구장착을 최우선하고 그 후 착탈의를 시행한다.	
	목욕	A		C	B		B: 요양욕조 C: 가정욕조(보행: 4점 지팡이)	A: 잡고 걷기 C: 욕조 출입만 보조	6월 하순	○	OT 또는 PT(주 1회 목욕 시) 가정욕조에서의 목욕동작의 지도	PT, OT에 의해서 명백해진 점에 유의하면서 지원을 시행한다.	
	의사소통	A C	B								ST(주 1회 그룹으로) 그룹에서의 회화 등으로 자발성을 촉진한다.	적극적인 회화를 끌어내도록 한다.	가족 사이에서는 의사소통에 문제가 없다.
	가사												
	외출	A		C		B							
	손자의 상대	A C	B										손자와의 회화를 통해서 전향적으로 되어간다.
기거동작	몸 구르기	A B C										특히 없음	마루 위 동작은 기원이나 자택 내를 상정하여 시행한다.
	일어나기	A B C											
	앉은 자세	A B C											
	일어서기	A		B C				C: 마루 위에서만 일부보조(의자에서부터 자립)	6월 상순		PT(주 3회 개별연습) 재활실의 온돌방에서 마루 위의 동작연습		
	선 자세	A C		B									
음식섭취 삼키기		A B C											

ICF : 셀프케어나 이동, 의사소통, 사회생활 등의 활동과 참여에 관한 평가항목과 구체적 접근.

[현재의 평가 및 목표]에서 항목에 관한 기입 예. A : 목표, B : 실행상황, C : 능력

표 2 재활 실시계획서 (2)

본인의 희망(○년 ○월 ○일)
또한 걸을 수 있게 되고 싶다. 신변의 일은 혼자서 하고 싶다.
이전과 같이 이웃의 친구 집이나 자택에서 바둑을 두고 싶다.

가족의 희망(○년 ○월 ○일)
낮 동안은 혼자서 자택생활을 하였으면 한다(특히 혼자서 화장실에 갈 수 있었으면).

생활목표	사람답게 생활하기 위한 요점 기원이나 집회소에서의 서클활동이나 반상회 활동 등을 중심으로 하여 외출도 활발히 한다. 친구 집에도 방문하거나 공공교통기관을 이용하여 여행을 즐긴다. 신변의 일은 가급적 자기가 시행한다.
재활프로그램	본인의 상태나 생활환경의 개선 · 삶의 보람, 즐길 거리의 지원을 향한 대처 ① 담당자가 가족과 함께 사진이나 겨냥도 등으로 자택의 환경을 확인하고 자택생활을 상정한 일상생활 행위의 연습을 개시 때부터 시행한다. ② 퇴소 후 자주 외출할 수 있도록 자택 주변의 옥외환경을 상정하여 연습을 시행하여 간다. ③ 시험적으로 시행하는 퇴소 때에 시설의 케어 매니저 등이 자택을 방문하여 재가에서 요양서비스의 이용에 대해서 검토를 시행한다. ● 우선 이동에 관해서 휠체어가 아니라 보행으로 시행할 수 있도록 한다. – 입소 전까지의 "재활실에서만 보행(T자형 지팡이 보행), 실생활은 휠체어'로부터 "실생활에서도 보행"을 지향한다. 이제까지의 T자형 지팡이에서부터 4점 지팡이로 변경한다.

본인에게 시행시키는 것
- 걸을 기회를 증가시키도록 하시오. 보조를 받으면서라도 가고 싶은 곳에 적극적으로 가도록 합시다.
- 낮 동안은 주간휴게실(day room) 바둑을 왼손으로 두거나 할 것을 권유합니다.
- 기립대에서의 발목관절 등쪽 굽힘 10분, 아침 · 저녁

가족에게 부탁하고 싶은 것
- 입소 직후부터 퇴소 후의 생활에 대한 것을 생각합시다.
- 시험적으로 시행하는 퇴소를 활용해서 입소 중에도 가급적 자택으로 돌아가도록 하므로 그때에는 시설에서 할 수 있게 된 것이 자택에서도 할 수 있는지 확인하고 어려운 일 등이 있으며 담당자에게 알려 주십시오.

질병과의 관계에서 주의할 것

전번의 계획서 작성 때부터의 개선 · 변화 등(월 일)

적요 : 재활은 실제의 생활에서 시행하는 행위를 잘 할 수 있도록 하는 것이다. 무엇을 하고 싶은지에 대해서도 희망사항을 제출하시오.

담당팀	담당의사: ○○ ○○ ● PT · OT · ST: ○○ (물리치료사), ○○ (작업치료사), ○○ (언어청각사), ( ) ● 간호 · 요양 : ○○ (간호사), ○○ (요양직원), ( ), ( ) ● ○○ (약사), ○○ (지원상담원), ○○ (영양사), ○○(요양지원 전문요원) ( ) 내는 직종을 기입

본인 · 가족에 대한 설명과 동의 : 년 월 일

본인 서명 가족 서명 설명자 서명:

주 : 본 계획서에 기재되어 있는 정보는 적절한 요양서비스를 제공하기 위해서만 사용합니다.

III 요양보험제도와 물리치료: 입소 서비스의 전개

■ **학습목표**

- 요양노인보건시설과 요양노인복지시설에서의 각각의 물리치료의 전개에 대해서 학습한다.
- 포괄적 서비스의 전개와 팀 접근의 본영의 자세에 대해서 학습한다.
- 시설에서 물리치료사에 의한 재활관리를 학습한다.
- 요양보험시설의 재가지원시설로서의 역할, 시설외래나 방문 서비스와의 연계에 대해서 학습한다.

요양노인보건시설도 요양노인복지시설도 모두 요양보험시설이며 입소 서비스라는 공통성을 갖고 있다. 그러나 담당하고 있는 역할이 상이하다는 것, 그것에 수반하여 물리치료의 제공형태도 크게 다르기 때문에 전반에 요양노인보건시설, 후반에 요양노인복지시설이라는 것처럼 따로따로 언급한다.

A 요양노인보건시설에서 물리치료

1. 재활의료의 흐름

재활의료의 흐름은 “급성기”, “회복기”, “유지기(생활적응기)의 3단계로 구분하여 논의된다. 이와 같이 3개로 구분하면 요양노인보건시설 및 요양노인보지시설의 재활은 “유지기(생활적응기)” 에 상당한다(**그림 1**).

또한 재활의료의 흐름은 “급성기 = 상류” → “회복기 = 중류”→“유지기(생활적응기) = 하류”라는 것처럼 강물의 흐름에 비유할 수 있다. 강물의 흐름이 상류 하류에 걸쳐서 강의 폭을 넓히는 것과 마찬가지로 재활에서도 급성기, 회복기, 유지기(생활적응기)로 추이함에 따라서 활동내용은 폭넓게 다양하게 된다.

이러한 단계 구분은 뇌졸중 등 급성으로 발병하고 질병에 수반해서 발생한 기능장애 등의 회복을 지향하여 재활(물리치료)을 시행하는 경우를 상정한 것이다. 파킨슨병(Parkinson disease) 등의 진행성 질환에서는 급성기, 회복기, 유지기(생활적응기)라는 것처럼 구분할 수는 없으며 발병 직후부터 만성적으로 진행하는 기능저하를 최대한 방지하여 QOL이 높은 생활을 계속 유지하는 것이 과제가 된다.

또한, 유지기라는 호칭에 대신해서 생활재건기, 또는 생활적응기라 불러야 한다는 의견도 많다. 실제로 잔존하는 여러 기능을 생활기능으로서 확립하고 일단 무너진 생활을 다시 세워가는 것을 과제로 하기 위해 생활재건기라 호칭하는 것이 타당한 것처럼 생각되지만 이 책에서는 유지기(생활적응기)” 라 표기한다.

2. 역할과 재활의 과제

요양노인보건시설의 역할은 **그림 2**에 나타

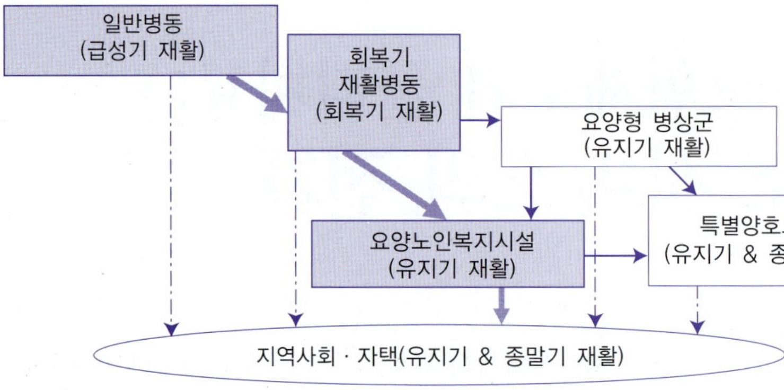

그림 1 재활의료의 흐름

낸 것처럼 의료기관과 가정(지역사회)과의 접점에 위치하여 요양을 필요로 하는 고령자의 자립을 지원하고 가정 복귀를 실현하는 것, 그리고 재가복귀 후도 사망할 때까지 계속 지원하는 것이다. 구체적으로는 ① 의료 서비스와 생활원조 서비스를 포괄적으로 제공한다, ② 재활을 제공한다, ③ 가정 복귀를 지향한다, ④ 재가생활을 지원한다, ⑤ 지역사회에 열린 시설로서 지역사회 케어의 거점이 된다, 라는 다섯 가지로 대표된다.

이러한 역할을 가진 요양노인보건시설에서의 재활의 과제는 ① 급성기 및 회복기 재활에서 획득한 운동기능을 **생활기능**으로서 확립하는 것, ② 잔존기능을 살리기 위한 복지기기(=**자립지원 기기**)를 적극적으로 활용하여 생활의 자립을 촉진하는 것, ③ **주택개수** 등 생활환경의 정비를 도모하는 것, ④ 장애가 있어도 생활할 수 있는 지역사회 만들기를 진행하는 것, ⑤ 적극적으로 **사회참여**를 촉진하는 것이다. 이러한 의미에서 요양노인보건시설의 재활은 지역사회 물리치료의 주축으로서의 역할을 담당하고 있다고 할 수 있다.

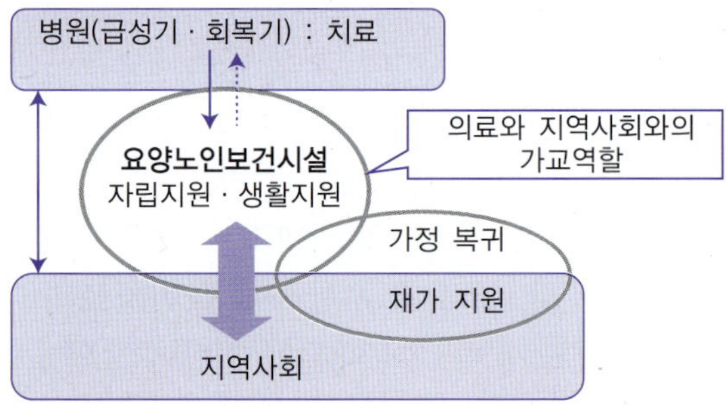

그림 2 요양노인보건시설의 위치와 역할

3. 물리치료의 전개

a. 이용자의 특성

요양노인보건시설은 요양보험으로 운영되고 있으며 요양노인보건시설을 이용할 수 있는 것은 입소의 경우는 "요양을 필요로 함 1~5", 단기입소 및 시설외래 서비스에서는 "지원을 필요로 함 1 · 2" 및 "요양을 필요로 함 1~5"의 사람들이다. 태반은 65세 이상의 "제1호 피보험자"이지만, 40세 이상의 "제2호 피보험자"도 이용할 수 있다.

이들의 사람들이 재활의 대상이 되지만 ① 태반은 발병에서부터 1년 이상 경과하여 있다. ② 기능회복적으로는 정체기(plateau)에 도달

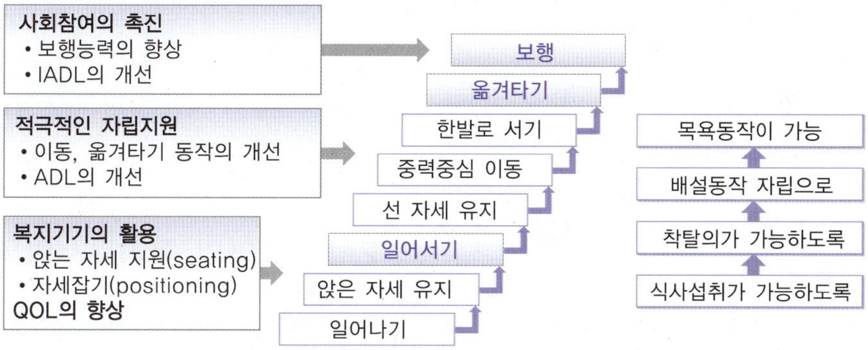

그림 3 기거 · 이동동작과 ADL의 관계

하고 있다, ③ 생활의 활동성이 낮다, ④ 질병에 수반하는 기능장애 이외에 폐용증후군도 갖고 있다 등의 특성이 있다.

b. "치료모델"에서부터 "생활지원 모델"로의 전환

상기한 이용자의 특성으로부터 요양노인보건시설의 물리치료에서는 "치료모델"에서부터 "생활지원 모델"로의 접근의 전환이 요구된다. 즉, 급성기 · 회복기에서는 "오른쪽 어깨 올라가기 기능의 회복"을 상정하여 회복곡선을 따라가는 트레이닝이 시행되지만, 요양노인보건시설의 이용자에 있어서는(대부분이 기능회복적으로는 정체기에 도달하고 있고) 소유하고 있는 신체기능을 실제의 생활상황에 따른 생활기능으로서 적응시켜 가는 것이 요구된다.

c. 물리치료의 구체적 과제

요양노인보건시설의 물리치료의 주요 과제는 앞에서 언급하였으나 ADL의 개선이라는 관점에서부터 구체적으로 언급하면, ① 활동성 그 자체를 높이는 연구를 의식적, 적극적으로 시행하여 기초체력을 높인다, ② 기본동작으로서 기립능력을 높이고 옮겨타기 동작을 확립한다, ③ ADL로서는 배설 · 목욕 · 착탈의 동작 등의 자립을 지향한 물리치료를 실시한다, 를 열거할 수 있다.

ADL장애 중에서 특히 배설의 자립이 추구된다. 왜냐하면, 배설행위를 자립할 수 있는지 아닌지는 본인의 QOL을 크게 결정할 뿐만 아니라 재가요양을 하는 가족의 신체적 = 정신적 부담정도를 좌우하기 때문이다. 따라서 배설의 자립은 요양노인보건시설의 재활 · 케어의 중점항목으로 결정될 필요가 있다.

d. 이동 동작능력과 ADL

그런데 배설행위를 자립한다는 것은 일어나 앉기 · 일어서기 · 옮겨타기의 각 동작이 확립되어 있다는 것을 의미한다. 일반적으로 말하면, 식사이든, 배설이든 개개의 ADL은 그것을 실행하는 장소까지의 이동(그것에 필요한 여러 동작)의 확립을 전제로 하고 있다. ADL과 이동 동작능력과의 관계를 **그림 3**에 나타냈다.

e. 물리치료 프로그램의 요점

ADL의 개선을 위해서는 기거 · 이동동작능력의 개선이 필요하다고 언급하였으나 요양노인보건시설의 물리치료에서 과제가 되는 것은 이들의 개선은 요양을 필요로 하는 고령자에 대해서 시행해야 한다는 것이다.

즉, 활동성이 낮고 기초체력도 저하하여 있는 요양을 필요로 하는 고령자에 대해서 체력의 증진을 도모하면서 하지근력의 강화나 균형기능의 개선이 필요하다. 이를 위한 트레이닝의 방법으로서 상지 · 몸통 · 하지라는 전신을 사용하는 운동이고 동시에 단순한 것이 요구된다. 예컨대, ① 기립(일어서기)연습, ② 계단 오르내리기 연습 등이 유용하다. 전자는 하지(편마비의 경우 건전한 쪽) 및 몸통근력의 강화를 목적으로 하고 후자는 이동 동작을 할 때에 반드시 필요한 중력중심 이동(균형기능)의 개선을 주된 목적으로 하고 있다. 또한 낮은 부하에서 일련의 동작의 반복을 되풀이하는 머신 트레이닝(machine training)도 효과적이다.

B 포괄적 서비스와 팀 접근

1. 팀 케어에 의한 자립지원과 가정복귀의 촉진

요양노인보건시설의 역할은 가정 복귀 · 재가지원이며 요양노인보건시설의 재활의 주된 과제는 후유장애가 있어도 자립한 생활을 영위할 수 있도록 ADL의 개선을 촉진함과 동시에 생활환경을 정비하는 것이다.

ADL이 개선되면 가정 복귀를 할 수 있는 것은 아니다. 즉 가정 복귀를 실현하기 위해서는 ADL의 개선을 지향함과 동시에 "가족관계의 수복" 포함한 생활상화 전체를 개선하는 것이 과제가 된다.

이러한 복합적 필요성을 가진 요양을 필요로 하는 고령자의 자립지원 · 가정 복귀 · 사회참여를 촉진하기 위해서는 의사 · 간호사 · 요양복지사 · 지원상담원 등과 팀을 짜서 팀으로서 접근할 필요성이 있다. 이러한 의미에서는 노인보건시설의 재활은 다직종 협동 없이는 진행되지 않는다.

2. 팀 케어의 무기로서의 케어계획의 활용

요양노인보건시설이 제공하는 서비스는 케어계획에 기초하여 시행하는 것이 의무화되어 있다. 케어계획 작성의 목적은 자립지원 · 가정복귀를 지향하여 관계직종이 팀으로서 통일된 케어를 진행시키는 것이다.

나날의 케어가 생활자립을 지향한 재활 · 케어로서 실행되기 위해서는 ① 간호가 주도하는 건강관리적 요소, ② 요양이 중심이 된 생활원조적 요소, 그리고 ③ 자립을 촉진하는 재활적 요소가 유기적으로 통합된 케어계획을 책정하는 것이 바람직하다. 이러한 것이 **팀 케어** 추진의 기초가 된다.

3. 다직종 협동의 재활 · 케어 추진

동작능력의 개선이 생활 활동능력으로서 발현되고 생활자립으로서 귀결되기 위해서는 케어의 현장에서 "본인이 갖고 있는 동작능력을 끌어내는 보조방법"이 실행되어야 한다. 즉, 자립지원을 지향한 재활을 효과적으로 진행시키기 위해서는 간호 · 요양 스태프와 협동하여 생활 장면에서의 자립지원의 대처를 진행시키는 것이 반드시 필요하다.

알기 쉽게 말하면 "재활실에서 트레이닝으로서 할 수 있는" 것과 "실제의 생활 장면에서 할 수 있는" 것의 사이에는 큰 차이가 있다. 일반적으로 **"할 수 있는 ADL"**과 "(실제로) **하고 있는 ADL**"의 차이라 일컬어지는 문제이다. 이 차이를 메우기 위해서는 요양의 현장에서

"본인이 갖고 있는 동작능력을 끌어내는 보조방법"이 실행되어야 한다. 이러한 의미에서 특히 간호 · 요양직원과의 협동이 요구되고 있다.

C 시설에서 재활관리

1. 재활관리의 사고방법

재활관리의 개념은 2006년의 요양보험제도의 개정으로 도입되었다. 그것이 의도한 것은 이용자의 생활기능의 개선을 도모하고 동시에 QOL을 높이며 사회참여를 촉진하려면 물리치료사, 작업치료사, 언어청각사만이 아니라 의사 · 간호사 · 요양복지사 등의 전문직에 가족도 참여하고 협동하여 재활을 제공해야 한다는 부분에 있었다. 케어관리의 도입으로 진행된 다직종 협동을 재활의 관점에서 더 한층 진행시켜간다는 의미를 갖는다.

또한 2006년의 요양보험제도의 개정에서는 요양노인보건시설이 제공하는 재활에 **"개별 재활"**이 도입됨과 동시에 **"단기 집중재활"**도 도입되었다. 이 때문에 한편에서 다직종 협동으로 재활 · 케어를 추진함과 동시에 다른 한편에서는 개별적으로 재활을 실행한다는 것처럼 재활의 실시형태가 중층적으로 되었다.

2. 재활관리의 실무

재활관리의 실무는 아래와 같은 절차와 과정으로 진행된다.

① 서비스를 개시할 때까지 주치의로부터 진료정보를 수집하고, 케어 매니저로부터 케어관리에 관계되는 정보를 수집한다.

② 서비스를 개시할 때에 컨퍼런스를 개최하여 재활계획 원안을 작성하고 이용자 · 가족에게 동의를 얻는다.

③ 원안에 기초하여 재활 · 케어를 실시하고 서비스 개시 후 2주일 이내에 평가를 시행함과 동시에 컨퍼런스를 개최하여 **재활실시계획서**를 작성한다. 또한, 이용자 · 가족에게 설명하고 동의를 얻는다.

④ 대략 3개월마다 평가를 시행하고 개선효과를 판정하면서 계획의 재검토를 시행한다.

이와 같이 의사, 물리치료사, 작업치료사, 언어청각사 기타의 전문직종이 협력하여 입소자마다 재활실시계획서를 작성하고 그 계획서에 기초하여 재활을 시행함과 동시에 입소자의 상태를 정기적으로 기록하며, 또한 진척상황을 정기적으로 평가하여 필요에 따라서 계획을 재검토하고 그리고 간호 · 요양직원에 대해서 재활의 관점에서부터 일상생활상의 유의할 점이나 요양의 연구 등의 정보를 전달한다, 라는 것이다.

이와 같이 요양노인보건시설이 제공하는 서비스는 케어계획에 기초하여 시행해야 한다. 그 큰 틀 안에서 재활관리가 시행된다. 이 때문에 작성되는 재활 실시계획서는 전체의 계획인 케어계획과의 통일성 · 정합성이 있는 것이어야 한다.

D 재가생활을 지원하는 포괄적인 서비스

요양노인보건시설의 역할은 재가 복귀 · 재가 지원이며 요양노인보건시설에서 제공되는 재활은 재가생활을 상정한 것이어야 한다. 이러한 것으로서 재가 복귀 후도 시설외래재활이나 방문재활로 지원한다. 또한 생활기능의 저하가 인지될 때에는 단기입소를 활용해서 "단기 집중재활"을 실시하여 생활기능의 개선을 지향한다. 최근에는 재가생활을 기반으로 하여 요양부담의 경감과 신체기능의 유지를 목적으로 하고 정기적으로 23개월의 입소를 이용하는 "왕복이용" 형의 사례도 증가하고 있다.

이와 같이 요양노인보건시설을 거점으로 하여 제공되는 재활은 ① 입소, ② 단기입소, ③ 시설외래, ④ 방문이라는 형태로 역동적으로 전개된다.

또한 사회참여를 촉진하고 장애가 있어도 지역사회에서 보통으로 생활할 수 있도록 지역사회의 관계기관과 연계하여 협력 체제를 구축하는 것도 요구되고 있다.

E 요양노인복지시설에서 물리치료

1. 역할과 재활

요양노인복지시설도 요양보험으로 운영되고 있고 이용할 수 있는 것은 요양노인보건시설과 마찬가지로 입소는 "요양을 필요로 함 15", 단기입소 및 시설외래 서비스는 "지원을 필요로 함 1 · 2"와 "요양을 필요로 함 15"의 사람들이다. 제도상으로는 "마지막의 주거"는 아니지만 실태로서는 장기입소로 되어 있다.

요양노인복지시설에서의 재활은 앞에서 기술한 것처럼 "유지기(생활적응기)"에 해당하지만 아래에 언급하는 이유로부터 충분한 재활을 제공할 수 있게 되어 있다고는 할 수 없다.

2. 재활의 전개

요양노인복지시설의 입소자의 태반은 병원, 요양노인보건시설, 자택 등으로부터의 입소이다. 입소자의 대부분은 ① 후유증 등으로부터 ADL 전반에 요양을 필요로 하고 있다, ② 치매에 걸려 생활 전반에 부자유성을 갖고 있다, ③ 삼킴 장애가 있어 입을 통해서 섭취하는 것이 곤란하다, ④ 종말기에 있어 적절한 자세잡기(positioning)나 관절구축의 예방을 위한 원조를 필요로 하고 있다.

이러한 이용자에 대해서는 자립한 생활을 유지하기 위해 나이가 듦에 수반해서 저하하는 기능에 따른 생활방법을 제시하고 QOL이 높은 생활을 보증하기 위한 재활(물리치료)이 요구되고 있다. 그러나 물리치료사 또는 작업치료사, 언어청각사의 배치가 의무화되어 있는 것은 아니며 제도상(요양수가 상}도 기능훈련(가산)이 인정되어 있을 뿐이다.

3. 팀 접근의 본연의 자세

요양노인복지시설에서의 재활(물리치료)이지만 물리치료사의 상근 근무가 적고 또한 스태프의 태반은 요양복지사라는 것 때문에 재활의 관점에 선 케어의 방법을 요양 스태프와 함께 개발하여 실행하는 것이 주가 된다. 즉 요양 스태프와의 협동 하에 ① 기초체력을 증진하여 생활의 활동성을 높이기 위한 원조방법, ② 자립을 촉진하기 위한 이동보조의 방법, ③ 관절구축 등 폐용증후군을 예방하는 방법, ④ 안락한 체위를 보증하는 자세잡기(positioning)의 방법 등을 개발하여 실시하는 것, 이러한 형태로 물리치료의 일부를 기술이전을 하여 케어의 질의 향상을 지향하는 것이 요구된다.

4. 종말기 재활

大田仁史는 "종말기 재활"을 제창하고 있다[1]. 그 취지에 대해서 오오다(大田)는 "종말기 재활"에 대해서 "나이가 들거나 장애 때문에 자립할 수가 없고 자기 힘으로 몸의 보전을 할 수 없는 사람들에 대해서 마지막까지 인간답게 있도록 의료, 간호, 요양과 함께 시행하는 재활"

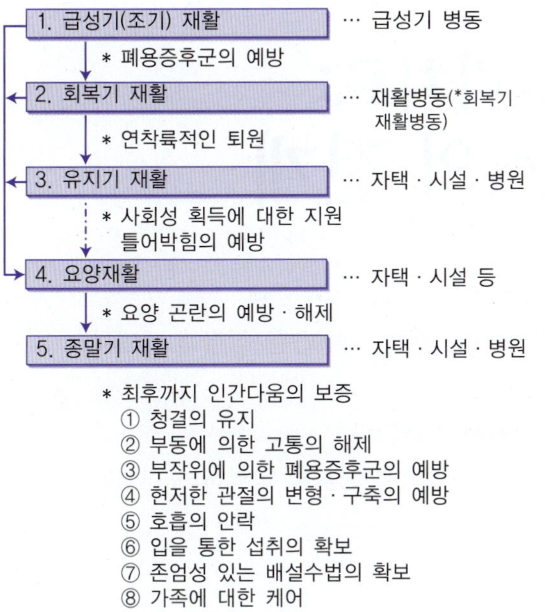

그림 4 재활의료 · 케어의 흐름과 종말기 재활

(大田仁史 : 지역사회 재활 원론 Ver 5, pp.60-64. 齒藥出版. 2010/大田仁史 : 요양기 재활의 권유. p. 131, 靑海社, 2010에서 변경)

이라고 정의하고 있다. 또한 "최후까지 인간다움을 보증한다" 라는 과점으로부터 **그림 4**와 같은 "구체적인 수법" 을 8개 제시하고 있다.

인용문헌

1) 澤村誠志（監修), 日本リハビリテーション病院・施設協会（編）：これからのリハビリテーションのあり方. pp.35-41, 青海社, 2004.

2) 大田仁史：地域リハビリテーション原論 Ver.5. pp.60-64. 医歯薬出版, 2010.

3) 大田仁史：介護期リハビリテーションのすすめ. p.131, 青海社, 2010.

IV 요양보험제도와 물리치료: 시설외래 서비스의 전개

■ **학습목표**

- 요양보험에서 시설외래 서비스(시설외래 재활, 설외래 요양)의 기능과 현 상황에 대해서 학습한다.
- 시설외래 서비스에서의 물리치료 평가와 접근에 대해서 학습한다.
- 시설외래 서비스 이용자에 대해서 물리치료를 제공함에 있어서 생활을 파악하는 관점에 대해서 학습한다.

A 요양보험에서의 시설외래 서비스의 기능과 현 상황

요양보험에서 시설에 다니는 형태를 취하는 몇 가지 서비스가 있으나 여기서는 시설외래 재활과 시설외래 요양에 한정시켜 언급한다.

노인보건법 하에 병원 · 진료소, 노인보건시설(현재의 요양노인보건시설)에서 데이케어로서 실시되고 있었던 서비스는 2000년의 요양보험제도 시행에 수반하여 **시설외래 재활**로 바뀌고 노인복지법 하에 실시되고 있었던 데이 서비스(day service)는 **시설외래 요양소**로 옮겨갔다.

시설외래 재활과 시설외래 요양 제도상의 차이는 있으나 어느 쪽도 유사한 서비스 형태를 취하기 때문에 요양보험제도 시행 후부터 현재도 역시 "시설외래 재활과 시설외래 요양의 차이"는 논의의 표적으로 되어 있다. 시설외래 재활사업소는 의사나 재활전문직의 배치가 의무화되어 있다는 것이 특징이지만, 기준인원을 훨씬 초과한 물리치료사나 작업치료사, 언어청각사를 배치하고 있는 곳부터 기준에 빠듯한 인원으로 운영하고 있는 곳까지 다양하다. 또한 시설외래 요양에서는 재활전문직의 배치의무가 없기 때문에 물리치료사, 작업치료사, 언어청각사가 없는 사업소가 있는 한편, 기능훈련지도원으로 다수 배치하고 있는 사업소도 있다. 최근에는 물리치료사, 작업치료사, 언어청각사가 스스로 창업하여 운영하는 시설외래 요양사업소도 증가하고 있으며 서비스의 명칭으

표 1 시설외래 서비스의 기능

① 시설에 다니는 자체가 가지는 기능
  틀어박힘의 해소
  외출에 관계하는 평가, 동작연습
  다른 사람과의 교류
  가족의 휴양
② 시설외래 서비스 중의 재활 케어의 기능
  재활의 관점에 기초한 일상 케어의 제공
③ 집단으로 실시되는 재활기능
  재활전문직에 의한 집단적 접근
  케어 스태프에 의한 그룹 활동
  문화교실 등 참여의 장의 제공
  이용자의 주체적 그룹 활동
④ 개별적으로 전문직이 실시하는 재활기능
  퇴원 · 퇴소 후의 재활의 계속
  재가 지원을 위한 개별적 접근
  방문에 의한 지도(*제도의 평가는 노인보건시설만)

로는 구별하기 어려운 현 상황이다.

시설외래 서비스는 다양한 기능을 가지며(**표 1**) 재가생활을 지탱하는 요소이다. 본래는 어느 쪽의 서비스에도 재활기능이 반드시 필요하고 전문직종의 배치가 필요하다. 그리고 개별 재활의 시간만이 아니라 이용 중인 일상 케어나 배웅과 마중(pick up) 장면 등 다양한 장면에서 재활의 이념과 기술이 활용되어 있어야 한다.

B 시설외래 서비스 이용자 특성과 대상자를 파악하는 관점

시설외래 서비스의 대상자는 유지기(생활적응기)에 있는 대상자이고 질병과 장애를 아울러 가진 재가생활자이다. 질병이나 장애에 의한 직접적인 생활행위의 어려움만이 아니라 연쇄적으로 야기되는 다양한 생활상의 과제를 갖고 있다. 따라서 심신기능이나 이동, 옮겨타기, 셀프케어를 중심으로 한 전문적 평가에 더하여 생활을 포괄적으로 파악하는 관점을 갖지 않으면 효과가 반감하는 경우도 있다.

대상자의 생활을 포괄적으로 파악하려면 ① 국제생활기능분류(ICF)의 관점, ② 시간 · 공간 · 사람의 관점, ③ 생활구조의 관점의 3개의 관점이 필요하다.

1. ICF의 관점

ICF의 상세에 대해서는 이 책의 다른 항목에 맡기지만 ICF의 관점이란 사람의 건강이 건강상태(상태의 변화, 질병), 심신기능 · 신체구조, 활동, 참여, 환경인자, 개인인자의 6개의 구성요소의 상호작용에 의해서 성립하고 있다는 ICF의 개념 모델[제3장 I항 **그림 2**(84페이지) 참조]을 대상자의 과제분석이나 접근법의 검토 및 시설외래 서비스의 역할을 이해하기 위해 활용하는 것이다.

2. 시간 · 공간 · 사람의 관점

대상자의 생활행위는 다양한 시간대, 장소, 사람의 관여로 이루어진다. **그림 1**은 어떤 사례의 재가 서비스의 이용 상황과 배설의 시간 · 장소 · 보조하는 사람을 1주일의 스케줄표로 나타낸 것이다. 배설의 보조만을 생각해보아도 보조는 35명에 이르는 사람의 관여, 장소는 약 8개소의 상이한 환경, 빈도는 1일 8회이다. 게다가 이 상태가 4계절이나 서비스 내용의 변경에 따라 변화한다. 옮겨타기 방법을 통일한다는 계획이 나오는 일이 있으나 주요 인물(key person)에 대한 12회의 지도로는 잘 되지 않는다는 것을 쉽게 상상할 수 있다. 이러한 상황은 유지기(생활적응기)에서는 다수 존재한다. 유지기(생활적응기)에 관여하는 스태프는 이제까지의 치료나 재활의 경과에 대한 정보 수집은 물론 "시간 · 공간 · 사람의 관점", 즉 발병 전의 생활사나 이제부터의 시간경과에 수반하는 본인 · 가족의 변화, 생활공간, 관여하는 사람의 변화, 다양하게 상상력을 동원하여 중재전략을 세울 필요가 있다.

3. 생활구조의 관점

세 번째 관점은 유지기(생활적응기)에 관여하는 스태프가 무엇을 갖고 생활재건의 지표로 하는가이다. 의료기관에서 물리치료사는 셀프케어와 이동, 옮겨타기를 중심으로 생활행위를 평가한다. 동작분석과 병동생활의 상황을 파악하여 프로그램을 입안한다. 이것은 병동생활이 흐름을 따라가는 "생활의 일부분"의 평가와 접근이다. 유지기에서는 급성기, 회복기에서 획득한 기능을 실생활에 적용하는 작업, 즉 "생활의 일부분"을 조립하는 지원이 필요하다. 이를

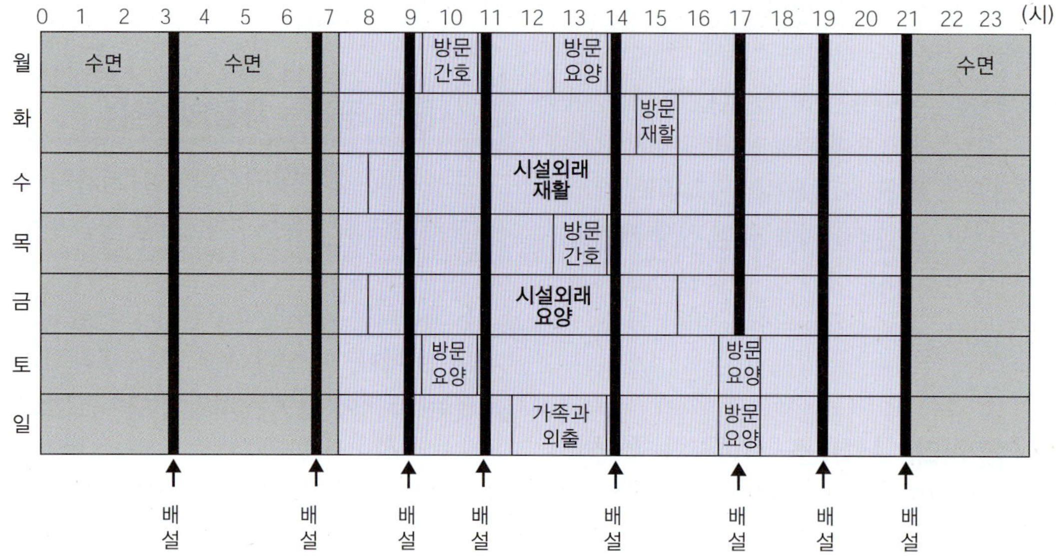

	시설외래재활	시설외래요양	방문재활	방문요양	방문간호	가족에 의한 요양
서비스 빈도	1회/주	1회/주	1회/주	1회/주	1회/주	매일
화장실	3회/일	3회/일	0~1회/일	0~1회/일	0~1회/일	5~8회/일
시간대	낮 동안	낮 동안	낮 동안	낮 동안	낮 동안	낮 동안 · 야간
인원수	CW 15명	CW 10명	PT 1명	CW 3명	NS 3명	가족 A, B, C
장소	사업소 화장실 3개소	사업소 화장실 2개소	자택 화장실	자택 화장실	자택 화장실	자택 화장실 외출처 야간 요강

그림 1 사례의 주간 스케줄과 배설이 시간 · 장소 · 지원자의 차이

위해서는 개개의 생활행위가 어떻게 조합되고 전체로써 생활이 어떻게 성립하고 있는지, 구조를 평가할 필요가 있다.

a. 건강한 사람의 생활구조

일본 총무성 통계국 통계조사부가 5년마다 실시하고 있는 사회생활 기본조사(이하, 기본조사)에서는 생활행위를 1차 활동(수면과 셀프케어), 2차 활동(일 · 가사 등), 3차 활동(여가시간의 자유로운 활동)으로 크게 분류하고 있다. **그림 2**는 1차 활동(수면시간을 제외한 것), 2차 활동, 3차 활동에 걸린 시간을 합계한

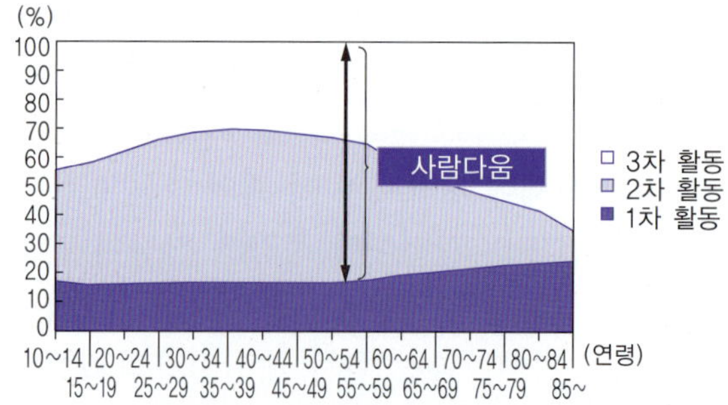

그림 2 생활시간 비율의 연령 추이(1차 활동에서부터 수면시간을 제외함)

[2006년 일본 총무성 통계국 통계조사부에 의한 사회생활 기본조사를 기초로 집계]

것을 100% 영역 그래프로 나타낸 것이다. 수면시간을 제외한 1차 활동, 즉 셀프케어에 소비되는 시간은 일생을 통해서 거의 일정하고 20% 전후에서 있다는 것을 알 수 있다. 그 상부에 있는 2차 활동, 3차 활동은 취업이나 정년이라는 라이프 이벤트(life event)에 따라서 비율이 변화한다. 이 부분이 이른바 "사람다움"에 상당하는 부분이다.

C 생활 장애를 초래하는 대상자의 생활구조

한편, 재가의 뇌졸중 환자의 1차 활동, 2차 활동, 3차 활동의 비율을 기본조사와 마찬가지의 방법으로 표시하면 역할활동인 2차 활동이 소실하고 3차 활동의 비율이 증가한다. 증가한 3차 활동의 내용은 TV나 휴식이라는 수동적이고 활동성이 낮은 것이 많은 경향에 있다. 파킨슨병 환자나 폐용증후군의 조사에서도 마찬가지의 결과가 얻어져 있다.

유지기(생활적응기)에 있는 대상자의 재가생활은 셀프케어가 중심이며 역할은 소실하고 여가시간은 TV 시청이나 휴식 등 활동성이 낮은 것으로 구성되기 쉬운 상황에 있다. 따라서 특히 유지기(생활적응기)에 있는 대상자의 활동성을 향상시키기 위한 개입은 셀프케어에 한정된 관계로는 불충분하고 재활 이념의 관점에 선 생활전반에 관여하는 것이 중요하다.

D 물리치료사에 의한 평가와 접근

시설외래 요양에서는 재활 전문직종의 배치기준이 없고 시설외래재활에서는 각 직종의 배치기준이 없기 때문에 의료기관의 물리치료사의 수비범위를 넘어선 폭넓은 관여가 필요하다. 간호사나 요양 스태프와 협업을 하여 다양한 영역에 개입할 필요가 있다.

시설외래 재활에 관여하는 물리치료사는 재활실에서 보행연습이나 ADL 지도만이 아니라 휴게실에서 침대에 옮겨타기, 몸 구르기, 일어나기 등의 기거동작, 자세잡기, 식사할 때의 자세, 음식섭취 · 삼킴, 배웅과 마중(pick up)하는 자동차에 타고 내리기, 화장실이나 목욕장면 등 필요에 따라서 다른 스태프와 협동하여 개입한다.

1. 방문지도

방문지도는 시설외래 서비스 중에서도 노인보건시설만이 제도상 평가되어 있으나 비용의 유무에 관계없이 재가의 상황을 현장에서 확인하여 두는 것은 필수적이다. 특히 서비스 개시에 있어서 서비스 담당자회의가 대상자의 자택에서 개최되는 빈도도 높기 때문에 그 전후의 시간을 이용하면 효율적이다.

방문할 때에는 각 생활행위의 실행상황, 방법, 안정성, 소요되는 시간, 요양의 양, 환경정비의 상황, 보행 지원용구나 침대 등의 복지용구의 적합성이나 요양인의 요양기술 등을 평가하고 시설외래 서비스에서의 과제를 명확히 한다. 평가할 때에 확인한 실내의 이동이나 화장실 동작 등 평가할 때의 실행상황만이 아니라 날씨에 의한 실내의 밝기, 야간의 상황, 여름철과 겨울철의 실온이나 의복의 차이 등 시간대나 계절에 따른 환경조건의 차이를 상정하여 평가하는 것이 필요하다.

2. 배웅과 마중

시설외래 서비스에서는 배웅과 마중 업무에 종사하고 있는 물리치료사도 적지 않다. 배웅과 마중은 단순한 운전업무로 끝내는 것이 아니라 "평가하는 자동차", "정보를 전달하는 자동차"로서 파악할 필요가 있다.

배웅과 마중을 할 때는 특히 거실에서부터 배웅과 마중 자동차까지의 이동능력의 평가와 지도가 중요하다. 이 경우도 시간 · 공간 · 사람의 관점이 중요하다. 맞이하는 시간대, 보내는 시간대에 따른 차이나 날씨나 계절의 차이를 상정할 필요가 있다. 예컨대 현관 부분에 설치된 옥외의 난간은 표면가공이 배려되어 있지 않으면 여름철에는 뜨겁고, 겨울철에는 지나치게 차가워 난간을 쥘 수 없는 등의 트러블이 일어난다.

보행수준의 보행자인 경우는 배웅과 마중 자동차량의 스텝의 높이, 승차할 때의 난간이나 시트를 잡는 위치, 좌석으로의 이동, 서고 앉는 방법 등 배웅과 마중에 맞춰서 지도한다. 층계차이의 오르내리기 능력에 따라서는 배웅과 마중에 임하는 다른 스태프와 검토하고 바깥쪽에 붙이는 스텝 받침대의 검토나 시설외래 재활의 트레이닝 메뉴로서도 도입한다.

휠체어를 이용하는 사람인 경우는 리프트가 오르내릴 때의 몸통의 안정성, 이동 중, 특히 커브를 달릴 때나 급격한 감속 때의 휠체어 위에서의 안정성 등을 평가하고 쿠션이나 등받이 시트벨트의 위치 등을 조정한다(**그림 3**).

3. 개별재활

시설외래재활의 개별재활, 시설외래요양에서의 기능훈련은 케어계획 위에 자리매김이 된 목적 달성을 위해 실시된다. 각각의 목적과 계획이 케어계획과 정합성이 잡혀 있는 것이 가장 중요하다. 대상자는 장애의 주된 질환의 발병에서부터 장기간 경과하고 있는 사람, 퇴원 후 얼마 안 된 사람, 또는 진행성 질환을 갖고 있는 사람으로 다양하다. 과제해결을 위한 우선순위를 명확히 하여 개별재활계획을 입안한다.

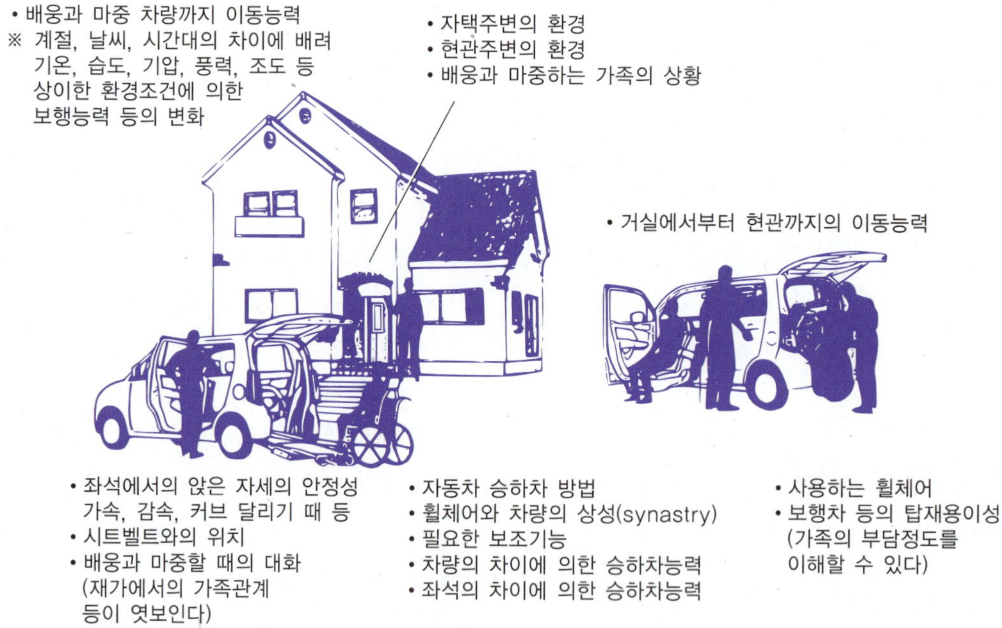
• 배웅과 마중 차량까지 이동능력
※ 계절, 날씨, 시간대의 차이에 배려
기온, 습도, 기압, 풍력, 조도 등
상이한 환경조건에 의한
보행능력 등의 변화
• 자택주변의 환경
• 현관주변의 환경
• 배웅과 마중하는 가족의 상황
• 거실에서부터 현관까지의 이동능력
• 좌석에서의 앉은 자세의 안정성
가속, 감속, 커브 달리기 때 등
• 시트벨트와의 위치
• 배웅과 마중할 때의 대화
(재가에서의 가족관계
등이 엿보인다)
• 자동차 승하차 방법
• 휠체어와 차량의 상성(synastry)
• 필요한 보조기능
• 차량의 차이에 의한 승하차능력
• 좌석의 차이에 의한 승하차능력
• 사용하는 휠체어
• 보행차 등의 탑재용이성
(가족의 부담정도를
이해할 수 있다)

그림 3 배웅과 마중에서의 체크포인트

또한 유지기일지라도 기능회복의 도상에 있는 대상자도 존재한다. 적절한 평가와 예후예측에 기초하여 주치의, 케어 매니저와 협의한 다음에 목표설정과 개별재활 프로그램의 작성 및 목표달성기간의 설정이 필요하다.

휠체어 구동연습, 보행연습, 계단 오르내리기 등의 응용 보행연습이나 몸 구르기, 일어나기 등의 기본동작 연습을 실시하는 경우는 항상 재가생활을 의식한 부하의 양이나 환경설정에 배려해서 실시한다. 심신기능의 유지 · 향상은 물리치료사 등의 도수에 의한 중재만이 아니라 자기가 할 수 있는 메뉴를 지도한다. 이 때, 팸플릿이나 비디오를 이용하여 적절하게 할 수 있는 연구를 한다. 메뉴는 현실적인 실시종목을 선정하고 계속할 수 있도록 달력(calendar) 체크표 등을 작성하는 등의 연구를 한다.

4. 그룹 재활

장애를 가진 고뇌를 공유할 수 있는 동료와 함께 실시한 편이 트레이닝 효과가 올라가는 경우도 있다. 개별재활에 고집하는 것이 아니라 대상자에게 무엇이 효과적인가를 검토하여 재활계획을 작성해서 실행한다.

그룹의 목적을 명확히 하고 설정한 그룹이 특정의 심신기능의 향상을 도모하는 경우는 적절한 평가와 운동 강도의 설정에 기초한 **그룹 재활**을 실시한다.

요양 스태프가 실시하는 레크리에이션이 주체인 그룹 활동도 종목이나 포지션에 따라서 운동부하가 다르기 때문에 위험관리에 협력한다.

5. 시설외래재활 이용 중인 케어 장면의 중재

a. 휴게실

시설외래재활 이용 중에 몸 상태가 좋지 않아 침대 위에서 일시 휴식하는 이용자는 적지 않다. 그 때 침대 옮겨타기나 침대 위에서의 체위변환, 자세잡기에서 물리치료사가 관여하는

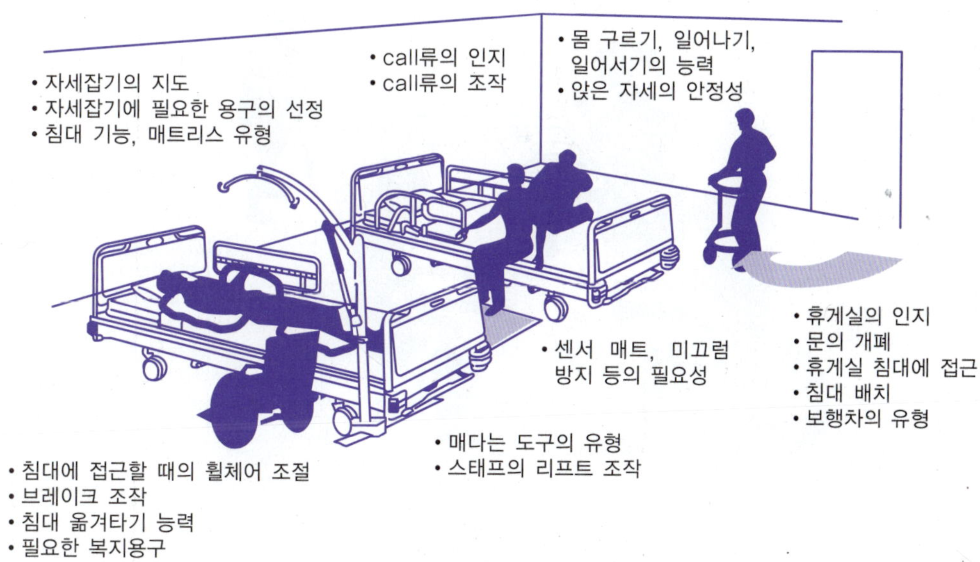

그림 4 휴게실에서의 체크포인트

빈도가 높다. 옮겨타기, 이동방법의 연습, 요양직에 대한 지도, 대상자에게 맞는 침대나 매트리스의 유형, 슬라이딩 보드나 리프트 등의 옮겨타기 용구의 선정 등을 실시한다(**그림 4**).

b. 홀(hall)

홀 내의 이동이나 동선 등도 체크하여 적절한 이동수단의 선정과 낙상의 위험 회피에 관여한다. 또한 홀에서 실시되는 이벤트나 문화 활동, 식사할 때 자세나 동작상태도 관찰하여 동작지도나 의자, 테이블의 높이 조정, 휠체어 앉는 자세 지원의 환경조정에 관여한다.

음식물 섭취 · 삼킴에 관해서는 주로 언어청각사가 관여하는 경우가 많지만, 시설외래재활시설에서는 반드시 팀에 있는 것은 아니다. 턱관절, 목 부분의 운동범위 연습, 구강주위근육, 혀 등의 트레이닝이나 호흡연습, 기침의 연습, 식사자세의 조정 등 물리치료사가 관여할 수 있는 영역은 많다(**그림 5**).

c. 욕실

시설에 따라서 욕실 환경은 다르지만 청결이나 즐거움으로서 목욕만이 아니라 재가에서 목욕의 가능성 평가나 준비, 연습으로 관여 이외에, 착탈의 동작, 욕실 내 이동 동작과 위험관리, 욕실환경의 개입도 있다. 그 때는 간호, 요양 스태프와 공동으로 실제의 목욕 장면에서 적극적으로 지원한다.

d. 화장실

배설 장면에서도 이용자의 과제해결에 대해서 중재한다. 변기 옮겨타기나 착탈의 동작만이 아니라 배뇨, 배변 자세나 변기좌석의 형상,

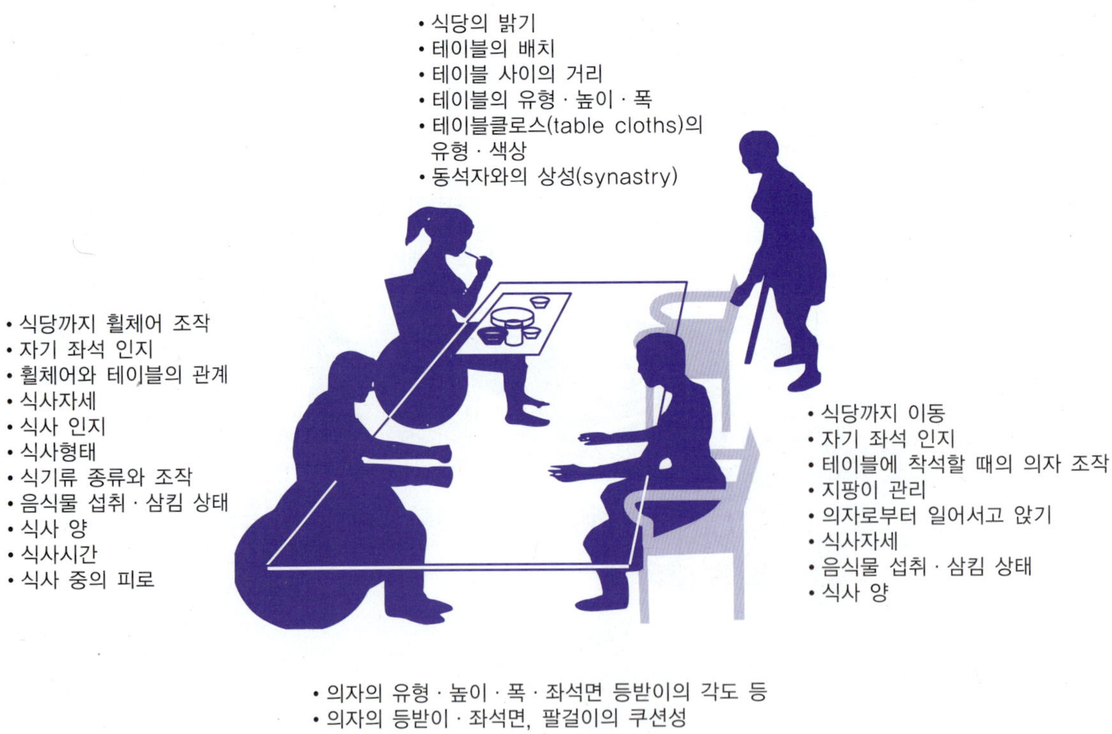

그림 5 식사환경에서의 체크포인트

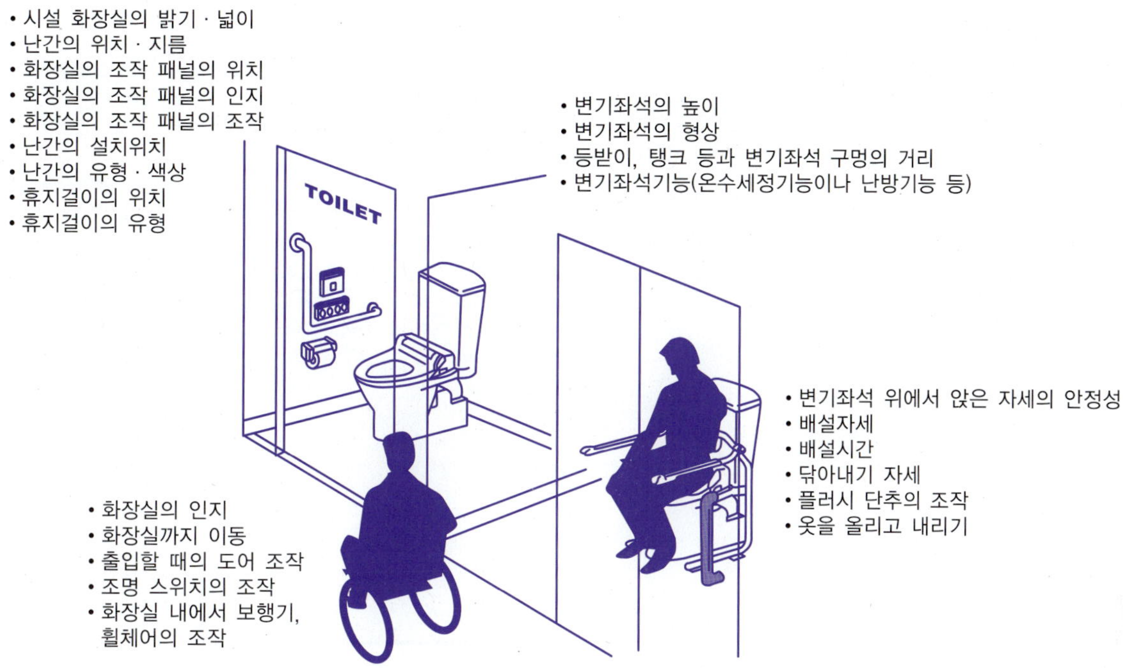

그림 6 화장실에서의 체크포인트

높이, 닦아내기 동작 등 배설행위 전체에 물리치료사의 전문성을 살려서 중재한다. 예컨대 배변자세도 골반 앞경사 자세와 뒤경사 자세에서는 항문직장각의 각도가 달라 배변의 용이성이 달라진다. 또한 변기좌석의 높이나 난간의 유형에 따라서도 복압을 가하는 난이도가 다르다. 변기좌석의 형상이나 재질도 배변자세에 영향을 미친다. 실금의 유형(**복압성 요실금**)에 따라서는 의사, 간호사, 요양 스태프와 연계하여 **골반바닥근육의 트레이닝**을 개별재활이나 그룹 재활의 장면에서 도입한다. 골반바닥근육이 약화되면 배변에서 숨을 들이켜 배에 힘을 주었을 때에 골반바닥에서 복압을 받아낼 수 없어 골반이 가쪽으로 물러나 배변곤란의 요인으로도 된다(**그림 6**).

e. 세면장

세수를 하는 자세나 세수동작의 지도, 구강케어 때의 자세나 동작지도, 자조구의 선정 등에 관여한다.

E 시설외래 서비스의 목표

시설외래 서비스에 한정하지 않고 모든 요양보험의 서비스는 명확한 목표설정과 계획적 서비스의 제공이 중요하며 효과를 기대할 수 없는 접근을 장장 계속하는 것은 제도의 설계상으로도 바람직하지 않다. "서비스의 종료"에 대해서는 어느 서비스에서도 의식해 두어야 한다.

그러나 주의해야 할 것은 시설외래 서비스의 목표, 시설외래에서 제공되는 개별재활의 목표, 제도상의 목표를 혼동해서 논의하지 않는 것이다. 재가 복귀 초기에 전문직이 단기 집중적으로 관여하여 서비스를 종료하는 것보다 더 좋은 일은 없다. 그러나 유지기(생활적응기)에 있는 대상자 중에서도 고령자나 진행성 질환이 있는 사람은 언젠가는 또 다음의 지원이 필요하게 된다. 그때까지의 기간이 가급적 연장되기 위해서도 활동성이 높은 생활기반을 만드는 관여와 재활 전문직의 정기적인 관여는 반드시 필요하다.

● 참고문헌

1) 野尻晋一：個別リハビリテーションをスムーズに実践できる施設づくりのポイント. 通所けあ, 1:17–27, 2003.
2) 野尻晋一, 山永弘明：維持期リハビリテーションとケア. 動脈硬化予防, 6:52–58, 2007.
3) 山永裕明, 野尻晋一：通所リハビリテーション・通所介護でのリハビリテーションの実際. *MB Med Reha*, 81:27–38, 2007.
4) 野尻晋一：リハビリテーションの視点に立った支援を考える. 地域ケアリング, 6:11–15, 2004.
5) 野尻晋一, 山永裕明, 今田吉彦：通所による要介護高齢者との長期的関わりと理学療法の視点. 理学療法ジャーナル, 11:967–973, 2009.

V 요양보험제도와 물리치료: 방문에서 물리치료 전개

■ **학습목표**

- 방문에서 물리치료의 개요와 현 상황에 대해서 학습한다.
- 방문에서 물리치료의 실행(평가 · 프로그램 · 목표설정 등)에 대해서 학습한다.
- 방문에서 물리치료의 효과의 중요성에 대해서 학습한다.
- 방문에서 물리치료를 실행함에 있어서 다양한 연계에 대해서 학습한다.

A 방문에서 물리치료의 개요와 현상

1. 방문에서 물리치료의 사회적인 배경

물리치료사의 방문활동은 1982년의 노인보건법에서 방문지도사업의 출발점이고 보건소나 보건센터 등의 행정기관으로부터 보건사와 연계하면서 재가에서 자리보전 고령자의 재활지도를 시행하고 있었다. 행정 서비스이기 때문에 이용료는 무료이지만 방문빈도는 한 번에 그치거나 월 1회 정도였다. 그 후 1987년의 진료수가 개정으로부터 의료보험제도로 자리매김이 되어 이것에 의해서 정기적으로 방문할 수 있는 의료체제가 확립되었다. 그 후 2000년의 요양보험제도에서도 방문재활이 메뉴에 자리매김이 됨으로써 인지도가 높아졌다. 그러나 급성기나 회복기라는 의료기관에서의 물리치료가 주류였었던 만큼 "메뉴는 있고 서비스는 없다"라 일컬어질 정도로 방문재활 서비스는 부족하고 양적 확대가 급선무의 과제로서 주장되었다. 동시에 또한 질병이나 장애가 있는 사람의 생활 속에 물리치료사가 들어가게 되고 어떻게 의료적인 과제와 생활의 과제를 정리 · 해결하여 가는가라는 표준적인 서비스 모델이 충분히 구축되어 있지 않아 질의 향상도 중요한 과제로서 자리매김이 되어 왔다.

요즘에는 급속한 고령화에 수반하는 의료 · 요양지원 비용 증대의 억제를 향한 의료기관의 입원일수 단축이나 요양병상의 폐지가 추진되고 떠맡을 곳으로서 재가의료나 요양이 강조되어왔다. 그 중에서도 요양하는 사람이나 요양을 필요로 하는 사람의 중증화가 되는 것을 예방하고 자립지원을 촉진하는 방문재활에 관해서는 이제부터의 일본의 고령사회로서 중요한 서비스의 하나로 주목되고 있다.

2. 현재 제공되고 있는 물리치료사의 방문 서비스

방문재활에는 아래의 세 가지 종류가 있다.

① 행정기관으로부터의 방문 : 보건소나 보건센터 등으로부터의 방문지도사업(보건사업)

② 방문간호 스테이션으로부터의 방문 : 간호사의 보조로서의 방문간호사업(의료보

험 · 요양보험)이고 이용자의 요구에 따른 대응이 가능하다.

③ 병원 · 진료소 · 요양노인보건시설로부터의 방문 : 방문재활사업소로부터의 방문사업(의료보험 · 요양보험)이고 법률용어인 "방문재활"은 이 사업에 대한 것만을 가리킨다. 방문간호와 마찬가지로 이용자의 요구에 따른 대응이 가능하다.

3. 방문에서의 물리치료

우선 **방문재활**이란 질병, 부상, 노화 등에 의해서 생활기능이 저하한 사람 또는 가능성이 있는 사람 중, 외출이 어려운 사람이나 재가 생활상 어떠한 과제가 있는 사람 또는 그 가족 등의 요양인에 대해서 물리치료사나 작업치료사, 언어청각사 등이 주택을 방문하여 생활기능과 장애의 평가, 도수치료, 기능연습, 일상생활 활동 연습, 주택개수 및 복지용구의 적합, 전문적 조언 · 제안, 재활 카운슬링을 실시함으로써 일상생활 활동의 자립이나 참여와 같은 사람다운 생활의 재건 및 질의 향상을 촉진하는 것이다. 활동은 지역사회 케어의 일익을 담당하는 것으로 대상자의 생활지원에 관여하는 다양한 전문직과 적극적으로 연계를 취하면서 시행되어야 하는 것이다.

방문물리치료는 **방문작업치료**, **방문언어청각치료**를 포함하여 방문재활에 포함되는 개념이다(**그림 1**).

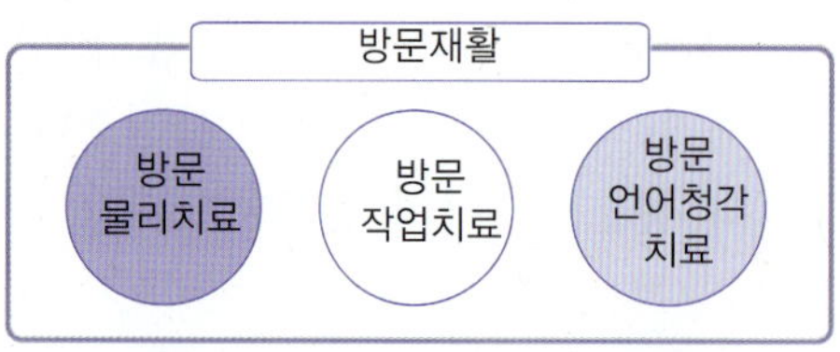

그림 1 방문물리치료의 자리매김

방문물리치료에서는 의료기관에서 제공되는 물리치료 수기만이 아니라 기타의 재활 접근도 구사하여 재가 요양인, 요양을 필요로 하는 사람의 전인간적인 복권을 촉진한다. 의학모델적인 관점을 기본으로 하면서도 대상자를 생활인으로서 보는 관점, 이른바 생활모델적인 관점에서 파악하고, "뇌졸중의 물리치료"라는 관점이 아니라 "뇌졸중이 된 ○○○ 씨의 물리치료"라는 관점에 역점을 둔다. 재가에서의 급성기나 회복기는 물론 유지기(생활적응기)나 종말기에서도 필요에 따라 관여하고 평생을 통해서 대상자의 자기답게 살 권리와 존엄을 지킨다. 이 때문에 방문물리치료사는 물리치료를 전문성의 핵으로 갖고 재활의 관점에 기초하여 문제해결을 하는 치료사라는 역할을 담당한다.

B 방문에서 물리치료 실행

1. 방문에서 물리치료 평가

종전에 물리치료의 평가는 주로 신체기능면의 평가부터 시행되는 경향이 있다. 장애나 신체적인 이상이 있는 개소를 뚜렷이 드러내기 위해서는 중요한 평가의 흐름이다. 그러나 질병이나 장애가 있는 사람의 생활이나 인생을 재건하면서 심신기능을 더 좋은 상태로 유도하기 위해서는 발상의 전환이 필요하다.

방문물리치료 평가의 요점은 생활평가를 중심에 두는 것이다. 재가 요양을 필요로 하는 사람에서는 질병이나 장애가 있어도 나날의 생활을 안전하게 막힘이 없이 시행할 수 있는 것이 중요하며 한정된 방문횟수나 시간으로 최대의 물리치료 효과를 끌어내기 위한 열쇠가 평소의 생활 속에 숨겨져 있기 때문이다.

표 1 방문재활 생활평가표 (앞면)

초기 · 중간 · 최종

평가일	년 월 일 ( )	평가자	PT · OT · ST
성명	(세) 남 · 여	요양정도	지원을 필요로 함 · 요양을 필요로 함( ) · 신청중 · 갱신중
질환명		장애명	가족구성
주된 호소		생활상황 : 와상중심 · 증간 · 이상중심, 외출 빈도: 주 ( )회	
요망사항		여가활동 :	주된 요양인 ( )

1일의 생활의 흐름 낮 동안 앉은 자세 시간 : ( )시간

0 6 12 18 24

ADL	본인의 상태	보조의 상태	주택 · 용구환경의 상태	Barthel Index
의사소통	이해: 양 · 가 · 불가, 표출: 양 · 가 · 불가 실어; 무 · 유, 구음장애: 무 · 유 난청; 유 · 경증 · 무, 전화: 가 · 불가	보조자: 부담: 대 · 소 · 무	보청기 · 초인종 · 전화 · 휴대전화, 개인용 컴퓨터	
기거 옮겨 타기	이부자리 착탈( ) · 몸 구르기( ) 일어나기( ) · 의자 일어서기( ) 바닥 일어서기( ) · 끝에 걸터앉은 자세 유지( ) 선 자세유지( ) · 옮겨타기( )	보조자: 부담: 대 · 소 · 무	자기집 · 셋집, 단독주택 · 집합주택 침구 ; 전동침대 · 일반침대 · 이부자리 이동막대: 무 · 유, 등받이가 있는 다리 없는 의자 : 무 · 유	자립 15 최소보조 10 옮겨타기 보조 5 완전보조 0
옥내 이동	혼자걷기 · 지팡이보행 · 잡고 걷기 · 휠체어 보행기보행 · 무릎걸음 · 네발기기 비틀거림: 무 · 유 , 낙상경력; 무 · 유	보조자: 부담: 대 · 소 · 무	T자형 지팡이 · 4점 지팡이 · side cane · 보행기 장구: 무 · 유 ( ) 휠체어: 무 · 유 · 대여 현관난간: 무 · 유, 현관문틀 ( )㎝	자립 15 부분보조 10 WC자립 5 완전보조 0
옥외 이동	혼자걷기 · 지팡이보행 · 보행기보행 · 휠체어 실버 카 보행 · 전동휠체어 시니어 카 · 낙상경력; 무 · 유	보조자: 부담: 대 · 소 · 무	보행기 · 실버 카 전동 : 무 · 유 · 대여 근린 교통량 : 많음 · 보통 · 적음 노면 : 평단 · 언덕 · 요철	
계단 오르 내림	2족 1단 · 1족 1단 비틀거림 : 무 · 유, 낙상경력; 무 · 유	보조자: 부담: 대 · 소 · 무	거실 ( )층, 계단 · 엘리베이터 · 승강기 난간 : 무 · 유	자립 10 부분보조 5 완전보조 0
식사	식욕: 양호 · 보통 · 부량, 사용 : 오른손 · 왼손 음식을 흘리다 : 많음 · 적음 · 없음 사레들림 : 무 · 유	보조자: 부담: 대 · 소 · 무	식사형태 젓가락 · 포크 · 스푼 · 자조구 의치: 위턱 · 아래턱, 침대 위 · 옆 · 식탁	자립 10 부분보조 5 완전보조 0
몸 단정 히하기	세수( ) · 이빨 닦기( ) · 머리손질( ) 화장( ) · 면도( )	보조자: 부담 : 대 · 소 · 무	세면대 · 부엌 · 침실 거울 : 무 · 유	자립 5 보조 0
착탈의	매일 · 때때로 · 외출 때만 · 거의 없음 상의( ), 누워서 · 앉아서 · 서서 하의( ), 누워서 · 앉아서 · 서서	보조자: 부담: 대 · 소 · 무	잠옷 · 평상복 · 정장 의복의 고안 · 개조, 리처(reacher)	자립 10 부분보조 5 완전보조 0
목욕	주 회, 자택 · 낮 동안 · 방문목욕 샤워목욕 · 욕조목욕, 욕실이동 ( ) 몸 씻기( ) · 머리감기( ) · 가랑이를 벌리고 넘기 ( ), 욕조기립( ) · 앉기( ) · 유지( )	보조자: 부담: 대 · 소 · 무	욕실: 무 · 유 ; 설치형 · 반매립형 난간 "무 · 유, 욕실용 손잡이 · 샤워의자 이동식 샤워의자 · 목욕발판 · 미끄럼 방지 매트, 욕조 내 깔판	자립 5 부분보조 0 완전보조 0
화장실 동작	옮겨타기( ) · 자리에 앉음( ) · 기립( ) 하의 올리고 내리기( ) · 음부처리( ) 요 패드 착탈( ) · 손 씻기 ( )	보조자: 부담: 대 · 소 · 무	화장실 : 서양식 · 간이서양식 · 일본식 난간 : 무 · 유 휴대용 변기 : 무 · 유	자립 10 부분보조 5 완전보조 0
배뇨 자제	요의 : 무 · 유, 실금 : 무 · 유, 빈뇨 : 무 · 유, 내복 : 무 · 유,	보조자: 부담: 대 · 소 · 무	기저귀 · 요 패드 · 휴대용 변기 · 요강 · 변기	자립 10 부분보조 5 완전보조 0
배변 자제	변의: 무 · 유, 실금 :무 · 유, 변비 : 무 · 유, 적변 : 무 · 유, 관장 : 무 · 유, 내복 : 무 · 유,	보조자: 부담: 대 · 소 · 무	기저귀 · 휴대용 변기 ·	자립 10 부분보조 5 완전보조 0
IADL	복약 · 조리 · 밥상 차리기 · 쇼핑 · 세탁 · 정리 · 청소 · 금전관리 · 취미활동 · 역할 · 일 · 지인과의 교류 · 교통 · 메일 · 인터넷 · 기타 ( )		BI 합계	/100점

*자립 ○, 일부보조 △, 완전보조 ×, 미실시 –

재가재활연구소

표 2 방문재활 생활평가표 (뒷면)

주간예정	월	화	수	목	금	토	일	기타의 예정
AM								
PM								

신체기능

시력장애 : 무 · 유 (   )

청력장애 : 무 · 유 (   )

운동기능 (MMT · BRS-Stage · Yahr)

정신 · 고차기능 하세가와식 : /30점

인지장애도: 무 · Ⅰ · Ⅱa · Ⅱb · Ⅲa · Ⅲb · Ⅳ · M

생활의욕: 무 · 유, **재활의욕** : 무 · 유

기분: 적극적 · 소극적 · 안정 · 불안정 · 갈등 중

고위뇌기능: 기억장애 · 주의장애 · 실어증

실행증 · 실인증 · 지리적 장애 · 반측공간무시

반측신체실인 · 수행기능장애 · 행동과 감정의 장애

내구력

ROM제한: 무 · 유

감각장애: 무 · 유

표재 (   )

심부 (   )

통증: 무 · 자제 내 · 자제 밖

부위

균형 장애: 무 · 유

앉은 자세 (   )

선 자세 (   )

한쪽 다리 서기: 우 _____ 초 · 좌 _____초

내복약

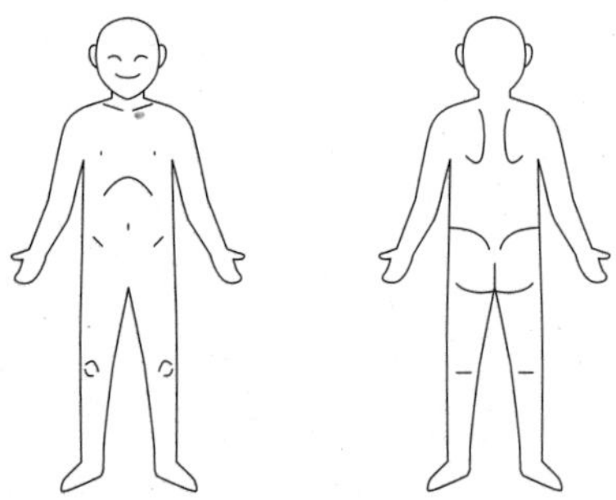

주택 · 적요

생활과제

목표설정

단기

장기

재활 프로그램

희망 방문빈도 : (주 회), 요일: ( ), 시간: ( ), 초회 방문일 (/요일)

재가재활연구소

표 1, 2는 필자의 시설에서 사용하고 있는 것이며 **표 1**은 생활평가를 전면에 배치하고 생활지원의 사고방법을 전개하는 방법을 평가표에 적용하고 있다[1]. 대상자나 요양인의 주된 호소나 재활에 대한 요망에 시작되고 1일의 생활의 흐름을 확인하여 각각의 ADL이 어떠한 실시상황인지 체크해간다. 항상 대상자의 상태와 요양의 상태, 주택 · 용구환경의 상태를 동시 일체적으로 보아감으로써 생활과제에서 대상자와 환경의 관계성을 확인한다. 또한 초심자라도 확인의 실수가 없도록 체크방식으로 하고 있다. 최종적으로 ADL의 상태는 Barthel index로 점수화할 수 있도록 하고 있다. 생활에서의 대상자와 인적 · 물적 환경의 상태를 파악한 다음에 **표 2**의 신체기능이나 정신 · 고위뇌기능 또는 복약의 상태, 주거환경 등을 평가하여 생활과제의 핵심이나 구조를 뚜렷이 드러내어간다. 그리고 대상자나 요양인의 의향이나 안전한 생활의 확보에 유의하고 우선순위가 높은 생활과제를 열거한다. 그 다음에 단기목표와 장기목표를 설정하여 재활 프로그램을 구체화한다.

표 1, 2도 현재의 생활상황의 평가표이며 예후예측을 하기 위해서는 그 사람됨의 정보나 과거에서부터 현재까지의 병력이 필요하다. 별개의 기록지로써 생활경력을 기재할 수 있는 것이 필요하다. 항목으로는 생활경력 · 직업경력, 취미경력 · 관심사, 과거병력 · 현 병력과 그때그때의 ADL상태를 기재할 수 있는 것이 좋다.

또한 방문재활사무소에서 사용되는 재활 실시계획서에 대해서는 이 단원 II항의 **표 2** (100~102페이지)를 참조하기 바란다.

2. 목표설정의 사고방법

방문물리치료에서 목표설정에서는 주치의의

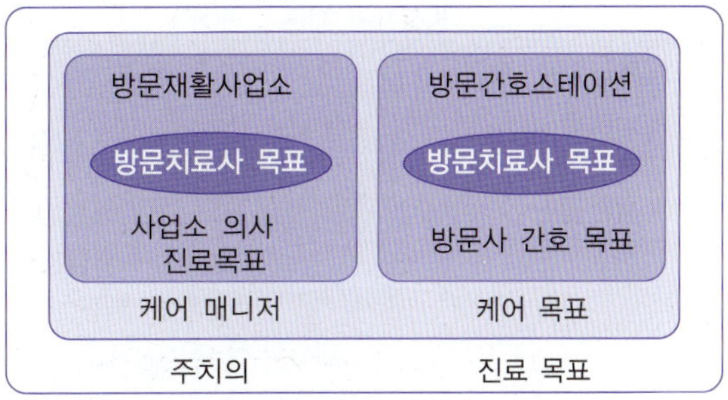

그림 2 목표설정의 관계성

진료목표나 케어매니저의 케어 목표와의 정합성이 필요하다(**그림 2**). 그리고 사업소 내에서도 의사와 간호사의 목표의 합치가 필요하다.

목표설정의 기간은 단기와 장기로 나눠서 생각한다. 기준으로서는 단기를 3개월, 장기를 6개월로 생각하면 정리하기 쉽다. 목표설정의 내용에 관해서는 각각의 기간에서 달성되는 것을 선택하는 것으로 되는데 대상자의 입장에서 생각하면, 단기목표는 기본적인 나날의 생활의 과제의 해결, 그리고 장기목표는 자기실현을 포함한 자기다운 생활의 재건에 관한 목표설정이 본인의 삶의 희망으로 연결되고 그 결과로 생활의욕 · 재활의욕의 향상을 끌어낼 수 있다.

목표설정을 높이는 방법에 관해서는 단순히 "더 걸을 수 있게 된다" 또는 "손이 움직이게 된다" 라는 기능수준의 막연한 목표설정이 아니라 "화장실까지 혼자서 갈 수 있게 된다", "도우미의 보조로 자택에서 목욕을 할 수 있게 된다" 와 같은 구체적인 ADL 수준에 적용할 필요가 있다. 게다가 장래의 우울증이나 폐용성 기능저하의 예방을 향해서 본인의 삶의 보람이나 즐거움으로 연결되는 주체적인 활동, 이른바 참여로 연결되는 목표설정이 중요하다.

3. 프로그램의 사고방법

방문재활 프로그램에는 좁은 의미의 물리치

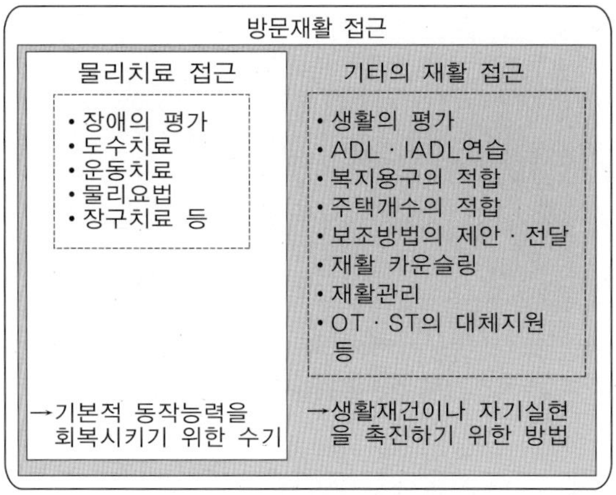

그림 3 프로그램의 사고방법

료 접근과 물리치료의 범주를 넘어선 확대 접근, 이른바 **재활접근**이 있다(**그림 3**). 예컨대 좁은 의미의 물리치료 접근이란 장애의 평가나 도수치료, 운동치료, 보장구치료, 물리요법과 같은 기본적 동작능력을 회복하기 위한 수기이다. 기타의 재활접근은 생활자로서의 생활재건이나 자기실현을 촉진하기 위한 접근방법이다. 아래에 간단히 해설한다.

a. 생활의 평가

대상자나 요양인의 주된 호소 · 요망으로부터 시작하여 1일의 생활이 어떻게 시행되고 있는가, 곤란한 일은 무엇인가라는 것을 본인만이 아니라 인적 · 물적 환경의 상태도 포함하여 평가하는 것. 그 결과 도출된 생활과제에 우선순위를 매겨 목표설정, 재활 프로그램의 입안을 한다.

b. ADL · IADL 연습

기본동작능력은 실제의 생활 장면에서 활용되지 않으면 의미가 없다. 그래서 일어서기나 보행과 같은 물리치료사가 전문으로 하는 기본동작을 실제의 생활환경 속에서 연습하고 동작학습을 촉진한다. 예컨대, 배설이나 목욕, 가사 등이다. 주거환경이나 복지용구를 활용하는 방법이나 요양인이 보조하는 방법도 연습에 포함시킨다.

c. 복지용구 · 주택개수의 적합

의료기관에서도 물리치료사가 관여하고 있으나 신체기능의 회복을 촉진하여 생활과제를 해결하려면 어느 정도 시간이 걸려 한계도 있다. 그러나 복지용구나 주택개수의 도입에 의해서 생활의 과제가 순식간에 해결되거나 활동량이 증가함으로써 신체기능이나 기분이 전향적으로 되는 일이 있다. 퇴원 직후는 낙상예방도 포함하여 우선적으로 진행되어야 할 프로그램이다.

d. 보조방법의 제안 · 전달

대상자의 잠재기능을 끌어내어 생활동작이 안정되고 요양하는 양이 감소하는 것 같은 보조방법을 제안하고 요양인이나 도우미, 시설외래 서비스의 케어 스태프에게 전달한다. 또한 현장에서 전달하거나 알기 쉬운 자료를 작성하여 설명한다.

e. 재활 카운슬링

물리치료사는 장애의 평가와 예후예측, 생활재건을 향한 구체적 접근의 구성 · 실시가 가능하다. 그 특성을 살린 조언이나 상담 원조를 시행한다. 대상자의 마음의 움직임(희노애락, 갈등, 불안, 절망감)에 공감하면서 생활재건이나 자기실현을 할 수 있는 길을 함께 생각한다. 특히 재활의 이념을 전달하고 전향적인 사고나 생활의 구성을 촉진한다. 마음이 움직이지 않으면 신체는 움직이지 않는다. 다만, 이 수법에 관한 전문적인 방법론은 아직 확립되어 있지 않다.

f. 재활관리

대상자의 자립지원이나 요양예방, 자기실현이 효율적으로 진행하도록 재활의 관점에서부터 생활의 구성이나 케어 팀으로서의 지원하는 방법을 재고하거나 대상자나 요양인, 주치의나 케어 매니저, 기타의 케어 팀에게 제안하는 일이 있다. 특히 케어 매니저가 오른팔과 같은 존재가 되는 것이 중요하다.

g. 작업치료사 · 언어청각사의 대체지원

케어 팀에 작업치료사나 언어청각사가 없는 경우, 안전하고 동시에 할 수 있는 범위에서 대체적인 접근을 시행한다. 실시에서는 경험이 풍부한 작업치료사나 언어청각사에게 전문적인 조언을 받아 위험성이 없는 범위에서 실시한다.

C 방문에서 물리치료 효과

급성기나 회복기의 물리치료 효과에 관해서는 상태의 개선이 판정의 기준으로 되어 있으나 방문물리치료의 경우에는 약간 다르다. 실제로는 생활기능의 ① 개선, ② 유지, ③ 악화의 지연이 방문물리치료의 효과가 된다.

1. 뇌졸중 모델

우선 뇌졸중이나 넙다리뼈 목부위골절과 같은 급성으로 발병하는 질환, 이른바 뇌졸중 모델인 경우, 최근에는 입원일수가 단축된 영향으로 상태가 회복되는 도상에서 재가복귀가 되는 사례가 많다(**그림 4**). 이 때문에 퇴원 후는 신체기능이나 동작능력 향상이나 자택과 같은 환경 속에서의 ADL 등의 재획득과 같은 생활기능의 재획득이 필요하다. 또한 재가생활 중인 요양을 필요로 하는 사람이 낙상의 사고로 인해 요통이 발생하고 자리보전 상태가 되는 경우가 있다. 이 시기에 적절히 관여하면 생활기능의 개선과 같은 결과를 끌어낼 수 있다.

그러나 차츰 개선이 무뎌져 보합상태가 된다. 여기서 중요한 것이 만성기의 요양을 필요로 하는 사람의 기준선이다. 이제까지의 조사연구에서 재가 요양을 필요로 하는 사람은 차츰 ADL이 저하한다는 것이 명백해져 있다[2, 3]. 일반적으로는 삶의 보람의 소실에 의한 생활의 욕의 저하, 활발하지 않는 생활에 의한 폐용증후군의 진행, 합병증의 병발, 낙상이나 통증에 의한 활동제한 등이 수준저하의 원인이다. 즉 만성기의 기준선은 시간이 경과할수록 저하하기(상태가 나빠지기) 때문에 현상유지가 되어 있으면 효과가 있다 할 수 있다.

실제로 질병이나 장애가 있는 요양을 필요로 하는 사람의 다양한 수준저하의 원인을 회피하고 생활기능의 현상유지를 시키는 것은 상당히 어려우며 의료인으로서의 높은 전문성이 요구된다. 정체기(플래토)라는 말을 물리치료사는 부정적으로 사용하는 일이 많지만 상태를 유지할 수 있다는 긍정적인 견해도 있다는 것을 이해할 필요가 있다.

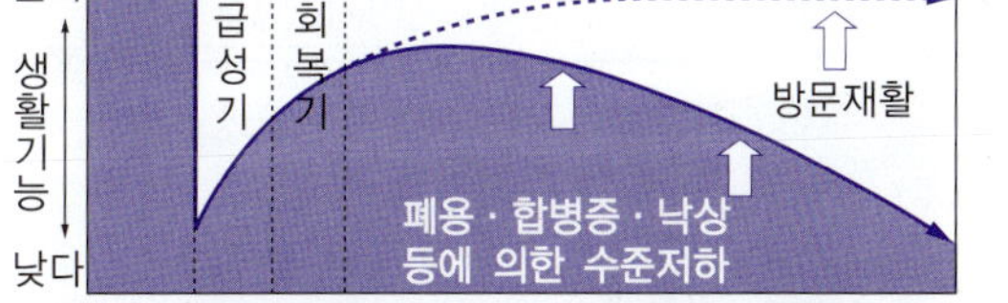

그림 4 뇌졸중 모델에 대한 중재 이미지 (뇌졸중, 넙다리뼈 목부위골절 등)

2. 폐용증후군 모델

다음으로 만성폐색성폐질환(COPD)이나 파킨슨병, 근위축성측삭경화증(ALS), 진행성 암과 같은 서서히 생활기능이 저하하는 질환, 이른바 폐용증후군 모델인 경우, 통상의 기준선은 계단모양으로 저하한다(상태가 나빠진다)(**그림 5**). 완만한 저하는 질환의 진행에 의한 것이나 폐용성 기능저하에 의한 것이며, 급격한 저하는 폐렴과 같은 몸 상태의 불량이나 낙상 등에 의한 통증, 보행이나 선 자세나 앉은 자세와 같은 이제까지 할 수 있었던 동작이나 자세를 자력으로 할 수 없게 되었을 때 등이다. 일반적으로 진행성의 질환인 요양을 필요로 하는 사람의 생활기능이 개선된다는 것은 생각하기 어렵다.

그러나 과도한 안정이나 활발하지 않은 생활에 의한 폐용증후군의 개선이나 기능저하에 의한 환경 부적합의 개선을 도모함으로써 생활기능이 일시적으로 개선되는 일이 있다. 병상의 진행에 관해서도 예측적으로 대응하는 것이나 시시각각 변화해가는 신체기능을 말끔히 모니터링을 하여 적절한 대처를 해감으로써 저하하는 기준선을 둔화시킬 수 있다. 병상의 진행을 조금이라도 지연시킬 수 있다는 가치나 전문가의 팔로업이 있기에 전향적인 기분으로 오늘을 살고 내일도 분발하자는 의욕을 끌어낼 수 있는 가치를 이해할 필요가 있다.

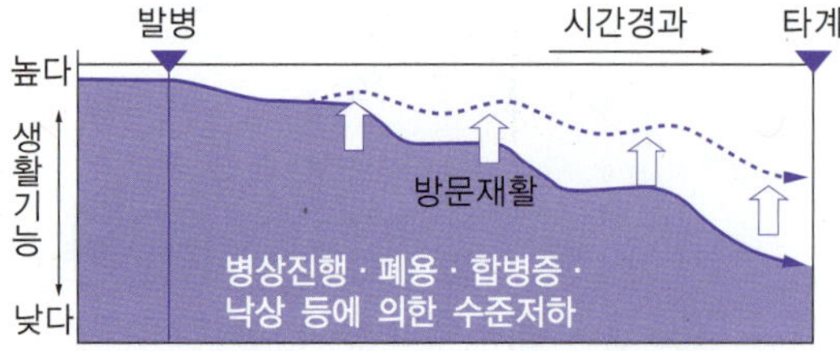

그림 5 폐용증후군 모델에 대한 중재 이미지 (COPD, 파킨슨병, ALS, 진행성 암 등)

D 방문에서의 물리치료를 실행함에 있어서의 연계

방문 물리치료에서는 사업소 내 연계와 사업소 밖 연계가 있다(**그림 6**).

1. 사업소 내 연계

사업소 내 연계에서는 각 직업 영역의 벽을 만들지 않고 같은 동료로서 "지역사회를 지키다"라는 고귀한 뜻을 공유하고 견고한 팀을 형성하는 것이 중요하다. 일상적 업무에 대해서는 정기적인 미팅이나 컨퍼런스, 일상의 정보교환이나 정보공유가 결여되지 않도록 하는 것이 연계의 요점이다.

2. 사업소 밖 연계

사업소 밖 연계에서 가장 중요한 것은 이용자의 주치의와의 연계이다. 진료정보 제공서 또는 지시서를 내는 주치의와는 방문 전 또는 초기단계에서 또바기 면회하여 의료정보나 위험 정보를 확실히 받도록 하고 서면만의 주고받기로 얼굴도 모른다는 일이 없도록 한다.

다음으로 중요한 것이 **케어 매니저와의 연계**이다. 의료기관에서의 의료 구성은 의사가 주

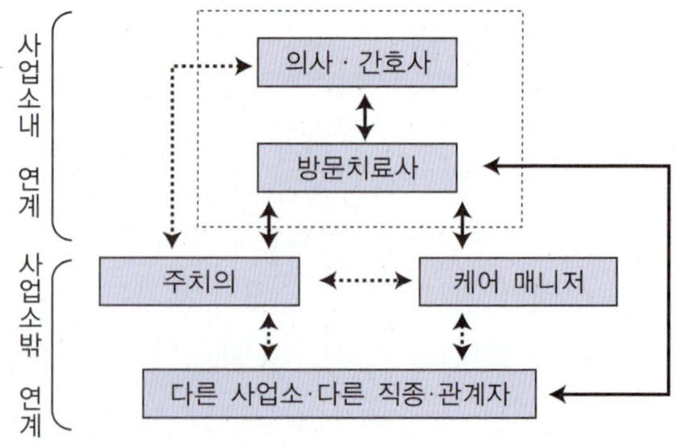

그림 6 방문에서 물리치료의 연계 골격

도권을 갖고 있으나 요양을 필요로 한다고 인정된 사람이라면 케어 매니저가 요양보험 서비스 구성의 주도권을 갖고 있다. 이 때문에 일상의 상황이나 방문물리치료의 진척상황, 생활의 트러블이나 사고, 다음 서비스의 전개, 방문 스케줄의 변경 등, 케어 매니저에게 일상적으로 연락 · 보고 · 상담을 시행하는 것이 필수적이다. 기타의 사업소 방문간호사나 도우미, 데이 서비스 스태프 등과 이용자에 관한 정보교환이나 재활방법 · 보조방법의 합치나 전달을 시행하는 일이 있으나 그때에도 케어 매니저의 보고는 반드시 시행한다.

요양보험에서는 **서비스 담당자회의**를 정기적 및 필요에 따라서 개최하는 것이 자리매김이 되어 있다. 이용자의 방문을 팀 담당제로 하는 등의 연구를 하여 회의에 참가하기 쉬운 업무운영 체제를 만들 필요가 있다. 서비스 담당자회의는 팀 연계의 첫째의 요체이며 물리치료나 재활의 전문성을 케어계획에 도입하기 위한 중요한 장이다.

전체를 통해서 사업소 밖 연계의 요점으로서는 물리치료사 자신이 "이야기하기 쉽고 믿고 의지할 수 있는 치료사"가 되는 것이 중요하다.

E 방문에서 물리치료사의 전망

물리치료사는 신체의 움직임을 만드는 전문가라고 일컬어지고 있다. 그러나 사람이 움직이기 위해 우선 필요한 것은 기분이다. 의료기관은 "치유되고 싶다"는 의욕이 있는 사람들이 모이는 장소이기 때문에 물리치료사는 움직임을 끌어내는 것에 전념할 수 있다. 그러나 재가에서는 질병이나 장애에 의해서 자기의 인생이나 자기 자신도 상실하여 절망하고 있는 사람이 적지 않다. 이러한 사람의 움직임만을 보고 있어도 사람은 바뀌지 않고 방문물리치료의 효과도 올라가지 않는다. 흔히 "마음이 움직이면 몸이 움직인다"라고 일컬어지는데 많은 사례의 방문 물리치료를 통해서 바로 그대로라는 것을 실감하게 된다. 사람의 마음이 움직이지 않으면 동작도 생활도 변화하지 않는다. 이 인간의 원리원칙에 입각하여 물리치료사로서 대상자에 관여하면 "마음이 움직이는 신체나 움직임을 만드는 전문가"가 될 수 있다. 일본의 풍요로운 고령사회를 실현하기 위해서도 방문 물리치료는 필요하다.

인용문헌

1) 吉良健司：はじめての訪問リハビリテーション. pp.76-83. 医学書院, 2007.
2) 砂子田篤：慢性期脳卒中の機能維持のために—機能状態の予後予測. 総合リハ, 26:1119–1125, 1998.
3) 千知岩伸匡ほか：在宅脳卒中後遺症者における ADL の経年変化とその関連要因. 理学療法学, 29（学会特別号）:29, 2002.

VI 요양보험제도와 물리치료: 요양예방의 전개

■ **학습목표**

- 요양예방사업에서 물리치료사의 역할에 대해서 학습한다.
- 일반고령자 시책, 2차 예방시책, 예방지원에서 요양예방의 구체적인 전개에 대해서 학습한다.
- 근골격계의 기능향상에서 평가(E-SAS 등)와 효과에 대해서 학습한다.
- 요양예방에서 사업계획에 대해서 학습한다.

A 요양예방과 물리치료사

요양예방이란 "요양을 필요로 하는 상태의 발생을 가능한 한 방지하는 것(지연시키는 것), 그리고 요양을 필요로 하는 상태에 있어도 악화를 가능한 한 방지하는 것"이라 정의된다. 요양예방이란 단순히 고령자의 운동기능이나 영양상태와 같은 개개의 요소의 개선만을 지향하는 것은 아니다. 오히려 이들의 심신기능의 개선이나 환경조정 등을 통해서 개개의 생활행위(활동수준)나 역할(참여수준)의 향상을 가져오고 그것에 의해서 한 사람 한 사람의 삶의 보람이나 자기실현을 위한 대처를 지원하여 생활의 질(QOL)의 향상을 가져오는 것이다.

따라서 물리치료사는 전문성을 살리는 것은 물론 "대상자의 현재에서부터 장래를 향한 생활을 관리한다"라는 넓은 시야를 갖는 것이 중요하다.

1. 요양예방의 개념

요양예방과 생활습관병 예방의 관계를 **그림 1**에 나타냈다[1]. 이것에 따르면, 요양예방과 생활습관병 예방은 일체적으로 추진함으로써 국민의 건강수명을 가급적 연장시켜 가는 흐름이다. 이것은 2004년 10월에 후생노동성 노인건강국장의 사적인 검토모임인 "노인보건사업의 재검토에 관한 검토모임"이 "생활습관병 예방과 요양예방의 새로운 전개를 향하여"라는 제목의 중간 보고서를 공표한 것을 받고 있다.

노인보건사업은 장년기에 생활습관병을 예방함으로써 "건강한 65세"를 만드는 것을 목표로 하여왔다. 그러나 현재는 국민의 대다수가 건강하게 65세를 맞이하는 시대가 되고 최대의 건강불안은 치매나 요양을 필요로 하는 것에 관계되는 것이다. 그래서 향후는 고령자의 자립지원이라는 관점에 서서 사회참여를 포함하여 생활기능이 자립하여 삶의 보람이 넘쳐흐르는 "활동적인 85세"를 새로운 목표로 하였다.

a. 요양예방의 3단계

1) 1차 예방

요양예방에서의 1차 예방이란 생활습관병 예방에서의 1차 예방과 2차 예방의 수준에 있는 사람, 즉 활동적인 상태에 있는 고령자를 대상으로 생활기능의 유지 · 향상을 향한 대처를 하는 것이다.

2) 2차 예방

요양예방에서의 2차 예방이란 허약한(지원을 필요로 함 · 요양을 필요로 함에 빠진 위험이 높은) 고령자를 대상으로, 생활기능저하의 조기발견 · 조기대응을 시행하는 것이다.

3) 3차 예방

요양예방에서의 3차 예방이란 지원을 필요로 하는 · 요양을 필요로 하는 상태에 있는 고령자를 대상으로 요양을 필요로 하는 상태의 개선이나 중증화의 예방을 시행하는 것이다.

b. 요양예방의 이해

요양예방과 생활습관병 예방의 관계성을 이해하고 연동하여 진행시켜갈 필요가 있다. 요양예방이라는 개념은 한정된 대상자에게만 관계하는 것이 아니라 모든 고령자를 대상으로 한 사람 한 사람의 기능수준에 따라서 끊어짐이 없이 종합적으로 생각하는 것이다. 요양예방과 생활습관병 예방의 두 가지 관점으로부터 사업을 전개해가는 관점이 중요하다.

이것을 더 넓은 시야에서 생각하면 생활습관병 발병이 저연령화가 되는 것에 따른 젊은이나 현재의 요양보험 대상이 되지 않는 40세 이하의 질병이나 장애를 가진 사람에게도 요양예방의 중요도는 같다. 현행의 요양보험법에서는 대응할 수 없으나 요양예방의 개념을 파악함에 있어서 강조하고 싶은 현 상황이다.

2. 물리치료사의 가능성

a. 물리치료사의 역할

요양예방사업에서의 물리치료사의 역할은 대별하여 세 가지가 있다. ① 시읍면(행정)의 직원으로서, ② 지역사회 포괄지원센터의 직원으로서, ③ "근골격계의 기능향상"의 서비스 제공사업자로서이다. 현실적으로는 ①②에 대해서는 채용의 틀이 적다는 것, 법적으로 채용이 뒷받침되어 있지 않다는 것에 의해서 문호가 넓다고는 말할 수 없다. 그러나 물리치료사의 활약 가능성은 충분히 있으며 향후의 각 직업의 범위 확대를 포함하여 시야에 넣어둘 필요가 있다. 어느 장면에서도 본래의 물리치료사의 특성(**표 1**)을 살리면서 요양예방의 정의를 따라가는 넓은 시야를 갖는 것이 중요하다.

표 1 물리치료사의 특성

- 기본적 질병의 이해를 할 수 있다.
- 대상자의 필요성을 파악할 수 있다.
- 심신기능을 평가할 수 있다.
- 목표설정을 할 수 있다.
- 개별 프로그램의 입안을 할 수 있다.
- 위험관리 하에 프로그램의 실시를 할 수 있다.
- 효과판정을 할 수 있다(재평가).

b. 물리치료사에게 필요한 것

요양예방의 분야에서의 물리치료사의 역할은 향후 증가하는 방향에 있다고 생각되지만, 그것을 잘 활용할 수 있는지는 물리치료사의 "질"에 달려 있다. 물리치료 및 물리치료사의 개념을 의학모델에서부터 복지모델, 생활모델로 넓힐 수 있다는 것, 물리치료사로서 높은 기술지식을 갖고 있다는 것, 사람으로서 다른 사람의 생활방식을 어떻게 존중하는가의 철학을 갖고 있다는 것, 이상이 없으면 자연도태가 되어버릴 것이다. 다직종이 참여하고 있는 요양예방분야는 그만큼 엄격한 세계라는 것을 명심해야 한다.

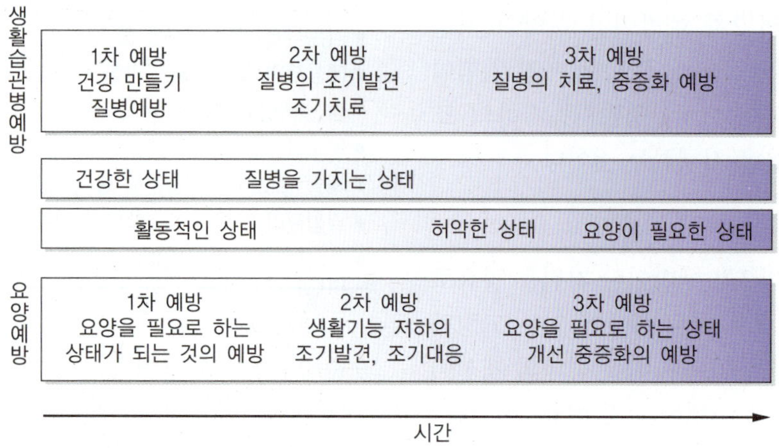

그림 1 생활습관병 예방 및 요양예방의 "예방" 단계

[辻一郎 외 : 종합적 요양예방 시스템에 대한 매뉴얼, 개정판. p.8 2009에서]

B 요양예방의 구체적 전개

1. 대상자의 선정

요양예방의 흐름에 대해서는 제2장 III항 **그림 1**(39페이지)을 참조하기 바란다. 요양인정 심사회에서 "해당 없음"으로 된 것만이 아니라 본인가족으로부터 상담이나 주민으로부터 정보제공 등 온갖 방법으로 대상자가 선정된다. 그 후, 생활기능평가 결과에 따라서 2차 예방의 대상자가 결정되고 "지역사회 포괄지원센터"로 연결할 수 있다. 또한 요양인정 심사회에서 "지원을 필요로 함 1", "지원을 필요로 함 2"라 판정된 것도 "지역사회 포괄지원센터"가 담당하고 요양예방 케어계획이 작성된다.

2. 서비스 제공까지의 3개의 과정

a. 과정 1

지역사회포괄지원센터에서 과제를 분석하여 요양예방 케어계획을 작성한다. 이때에 지원을 필요로 함 1 · 2를 대상으로 한 "예방지원"의 대상자에 대해서는 원칙적으로 전원에게, 2차 예방의 대상자에 대해서는 필요에 따라서 서비스 담당자 회의의 개최가 요구된다.

b. 과정 2

시읍면 또는 서비스 제공사업의 위탁을 받은 사업자에서의 사업실시이다. 여기서는 사전 평가의 실시, 개별 서비스계획서의 작성, 개별 서비스계획서에 기초하는 사업실시, 사업실시 중의 모니터링 등의 실시가 요구된다.

c. 과정 3

지역사회 포괄지원센터에서 효과의 평가대상자의 사업효과 판정을 실시하고 결과에 따라 요양예방 케어계획의 재검토를 시행한다. 개선인 경우는 서비스로부터의 이탈이나 일반 고령자 시책에 참여나 지역사회의 자주그룹 활동에 참여를 촉진한다. 유지인 경우는 서비스의 계속을 검토한다. 악화인 경우는 요양을 필요로 하는 구분의 변경절차 등을 시행한다.

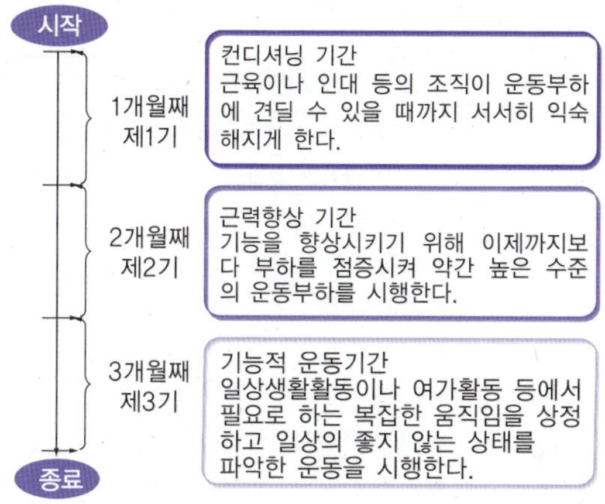

그림 2 프로그램을 진행하는 방법

[大淵修一 외 : 근골격계의 기능향상 매뉴얼. 개정판, p.38, 2009에서]

3. 근골격계의 기능향상 프로그램의 진행방법

일반적으로는 대략 1개월마다의 컨디셔닝(conditioning)기간(제1기), 근력향상기간(제2기), 기능적 운동기간(제3기)의 합계 3개 기간을 1주기로 한 진행방법이 적당하다[2)](**그림 2**).

a. 운동 빈도

운동의 실시횟수는 참여자의 부담이 되지 않고 동시에 효과를 기대할 수 있는 빈도를 설정한다. 근골격계의 기능향상을 도모하기 위해서는 주 2회 이상의 프로그램 실시가 필요하다. 주 2회 미만으로 시행할 경우는 자택에서의 운동 메뉴를 지도하는 등의 연구를 한다.

b. 운동 강도

근력향상을 목적으로 한 경우는 일반적으로는 최대근력의 60% 이상의 부하가 필요하다. 그러나 운동개시 당초부터 높은 강도의 운동을 시행하면 통증 등의 위험이 증가할 가능성이나 운동계속에 대한 동기부여 저하로 연결될 가능성이 있기 때문에 제1기는 부하를 가볍게 설정하고 충분한 준비기간을 거친 다음 상황에 맞춰서 운동 강도를 증가시키는 것이 필요하다.

c. 표준 프로그램

스트레칭 균형운동 근력향상운동을 조합하여 1회 60~90분을 기준으로 한다.

d. 무릎통증 · 허리통증 대책

고령자가 지원을 필요로 하는 · 요양을 필요로 하는 상태가 되는 원인이 되는 근골격계의 기능저하를 야기하는 요인은 다양하지만 무릎통증 · 허리통증 대책은 향후 중요한 요점이 된다. 무릎통증 · 허리통증 대책을 위한 근골격계의 기능향상 프로그램을 실시함에 있어서는 통증을 제거함으로써 운동의 실시를 가능케 하는 것이 목적이 아니라 운동을 실시함으로써 능력이 향상하고 관절의 유지기능 등이 향상하는 등의 복합적인 효과의 결과로서 통증을 경감 또는 제거하는 것이 목적이라는 것에 유의할 필요가 있다.

4. 서비스 제공자의 사전 · 사후 평가

사업의 실시 전에 참여자의 심신기능 등의 평가를 실시하고 생활기능의 향상을 목표로 개인마다의 목표를 설정한다. 사업종료 후에 마찬가지의 평가를 실시하고 달성도를 평가한다.

그 평가결과는 참여자 개인의 달성도를 볼 수 있음과 동시에 사업 전체의 효과판정에도 사용할 수 있다.

a. 평가항목

평가항목의 개략을 **표 2**에 나타냈다[1)]. 전국적으로 통일된 평가표는 없기 때문에 지역사회의 실정이나 각 사업자의 서비스 제공의 실정에

표 2 사전 · 사후 평가항목

	예방지원		지역사회 지원 사업(2차 예방시책)
의학적인 측면에 관한 평가(의사, 물리치료사, 보건사, 간호사 등)	간호사 등 의료 종사자에 의한 위험의 평가	● 과거병력, 가족력, 복약, 생활습관병 등의 상황 ● 자각증상의 유무 ● 맥박 측정 ● 혈압 측정	● 과거병력, 가족력, 복약, 낙상경험, 생활습관병 등의 상황 ● 필요성의 청취 ● 자각증상의 유무 ● 맥박 측정 ● 혈압 측정 ● 통증 ● 일상생활활동 능력 등 ● 실시방법
	물리치료사 등에 의한 평가	● 필요성의 청취 ● 관절운동범위 ● 근력 ● 감각 ● 통증 ● 신체 정렬 ● 일상생활활동능력 등	
체력 측정	● 악력 ● 하지근력 ● 눈을 뜨고 한쪽 발로 서기 시간 ● Timed Up & Go Test ● 5m 통상보행시간, 5m 최대보행시간		● 악력 ● 눈을 뜨고 한쪽 발로 서기 시간 ● Timed Up & Go Test ● 5m 통상보행시간, 5m 최대보행시간
건강관련 QOL	● 질문지 조사		● 질문지 조사

[大淵修一 외 : 근골격계의 기능향상 매뉴얼. 개정판, p.24, 2009에서]

맞춰서 오리지널로 작성한다.

예방지원 · 요양예방 2차 예방대책 모두 기본적인 평가항목은 같다. 다만, 예방지원에서는 생활기능의 저하가 더 큰 고령자를 대상으로 하기 때문에 물리치료사에 의한 의학적 평가를 더하는 것이 안전한 서비스 제공을 위해 바람직하다.

b. E-SAS 누구라도 사용할 수 있는 요양예방 평가

일본물리치료사협회[3)]는 국민의 건강수명의 연장에 공헌하기 위해서는 고령자의 자립지원의 본연의 자세를 검토하고 지역사회에 거주하는 고령자의 요양예방효과 판정(근골격계의 기능향상)에 관계되는 보완적인 평가지표 "고령자의 활기찬 지역사회 생활 만들기를 지원하는 평가 세트(E-SAS)"를 완성시켰다.

특징은 고령자의 재가생활의 유지를 달성하기 위해 기능에 국한된 평가에 그치지 않고 고령자를 지역사회의 생활인으로서 한 심리 · 사회학적인 측면으로부터 평가할 수 있는 점이다. 홈페이지로부터 다운로드 하여 사용할 수 있다.

1) E-SAS의 실제

E-SAS는 지역사회 지원사업의 틀로 시행되고 있는 일반고령자 시책 요양예방사업이나 2차 예방시책 요양예방사업 및 예방지원사업에서의 요양예방 서비스에서 사용할 수 있다.

요양예방사업의 사업개시 때와 사업종료 때에 E-SAS 6항목의 평가를 실시하고 "E-SAS 개별 조언 시트"에 결과를 입력한다(**그림 3**). 그것에 의해서 요양예방사업의 효과를 판정하

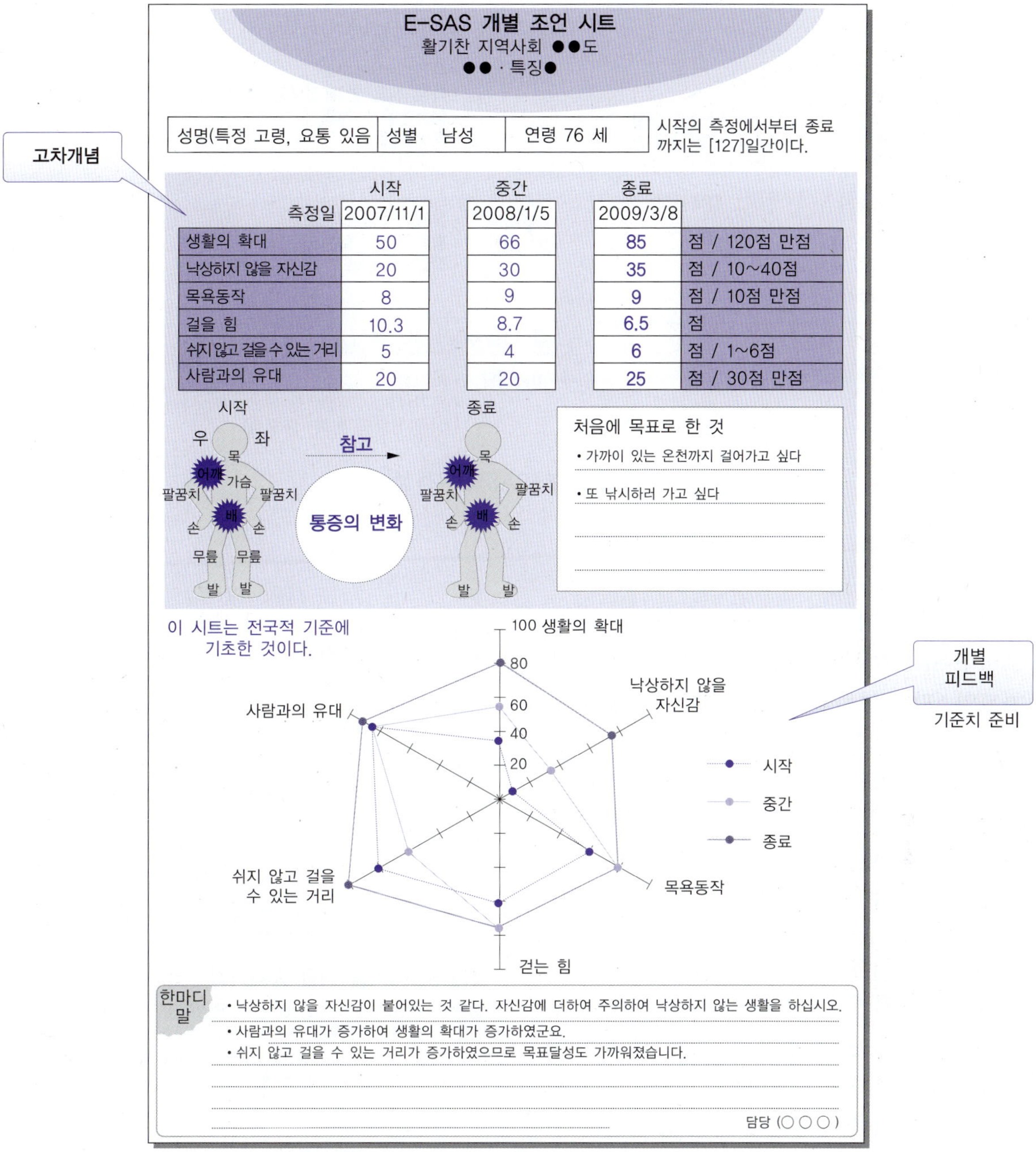

E-SAS 개별 조언 시트
활기찬 지역사회 ●●도
●●·특징●

성명(특정 고령, 요통 있음	성별 남성	연령 76 세

시작의 측정에서부터 종료까지는 [127]일간이다.

	시작	중간	종료	
측정일	2007/11/1	2008/1/5	2009/3/8	
생활의 확대	50	66	85	점 / 120점 만점
낙상하지 않을 자신감	20	30	35	점 / 10~40점
목욕동작	8	9	9	점 / 10점 만점
걸을 힘	10.3	8.7	6.5	점
쉬지 않고 걸을 수 있는 거리	5	4	6	점 / 1~6점
사람과의 유대	20	20	25	점 / 30점 만점

처음에 목표로 한 것
- 가까이 있는 온천까지 걸어가고 싶다
- 또 낚시하러 가고 싶다

한마디 말
- 낙상하지 않을 자신감이 붙어있는 것 같다. 자신감에 더하여 주의하여 낙상하지 않는 생활을 하십시오.
- 사람과의 유대가 증가하여 생활의 확대가 증가하였군요.
- 쉬지 않고 걸을 수 있는 거리가 증가하였으므로 목표달성도 가까워졌습니다.

담당 (○○○)

그림 3 E-SAS 개별 조언 시트

(일본물리치료사협회 : E-SAS "고령자의 활기찬 지역사회 생활 만들기를 지원하는 평가 세트". 일본물리치료사협회 홈페이지에서부터)

는 것이 가능해진다. 또한 사업개시 전에 얻어진 평가결과를 과제분석하고 고령자에 대한 지원내용에 반영시킴으로써 요양지원 전문요원이 입안한 케어계획의 목표달성에 기여할 수 있는 것이 기대되며 효과적인 사업전개로 연결된다(**그림 4**).

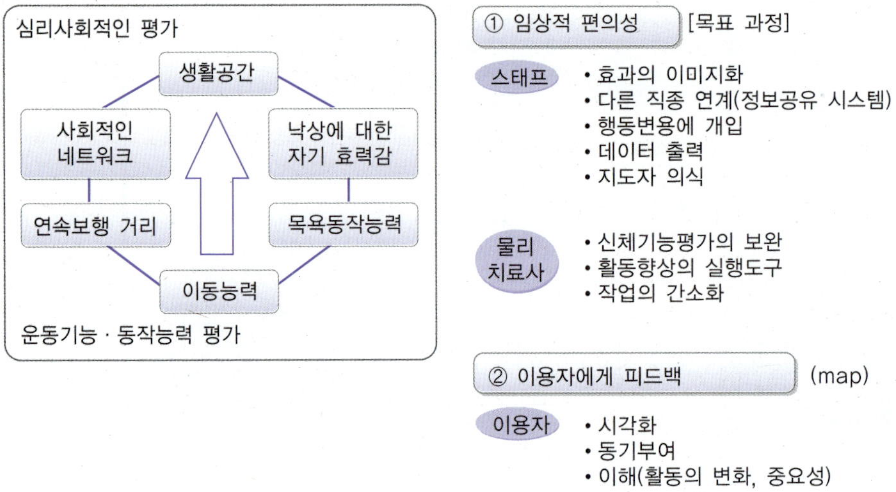

그림 4 E-SAS의 유용성

2) 대상자의 피드백

고령자나 요양지원전문요원의 피드백방법으로서 E-SAS 6항목에 의해서 그려지는 레이더 차트의 6각형 면적을 넓히는 것이나 균형이 잡히는 형태로 하는 것을 열거할 수 있다. 이에 더해서 요양정도별 기준치와 비교한 설명도 가능하다. 요양예방을 향해서 필요한 것은 레이더 차트의 6각형을 조금이라도 넓히는 것 또는 유지하는 것이다.

3) 실천적인 지원방법

실천적인 지원방법으로서 생활공간과 기능적 보행능력의 관계성을 4개 그룹으로 분류하고 각 그룹에 적절한 지원내용을 제시하는 방법이 있다. 이것은 생활공간을 반영하고 있는 Life Space Assessment(LSA)와 기능적 보행능력을 반영하고 있으며 Timed Up & Go test(TUG)의 관계성을 컷오프(cut off)수치로 유형화한 것에 기초하는 방법이다(**그림 5**). 컷오프수치는 LSA 56점 이하, TUG 12초 이상이며 수단적 일상생활활동(Instrumental Activities of Daily Living; IADL) 장애의 유무를 판별하기 위해 산출한 값이다. 그리고 LSA 및 TUG가 컷오프수치보다 양호한 고령자를 "기능 · 활동 양호형"으로 하고 LSA만이 컷오프수치보다 불량한 값을 나타낸 사람을 "기능저하형", LSA와 TUG의 양쪽이 불량한 값을 나타낸 사람을 "기능 · 활동 부량형"으로 하였다.

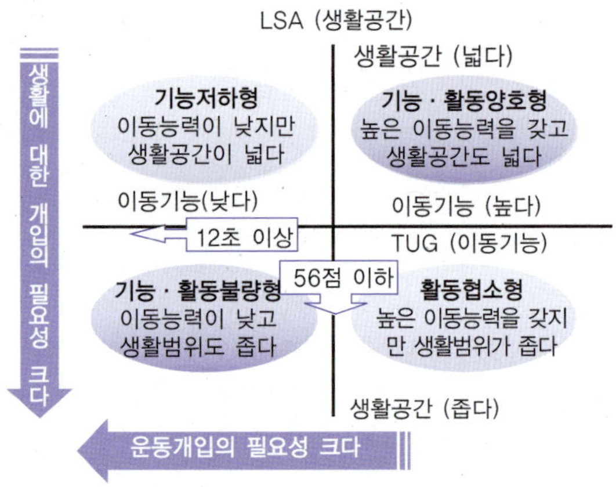

그림 5 예방을 위한 중재지침

[일본물리치료사협회 : 2007년도 요양예방사업에서의 근골격계의 기능향상과 생활공간 등에 관한 조사연구사업보고서 Elderly Status Assessment Set(E-SAS)에 의한 평가의 의미와 유용성. p.50 2008에서 변경]

구체적인 지원 사례로 생활공간이 협소화하여 있는 사람에게는 1일의 외출가부와 활동범위를 자신이 기입하게 하는 활동상황 표를 권장하고 기능적 보행능력이 저하하여 있는 사람에게는 1일의 자율운동 실시의 유무를 자신이 기입하게 하는 표를 권장하는 방법이 있다. LSA와 TUG의 평가를 조합하여 고령자를 유별하고 "활기찬 지역사회생활 활동상황 표"를 활용함으로써 고령자의 자율성을 촉진하기 위한 지도가 효과적으로 된다고 생각된다(**그림 5**).

C 프로그램 실행에서 향후의 방향성

요양예방사업은 물리치료사가 충분히 실력을 발휘할 수 있는 장이다. 그것은 장애를 가진 질환을 다룬 경험으로부터 "예방의 관점"이 충분히 갖춰져 있기 때문이다. 요양예방사업 참여에서 물리치료사는 중심적인 역할을 담당하는 일이 많지만 거기서 유의해야 할 것은 다른 직종과의 보다 나은 관계, 요양예방 주변의 기관과의 연계이다. 고령자의 생활을 폭넓게 파악하고 지역사회 전체의 협동에 의해서 요양예방을 계속하는 것을 잊지 말아야 한다.

동시에 프로그램의 증거를 추구하는 것에 의해서 효과적인 서비스를 제공하고 프로그램을 통해서 참가자의 자기실현이나 삶의 보람의 달성, 생활의 질을 향상하는 것이 중요하다. 이를 위해서는 집단을 대상으로 하면서도 개별대응을 충분히 하는 것, 게다가 서비스 제공 장소까지의 접근에 대해서도 배려할 필요가 있다.

● 인용문헌

1) 辻 一郎ほか：総合的介護予防システムについてのマニュアル．改訂版，2009．(http://www.mhlw.go.jp/topics/2009/05/dl/tp0501-1b.pdf)
2) 大渕修一ほか：運動器の機能向上マニュアル．改訂版，2009．(http://www.mhlw.go.jp/topics/2009/05/dl/tp0501-1d.pdf)
3) 日本理学療法士協会：E-SAS "高齢者のイキイキとした地域生活づくりを支援するアセスメントセット"．(http://www.japanpt.or.jp/esas/)

VII 요양보험제도와 물리치료: 집단에 대한 대응

■ **학습목표**

- 집단에 대한 대응에 대한 의미, 목적, 기대되는 효과 등에 대해서 학습한다.
- 집단에 대한 대응의 실시방법, 그룹 나누기, 배치 등의 기본적인 지식에 대해서 학습한다.
- 집단에 대한 대응에 대한 방법론에 대해서 구체적 사례를 통해서 학습한다.

A 집단(그룹)에 대한 대응

물리치료는 개인에 대해서 운동치료를 시행하는 것이 기본이다. 이 때문에 집단에 대한 대응은 대상자의 수에 대해서 지도자의 수가 적은 경우에 부득이 시행한다는 사고방법이 있었다. 집단체조에서는 개인의 기능에 맞추는 것이 어렵기 때문이다. 복지시설 등의 데이 서비스에서는 물리치료사 이외의 직원이 재활체조로 그룹체조를 지도하는 일이 자주 보였으나 이것은 물리치료사가 취업하고 있는 일이 적기 때문의 편의적인 수단으로 받아들여지는 일이 많았다.

그러나 데이 서비스에서의 재활을 비롯하여 요양예방, 노인보건사업에서의 기능훈련사업, 소아영역, 당뇨병 등의 교육 프로그램 등 집단대응으로서 물리치료 프로그램이 시행되는 일이 많아져 있다. 집단대응에는 개인대응으로는 얻어지지 않는 효과도 얻을 수 있다는 것 때문에 물리치료사도 집단에 대한 대응에 적극적으로 대처하는 자세가 중요해졌다.

1. 집단대응의 사고방법

물리치료사는 운동치료를 주된 수법으로 하기 때문에 집단대응을 집단체조 그 자체로 파악하기 쉽다. 그러나 지역사회 재활 및 지역사회 물리치료의 큰 목적은 **생활지원**이다. 그 관점에서부터 집단에 대해서 무엇을 추구할 것인지 재검토할 필요가 있다. 그룹 대응을 체조를 포함한 일련의 흐름을 가진 생활지원에 관계되는 수단이라고 자리매김을 하면 그 집단에 대해서 신체기능, 사회참여 측면으로부터 새로운 목표 또는 과제를 발견할 수 있고 그것에 대해서 적극적으로 작용할 수 있다. 그래서 이 항에서는 집단에 대한 대응을 집단체조를 포함한 생활지원의 하나의 수단으로서 생각해간다.

2. 집단대응의 효과

일반적으로 집단대응의 목적 및 효과로서는 아래의 것이 있다. 이들은 바로 "지역사회"에서 추구되고 있는 것이다.

1) 교류, 사회적 역할의 촉진
- 다른 사람과의 교류의 증진, 자발적인 대화를 끌어낸다.
- 대인관계 기능의 향상
- 환자끼리, 환자와 요양인의 의사소통의 장 만들기
- 사회적 역할을 수행한다.

2) 장애수용의 촉진

- 장애수용의 촉진, 장애에 대한 고집의 제거, 신체기능의 자기관리능력의 증진
- 자기의 장애를 객관적으로 파악하는 자세를 만든다.

3) 활동성, 생활의욕의 증진

- 활동성의 향상을 촉진한다.
- 생활의욕의 향상
- 동작기능유지 개선, **"할 수 있는 ADL"**에서부터 **"하고 있는 ADL"**로의 작용을 시행한다.

4) 생활 재구축

- 그룹으로 시행함으로써 정기적으로 계속 이용이 쉬워진다.
- 틀어박힘의 방지, 생활패턴의 재구축을 한다. 생활리듬을 붙인다.

5) 기타

- 자기표현, 자기표시의 장으로 한다.
- 감정을 조절하는 능력을 배양한다.
- 사회참여에 대한 단계부여

게다가 가족을 넣음으로써 아래의 효과도 기대할 수 있다.

- 가족의 장애에 대한 이해
- 가족끼리의 정보교환

3. 집단대응의 대상

집단대응의 대상으로서는 아래의 것이 있다.

① 데이서비스 및 데이케어의 이용자
② 만성기 질환 등에 의한 장기요양인
③ 치매환자
④ 고위뇌기능장애자
⑤ 당뇨병 등의 교육 프로그램
⑥ 요양예방 프로그램
⑦ 소아의 양육 프로그램

4. 내용구성

1회의 평균적인 내용구성은 대략 아래와 같이 되어 있다. 시간으로서는 1시간~1시간 반 정도가 많다.

1) 인사 · 이야기

일반적인 인사로 시작되고 대상자끼리의 인사 등을 시행한다. 또한 이야기로는 질환이나 치료에 대한 쉽게 풀어서 하는 이야기, 화제(topic) 등 집단의 목적에 맞춘 것으로 한다.

2) 레크리에이션, 체조

다음으로 이어지는 3) 과제의 도입으로 레크리에이션이나 체조

3) 과제

집단에 대한 대응의 주목적이 되는 것으로 2)와 중복하는 것도 있어 분명하게 구별할 수 없는 경우도 있다.

4) 이야기

반성이나 감상, 다음 번의 예정 등

표 1에 질환 등에 의한 집단에 대한 대응의 예를 나타내어 있다.

1)에서부터 4)의 흐름 속에서 이용자에 대해서 앞에서 열거한 다른 사람과의 교류, 장애의 수용 등의 자세를 형성해간다. 게다가 연간행사 등의 기획, 역할분담에 의해서 사회성의 향상을 겨냥함과 동시에 단조로워지기 쉬운 생활에 변화와 리듬을 줄 수도 있다.

기간은 특별히 정하지 않는 경우도 있으나 기간(1개월에서 1년 정도)을 정하여 졸업제도 등을 설정함으로써 대상자에게 개선에 대한 의식이나 선배, 후배의식을 배양할 수 있다.

표 1 집단대응의 예

(1)

	부모와 자식의 양육 프로그램(음식물 섭취)	치매환자
인사, 대화, 이야기(쉽게 풀어서 하는 이야기)	인사, 일상생활의 확인	인사, 기억을 상기시키거나 자발적인 대화를 끌어내는 등
레크리에이션	노래 등에 의해서 어린이의 각성을 도모한다.	● 잘 아는 음악 등에 맞춘 체조 ● 게임, 합창, 각종 활동 등
체조(과제)	● 식사자세(앉는 방법, 앉는 방법) ● 식사섭취 지도	
이야기 · 대화	질의 · 응답	다른 사람과의 대화 오늘을 되돌아보다

(2)

	당뇨병 교육 프로그램	요양예방
인사, 대화, 이야기(쉽게 풀어서 하는 이야기)	질환이나 운동에 대한 설명 등	이용자끼리의 인사 건강에 관한 쉽게 풀어서 하는 이야기
레크리에이션	이용자끼리의 의사소통을 도모할 목적의 레크리에이션이나 자기소개 등	이용자끼리의 의사소통을 도모할 목적의 노래나 게임 등
체조(과제)	스트레칭 유산소운동을 중심으로 한 운동	낙상예방을 위한 체조 등
이야기 · 대화	운동이나 지도를 생활에 도입하는 연구 등의 이용자의 발표	운동을 생활에 도입하는 연구 등의 이용자의 발표

표 2 그룹으로 시행하는 체조 · 레크리에이션의 예

소프트(풍선)배구 (풍선을 사용한 배구)	원형의 진 또는 2조로 나눠서 시합형식으로 시행한다.
원형의 진을 친 축구	원형의 진 또는 2조로 나눠서 족구를 한다.
탁구	테이블 위에서 판지 등으로 만든 라켓으로 탁구공이나 테니스공을 굴린다. 원형의 진 또는 2조로 나눠서 시합형식으로 시행한다.
공 건네기	시트를 모두가 잡고 그 안에 공을 넣어 건넨다.
깡통 쌓기	주스의 빈 깡통을 높게 쌓아간다. 개인, 그룹전 등.
노래에 맞춘 체조	잘 아는 곡에 맞춰서 전신운동을 시행한다(난이도나 목적별로 여러 종류를 작성해두면 좋다).

5. 집단의 구성

집단의 구성은 집단대응의 목적에 따라서 고려된다. 치매환자, 고위뇌기능장애나 당뇨병 교육 프로그램과 같이 동일 질환 · 장애에 대해서 시행하는 프로그램도 있으나 데이서비스 등의 만성기 질환이나 요양예방 목적의 대응에서는 혼합해도 상관이 없을 것이다. 또한, 부모와 자식의 쌍방에 작용하는 프로그램에서는 부모와 자식 각각을 위한 목적과 내용이 필요하다.

그러나 최종적으로 지역사회의 자주그룹으로 연결할 수 있는 경우에는 지역사회성을 고려한 그룹 나누기가 좋다.

① 심신기능별(당뇨병, 치매 등의 질환별 또는 신체기능수준으로 나눈다)
② 남녀, 연령별
③ 지역사회성(동일 지구를 중심으로 그룹을 만든다)

B 그룹체조

집단에 대한 대응으로서 그룹체조 및 레크리에이션에 대해서 언급한다.

1. 그룹체조의 장점과 단점

그룹체조의 장점으로는 지도자가 비교적 적어도 된다는 것 이외에 일정한 시간에 다수의 사람이 시행할 수 있고 계속하기 쉽다는 것 등을 열거할 수 있다. 또한 경증에서부터 중등정도의 치매환자에서는 다른 멤버와 함께 시행하는 것이나 모방하는 것에 의해서 체조에 참가하기 쉬워진다. 또한 체조 대신에 몸을 움직이는 것을 목적으로 레크리에이션을 도입할 수도 있다. **표 2**에 흔히 사용되는 레크리에이션의 예를 나타냈다.

한편 그룹체조만으로는 물리치료가 지향하고 있는 기능유지 · 개선을 도모하는 것은 어렵다. 개인에 따라서 운동 메뉴는 다르고 또한 근력 트레이닝에서는 개별의 부하가 필요하다. 그래서 이용자의 기능유지나 개선을 위해 그룹체조에 개별적인 운동이나 ADL연습을 더해서 보완하는 것이 필요하다. 예를 들면, 집단으로 체조를 한 후에 개별의 운동을 추가하거나, 또한 계단 오르내리기 연습, 마루에서부터 일어나기 등 개별적으로 필요한 연습을 부가하여 보완하는 등이다.

2. 그룹체조의 이용, 구성

그룹체조는 다음으로 이어지는 개별운동이나 레크리에이션을 위한 준비운동 또는 정리운동으로 시행되는 일도 있다. 또한 전신 조정운동으로도 사용된다. 1회의 시간은 20~30분 정도로 한다.

운동의 목적별, 대상자별로 몇 종류인가 메뉴를 작성해두고 조합하여 시행하면 편리하다. 메뉴에는 이용자가 짜서 시행하는 것을 도입해도 좋다. 또한 BGM으로 음악을 도입하는 것이나 기존의 체조(태극권, 요가, 호흡법)를 도입하거나 하여 이용자에게 싫증이 나지 않는 연구도 필요하다. **그림 1**에서는 시설외래시설이나 입소자에 대해서 시행할 수 있는 앉은 자세에서 시행하는 낙상예방을 위한 운동을 나타냈다.

3. 그룹체조 · 레크리에이션을 시행할 때의 주의사항

a. 줄서는 방법

체조를 시행할 때에는 부채꼴이나 원형이 일반적이다. 원형에서는 지도자와 그룹 전원이 눈을 맞출 수 있는 이점이 있다. 또한 부채꼴에서는 지도자와 눈을 맞추는 것이 가능하다. 장애를 갖고 있는 아동이나 고령자 및 휠체어 사용자에서는 의자에 앉은 자세로 시행하는 일이 많은데 지도자도 대상자의 눈높이에 맞춰서 말을 걸거나 동작을 하는 것이 중요하다. 또한 앞줄의 바로 뒤에 뒷줄의 사람을 늘어 세우면 이용자와 눈을 맞추는 것이 어려워지므로 서로 엇갈리게 늘어 세우도록 배려한다.

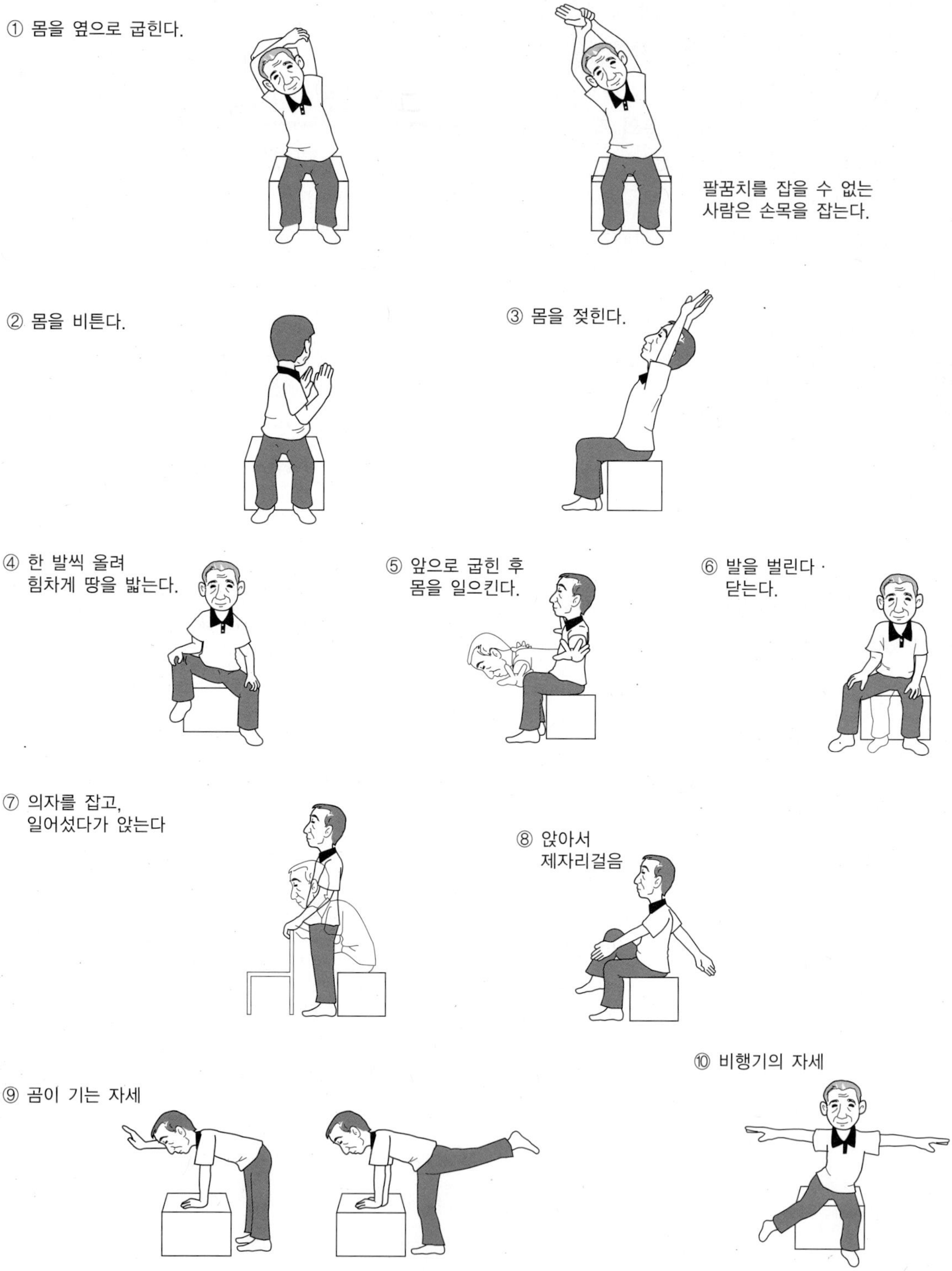

그림 1 앉은 자세에서 시행하는 낙상예방 10종(자주)운동

스트레칭 ①~③, 근력강화 ④~⑧, 균형 ⑨~⑩

[小林量作 : 고령자를 위한 낙상예방 10종 운동, 생활저널, 2008에서]

b. 지도방법

집단에서의 체조나 레크리에이션(게임) 안에서는 목소리나 소리를 내는 장면은 많이 있다. 목소리나 소리를 냄으로써 리듬이 생기거나 그룹에 일체감이 생기거나, 주위사람을 잘 보게 된다. 그래서 가급적 목소리를 내게 하는 것 같은 분위기 만들기가 필요하다. 목소리를 낸다는 것은 정신의 활성화에도 연결되고 분위기가 좋아지면 참가자의 움직임도 활발해진다. 분위기를 좋게 하기 위해서 지도자는 아래의 것에 주의를 기울인다.

- 이제부터 무엇을 하는지를 명확히 설명한다.
- 지도자는 웃는 얼굴로 접촉한다.
- 큰 목소리로 야단스럽게 칭찬한다.
- 모두 함께 기뻐한다.
- 북이나 구령 등으로 리듬을 만든다.
- 상대방으로부터 반응을 끌어낸다(예컨대 "씨"라 말을 걸어 "네"라는 대답을 끌어낸다).
- "해 냈어요", "나이스 플레이", "조금 더" 등의 평가나 박수를 친다.
- 모두가 숫자를 세는 등 지도자와 대상자를 일체화한다.
- 협력하는 방법, 관계하는 방법을 가르친다.
- 협력하고 있는 것에 대해서 칭찬의 말을 보낸다.
- 개별적인 말 걸기를 많이 한다.

c. 안전에 대한 배려

치매환자나 신체기능장애자 등을 대상으로 하는 경우, 지도자만으로는 안전에 대한 주의가 불충분해기 쉬우므로 조수나 자원봉사자의 협력을 받는 등을 하여 지도도 집단체제를 취한다. 그리고 경기성이 강한 종목(풍선 배구 등)을 도입한 경우, 경기에 열중하게 되면 의자로부터 낙상하기 쉬우므로 주의한다.

물리치료사는 운동치료의 전문가이지만 집단대응에서의 신체기능향상에 대한 대처는 요양예방, 낙상예방 이외에서는 적은 것이 현 실정이다. 집단에 대한 신체기능향상의 대처는 향후의 과제이기도 하다.

지역사회 물리치료에서 추구되고 있는 것은 신체기능 개선만이 아니라 생활지원이며 이를 위한 사회성 향상을 위해 집단대응의 이점을 살린 프로그램도 더욱 발전시켜 가는 것이 중요하다.

● 참고문헌

1) 芝原修司, 香川幸次郎：地域リハビリテーションにおけるグループ訓練の課題. PT ジャーナル, 24:660-664, 1990.
2) 奥村愛泉：地域リハビリテーションにおけるレクリエーション活動の実践. PT ジャーナル, 24:670–677, 1990.
3) 中島恵子：高次脳機能障害のグループ訓練. 三輪書店, 2009
4) 関口恵利, 前島伸一郎：認知リハビリテーションの実際 グループ訓練の意義と効果について. *MEDICAL REHABILITATION*, 91:119-125, 2008.
5) 小林量作：高齢者のための転倒予防 10 種運動. 生活ジャーナル, 2008.

VIII 지역사회의 연계: 입원 · 입소에서부터 재가로의 준비

■ **학습목표**

- 대상자와 가족에 접할 때의 태도와 마음가짐을 학습한다.
- 팀 접근을 고려하여 진행할 필요성을 학습한다.
- 퇴원 · 퇴소 후의 생활을 고려하여 프로그램을 실시하는 중요성을 학습한다.

A 의료기관 입원에서부터 재가로의 준비

1. 입원에서부터 평가까지 진행방법

a. 물리치료사로서 유의해야 할 사항

물리치료사로서 입원 시에 평가를 실시하는데 이때에는 대상자에 대한 정보를 가능한 한 수집한다. 대상자 및 가족은 입원함에 있어서 큰 기대를 갖고 있는 반면, 큰 불안도 갖고 있다. 기대는 신체상태가 개선되는 것이며 가능하면 발병이전의 상태로 회복하고 싶다고 생각한다. 한편, 불안은 발병이전의 상태로 되돌아갈 수 있을 것인지가 크고 그밖에는 어떠한 의료 서비스를 받을 수 있는가, 담당 스태프는 어떠한 사람인가 등 물리적으로도 인적으로도 불안의 요소는 많다.

의료 스태프로서 항상 유의해야 할 것은 주는 자(의료 스태프), 받는 자(대상자 및 가족)와 같은 잘못된 착각에 빠지면 의료 스태프는 강자로서, 대상자와 가족은 약자로서 대응해버리기 쉽다. 자칫하면 보건, 의료, 복지에 관여하는 사람은 이러한 착각에 빠지기 쉬우므로 대상자 및 가족과의 관계 속에서 자문자답하여 항상 언동에 주의해야 한다.

b. 평가

대상자의 심신기능상태, 일상생활활동(activities of daily living; ADL), 생활관련 동작(activities parallel to daily living; APDLO) 및 사회적 활동에 대한 평가는 질환이나 장애에 따라 다르다. 그러나 염두에 두어야 할 것은 이들의 평가결과와 대상자의 재가생활과의 연관성을 고려하는 것이다. 그것에 의해서 앞에서 언급한 것처럼 인적 및 물리적 환경면을 고려하여 프로그램이 입안된다.

평가에 있어서는 대상자의 현 병력, 기왕력, 금기사항, 사회적 배경 등에 대한 정보는 당연한 것이지만 사전에 알아두어야 하는데, 평가를 실시하는 가운데 새로이 알 수 있었던 정보 등에 대해서는 다른 팀 구성원에게도 전달한다. 이들의 새로운 정보는 다른 구성원으로부터도 받는데 어느 쪽의 정보도 확실한 것과 불확실한 것을 나눠서 두루 알릴 필요가 있다. 만일 불확실한 정보가 확실한 것처럼 다른 구성원에게 전달된 경우에는 피해를 입는 것은 대상자와 가족이기 때문에 정보의 전달은 신중하게 시행하여야 한다. 이러한 오류를 방지하기 위해 보고서 등을 사용하여 각 팀 구성원에게 정확한 정보가 전달되도록 하는 것도 하나의 수단이다. 이 수단은 몇 가지를 생각할 수 있으나 각각의 병원 · 시설의 사정에 따라 최적이라 생각되는 방법을 도입하도록 검토한다.

c. 프로그램의 입안과 실시

평가의 결과에 기초하여 단기목표와 장기목표가 입안된다. 여기서는 심신기능, ADL, 그리고 재가생활을 고려하여 프로그램이 입안되는 것은 당연한 것이다. 장기목표는 통상은 퇴원 시에 어디까지 회복하는가의 예측에 의해서 입안되는데 반드시 퇴원 때의 예측만이 아니라 장래적인 목표로서 설정되는 일도 있다. 단기목표는 장기목표를 달성하기 위한 이정표로 설정되므로 최초의 목표가 달성되면 다음의 단기목표로 옮기게 되고 그것에 수반해서 프로그램도 변경된다. 이 목표는 팀으로 설정하게 되는데, 이들은 대상자와 가족에게 충분한 설명을 시행할 필요가 있고 내용을 이해시켜 동의를 받은 다음에 진행하는 것이 중요하다(**informed consent**).

d. 컨퍼런스

입원 후에 의사의 처방을 받은 다음에 가급적 조기에 대상자의 평가를 실시하여 물리치료를 개시한다. 또한 각 팀 구성원의 평가가 종료하면 가급적 조기에 초기 컨퍼런스를 개최하여 팀으로서의 방침을 결정한다. 그 내용과 방침은 주치의를 중심으로 하여 대상자와 가족에게 설명된다. 컨퍼런스에 참가하는 구성원은 의료스태프의 경우가 많지만, 대상자 및 가족을 포함하여 컨퍼런스를 개최하고 있는 병원도 증가하고 있는 것 같다.

컨퍼런스를 어떠한 방법으로 실시하는가에 대해서는 결정된 것은 없기 때문에 초기 · 중간 · 최종 컨퍼런스의 개최방법, 진행방법, 그리고 시간의 설정 등에 대해서는 각 병원 · 시설에서 독자의 방법으로 실시되고 있다. 아무튼, 컨퍼런스에 의해서 팀 구성원이 대상자 및 가족에 관한 정보를 공유하고 같은 방향성으로 대처할 수 있도록 하는 것이 중요하다. 대처방법이 구성원에 따라 다르면 대상자와 가족에게 다대한 불안을 갖게 만들고 이것은 신뢰관계를 손상시키게도 된다. 따라서 구성원 사이의 일상의 의사소통은 매우 중요하다(**그림 1**).

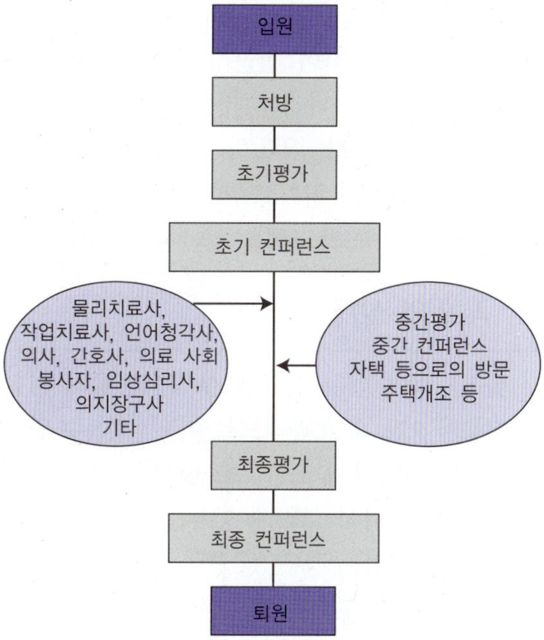

그림 1 입원에서부터 퇴원까지의 흐름
(자택 등에는 직장, 학교 등을 포함한다)

2. 물리치료의 실제

a. 심신기능의 접근

질병이나 장애에 따라서 심신의 기능은 다르지만 일반적으로 말할 수 있는 것은 잔존기능의 향상과 효과적 활용의 수단을 대상자에 따라서 선택, 또는 발안하여 접근하는 것은 물리치료사의 전문성의 하나라는 것이다. 이를 위해서는 해부학, 생리학, 운동학, 심리학 등을 기초로 하여 임상적인 평가로부터 대상자의 심신기능을 해석하여 프로그램을 입안하여 실시한다.

b. ADL의 실제

심신기능에 대한 접근을 실시함과 동시에 잔존기능을 어떻게 효과적으로 이용을 할 수 있는지가 ADL의 자립 또는 보조량의 경감을 위해 중요하다. 여기서 고려해야 하는 것은 ① ADL이 자립하여 있는 경우, ② 어느 정도 자립하고 있는 경우, ③ 대부분 또는 전면적으로 보조가 필요한 경우로 나눠서 생각하는 것이다. 병원이나 시설에서는 자립하여 있는 동작에서도 자택과는 여러 가지의 조건이 다르기 때문에 실제로 자택에서 자립하여 실시할 수 있는지를 퇴원 전에 방문하여 확인하는 것도 효과적이다. 또한 입원 중에 가급적 가족에게 내원하도록 하여 보조방법의 연습을 시행하고 또한 심신의 상태를 이해시키는 것은 재가생활을 향해서 중요한 것이다.

1) ADL이 자립하여 있는 경우

퇴원 후에도 ADL 자립의 계속이 중요하다는 것은 말할 것까지도 없으나 만일 보조가 필요해지는 염려가 있다면 어떠한 동작에서 어떠한 경우에 일어날 수 있는지를 예측하여 그 대책을 검토한다. 그것이 인적인 것인가, 물적인 것인가, 또는 주택구조나 주위환경에 의한 것인가 등에 따라 사회자원(보건 · 복지 · 요양보험 서비스 등)의 활용이나 주택개조의 필요성 등이 고려된다.

또한 입원 중에 연습한 동작은 집과 조건이 다른 가운데에서의 연습이기 때문에 실제로 집에서 실시하였을 때에는 동작을 하기 어려운, 또는 할 수 없는 일도 있으므로 퇴원 전에 이들의 확인이 필요하다. 이 조건의 예로는 바닥재의 차이(미끄러지기 쉬움, 미끄러지기 어려움 등), 층계차이(높이, 폭 등), 난간의 차이(높이, 굵기, 위치 등) 등 많은 이유가 있다. 이 때문에 필요하다고 생각되는 경우에는 입원 중에 자택을 방문하여 여러 가지 확인을 하고 그것을 프로그램의 입안과 실시에 활용한다.

2) ADL이 어느 정도 자립하여 있는 경우

환경에 따라 퇴원 후에 보조하는 양이 증가하는 일도 있기 때문에 그 점에 유의한 대응이 필요하다. 이 경우에는 ADL의 각 동작에서 자립하여 있는 동작, 감시(지켜보기)가 필요한 동작, 보조가 필요한 동작 등이 있기 때문에 항상 보조자가 가까이 있는 경우가 많다. 이 때문에 보조가 필요하지 않은 동작에도 보조를 받는 일이 있으면, 서서히 동작에 보조가 필요한 경우도 있다. 이러한 것에 대해서 이시카미[1)]는 "과도한 보조는 능력의 향상도 없어질 뿐만 아니라 쇠퇴시켜 버린다"라고 지적하고 있다. 또한 이시카와[2)] 등은 "퇴원 후에 할 수 있는 동작에 보조를 받는 것이 ADL의 저하를 초래할 우려가 있다"는 것을 지적함과 동시에 "대상자가 적극적으로 ADL을 시행함으로써 동작의 향상을 기대할 수 있다"라 언급하고 있다.

3) ADL의 대부분에 보조가 필요한 경우

입원 중부터 가급적 편안하게 할 수 있는 보조방법을 가족에게 연습시키는 것은 재가생활을 지탱하기 위해서는 중요한 것이다. 보조는 대상자가 할 수 없는 부분을 거드는 것이 기본이라는 것을 체험시켜 가족의 부담을 조금이라도 경감할 수 있도록 하였으면 한다.

예컨대, 어떤 동작을 편안하게 할 수 있기 위해서는 10의 능력이 필요하다고 하면 대상자가

6까지 할 수 있는 능력이 있는 것이라면 보조하는 양은 나머지 4까지로 하는 것을 체험시킨다. 그렇게 하면 대상자는 할 수 있는 능력을 발휘하는 것이 되기 때문에 갖고 있는 능력을 유지하는 것으로 연결되고 게다가 향상될 가능성도 있다. 다만, 재가생활에서는 언제나 이와 같이 보조를 시행하고 있는 것이라면 대상자도 보조자도 여유가 없이 정신적으로 부담을 느끼기 때문에 재가생활에서는 "하지 않으면 안 된다"가 아니라, "하는 편이 좋다"라는 기분으로 조바심하지 말고 느긋하게 할 수 있는 보조방법을 연습하는 것에 유념한다[3].

4) 보조의 요령[3]

재가에서 보조자의 신체적 부담을 경감하기 위해서는 보조의 기본을 이해시키고 대상자에게 맞춘 편안한 보조방법을 체득하도록 원조하는 것이 중요하다. 보조자가 편안하다고 느끼는 보조방법은 보조를 받는 대상자에게도 기분 좋은 보조라 느끼게 할 수 있는 일이 많으므로 양자가 편안하다고 느끼는 보조방법을 찾아내는 것도 중요하다. 또한 보조할 때에는 대상자와 보조자와의 체격의 차이 등도 고려한 보조방법을 도입하여 보조자와 함께 연습해서 체득시키는 것이 재가생활을 지원하는 데 중요하다.

◉ 동작의 설명

동작을 하기 전에 대상자에게 무엇을 하는지를 설명하는 것이 중요하며 갑자기 보조를 시작해서는 안 된다. 동작의 설명을 하는 것은 동작하는 방향으로 움직이게 하는 것으로도 연결된다.

◉ 보조자의 자세와 체중의 이용

보조자가 요통 등을 일으키지 않기 위해서도, 보조자의 자세는 중요하다. 동시에 보조자 자신의 체중을 이용함으로써 보조자의 부담은 상당히 경감된다.

◉ 대상자의 체중의 이동방향

어떤 동작을 할 때에 동작하는 방향으로 얼굴이 향하고 있는 것이 중요하며 동시에 대상자의 체중을 동작하는 방향으로 이동시켜가므로써 보조를 하기 쉽게 된다.

◉ 동작 시작의 타이밍

대상자의 동작의 시동에 보조자가 타이밍을 맞추도록 하면 보조는 편안해진다. "하나, 둘, 셋" 등의 구령을 붙여도 좋지만 이것은 보조자의 타이밍이고 대상자의 시동의 타이밍과는 시간적으로 늦추는 일이 있다는 것을 염두에 둘 필요가 있다.

◉ 동작을 시행하는 페이스

대상자가 동작할 때의 속도(느리기)에 맞추도록 보조를 시행하면 여분의 힘이 필요가 없어지기 때문에 보조자는 편안한 보조를 할 수 있다.

◉ 보조하는 양의 정도

대상자의 신체 전체를 들어올릴 정도의 보조하는 양이 필요한가, 또는 보조자의 손을 가볍게 대어두고 낙상 등의 위험이 있을 대에 바로 보조할 수 있는 태세를 갖출 정도의 보조량으로 되는지 등 보조량은 다양하다. 그러나 중요한 것은 대상자의 능력을 끌어내면서 보조하는 것이다.

3. 재가생활에 대한 준비

a. 재가생활에서 어려움을 겪는 일은 무엇인가

퇴원 후의 생활을 영위함에 있어서 어려움을 겪는다고 생각되는 것을, 물리치료사로서 아는 것은 중요하다. 그것을 대상자와 가족으로부터 물어서 알아내는(끌어내는) 것은 물리치료사의 전문성이라고도 할 수 있다. 이러한 것이 프로그램의 입안과 적절한 시기에서의 변경으로 연결되고 나아가서는 재가에서의 생활에 대한 원조가 된다. 어려움을 겪고 있는 것을 물어서 알아내는(끌어내는) 데에는 기상 후부터 취침 때까지의 생활만이 아니라 취침 후 야간 배설 등도 고려해야 한다. 거기서부터 퇴원 후의 재가생활로 향해서 필요한 동작연습 및 보조연습을 해두었으면 한다.

또한 퇴원 후에도 신체의 상태를 유지시키기 위해서는 그것을 고려한 홈 프로그램이 필요하다. 그러나 홈 프로그램을 입안한 대상자 및 가족에게 제시할 때에는 강요가 되지 않도록 주의하기 바란다. 홈 프로그램은 언제나, 어디서도 간단히 할 수 있는 방법을 연습해두면 퇴원 후에도 계속해서 실시되고 있는 일이 많다. 이러한 것은 "하지 않으면 안 된다"가 아니라 "하는 편이 좋다"라는 사고방법이다.

여러 가지의 운동을 가족에게 연습을 하게 하고 퇴원 후에 재가에서 지도를 시키는 방법도 있으나 가족에게는 가정 내외의 일이 있어 대상자의 운동을 가족에게 의뢰해도 시간적으로도 곤란한 일이 많다고 생각된다. 또한 신체적 및 정신적인 휴식은 필요하며 대상자와 가족으로서 부담이 적은 오래 지속되는 방법을 생각하는 것도 물리치료사의 역할일 것이다.

b. 자택 방문

재가생활을 향한 준비를 시행하기 위해 입원 중에 대상자와 함께 자택을 방문하는 경우가 있다. 주된 목적은 환경조사 · 조정과 생활 장면에서의 ADL · 가족의 보조연습 등이다. 병원에서도 자택과 마찬가지의 환경설정을 해서 연습을 시행하고 거기서 가급적 동작이 가능해지도록 연습을 시행하지만, 동시에 자택에서 시행하는 경우에 필요하다고 생각되는 기기나 문제점에 대해서도 정리한다.

자택의 ADL은 환경이 다르기 때문에 병원에서 연습하고 있었던 방법과는 다른 방법을 바꾸는 편이 좋은 경우도 있고 방문할 때에는 이들의 점도 고려하여 보다 환경에 맞는 방법을 생각하는 것이 중요하다. 병원에서 실시해온 동작연습의 확인과 재가생활에서의 과제를 찾기 위해 입원 중에 23일간 귀가하여 퇴원 후의 생활의 시뮬레이션을 해보는 것도 필요하다.

또한 퇴원 후에 자택의 환경에 맞춘 하기 쉬운 동작 및 보조방법으로 바꿔가는 경우도 있다. 이것은 대상자와 가족이 환경에 맞춰서 고안한 방법이며 물리치료사로서도 그것을 존중하는 태도가 필요하다.

c. 주택개수

주택의 개수에는 기구의 설치, 난간이나 받침대의 설치 등의 간편한 것부터 신축에 이르기까지 다양한 개수가 있으나 장애의 상태와 가족의 요양능력과의 양자를 고려할 필요가 있다. 기기를 도입하는 경우에는 그 이점 및 결점을 충분히 파악하여 대상자와 가족에게 제시할 수 있도록 해둔다. 개수의 내용 등을 결정하기 위해서는 대상자, 가족, 건축 관계자 등과 함께 주책개수 컨퍼런스를 개최하는 것도 바람직하다. 또한 공적인 비용의 조성제도도 있기 때문에 이들에 대한 정보도 알아두도록 한다. 주택개수에 대해서는 현 상황에서의 최저한의 개조에 그치는 경우와 장래적인 요양상태를 고려하여 어느 정도 규모를 확대한 개수를 시행하는 경우가 있으나 이들에 대해서도 대상자 및 가족과 충분히 검토할 필요가 있다.

d. 사회자원의 활용

퇴원 후에는 자택에서 생활하는 사람, 시설에서 생활하는 사람, 의료기관 이동을 하는 사람 등 결과는 다양하다. 그러나 보건, 의료, 복지에 관한 많은 사회적 서비스를 모든 사람이 평등하게 받을 수 있도록 지원할 필요가 있다. 이를 위해서는 대상자가 퇴원 후에 받을 수 있는 서비스의 정보를 팀으로서 전달하는 것은 그 후의 대상자의 생활을 지원하게 된다.

보건, 복지 서비스의 내용은 거주하고 있는 시읍면에 따라 다른 경우가 있으므로 어떠한 서비스가 그 대상자에게 해당되는가에 대해서 전달하는 것이 필요하다. 동시에, 시읍면의 관계 창구나 전원을 할 곳의 병원 · 시설에 대한 신청서 등에 의한 연계를 도모하는 것도 중요하다. 노인보건법(1983년 시행), 요양보험법(2000년 시행) 등에 의해서 퇴원 후의 지원체제가 정비되어 오기는 했으나 그것을 대상자를 위해 충분히 활용하기 위해서는 병원, 시설, 지역사회의 관계기관과의 충분한 연계가 필요하고 케어 매니저에게 보냄과 동시에 지역사회에서 일하는 물리치료사와의 쌍방향적인 연계도 필요할 것이다.

B 요양노인보건시설 입소에서부터 재가로의 준비

1. 물리치료사의 관여

노인보건시설은 병원에서부터 재가의 중간 시설로써의 자리매김으로부터 유지기(생활적응기) 재활을 제공하고 재가복귀를 지향하는 시설로서의 역할이 기대되고 있다. 이 때문에 목표로서 "생활기능의 향상"이 중요하다.

물리치료사는 대상자가 생활하는 장소가 어떠한 장소일지라도 대상자의 "생활"을 확인하여 프로그램을 입안할 필요가 있다. 노인보건시설에서는 병원보다도 더 "생활"을 확인한 프로그램이 중요시된다. 구체적인 목표설정을 하기 위해서는 평가결과나 대상자 · 가족의 요망을 충분히 파악하여 진행할 필요가 있다. 따라서 "참여"에 관한 목표설정을 달성하기 위해서는 "활동"에 관한 목표설정이 이루어질 필요가 있다. 이러한 것에 관해서 오카노[4)]는 ICF 각 항목의 "심신기능 · 구조", "활동", "참여" 및 "환경인자", "개인인자" 등의 각 수준이나 각 인자의 평가 · 분석이 불충분하면, "생활기능"을 전체상으로서 파악할 수 없기 때문에 예후예측을 할 수 없고, 그 결과 대상자 및 가족에 대한 구체적 목표의 제안이나 요망의 파악을 할 수 없으며, 이러한 것이 목표설정의 합의에 도달하지 않는 이유라 하고 있다. 이러한 것으로부터도 팀으로서의 정보공유 및 대상자 · 가족을 포함한 팀으로서의 방향성의 일치가 중요하다는 것을 알 수 있다.

2. 재가에 대한 준비

퇴소한다는 것은 자칫 시설과의 연결이 단절돼버리는 것처럼 생각되기 쉽지만 아래에 게재한 서비스를 이용함으로써 재가생활로의 이행을 원활하게 할 수 있다.

a. 단기 집중재활

입소자의 입소로부터 3개월까지 집중적으로 시행하는 재활을 말하며 생활기능 개선이 목적이 된다. 평가결과는 **재활 실시계획서**에 기재하고 건강상태, 합병질환, 심신기능, 참여(가정 내 역할 · 외출 · 이용하는 사회자원 등). 일상생활 · 사회활동을 평가대상 항목으로 하고 있다. 심신기능의 항목은 간결하게 요약하여 기술하는 형식이기 때문에 대상자를 상세하게 파악하기 위해서는 운동기능검사가 필요하고 요양능력, 자택이나 주변 환경에 대해서는 각 시설 독자의 평가표도 필요하다고 생각된다.

b. 기타 서비스

단기 체류(short stay)는 가족의 요양부담의 경감도 목적이지만 단기 집중재활의 기능도 갖고 있으며 재가생활을 지원하는 서비스로서 반드시 필요한 것이다[5]. 따라서 입소부터 재가생활을 예측하여 단기체류도 고려하고 동시에 퇴소 후의 방문재활에 대해서도 고려해둘 필요가 있다.

물리치료사는 노인보건시설에서 입원 중 및 퇴소 후에도 단기 집중재활, 단기체류, 방문재활, 요양예방 등 많은 사업에 관여하고 있으나 대상자와 가족의 "생활"을 항상 주시할 필요가 있다.

● 인용문헌

1) 石神重信：看護と ADL. からだの科学（臨時増刊）, 6–10. 1992.
2) 石川敦子ほか：脳血管障害患者における退院後 ADL の変化要因　機能的自立度評価法（FIM）を用いて. 総合リハ, 25:249 252, 1997.
3) 中村春基, 神沢信行, 東山 毅：脳卒中の在宅リハビリテーション. JA 家の光協会, 2000.
4) 岡野文男：生活機能向上のためのリハビリテーション. PT ジャーナル, 38:523–528, 2004.
5) 山本 勉ほか：介護老人保健施設における短期集中リハビリテーションへの取り組みと課題. PT ジャーナル, 42:5 12, 2008.

● 참고문헌

1) 澤村誠志：地域リハビリテーション・システム. 総合リハ, 24:321 329, 1996.
2) 半田昭子：行政の理学療法士として. PT ジャーナル, 39:471, 2005.
3) 平野 泉：介護老人保健施設における家庭復帰への取り組み. PT ジャーナル, 39:499 504, 2005.
4) 谷内幸喜：外来・通所理学療法の現状と展望. PT ジャーナル, 41:793–800, 2007.
5) 前野由香：通所リハビリテーションにおける理学療法の現状と展望. PT ジャーナル, 41:823–828, 2007.
6) 西田宗幹ほか：訪問リハビリテーションにおける理学療法の取り組みと課題. PT ジャーナル, 42:19-26, 2008.
7) 中村信義ほか：介護老人保健施設における介護予防事業の効果と課題. PT ジャーナル, 42:27 37, 2008.
8) 小島基永ほか：地域包括支援センターにおける理学療法士の役割と課題. PT ジャーナル, 42:39-44, 2008.
9) 浜村明徳：医療から介護への移行と課題. PT ジャーナル, 42:639–647, 2008.
10) 塩中雅博：介護保険による理学療法の展開. PT ジャーナル, 42:649 656, 2008.
11) 大渕修一：介護予防と運動器の機能向上. PT ジャーナル, 42:657–663, 2008.
12) Fiatrone MA, et al.: High-intensity strength training in nonagenarians. Effects on skeletal muscle. *JAMA*. 263:3029 3034, 1990.

IX 지역사회의 연계: 지역사회 안에서의 대처

■ **학습목표**

- 지역사회 연계의 있어야 할 자세를 학습한다.
- 재활의 관점에서 지역사회에 공헌하는 사고방법을 학습한다.
- 지역사회 재활 추진사업의 경위나 전개에 대해서 학습한다.
- 지역사회 연계 크리티컬 연계(critical path)에 의한 연계와 지역사회의 네트워크 만들기에 대해서 학습한다.

A 지역사회 물리치료를 지향하는 것과 연계

1. 지역사회 재활의 이념과 구체적 목표

우리들 물리치료사는 지역사회에서 재활의 이념이나 구체적 목표(**표 1**)의 실현을 지향한 실행을 시행한다[1]. 우리들이 지향하는 것은 단순히 "신체기능의 회복"이나 "ADL의 향상"이 아니라 이들에 의해서 달성되는 "가정생활이나 사회생활을 회복하는 것"과 "유지"이며 그 실행은 본인이나 가족을 포함하여 "생활에 관계하는 온갖 사람들"이 연계하여 시행하는 종합적인 팀 활동이라는 것을 우선 이해하는 것이 중요하다. 연계는 개인수준에서 시행할 뿐만 아니라 시책의 틀로서도 시행된다.

표 1 재활의 구체적인 목표

1. 일상생활의 자립(특히 보행의 자립), 주체적인 생활
2. 질병의 치료 · 예방, 생활습관의 개선, 체력 증진 등 신체의 건강
3. 불안이나 심리적 스트레스가 없는 정신기능의 안정
4. 취미나 가정에서의 역할, 일 등으로부터 얻어지는 삶의 보람
5. 이웃과의 어울림, 친구와의 교제, 사회집단 참여 등 사회적 활동
6. 요양인의 신체적 · 정신적 부담의 경감
7. 2차적 장애의 예방

[岡本愼哉 : 지역사회의 연계 : 지역사회와의 협동(시설의 대처). 표준 물리치료학 전문분야 지역사회물리치료학, 제1판, pp. 137-142, 學書院, 2003에서 변경]

2. 의료법 개정과 지역사회 재활관련 시책의 발자취

세계 2차 대전 이후 의료법이 의료수준의 확보를 목적으로 제정되었다. 그 후 노인보건법이 1983년에 만들어지고 제1차 의료법 개정이 1985년에 시행되어 도, 부, 현 의료계획 제도도입이 도모되었다. 1983년에는 **기능훈련 사업**이 시작되었다. 1993년에는 제2차 의료제도 개정이 있었고 요양형 병상군 제도의 창설이나 특정 기능병원제도가 도입되었다.

1998년에는 제3차 의료법 개정이 있었고 진료소에 대한 요양형 병상군의 정비, 지역사회 의료지원 병원 제도의 창설, 요양형 병상군의 정비목표의 명기가 이루어지고 나아가서는

지역사회재활 지원체제 정비준비사업도 이 해부터 시작되었다. 2001년에는 제4차 의료법 개정이 있었고 병상구분의 재검토(일반병상 · 요양병상)나 의사의 임상연수의 필수화, 의료정보 제공의 추진이 도모되고 요양보험도 시작되었다. 또한 2006년에는 요양예방사업이 시작되고 낙상예방교실의 개최나 2차 예방 대상자의 자리보전 예방검진이 시작되었다.

2007년에는 제5차 의료법 개정에 의해서 질환별 연계(질환별 네트워크)나 의료법인제도도 나왔다. 여기서는 4개 질병 5개 사업의 연계가 추진되었다. 즉, 4개 질병이란 선행하여 도입되어 있었던 넙다리뼈 목부위골절 이외에 ① 암, ② 뇌졸중, ③ 급성심근경색, ④ 당뇨병이며 5개 사업은 ① 응급의료, ② 재해 시 의료, ③ 벽지의 의료, ④ 주산기 의료, ⑤ 소아 의료이다. 이 항에서는 관련성이 높은 뇌졸중의 지역사회 연계 크리티컬 연계에 대해서 마지막에 소개한다.

B 지역사회재활 추진사업의 경위

1. 지역사회 재활 지원체제 정비추진 사업

지역사회 재활에 관한 옛 후생성의 연구반이 "지역사회 재활 코디네이터 활동 매뉴얼"을 작성한 것이 1996년 3월이다. 이것이 지역사회 재활의 활동추진에 큰 역할을 수행하였다.

아래에 일본 사가(佐賀)현의 예를 소개한다. 사가현에서는 지역사회 재활 지원체제 정비검토위원회 제1회의가 1998년 10월에 시작되었다. 그래서 현 내의 실태조사를 하게 되고 1999년 3월에 "재활에 관한 실태조사보고서"를 작성하였다. 2000년 11월에는 "지역사회 재활추진 시스템 활용 가이드"가 작성되고 2003년 3월에는 "사가현 지역사회재활 연계 지침"이 사가현 후생부에 의해서 출판되었다. 사가현에서 실제로 움직이기 시작한 것은 2003년 8월이고 사가현 지역사회재활지원센터에는 사가현 의사회가 지정되었다. 또한 지역사회재활 광역지원센터는 현 내 5개소에 지정되었다.

2. 지역사회재활 네트워크 만들기와 시설사이 연계

"사가현 지역사회재활 연계지침"에 따라 제시된 연계의 기본적 사고방법은 지역사회재활의 자원조사에 입각하여 관계기관의 구체적인 역할 등을 명확히 제시하였다. 이것에 따라 2003년 8월에 현 재활지원센터와 현 내 5개소의 광역지원센터가 지정되고 실제로 활동을 시작하였다.

그래서 재가에서 환자의 정보 공유화를 도모하기 위해 "지역사회재활 연락표"[2]를 작성하고 이용자가 이동할 때에 관여한 사람이 정보를 끊임없이 흘리는 것을 목적으로 하였다. 재가 환자의 정보발신의 주요 인물은 담당의사라 생각하여 의사회를 통하여 계발활동을 실시하고 누구라도 간단히 기재할 수 있도록 배려하여 작성되었다. 이 연락표와 진료정보 제공서를 조합하면 의료의 내용과 재활정보, 생활정보가 더 널리 흐르게 된다. 급성기 · 회복기 · 유지기(생활적응기)의 모든 시설이 이 연락표를 활용하기 위해 보건소 또는 시설이나 담당의사에게 신고할 수 있고 지역사회에서 생활하는 장애인 정보를 공유하는 것에 노력하고 있다. 이른바 이음매 없는 정보전달을 지향하여 작성되었다[2]. 지역사회 재활의 네트워크에서는 재가 대상자에 관여하는 모든 직종이 유기적으로 연계하고 이 연락표를 활용해서 다양한 서비스를 제공하게 된다.

C 요양예방 사업소와의 연계

1. 지역사회 포괄지원센터

요양예방에 관한 사업지원에는 국가, 도, 부, 현 **지역사회 포괄지원센터** 각각의 역할분담이 있다. 이 지역사회 포괄지원센터는 2006년도의 요양보험법 개정 때에 신설되고 2차 예방대상자와 지원을 필요로 함 1 · 2의 해당자를 대상으로 지역사회 지원사업과 예방지원을 실시하는 기관으로서 시읍면에 설치되어 있다.

또한 국가의 역할로서는 ① 전국적인 평가 · 분석 · 공표, ② 도, 부, 현, 시읍면에 대한 지원, ③ 요양예방에 관한 사업 매뉴얼 작성, ④ 최신의 식견의 수집, 분석, 연구지원, ⑤ 요양예방에 관한 사업에 이바지하는 인재육성 등이 있다. 그리고 도, 부, 현의 역할로는 ① 위원회의 운영, ② 사업의 종합, ③ 인재육성, ④ 사업평가, ⑤ 국가의 보고, ⑥ 시읍면의 환원, ⑦ 계발 보급 등이 있다.

2. 네트워크와 시설사이에서의 연계

지역사회 포괄지원센터의 설치목적(요양예방사업의 관리, 종합적 상담 · 지원, 학대의 방지 · 조기발견, 케어 매니저에 대한 지원)을 달성하기 위해 **그림 1**과 같이 다양한 기관이나 관계단체가 연계하여 사업을 수행하고 있다. 의료기관, 요양보험 서비스사업자, 직능단체, 민생위원, 기타의 관계단체, 성년후견 관계자, 행정기관 등이 유기적인 연계에 의해서 가족, 주민, 노인클럽, 자치회, NPO단체 등의 지역사회 서비스 이용자에게도 효과적인 서비스가 제공될 수 있는 체제를 확보할 수 있다.

요양예방을 지지하려면 지역사회 재활이 지

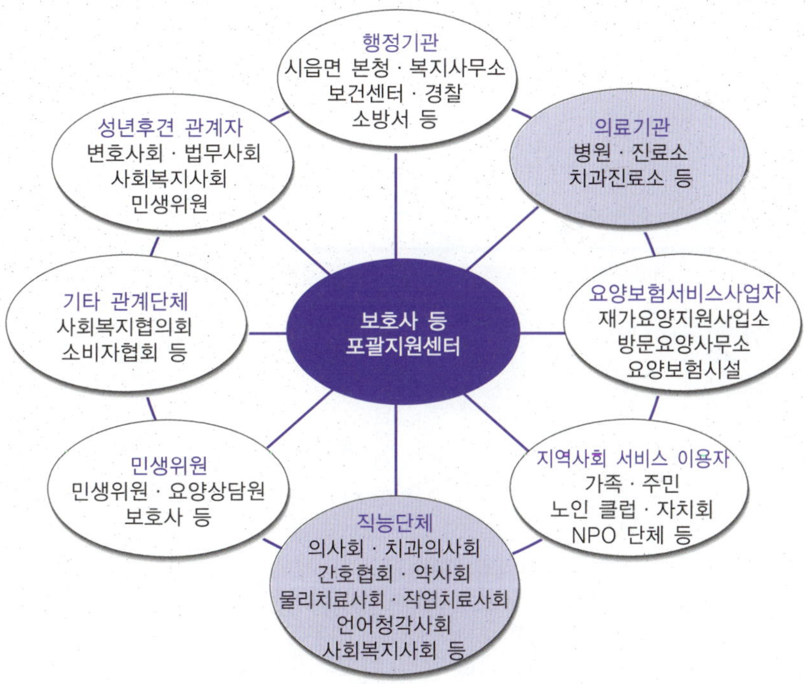

그림 1 지역사회 포괄지원 네트워크의 구축

역사회 포괄지원센터와 일체가 되고, 2차 예방대상자나 지원을 필요로 하는 사람 · 요양을 필요로 하는 사람을 지역사회에서 지지하는 시스템이 필요하다[3]. 다양한 정보전달이나 인력의 효율적 활용의 노하우, 이제까지의 네트워크나 연락협의회가 지역사회 포괄지원센터를 기능적으로 가동시키기 위해 필요하다고 생각한다.

D 의료기관과 지역사회의 연계

의료기관과 지역사회의 연계에는 의료기관에서부터 전원 · 퇴원할 때의 연계와 퇴원 후의 지역사회 케어에서 관계기관과의 연계의 두 가지가 있다.

1. 의료기관간의 이동 · 퇴원 연계

의료기관과 지역사회와의 연계를 모식도로 하면 **그림 2**와 같이 된다[2]. 향후는 병원기능이 특화하여 급성기 병원에서부터 회복기의 병원이나 요양노인보건시설 · 요양노인복지시설 · 그룹 홈 등을 거쳐 자택으로 퇴원(또는 시설 입소)하게 되기 때문에 의료와 요양(또는 의료보험 영역과 요양보험 영역)이나 기타의 시설과의 연계가 더욱 중요해진다.

2. 퇴원 후 지역사회 케어에서 관계기관과의 연계

퇴원 후의 지역사회 케어에는 다양한 기관이나 사업소가 관여하고 있으며 지역사회 재활의 목표를 달성하기 위해서는 각 관계기관이 서로 연계하는 것이 중요하다. 이 때, 지역사회에서 물리치료사가 소속하는 직장은 병원 · 진료소의 입원 · 외래 재활, 방문간호 스테이션에서부터의 방문재활, 시설외래재활이나 시설외래요양, 요양노인보건시설이나 요양형 병상 등에서의 시설입소 재활 등 다양하다.

나아가서는 행정기관이나 요양노인복지시설, 장애인 스포츠시설에 소속하여 지역사회 케어에 관여하는 물리치료사도 증가하고 있으며 각각의 입장에서부터 이용자와 가족 중심으로 하여 관계기관과의 연계에 노력하게 된다.

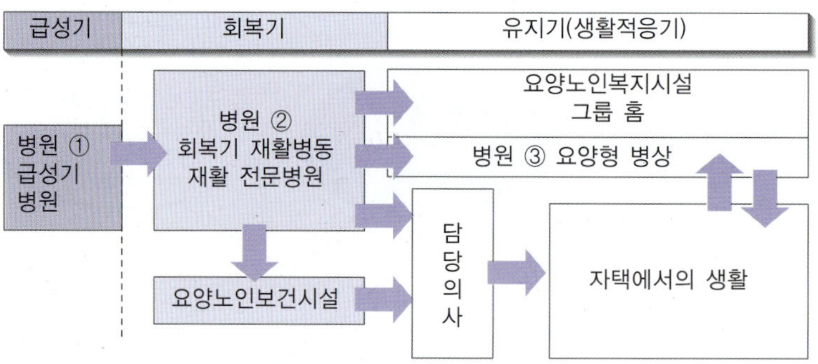

그림 2 의료기관과 지역사회와의 연계

이제부터의 의료기관과 지역사회와의 연계는 급성기 병원 ①과 회복기의 병원 ②, 유지기(요양형 병상)의 병원 ③이 기능분화하기 때문에 각 시기의 병원이나 시설간의 연계가 중요하다. 재가에서는 담당의사의 역할도 중요하다.

[岡本愼哉 : 지역사회의 연계 : 지역사회와의 협동(시설의 대처). 표준 물리치료학 전문분야 지역사회물리치료학, 제1판, pp. 137-142, 學書院, 2003에서 변경]

3. 지역사회 연계와 재활의료 본연의 자세

병원에서는 급성기 치료를 마치고 회복기 재활병동에서부터 자택으로 원활한 이행을 시행하고 재가에서 요양보험의 기능적인 중간역할이 필요하다. 이것에는 지역사회 포괄지원센터나 **재가요양지원사업소** 등의 케어 매니저와의 연계가 필수적이다.

米滿(Yonemitsu) 등[4)]에 따르면 향후의 재활의료 본연의 자세로 아래의 점이 요구되고 있다.

1) 전문성이 높은 재활 서비스의 제공

질환별 재활로 세분화됨으로써 더 전문성이 높은 서비스가 요구된다. 게다가 질환별 재활은 질환의 틀로부터 벗어나는 사례가 있고 또한 질환에 따라서는 온도차가 있는 재활을 받게 되었다.

2) 팀 의료의 강화

다직종에 의한 환자에 대한 이음매가 없는 관여를 구축한다.

3) 각 환자에 대한 효과판정

만연히 계속되는 재활은 시행하지 않는다. 그러나 계속적 재활에는 폐용증후군을 예방하는 의미가 있다는 것도 사실이다.

4) 지역사회 연계의 강화

병원기능에 맞춘 치료를 시행하고 급성기 · 회복기 · 유지기(생활적응기)의 연계를 강화한다.

5) 평가의 정량화

환자의 상태를 가능한 한 정량적으로 나타낸다.

6) 증거를 명확히 제시하다

재가복귀율, 질환별 결과를 검토한다.

최근에는 대부분의 병원에 **지역사회 연계실**이 있고 재가 복귀하는 환자의 정보를 담당의사 또는 케어 매니저에게 보내고 있는 시설이 많다. 여기서 연계가 충분히 기능을 하면 재가생활에 불안을 가지는 환자는 적어지는 것이라 생각된다. 회복기 재활병동에서부터 자택으로 퇴원하는 환자에서는 입원 중 월 1회의 면담 중에 케어 매니저를 초청하여 함께 재가생활상의 케어 계획 등을 제시하고 재가생활에서 불안해소에 노력하고 있다.

4. 지역사회 의료연계 시스템

栗原(Kurihara)[5)]에 따르면 **그림 3**과 같이 급성기 · 회복기 · 유지기(생활적응기)의 정보는 연계(p를 사용하여 급성기부터는 장애의 정보를,

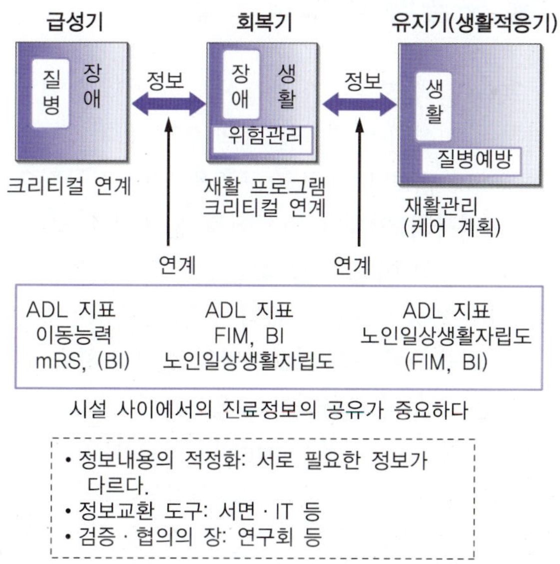

그림 3 지역사회 연계의 시스템

[米滿弘之 : 재활의료의 향후의 방향성 – 회복기 재활의료를 중심으로. 사가현 회복기재활병동 연락협의회 학술강연회 자료, p. 15, 2006에서 변경]

회복기부터는 생활의 정보를 각각 유지기(생활적응기)에 보내는 것이 필요하다고 언급하고 있다. 이것은 서로 필요한 정보가 다르기 때문이다.

또한 재활의 흐름 속에서 지역사회 연계의 기본은 아래의 다섯 가지 점에 있다고 한다.

① 연계는 서로를 알고 존중하는 곳으로부터 : "파트너십"의 구축
② 연계의 기본은 신뢰관계 : face to face의 관계
③ 연계는 서로의 이점 · 결점을 서로 이해하는 것으로부터 : 대상자의 필요성에 들어맞는 상호부조
④ 연계에는 눈에 보이는 매체가 필요 : 정보교환의 장과 방법의 연구(지역사회 컨퍼런스, 연구회 등)
⑤ 정보는 상대방에게 필요한 것을 제공

E 뇌졸중 지역사회 연계의 운용과 네트워크 만들기

2006년의 진료수가 개정에서 지역사회 연계 가산이 신설되어 퇴원할 때의 원활한 지역사회 이행이나 정보 네트워크 구축을 위해 전국적으로 **지역사회 연계**가 만들어져 운용되고 있다. 연계 사용의 이점(**그림 4**)은 ① 진료의 표준화와 질의 향상, ② 팀 의료의 추진(정보 공유화), ③ 진료의 효율화와 의료자원의 효과적 활용(경영개선, 업무의 효율화), ④ 입원일수 단축의 실현, ⑤ 설명과 동의(informed consent)의 충실화, ⑥ 환자 · 가족 및 의료종사자의 만족도 향상, ⑦ 교육 오리엔테이션이 있고, 특히 간호부문에서의 유용성이 높이 평가되어 있다. 또한 연계 사용에 의해서 합병증 발생률의 증가, 환자 만족도의 상승이라는 증거도 명백해졌다.

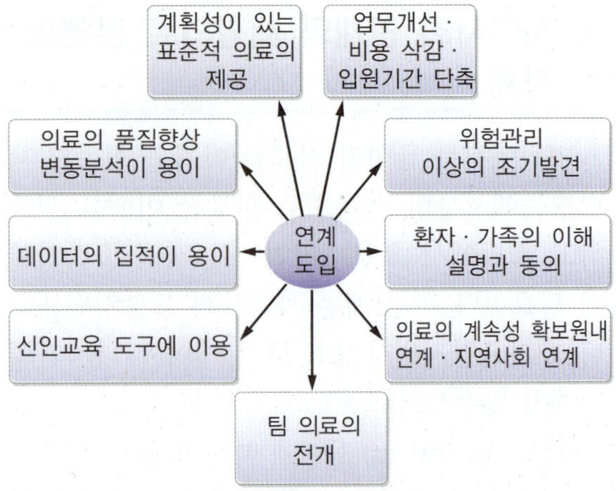

그림 4 지역사회 연계 사용에 의해서 기대할 수 있는 효과

1. 사가현의 실행사례

사가(佐賀)현 의사회가 작성한 뇌졸중 지역사회 연계에 대해서 소개한다[6](**그림 5**). 각 관련기관(급성기 병원, 회복기 병원, 재활병원, 요양형 병원, 요양시설, 개업의사 등)에 전자매체로 원본을 보내고 각각의 시설에서 기재할 수 있도록 하였다. 급성기 병원은 사가현 내에서 의료 · 요양연계의 계속을 필요로 하는 환자라 판단한 경우, 연계에 대해서 환자에게 설명하고 동의하에 사용한다. 급성기 병원(계획관리 병원)에서부터 회복기 재활병동이나 재활병원

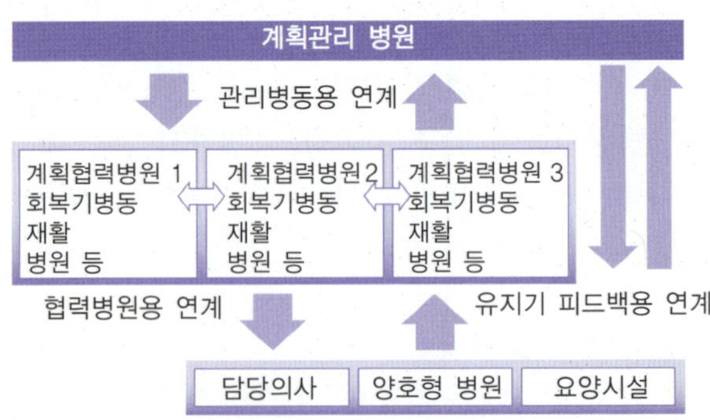

그림 5 사가현 뇌졸중 지역사회 연계의 지침서
[2010, 사가현 의사회 작성]

으로 이동할 때는 "관리병동용 연계"를 사용하고 회복기 재활병동이나 재활병원에서부터 자택퇴원 · 유지기(생활적응기)병원 · 요양보험시설로의 이동은 "협력병원용 연계" 또는 "유지기 피드백용 연계"를 사용하며, 각각의 시설을 퇴원할 때에는 관리병원이나 협력병원에 피드백을 하는 의무를 진다. 이것에 의해서 팀 의료와 정보 공유가 가능해진다. 또한 유지기(생활적응기) 연계는 12개월 기간으로 하고 12개월 후에 급성기 병원으로의 피드백용 연계를 사용하는 것으로 하고 있다. 연계 기재방법으로는 평가항목마다에 풀다운(pull-down)방식으로 선택이 가능하도록 되어 있기 때문에 기재가 용이하다. A4 용지가 3매이고 over view와 ADL 평가 시트와 정보 시트의 3종류로 구성되어 있다. 여기서는 급성기 병원용 개요(over view)를 **표 2**에 나타냈다.

2. 연계의 조건

연계의 조건으로서는 내용적으로는 계속 재활에 특화한 내용으로 되어 있고 연계시설의 다직종의 스태프 참여 하에 작성되어 있다. 그리고 시설사이를 넘어서 일관된 진료계획으로 평가가 가능한 달성목표가 설정되어 목표에 대한 변동(variance)의 수집 · 분석이 가능하고 의료사용과 환자용이 세트로 작성되어 있을 것이 필요하다고 한다.

● 인용문헌

1) 岡本慎哉：地域における連携:地域との協調（施設の取り組み）. 標準理学療法学 専門分野 地域理学療法学, 第1版, pp.137 142, 医学書院, 2003.
2) 山田道廣：地域における連携:施設の取り組み. 標準理学療法学 専門分野 地域理学療法学, 第2版, pp.131–132, 医学書院, 2007.
3) 松坂誠應, 浜村明德：地域におけるリハビリテーションの実態とリハビリテーション手法・評価方法及び提供体制について. 日本公衆衛生協会, p.24, 2006.
4) 米満弘之：リハ医療の今後の方向性 –回復期リハ医療を中心に. 佐賀県回復期リハ病棟連絡協議会学術講演会資料, p.15, 2006.
5) 栗原正紀：脳卒中救急医療とリハビリテーション. 佐賀県立病院好生館地域連携講演会資料, p.5, 2006.
6) 佐賀県医師会, 2010. http://www.saga.med.or.jp/saga_med/home/medical/

표 2 사가현 뇌졸중 지역사회 연계 (급성기) over view

성명 　　　 성별 　　 연령 　　 세 　 환자번호

생년월일 　　 년 　　 월 　　 일

급성기병원명				전원할 병원·담당병원명	
목표재원일수: 일				재원일수: 일	변동 :
경과	입원 시			전원·퇴원 시	결과
날짜	년 월 일	입원시~ 주째	주째~ 주째	년 월 일	최종결과
연계 목표	진단의 확정	• 증상의 악화가 없다	• 증상의 안정	증상의 안정	
	□ 치료방침의 결정	□ 급성악화가 없다	□ 재발을 예방할 수 있었다	□ 재발을 예방할 수 있었다	전원·퇴원할 곳
	□ 급성악화가 없다	□ 조기재활의 개시	□ 재활의 진행	□ 전신상태의 안정(전원·퇴원할 수 있는 상태)	
		□ 재활을 받아들일 수 있다.			재원일수·목표를 달성 못한 인자
치료/약제	rt-PA 　 효과 :	내복	내복	전원·퇴원 시 내복처방 상황	잠재성 변동
	□ 상용약의 확인을 시행한다.			내복	
	내용	점적주사	점적주사		
		기타	기타	기타	마이너스의 변동
검사	□ CT·MRI·혈액검사	□ 필요에 따라서 CT·MRI·혈액검사 등을 실시			
	CRP : 　 Alb :	기타검사		CRP : 　 Alb :	
	WBC : 　 TP :			WBC : 　 TP :	
	RBC ; 　 BUN :			RBC : 　 BUN :	기타의 변동인자
	Hb : 　 Cr :			Hb : 　 Cr :	
설명 지도	□ 진단·치료방침의 설명	□ MSW 등과 향후의 방향성 검토	□ 전원·퇴원 후의 생활에 관한 설명		
재활	조기재활 계획	재활 목표			
	PT 개시일 　 년 월 일	PT		□ (PT) 설정한 목표를 달성할 수 있다	
	OT 개시일 　 년 월 일	OT		(OT) 설정한 목표를 달성할 수 있다	
	ST 개시일 　 년 월 일	ST		(ST) 설정한 목표를 달성할 수 있다	
ADL 경과	mRS 미기입 / BI 비실시/100 / FIM 비실시/126 / 일상생활 기능평가 비실시 　 점	* ADL 경과는 변화가 있으면 기재		mRS 미기입 / BI 비실시/100 / FIM 비실시/126 / 일상생활 기능평가 비실시 　 점	퇴원시의 설명
식사	□ 식사관리의 설명	□ 필요에 따라서 영양방법의 선택·평가 등을 실시			본인에 대한 설명 　 있음
					가족에 대한 설명 　 없음
	보조량 :	보조량 :	보조량 :	보조량 :	설명내용
	에너지량 : 　 Kcal	에너지량 : 　 Kcal	에너지량 : 　 Kcal	에너지량 : 　 Kcal	
	섭식/삼킴 장애 :	섭식/삼킴 장애 :	섭식/삼킴 장애 :	섭식/삼킴 장애 :	
	삼킴 등급 ; 미기입	삼킴 등급 ; 미기입	삼킴 등급 ; 미기입	삼킴 등급 ; 미기입	
	식사자세 :	식사자세 :	식사자세 :	식사자세 :	
	치료식 :	치료식 :	치료식 :	치료식 :	
	영양방법 :	영양방법 :	영양방법 :	영양방법 :	
	경구식사 형태 : 　 걸쭉함의 정도 :	경구식사 형태 : 　 걸쭉함의 정도 :	경구식사 형태 : 　 걸쭉함의 정도 :	경구식사 형태 : 　 걸쭉함의 정도 :	
배설	□ 배설관리의 설명	□ 환자의 상태에 맞춘 방법의 선택·평가 등을 실시		최종실시실 : 　 년 월 일	
	배설방법 :	배설방법 :	배설방법 :	배설방법 :	
	보조량 :	보조량 :	보조량 :	보조량 :	
배설조절	요의 : 　 변의 :	요의 : 　 변의 :	요의 : 　 변의 :	요의 : 　 변의 :	
청결 (목욕)	□ 청결관리의 설명	□ 환자의 상태에 맞춘 방법의 선택·평가 등을 실시		최종실시실 : 　 년 월 일	
	목욕방법 :	목욕방법 :	목욕방법 :	목욕방법 :	
	보조량 :	보조량 :	보조량 :	보조량 :	

[2010. 사가현 의사회 작성]

X 지역사회의 연계: 타직종과의 연계

■ 학습목표

- 타직종과의 연계의 의미, 중요성에 대해서 학습한다.
- 물리치료사가 타직종에 대해서 제공하는 정보와 전개에 대해서 학습한다.
- 지역사회의 다양한 장면에서의 타직종과의 연계에 대해서 구체적으로 학습한다.

A 연계란?

재가의료의 진전과 요양보험의 시행(2000년)에 수반하여 연계에 관한 보고 등이 최근 증가하였다. 거기에는 급성기, 회복기, 유지기(생활적응기)라는 재활이 진행됨에 따라 다른 많은 조직이나 전문직종과의 연계 없이는 질이 높은 재활 서비스를 제공하는 것이 곤란해진 것이 현실이다. 이것은 단일 또는 한정된 조직이나 전문직의 한계임과 동시에 다양화한 재활 필요성에 대한 대응이기도 하다.

연계는 일반적으로는 "연락하고 협력하는 것"이지만, 보건의료복지 영역에서는 지역사회 연계(패스), 다직종 연계, 전문직간 연계, 다직종 협업 · 협동, 병원진료 연계, 네트워크형 연계 등의 설명적 표현이 이루어져 있다. 이것은 시간, 지리(공간적), 시스템, 직종, 조직 등의 요인에 더하여 연계가 "연락하고 협력한다"는 것의 "관계", "과정", "실태", "구성" 등의 어느 것을 의도하는가를 명확히 하기 위해서이기도 하다. 보건의료복지 영역에서의 연계의 정의는 다양하지만, 타직종과의 연계라는 측면에서는 "연계란 주체성을 가진 다양한 전문직 사이에 네트워크가 존재하고 상호작용성, 자원교환성을 기대하여 전문직이 공통의 목표 달성을 지향하여 전개하는 과정이다"[1)]라는 정의가 적합하다고 생각된다.

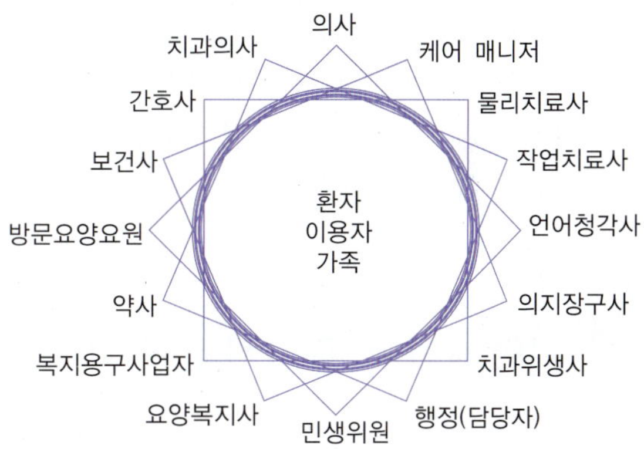

그림 1 재가에서 전문직 연계의 본연의 자세

B 연계의 의미

영어의 "linkage", "coordination", "cooperation", "collaboration"은 어느 것도 "연계"라 번역되는 말이지만 각각에 상이한 뉘앙스를 갖고 있으며 이들의 제1단계의 "linkage = 연결", 제2단계의 "coordination = 조정", 제3단계의 "cooperation = 연계", 제4단계의 "collaboration = 협동"으로 나눠서 번역이 가

능하다[2]. "결부시키고, 조정하고, 연락을 취하면서 서로 협력한다"는 것이 연계의 실태라고도 할 수 있다. 게다가 "팀은 연계의 실태, 연계는 협동을 실현하기 위한 과정을 포함하는 수단적 개념, 협동은 목적달성을 위한 수단적 개념"[3]이라고 하면 오늘날, 연계의 본연의 자세의 표현이 정리되는 것으로 생각된다.

이러한 연계에는 많은 전문직이 각각 단독으로는 해낼 수 없는 새로운 공통의 목표를 달성하는 것에 더하여 가치가 있는 새로운 국면을 적극적으로 창조하려고 하는 의도가 반드시 필요하다. 연계는 다른 전문직의 개념적 · 관념적 이해가 아니라 전문성과 직업영역의 실정의 견문이나 체험 등에 의해서 이루어지는 것이다. 연계에는 전문직으로서의 관점을 가지면서 전문직의 틀을 넘는 것이 중요한 것이다(**그림 1**).

C 지역사회의 물리치료의 제공

지역사회의 물리치료의 제공기회는 ① 의료기관으로부터 계속, ② 재가에서 기능저하를 초래한 경우, ③ 정기적인 체크가 주이며 제공형태는 방문, 시설외래, 입소이다. 방문은 진료소 · 병원, 요양노인보건시설, 방문간호 스테이션을 거점으로 하여 재가에서 시설외래 및 입소는 의료기관(외래), 재가요양 서비스 · 요양보험시설에서 제공되고 있고 각각의 장면에 특유의 연계가 필요하다.

D 지역사회 재활과 ICF의 관점

지역사회 재활에서는 방문재활에 관여하는 전문직의 비율이 물리치료사 약 70%, 작업치료사 약 30%, 방문간호 스테이션에서는 물리치료사의 수와 작업치료사의 수의 비율은 약 2 : 1이고 다른 재활전문직에 비하여 물리치료사의 지역사회 재활에 대한 관여가 깊은 상황에 있다. 이것은 물리치료사가 연계 추진에서 중요한 역할의 일부를 담당해야 한다는 것을 시사하고 있다.

재가에서의 재활 서비스는 평가와 그것에 기초하는 **개별재활**이 주체이다. 평가에 관해서는 생활기능을 중심으로 운동기능이나 주거 · 생활환경이 평가대상이며 개별재활로는 "근력", "보행", "관절운동범위", "균형", "기거동작" 등이 상위를 차지하고 있어, 환자 · 대상자나 가족의 필요성이 운동기능에 대해서 높다는 것을 알 수 있다. 그러나 물리치료사가 관여하는 방법으로서 운동기능에 치우쳐 있다는 인상은 부인할 수 없다. 운동기능에 중점을 둔다고 해도 개별성이 높은 물리치료[4]가 선택되는 것이 중요함과 동시에 지역사회 물리치료에서는 환자(이용자)가 공동체의 구성원으로서 생활을 영위하고 있다는 관점이 반드시 필요하다.

그래서 국제생활기능분류(이하, ICF) 등의 폭넓은 활용이 이루어져야 한다. 최근, ICF 코어 세트(core set)가 제창되고 활용이 용이해져 있다[5]. 기타, 운동기능, 활동능력, 생활공간의 연관성[6], 지역사회생활 영위에 대한 지원 등을 의도한 **E-SAS**(일본물리치료사협회) [이 단원 **VI**항(110페이지) 참조] 등은 물리치료사의 시야확대에 연결되는 것이며 연계를 촉진하는 도구라 할 수 있다.

E 연계와 추진

재활의료는 전형적인 노동집약형이며 질의 향상에는 많은 일손과 많은 전문직을 필요로 하고 있으면서 이제까지 충분한 재활팀을 영위하는 상황은 아니었다. 또한 급성기 재활에서는 의사, 간호사, 한정된 재활전문직의 전문성만이 중요시되어 왔다.

그러나 최근, 후생노동성은 의료 · 생활의 질의 향상, 의료종사자의 부담의 경감, 의료안전의 향상 등을 목적으로 "다종다양한 스태프가 목적과 정보를 공유하고 업무를 분담하면서도 서로 연계 · 보완하여 환자의 상황에 정확히 대응한다"는 **팀 의료**(연계)를 추진하고 있다. 급성기 재활의 충실이나 회복기 재활병동 병상 수(60,144병상 : 2011년 3월 현재)의 증가, 요양보험영역에서 취업하는 물리치료사의 증가가 관찰되고 연계의 추진은 필연적인 것으로 되어 있다.

게다가 "영양 지원 팀", "호흡 케어 팀" 등은 많은 전문직 연계의 본연의 자세의 일단을 보여주고 있다. 이에 더해서 요양보험 서비스의 이용개시를 기다리기 위해서 퇴원이 연기된 환자가 약 10%나 있었다는 것때문에 2010년도부터 의료직과 요양지원 전문요원(이하 **케어 매니저**)과의 연계를 촉진하는 기구가 신설되어 있다.

이들은 연계의 기반이나 추진의 기구가 차츰 정비되고 있다는 것을 보여주는 것이다. 의료기관에서 각 전문직의 연계, 퇴원에 있어서 각 의료전문직과 케어 매니저 등과의 연계, 요양보험에 관여하는 전문직의 연계는 일련의 것으로 생각할 필요가 있다. 특히 의료에서부터 요양의 신속한 이행에서 물리치료사가 물리치료에 관여하는 요양 서비스의 필요성을 인정하는 경우, 케어 매니저와 적극적으로 연계를 취하여 정보제공의 협력에 노력해야 한다. 이것은 케어 매니저에 의한 요양 서비스 계획(care plan)의 조기결정이나 질의 향상에 영향을 미치는 것이기도 하다.

F 물리치료사와 다른 전문직과의 연계

물리치료사가 지역사회의 연계를 필요로 하는 직종은 다양하며 각 재활단계와 그 연결부분, 재가에서의 환자(이용자)의 의학적, 사회적 상황에 따라서 연계의 양상은 다르다.

a. 의사와의 연계

지역사회 재활에 관여하는 각 전문직과 의사와의 연계는 충분하다고는 할 수 없다. 거기에는 ① 이용자를 소개하는 의사와 재활의 지시를 시행하는 의사라는 2인 의사제도, ② 의사가 매우 바쁨, ③ 지역사회 재활에 관여하는 의사의 관심도가 낮음, ④ 적은 재활전문의(1,787명, 2011년 8월 현재), ⑤ 의사사이의 연계가 불충분 등의 문제도 있고 담당의사의 기능이 충분히 발휘되지 않는 상황에 있다. 그래서 물리치료사로서 시급히 대처해야 하는 것은 의사에 대한 **재활 실시계획서**와 보고서의 충실화이며 의사와의 연락, 의사 방문횟수의 개선이다.

b. 케어 매니저와의 연계

케어 매니저와 물리치료사와의 연계는 케어계획의 작성, 변경 등에 한정하지 않고 **케어관리** 전반에 관여하는 것이어야 하며 케어관리에 대한 효과적 · 효율적인 수행을 감안하여 관여해야 한다. 구체적으로는 재활 실시계획서와 케어 계획의 정합성의 관점을 기초로 동행방문의 기회 증가, 서비스 조정회의의 효과적 활용에 의해서, ① 케어관리의 적절한 실시, ② 적절한 서비스의 재편성, ③ 다직종과의 연계가 불충분하다고 하는 현재의 과제에 대처할 필요가 있다[7].

c. 간호사 · 보건사와의 연계

일본에서는 간호업무로부터 재활 전문직이 육성된 경위도 있어 재활전문직과 간호사 · 보건사와는 매우 깊은 연관성이 있다. 현재, 방문간호사의 업무는 의료처치, 요양상의 돌봄, 병상 관찰, 의료기기 관리, 종말 케어, 욕창 예방 · 처지, 치매 케어, 가족 등에 대한 요양지원 · 상담, 요양예방 등이지만 물리치료사와의 협동 · 협업이 가능한 부분도 많다. 무엇보다도 간호사와의 협동에 의한 물리치료의 제공은 환자(이용자)의 안심면에서나 안전성, 효율성의 면에서도 서로 유익하다 할 수 있다. 또한 **방문간호 스테이션**에서의 **"방문간호 7"**은 **방문재활**이지만 방문간호의 일환으로서 자리매김이 되어있는 일도 있어 향후 한층 더 연계를 심화시켜갈 필요가 있다.

d. 기타의 직종과의 연계

이 밖에, 실용적 일상생활 동작의 향상 · 자립, 물리치료를 요양에 활용한다는 면에서는 방문요양요원과 복지용구 구입이나 임대(rental)를 할 때에는 복지용구사업자와, 투약이 식사나 수면, 근력이나 근육긴장, 정신상태 등에 영향을 주고 있지 않은가에 대해서는 약사와, 입으로부터 맛있게 먹는 것을 목적으로 한 "입의 재활"에서는 치과의사, 치과기공사, 치과위생사, 관리영양사와, 라는 것 같이 물리치료사는 다양한 전문직과 연계하여야 한다. 게다가 작업치료사 · 언어청각사와는 재활전문직으로서 밀접한 관계에 있으며 의지장구사와는 의족 · 보장구 · 부목(splint)에 관해서, 요양복지사 · 사회복지사 · 정신보건복지사와는 복지에 관련된 관계가 있고 때로는 행정(담당자), 민생위원과의 연계가 요구되는 경우도 있다.

G 연계의 기회와 정보

연계의 기회는 컨퍼런스나 미팅에 의한 경우가 많으며 각 재활단계와 그 연결부분에서 시행된다. 급성기에서는 치료방침의 공유화나 안전한 치료를, 회복기에서는 재가를 지향한 치료목표와 그것을 달성하기 위한 방책이나 문제점 등의 정보의 공유화가 목적이 된다. 유지기(생활적응기)에서는 환자(이용자)의 상태 · 상황의 공유나 변화에 대한 대응, 서비스의 확인 또는 재검토 등을 목적으로 하여 **서비스 담당자회의 · 케어 컨퍼런스**가 시행되고 있다.

지역사회 연계라는 측면에서부터는 각 재활단계의 연결부분이 중요하며 물리치료사는 도달목표(예후 예측) 및 물리치료 내용과 연관시켜서 사지운동기능, 신체기능, 보행 · 이동 기능과 같은 전문분야의 정보를 제공함과 동시에 음식물 섭취 · 삼킴 기능, IADL, 호흡관리, 보장구 및 복지기기의 선정과 같은 다른 전문직과의 협업분야의 정보, 나아가서는 물리치료사의 관점을 통한 보조 · 요양방법의 연구, 주거환경이나 가옥개수에 관한 조언, 재가재활 서비스의 본연의 자세 제안 등을 시행할 필요가 있다.

퇴원에 대해서는 해당 의료기관의 물리치료사에 의한 퇴원 전후의 방문지도, 케어 컨퍼런스에 의한 요양 서비스 내용의 시사, 가옥평가와 개조 · 개수 등을 기초로 지역사회에서 전개되고 있으나 재가에서 급격한 기능저하에 대한 대응은 이제부터이다. 기능저하에 대해서는 매우 신속한 대응이 요구되고 있음에도 불구하고 입소 · 입원, 방문과 같은 적절한 단기 집중재활로서의 물리치료의 제공은 충분하다고는 할 수 없는 상황에 있다.

현재, 급격한 기능저하가 일어난 사람을 발견한 사람은 케어 매니저(약 40%)와 본인 · 가족(약 30%)이 대부분이며 담당의사의 본연의 자세도 지적되고 있으나, "언제라도, 누구와라도 연계를 취할 수 있는 구조", "부정기적인 케어 컨퍼런스가 신속이 개최될 수 있는 구조" 등을 충실화하기 위해서는 각각의 전문직이 직업영역을 초월한 현실성 있는 상호이해를 심화시키는 것이 필요하다.

지역사회 물리치료는 시설외래재활, 방문재활, 복지용구 대여, 시설외래요양을 구성하는 것이지만, 연계의 필요성, 지역사회재활 추진에 미치는 영향, 재가의료의 진전 등으로부터도 중요한 방문재활의 건수가 매우 저조하다는 현실이 있다. 향후는 물리치료사 · 작업치료사 등에 의한 "**독립형 방문재활 스테이션**"이나 지역사회 재활을 지원하는 "**재가재활센터**" 등의 신설이 검토되어야 할 것이다. 현재의 지역사회 재활은 요양보험이 주이지만, 의료보험과 요양보험의 조합이나 병용의 확충이 지역사회재활의 충실화로 연결되는 것이라 생각된다.

인용문헌

1) 松岡千代：ヘルスケア領域における専門職間連携. 社会福祉学, 40:17-38, 2000.
2) 野中 猛：図説チームケア. pp.14-15, 中央法規出版, 2007.
3) 吉池毅志・栄セツコ：保健医療福祉領域における「連携」の基本的概念整理. 桃山学院大学総合研究紀要, 34:109-122, 2009.
4) 日下隆一ほか：介護保険領域における理学療法のあり方に関する研究. 理学療法学, 23:219-224. 2008.
5) 日下隆一ほか：介護予防における理学療法士の視点—ICFコアセットを用いて. 理学療法学, 23:29-33, 2008.
6) 日下隆一ほか：介護予防における総合的評価の研究—運動機能, 生活能力, 生活空間の相互関係から. 理学療法学 35:1-7, 2008.
7) 新津ふみ子：在宅医療とケアマネージャーの現状と課題. 佐藤 智ほか（編）：在宅医療と人材養成・人材確保. pp.204-267, 中央法規出版, 2008.

XI 성인장애인 시설의 대처

■ **학습목표**

- 복지제도의 개정에 의해서 장애인 재활시설에도 큰 변화가 시작되고 있다는 것을 학습한다.
- 사회복귀 지원시설로서 신체장애인 재활시설의 역할에 대해서 학습한다.
- 시설 내의 다양한 지원 프로그램의 전개에 대해서 학습한다.
- 사례를 통해서 신체장애인 재활시설에서 물리치료사의 역할을 학습한다.

지역사회에서 사회생활을 영위하고 있는 우리들은 누구나 서로 개성이나 인격을 존중하고 서로 지지하면서 안심할 수 있는 생활을 구축하기를 원하고 있다. 부상이나 질병에 의해서 생활에 지장이 나타나면 그 대응으로 치료나 휴양을 한다. 회복에 시간이 필요하게 되면 재활의 운동, 치료를 위해 입원하게 될 때도 있다. 부상이나 질병의 후유증이 남으면 복귀에는 시간이 걸린다. 상태에 따라서는 의료기관으로부터 지역사회생활로 복귀하는 데에 생활환경 정비나 재활을 시행하고 있는 시설로 옮겨 기능면의 회복을 계속해 가는 경우도 있다.

2006년도부터 신체장애, 지적장애, 정신장애와 같은 장애종별을 불문하고 일원적으로 복지 서비스를 제공하는 **장애인자립지원법**이 시작되었다. 종전부터 존재하고 있었던 장애인시설(옛 법률에 의한 시설)의 대부분은 이미 장애인자립지원법의 시설로 이행하고 있으며, 옛 법률에 의한 시설의 시대와는 크게 형태가 바뀌고 있다. 여기서는 옛 법률시대의 복지시설과 비교하면서 현재의 복지시설의 역할에 대해서 설명해 가려 한다.

A 지정 장애인시설에 대해서

신체장애 · 지적장애 · 정신장애의 3장애를 합쳐서 33종류나 있었던 복지시설이 장애인자립지원법에 의해서 일원화되어 장애종별에 의한 서비스 구분이 없어져 기능적으로 "주거의 장(거주 지원)"과 "낮 동안 활동의 장"으로 갈리게 되었다(**그림 1**).

옛 법률에 의한 시설인 지체부자유자 재활시설을 예로 들면 시설을 이용한다는 것은 "신체장애인(지체부자유자)이 장기간 시설에 숙박하면서 재활을 시행하는 것"과 같은 의미였다. 거기에는 장애인이 스스로 선택하여 시설이나 서비스를 선택한다는 사고방법이 아니라 일방적으로 행정에서부터 주어지는 것이라고 생각하고 있었다.

장애인자립지원법 시행 후는 지체부자유아 재활시설의 명칭이 "지정장애인지원시설"이라는 명칭으로 바뀌고 야간(17시~다음 날 9시)은 주거의 장, 낮 동안(9~17시)은 낮 동안 활동의 장으로서 구분을 하게 되었다. 즉, 야간은 숙박을 제공하는 사업과 시설이 가지는 기능에 따라서 분할된 것이다. 이것에 의해서 입소하지 않

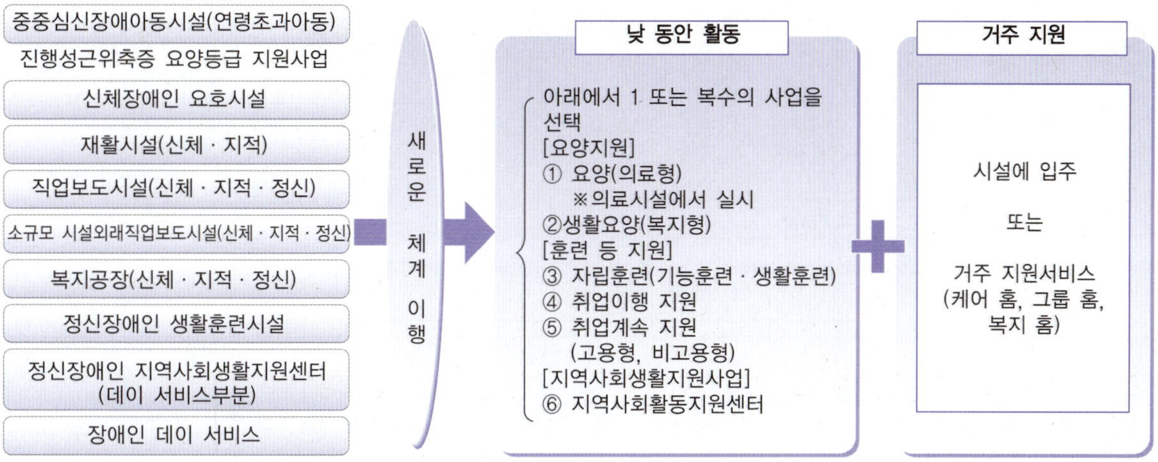

그림 1 옛 법률시대부터 새로운 체계 이행[자료: 후생노동성]

아도 낮 동안 활동으로 시설이 제공하는 재활 서비스를 받을 수 있게 되고, 반대로 입소하면서도 다른 사업소가 제공하는 서비스를 받게 되는 등 장애인 자신이 서비스를 선택할 수 있게 되었다. 그러나 장애인시설의 명칭이 통일되어 일원적인 서비스를 받게 되었기는 하지만, 현실적으로는 아직도 선택할 수 있을 만큼의 서비스의 양이 있는 것은 아니고 제도의 충실화가 기대되는 바이다.

B 신체장애인을 대상으로 한 지정장애인 지원시설

1. 운영의 방침과 지원 자세

아래에 소개하는 나나사와(七澤) 재활 리이트 홈은 1973년에 신체장애인복지법에 기초하여 설치된 "신체장애인 재활시설"이다. 2009년에 장애인자립지원법의 새로운 사업체계로 이행하고 "지정장애인지원시설 나나사와 재활 홈"으로 명칭이 바뀌었다. 게다가 2010년에는 시각장애인의 재활시설과 통합하여 현재의 명칭으로 변경되었다.

장애인자립지원법에 따라 장애의 종류에 관계없이 공통의 구조에 의해서 공통의 서비스를 이용할 수 있게 되었으나 실제의 이용에 있어서는 "시설입소 수급자증 및 기능훈련 수급자증을 가질 것" 동시에 "신체장애인수첩을 가진 15세 이상의 사람일 것" 등의 일정한 틀에 박혀 있어 신체장애 및 시각장애 이외의 장애인의 이용은 사실상 제한되어 있다.

시설의 설치목적은 주로 가정을 대신해서 거주의 장을 제공함과 동시에 지체부자유자 및 시각장애인에 대해서 신체기능장애의 경감 · 개선을 위해 필요한 재활 및 생활지원 등을 시행하여 자립과 사회참여를 지향하고 가능한 한 원활한 가정생활이나 사회경제활동 참여를 이룰 수 있도록 지원하는 것이다. 이들에 입각하여 시설을 이용하는 사람들의 지역사회 생활의 지원으로 **그림 2**와 같은 흐름으로 서비스의 제공을 시행하고 있다.

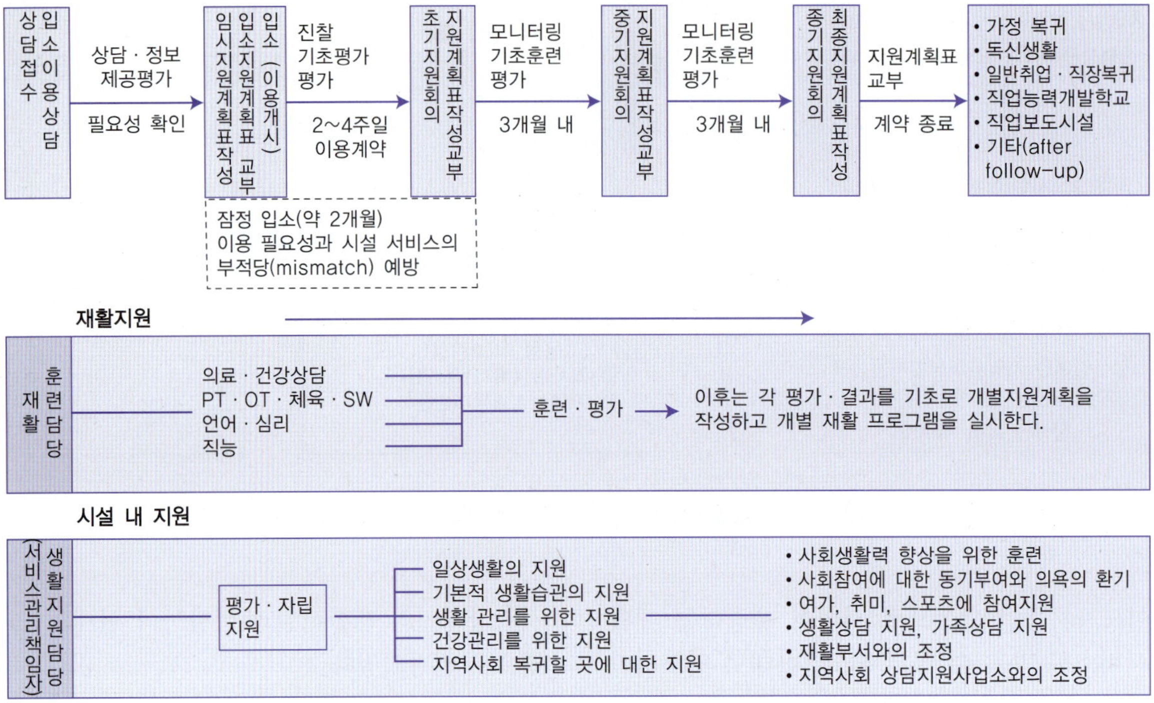

그림 2 나나사와 재활 라이트 홈에서의 지원의 흐름

대략 1년의 이용기간, 연장은 조정이 필요하다.

2. 시설 내 지원 프로그램

a. 지역사회생활을 향한 사회생활력 프로그램

시설에서는 의학적 재활, 직업재활, 사회재활의 구성으로 지원 서비스 프로그램을 제공하고 있다. 시설 내에서는 일반적으로 "사회재활"이라 불리는 내용 프로그램을 준비하고 있다.

1986년의 재활 인터내셔널 사회위원회에서 "사회재활은 사회생활력을 높이는 것을 목적으로 한 과정이다. 사회생활력이란 다양한 사회적 상황 안에서 자기의 필요성을 충족하고 한 사람 한 사람에 가능한 가장 풍요로운 사회참여를 실현하는 권리를 행사하는 힘을 의미한다"라 정의되었다.

즉 의학적 재활이 물리치료사 · 작업치료사 등에 의해서 신체적 기능의 회복 · 향상을 지향하고 **직업재활**이 직능(취업지원요원)에 의해서 직업능력의 향상을 지향하도록 사회재활은 자기의 장애를 정확하고 동시에 전향적으로 인식하고 자신감을 갖고 사회 안에서 활용할 수 있는 사회자원을 스스로 활용하여 사회참여를 해가기 위한 힘, 즉 **사회생활력**을 높이는 것을 목적으로 하고 있다.

시설 내 프로그램은 "지역사회생활을 향한 사회생활력 지원 프로그램"이라 호칭하고 중증 · 중복 장애를 갖고 있어도 지역사회에서 자립과 사회참여를 할 수 있도록 지원을 시행하고 있다. 시설 내 프로그램은 "개별 프로그램", "과제별 그룹워크", "고위뇌기능장애 지원 그룹 프로그램", "기능회복 그룹훈련", "가족간담회"의 다섯 가지로 구성되어 있다(**그림 3**).

- 지역사회생활을 향한 사회생활력 지원 프로그램
  - 시설 내 훈련
  - 개별 프로그램
    - 외출 프로그램
      - 옥외이동능력 평가
      - 쇼핑훈련
      - 시내 이동훈련
      - 일반교통기관 이용훈련
      - 통근훈련
      - 자원봉사자 외출
      - 자동차 훈련
    - 조리훈련
    - 사회생활 자립실습훈련
    - 개인용 컴퓨터 그룹
  - 과제별 그룹워크
    - 자립촉진 프로그램
    - 의사소통 그룹
    - 지역사회 이행 그룹
    - 취업 그룹
    - SCI 척수경수손상 그룹
    - PC 그룹
    - 도예 그룹
    - 탁상 그룹
  - 고위뇌기능장애 지원그룹 프로그램
    - 일과를 만드는 그룹
    - 활동성을 높이는 그룹
    - 사회생활력을 높이는 그룹
    - 취업사회참여를 생각하는 그룹
    - 역동적 PT 그룹
  - 기능회복 그룹훈련
    - 옥외훈련
    - 과제별 보행 그룹
    - 피트니스 물리치료
    - 일상생활동작 그룹
    - 물리치료 · 작업치료 과제별 그룹 가족간담회
  - 가족간담회
    - 고위뇌기능장애 가족간담회
    - 의사소통 그룹 가족간담회

그림 3 "지역사회를 향한 사회생활력 지원 프로그램" 구성도

b. 개별 프로그램

개별 프로그램은 물리치료사 · 작업치료사에 의한 재활로 쌓아올린 효과를 퇴소 후의 구체적인 생활로 향해서 실제의 장면에서 활용할 수 있도록 준비를 시행하는 프로그램이다.

시가지 이동훈련에서는 물리치료사 · 작업치료사 담당에 의한 적절한 이동방법 지원을 기초로 이동 동작의 확인을 위해 생활지원요원과 함께 실제로 시가지에 나가서 이동방법 이외에 어려움을 겪었을 때의 의뢰방법, 신체장애인수첩을 사용하는 방법, 지하철 · 버스의 안전한 승차방법 등의 실제체험을 시키고 있다. 아울러서 시가지의 장벽(barrier)상황의 확인 등도 시행하여 적응능력의 양성을 하고 있다.

조리훈련에서는 퇴소 후에 식사의 자기관리와 조리가 필요한 사람에 대해서 각자의 장애수준이나 생활환경, 사회자원을 고려하여 조리 만들기를 시행하고 있다. 구체적으로는 메뉴의 작성, 쇼핑 동작, 조리방법, 안전관리, 영양균형 등 조리 전반의 지원을 시행하고 있다.

사회생활 자립실습에서는 단독주택을 사용하고 조리, 목욕, 청소 등의 생활동작을 실제로 시행함으로써 지역사회생활의 구체적인 이미지 만들기나 생활해가는 데에 있어서의 과제점, 과제 정리, 그리고 퇴소 후의 새로운 생활에 자신감과 의욕을 높이는 것을 목적으로 하여 숙박체험을 시행하고 있다.

c. 과제별 그룹워크 프로그램

과제별 그룹워크 프로그램은 특히 사회복지의 원조기술에서 일컬어지는 그룹워크를 주로 시행하고 있다. 진행방법은 세미나와 같이 지원자가 일방적으로 설명이나 강의를 하는 것이 아니라 같은 과제를 갖고 있는 구성원을 그룹으로 나누기(grouping)를 하여 그룹의 힘을 지원자가 조정하여 활용하는 것 같은 관여방법으로 사회참여를 향한 주체성의 육성을 도모하고 있다. 실시에는 생활지원요원이 주로 담당하면서 물리치료사 · 작업치료사는 물론 의사, 영양사, 언어청각사 등 일상 관여하는 전문 스태프 이외에, 지역사회의 자원봉사자, 당사자단체, 일반기업, 지역사회에서 생활하는 원래의 이용자 등 지역사회의 힘을 적극적으로 활용하고 있다. 또한, 프로그램 내용은 매년 같은 내용으로 실시함이 없이 사회적 필요성이나 이용자의 개별 필요성에 맞춘 유연하고 신축성이 있는 내용으로 대응해간다.

d. 고위뇌기능장애자 지원그룹 프로그램

고위뇌기능장애자 지원그룹 프로그램은 고위뇌기능장애를 가진 사람의 전문 프로그램이다. 당 시설의 일체적 운영인 재활센터에 카나가와(神奈川)현의 고위뇌기능장애 지원 거점시설이 병설되어 있다는 것으로부터 지역사회 안에서 생활하면서도 좀처럼 사회에 융합할 수 없어 어려움을 겪거나 주위로부터의 반응에 대한 불안이나 불만때문에 생활을 원활하게 할 수 없는 등 뇌외상자에서 고위뇌기능장애를 발병한 사람들의 상담이나 입소에 의한 회복을 기대한 사람의 이용이 증가하고 있다.

프로그램은 과제별 그룹워크와 마찬가지로 의사 · 임상심리사 등의 지원 스태프와 연계를 취하면서 이용자끼리가 생활 장면에서의 당황이나 혼란을 일으켰거나, 외출 목적지에서 어찌 할지를 몰랐던 경험사례를 서로의 발표를 통해서 되돌아보는 학습을 하고 있다. 식사, 신변의 관리, 시간관리 등 생활전반으로부터 평가 · 연습이 필요한 장애이며 시설입소 지원을 가진 시설로서 향후 대처할 중요 과제의 하나로 하고 있다.

e. 기능회복 그룹 프로그램

기능회복 그룹 프로그램은 연습실에서 시행되는 기능회복 재활을 생활의 실제 장면에서 실시하고 더욱이 다른 이용자와 함께 시행함으로써 생기는 상승효과의 힘을 이용해서 효과를 향상시켜 사회참여의 원활한 이행을 진행시키기 위한 프로그램이다.

옥외연습은 매일 아침 안뜰에서 실시하고 물리치료사가 담당을 하여 경과관찰과 이동 동작의 조언을 시행하고 있다. 또한, 과제를 가진 사람들의 보행 그룹은 실내 4점 지팡이 수발보행에서부터 옥외의 지팡이 없이 하는 보행까지 각 이용자의 보행수준에 맞춰 그룹화를 하여 실시하고 있다. 피트니스 물리치료는 개별의 재활 프로그램이 종료단계인 이용자를 대상으로 자기 신체의 자기관리방법에 대해서 담당 물리치료사로부터 조언을 받아 실시하고 있다. 물리치료사 · 작업치료사 합동과제별 재활은 생활하는 데에 있어서의 과제에 대해서 이용자(가족), 물리치료사 · 작업치료사, 생활지원요원이 개선을 향해서 검토회의를 열어 개선방법의 정리 등을 시행하고 있다. 어느 프로그램도 물리치료사 · 작업치료사의 평가를 기초로 치료사와 생활지원 요원이 협동하여 실시하고 있다.

f. 가족간담회

가족간담회는 같은 장애를 가진 사람들의 가족이 모여서 시설의 스태프를 비롯하여 지역사회에서 활동하는 전문 스태프로부터 장애의 이해나 대응에 대한 조언을 받거나 또는 가족 사이에서 괴로움 등에 대한 이야기를 나눔으로써 이제부터의 생활을 향한 서로 지지하는 동료 만들기와 요양지원의 의욕을 북돋우는 것을 목표로 정기적으로 개최하고 있다.

예컨대, 앞에서 언급한 것처럼 고위뇌기능장애자들의 간담회에서는 재활과의 의사, 임상심리사, MSW, 당사자의 사람들이 정보제공이나 장애이해에 대한 학습, 지지에 대한 사고방법 등을 함께 생각하고 있다. 또한 실어증의 의사소통 그룹에서도 언어청각사나 당사자를 강사로 초청하고 있다. 그리고 퇴소자의 가족도 포함한 가족에 대한 가족사이의 정보교환의 장을 만듦으로써 장애의 이해, 대응하는 방법, 기타의 고뇌 등의 지원을 시행하고 있다.

3. 사례소개 재가복귀 사례

a. A씨의 개요

A씨는 2006년에 사고에 의해서 경추가 손상되고 사지몸통마비, 직장방광기능장애, 고위뇌기능장애, 실어증이라는 장애가 남는다. 이동은 휠체어, 장애정도의 구분 [6], 신체장애인수첩 1급, 자립연습(기능연습), 취업이행의 지원을 받아 복직을 목표로, 병원에서부터 한 번도 가정에 돌아가지 않고 직접 입소하였다(입소할 때의 연령 41세, 아내와 초등학교에 다니는 아이의 세 식구).

갑작스런 사고에 의해서 중증장애를 입은 A씨는 원래 가족 및 부부 쌍방의 부모들도 우왕좌왕하는 혼란의 한가운데서 무엇부터 어떻게 해야 될지조차 모르는 시기에, 지역사회생활 복귀를 향해서 지원하게 되었다. A씨 · 가족의 기분이 흔들리는 것은 자연스런 일이며 지원의 경과 속에서는 방향성이 오락가락하는 일도 있었으나 그것을 받아들이면서 또한 가족의 혼란을 정리하는 것도 합쳐서 2009년 봄까지 약 2년 반의 지원을 전개하였다.

A씨의 목표설정은 "복직"이지만 복직(= 일)은 사회참여의 하나이고 생활의 안정 위에 일이

라는 사회참여가 있다. 따라서 복직이라 해도 과제추출은 "생활 전체"를 내다보고 시행하였다.

b. 과제

1) 자택(생활의 안정과 사회참여)

A씨는 입소 당초부터 복직할 때는 자택에서부터 복직할 곳에 가까운 곳으로 이사하는 것도 상정하고 있었다. 그러나 복직을 할 수 있을 것인가, 복직할 수 있다 해도 계속할 수 있을 것인가, 만일 계속할 수 없다면 이사를 하는 의미는 없어진다. 또한 임대물건에서는 큰 개조가 되기 때문에 현실적으로는 어렵다는 등, 공전되기만 하고 진전이 없는 상태에 빠져버리고 있었다.

회사에서는 "사옥을 개축할 계획이 있기 때문에 그곳의 장벽을 없애고(barrier-free화) 복귀시킬 것을 생각하고 있다"는 것이었으나 완성시기 등 완전한 백지상태였다.

A씨가 가장 우려한 것은 "일을 계속할 수 있을 것인가"라는 것이었다. 그래서 우리들의 지원계획은 "안정된 생활이 있은 다음에 일이라는 사회참여가 있다"라는 것을 파악하여 "우선은 생활을 생각하고 일은 할 수 있는 범위에서 시행한다"라는 것으로 타결을 보았다. "일은 할 수 있는 범위에서"라는 것은 회사에 가는 요일이나 출근시각, 근무시간대, 재가근무 등, 생활을 통해서 자기가 할 수 있는 근무형태를 확인하여 회사와 조정해가는 것으로 결말이 났다.

A씨의 기분의 정리를 받아 현재 자택으로 되돌아간다는 방향에서 지원을 착수하기로 하였다. 자택을 방문하여 자택의 환경 · 구조, 주변환경을 치료사와 함께 확인하였더니 층계차이 · 복도의 폭 · 고지대(high ground)의 입지이어서 상당한 규모로 개조해야 할 필요성이 있다는 것이 밝혀졌다. 이것을 받아 A씨는 "개조의 규모가 크다면, 지하철역에 가급적 가깝고 기복이 적은 토지로 이사하여 신축을 한다"라는 결단을 하였다. 이러한 것은 생활하기 쉬운 환경 만들기나 복직만이 아니라 만일 일을 계속할 수 없었을 때의 일도 충분히 고려한 다음의 결론이었다.

2) 자택환경설정과 관점

거주할 토지가 결정되고 자택설계의 단계에서는 건축사의 도면에 대해서 치료사와 함께 높이나 사양 등, 그때마다 협의를 하여 필요한 수정을 가하였다(**그림 4, 5**). 이 때 본인에게만

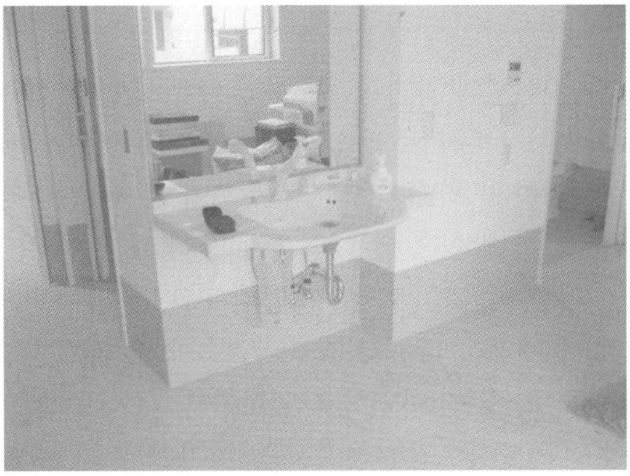

그림 4 세면대

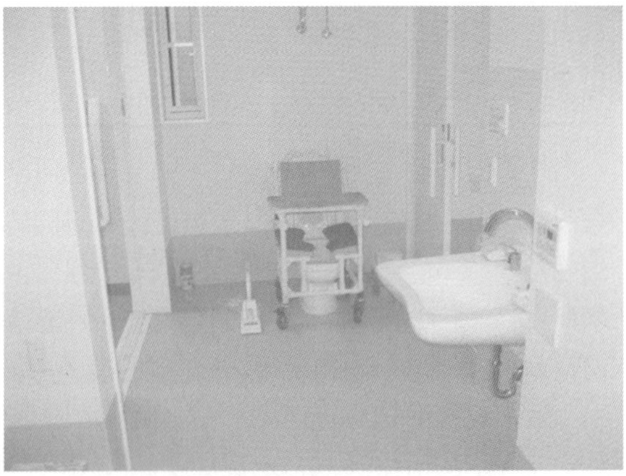

그림 5 화장실과 카테터 세척용 세면대

초점을 맞추는 것이 아니라 가족이나 도우미 등의 보조자가 보조하기 쉬운지의 관점도 도입하였다.

예컨대, 기구는 누가 사용할 것인가, 본인은 어떠한 동작을 하는가, 보조자는 어떻게 보조하는가와 같은 것 등을 파악할 필요가 있었다. 이를 위해서는 1주일 정도의 기간으로 실제의 생활을 생활지원요원들과 시뮬레이션을 하는 것이 필요하고 나이가 듦에 따른 기능변화에 대한 고려도 필요하다. 이러한 주고받기를 거듭하여 자택의 설계가 완성되었다. 건축에 있어서는 업자가 휠체어를 사용하는 사람의 집을 직접 다룬 경험이 있으면 휠체어 휠체어를 타는 사람을 어느 정도 상상할 수 있다고 생각되지만 실적이 적은 업자의 경우에는 경추(목뼈)손상 등 중증 장애인의 건축에서는 치료사나 생활지원요원이 사람에 대응하여 얻어온 보조자의 관점도 포함하여 유의해야 할 점을 업자에게 전달하는 것이 중요하다.

3) 외출기기의 선정

사회생활력 프로그램으로 실시한 시가지 이동의 평가에서 옥외는 전동휠체어가 필요하다고 판단되었다. 꼬리뼈(미골) 부근에 욕창이 생기기 쉬운 A씨는 압력제거 동작이 서툴렀기 때문에 "stand up type"의 전동휠체어를 희망하였다. 희망하는 유형의 옮겨타기 보조에서는 의자에 걸터앉기가 얕아지는 경우가 많고 실제로 시범기기에 의한 확인에서도 마찬가지였다. 많은 도우미가 보조에 임한다는 것에 입각하여 옮겨타기 보조의 확실성을 우선하여 "stand up type"로 작성하게 되었다.

4) 복직지원

입소 중에는 직능연습에 참여하고 있었으나 퇴소할 때는 아직 휴직기간이었다. 장래를 향한 준비를 하는 등의 구체적인 희망도 나오지 않았기 때문에 복직에 관계되는 구체적인 지원은 시행되지 않았다. 지역사회의 생활에 익숙해져 안정하고 A씨나 가족이 취업을 향한 준비의 실감을 갖게 되었을 때에 회사와의 구체적 조정을 시작할 수 있도록 복직지원에 대응해주는 기관의 소개나 취업에 관계할 때의 대략적인 정보제공도 시행하였다.

또한 고위뇌기능장애에 대해서 상세하게 회사나 지역사회 기관으로부터 설명 요구를 받게 되었을 때는 퇴소 후일지라도 후속조치(팔로업)를 하는 것도 가능하다는 것을 전달하여 불안의 경감을 도모하였다.

c. 지역사회로(사회자원 조정과 계승)

중증장애인으로서 보조자가 무너져버린다는 것은 자기 생활도 할 수 없게 된다는 것을 의미하기 때문에 가능한 범위에서 도우미 등을 활용해야 한다. 그 한편, 지역사회 서비스의 보조체제는 충분히 갖춰져 있지 않다. 도우미를 구하기 어려운 시간대가 존재하고 "하고 싶은 생활"이 아니라 "할 수 있는 생활"을 영위하지 않을 수 없는 일도 많다.

이러한 것으로부터 주거완성에 맞춰서 일상생활용구의 선정을 시행하고, 또한 몇 시쯤 일어나고 주간은 요일은 이러한 일, 요일은 저러한 일을 하며 몇 시쯤 취침한다와 같이 어떠한 생활을 하고 싶은지를 기본으로 생활의 어느 부분에 도우미가 필요한가를 생각하여 케어계획을 작성하였다. 이것에 기초하여 지역사회의 도우미 및 방문간호의 조정을 시행하였다.

가족은 함께 하는 생활을 하고 있으며 도우미로 보완할 수 없는 요양이 많이 발생한다. 빈도, 양 등 기계적으로 시행할 수 있는 것이 아니라 가족에게는 신체적 · 정신적 위험이 수반한다. 이 때문에 가족에게는 담당 물리치료사 · 작업치료사로부터 요통이 생기지 않는 보

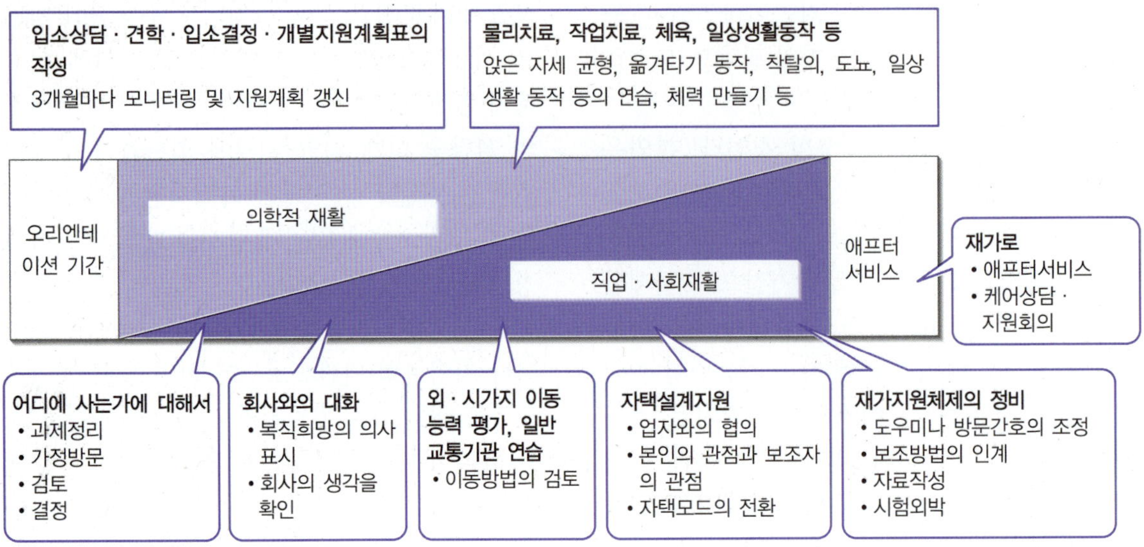

그림 6 A씨의 지원경과 이미지

조방법, 안전하고 부담이 적은 보조 본연의 자세를 교습하여 재가생활에 대비하게 하였다.

시설에서는 2인 보조를 많이 채택하여 왔으나 재가생활이 되면 보조하는 도우미는 1인인 경우가 많기 때문에, A씨가 1인 보조가 가능해지도록 기기의 활용이나 그것에 맞춘 요양을 받는 방법 등의 전환을 하는 작업을 거듭하였다.

보조방법을 도우미 사업자에게 인계하는 것은 본인으로부터 필요한 보조의 요점에 대한 설명을 하는 것이 바람직하지만 고위뇌기능장애와 실어증에 의해서 말로 잘 전달할 수 없다는 것으로부터 사업자에게 시설의 실제 장면에 입회를 시켜 보조방법, 유의할 점에 대해서 확인시켰다. 또한 지역사회 생활을 시작할 때에 A씨를 지원하는 도우미에게 A씨 스스로가 설명하는 보조로서 DVD와 사진으로 보조 매뉴얼을 작성하였다.

요양지원의 도우미 파견조정에서는 지역사회의 사정에 정통한 상담지원사업소가 "토요일, 일요일에 대응해주는 사업소, 이 시간대는 이 사업소가 맡아주기 쉽다" 등의 지원사업소의 요건을 갖춰서 도우미를 필요로 하는 시간인 기상과 취침보조의 시간을 조정하여 희망한 계획의 요양지원체제를 짤 수 있었다. A씨는 시설에서부터 떨어진 새로운 생활에 불안하기는 하지만 만족스런 요양 계획을 받아서 지역사회 생활을 재개하였다(**그림 6**).

4. 지정장애인 지원시설(신체장애인의 시설)이 담당하는 것

장애인자립지원법의 이념은 장애인이 지역사회 안에서 생활하는 것을 주장하고 있어, 입소형의 복지시설로부터 보다 가정의 생활에 가까운 거주 서비스(**그룹 홈이나 케어 홈**), 나아가서는 일반주택으로의 전환을 도모하게 되었다(**그림 7**). 이것은 사실상 무기한으로 이용할 수 있는 생활시설에 한정하지 않고 온갖 장애인 시설이 대상으로 되어있으며, 1년~1년 반이라는 기한부로 입소하는 통과형의 재활시설(지정장애인지원시설)일지라도 시설의 입소자 수는 삭감되는 경향에 있다(**그림 8**).

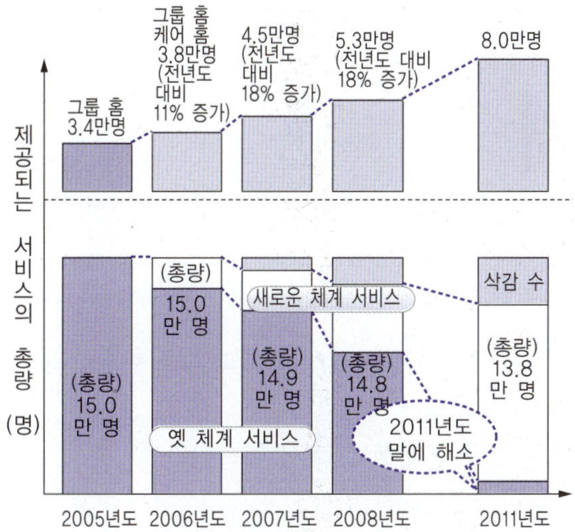

그림 7 장애복지 서비스 예상량의 추이 (거주 서비스의 경우)

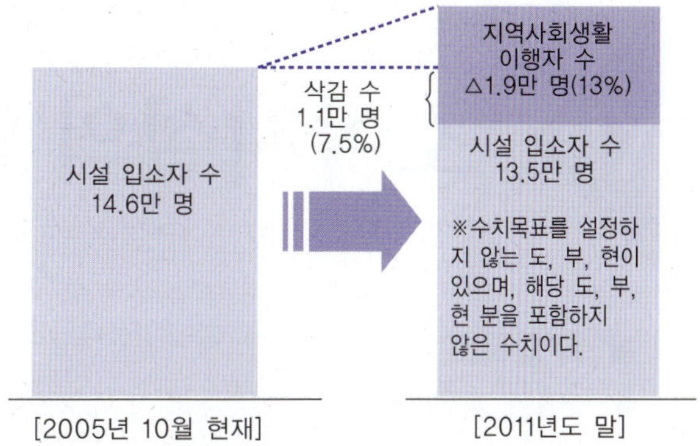

그림 8 복지시설로부터의 지역사회생활로의 이행

시설입소자의 지역사회생활로의 이행에 대해서는 2011년도까지 현재 시설입소자(14.6만 명) 중, 1.9만 명(약 13%)이 지역사회생활로 이행함과 동시에 입소대기자의 동향을 감안한 결과, 현재의 시설입소자 중 1.1만 명(약 7.5%)이 삭감될 것이 예상되고 있다.

[후생노동성 자료를 참조]

이제까지의 재활기능을 가진 장애인지원시설은 병원 또는 지역사회로부터 직접 장애인을 받아들여 기능적 재활이나 사회재활을 시행함으로써 지역사회 이행과 사회참여의 촉진을 담당하여 왔다. 2000년에 요양보험제도가 시작되면서 사회복지관계의 기반이 정비되고 장애인식설에서의 생활을 거치는 일이 없이 병원에서부터 직접 지역사회로 되돌아가는 장애인이 증가하였다. 이것에 의해서 요양보험 대상이 되는 2호 피보험자(40~65세까지 뇌혈관장애에 의한 마비가 많다)의 이용이 감소하고 전체적인 이용률도 감소하고 있다.

그러나 장애인시설에 대한 필요성이 없어진 것은 아니라. 예컨대, 2006년 4월의 진료수가 개정으로 의료보험에 의한 재활의 기간이 대폭적으로 제한되었으나 계속을 호소하는 사람은 많아 재활의 계속을 목적으로 시설이용을 희망하는 사람이 증가하고 있다. 또한 입원기간 내에 재가생활로의 환경정비에 시간을 필요로 하는 중증의 경수손상자, 기억장애나 감정조절이 어려운 고위뇌기능장애자 등, 병원에서부터 바로 지역사회로 돌아갈 수 없는 사람들에 대한 서비스 기능도 기대되고 있다.

● 인용문헌

1) 平成 20 年度厚生労働省社会保障審議会障害者部会資料
2) 渡部一郎：PT, OT, ST の需給の現状と見通し. 総合リハ 38:188-189, 2010.
3) 木村怜子ほか：脳梗塞患者における回復期リハビリテーション病院への診療情報提供書の記載情報—地域連携パスの導入前後の比較. 総合リハ 38:179-182, 2010.
4) 障害者白書平成 21 年版. 内閣府
5) 平成 21 年度神奈川リハビリテーションセンター七沢更生ホーム業務報告
6) 平成 21 年度七沢更生ホームケアマネジメントのまとめ

XII 소아시설의 대처

■ **학습목표**

- 장애인 계획(정상화) 7개년 전략에서 지역사회 양육 등 지원시설사업의 자리매김을 학습한다.
- 소아시설의 현 상황과 대상자의 수의 추이에 대해서 학습한다.
- 지역사회 양육 등 지원시설사업에서 물리치료사의 관여와 전개에 대해서 학습한다.
- 사례를 통해서 신체장애인 재활시설에서 물리치료사의 역할을 학습한다.
- 코디네이터라는 새로운 직종의 필요성, 물리치료사와 다른 직종의 연계에 대해서 학습한다.

최근에 자녀의 수가 적어지는 영향과 국제장애인의 해를 계기로 정상화(normalization) 이념이 침투하여 "입소에서부터 재가로"로 흐름이 바뀌기 시작하여 장애인 계획에 의해서 재가양육을 적극적으로 추진하게 되었다.

군마정지요호원(群馬整肢療護園)(이하 당원이라 약칭한다)은 1950년 4월에 전국에 앞장서서 개설되어 입소양육을 중심으로 사업을 전개하고 2010년 4월에 창립 60주년을 맞이하였다.

필자 등은 입소아동의 감소와 지역사회의 필요성에 부응하기 위해 외래부문의 충실화와 재가 양육 지원을 목적으로 "장애아동(인) 지역사회 양육지원시설사업"을 1997년 10월에 수탁하였다. 또한 "중증심신장애아동(인) B형 병원외래사업"을 1998년 1월에 개설하고 2005년 2월부터 A형으로 변경하였다*[1].

이들의 사업은 시설기능을 충분히 활용하여 재가지원을 전개하는 것이다. 아래에 사업의 개략과 물리치료사의 관여에 대해서 언급한다.

A 소아(지체부자유아)시설의 현 상황

1. 전국의 지체부자유아시설의 상황

정지요호원(현재의 심신장애아동 종합의료양육센터) 초대 원장인 고 다카키(高木憲次)선생이 제창한 지체부자유아의 "양육이념"(의료와 · 육성)은 아동복지법에 기초하여 각 도, 부,

---

* 1 : 중증심신장애아동(인) 병원외래사업 : 중증심신장애아동(인)이란 보행불능의 지체부자유와 IQ 35이하의 중증 지적장애의 중복장애를 갖고 있는 사람을 가리킨다. 재가이고 아동상담소에 등록되어 있는 사람이 이용할 수 있다. 실시시설의 간호사나 보육사, 물리치료사 등 전문스태프가 기능저하를 방지하고 심신의 발달을 촉진하는 양육, 가정에서의 양육기술의 지도나 보호자의 고뇌 등을 조언하고 있다.

A형 시설 : 중증심신장애아동 시설, 지체부자유아 시설 및 지체부자유아 병원외래시설 등 의사의 상근에 병설하여 실시한다. 1일당의 이용인원은 15명 정도, 희망자에 대한 목욕이 의무화되어 있다.

B형 시설 ; 의료기관과 긴밀한 연계에 의해서 일상의 건강관리, 긴급 시의 의료처치 등이 가능한 장애아동(인) 시설에서 실시한다. 1일당의 이용인원은 시설의 운영에 지장이 없는 5명 정도이다.

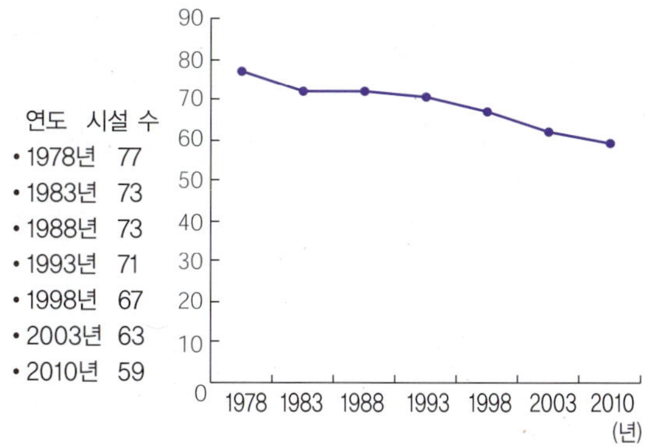

그림 1 전국지체부자유아시설 수의 추이

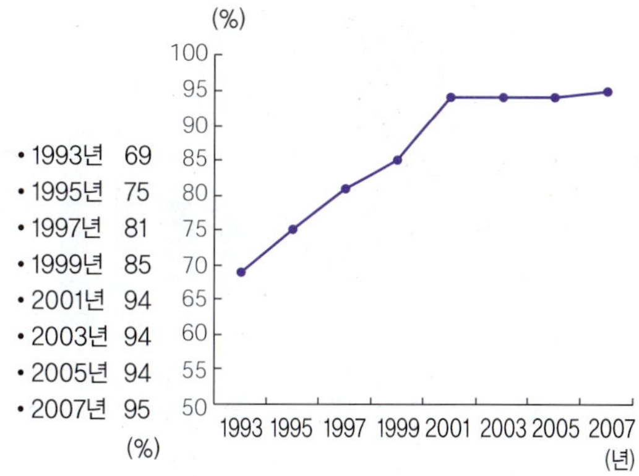

그림 3 당원 입소아동 중 중증 심신장애 아동이 차지하는 비율

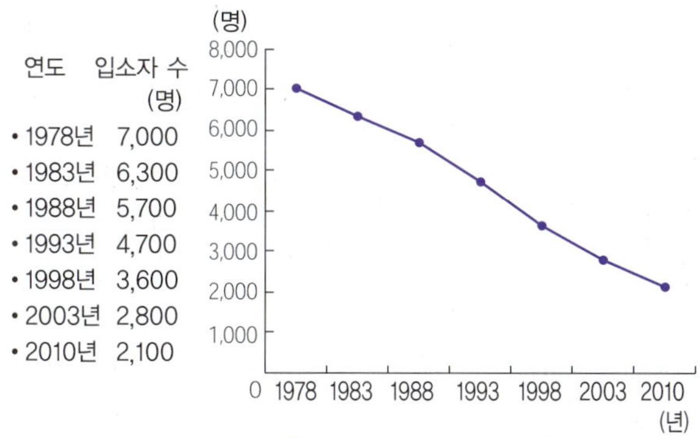

그림 2 전국지체부자유아시설의 입소아동 수의 추이

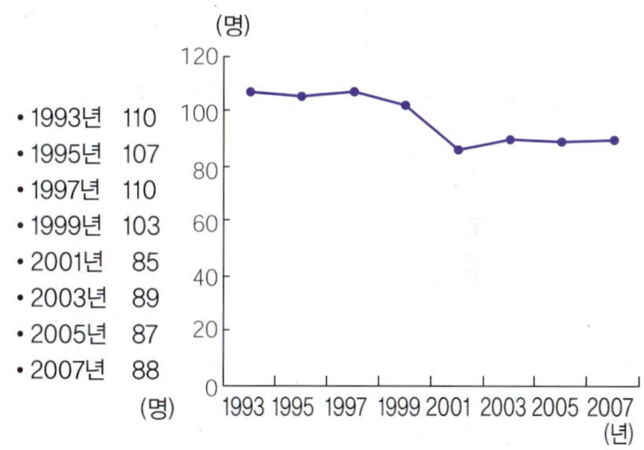

그림 4 당원의 입원아동 수의 추이

현에 설치된 지체부자유아시설의 재활로써 이용자의 전인적 성장을 지원한다는 형태로 현재에 계승되어 있다.

전국의 지체부자유아시설에서는 1978년 최다 77개 시설, 7,000명의 입소아동수였으나 저출산, 재가양육이 추진된 것에 수반하여 급속히 감소하여 2008년 현재, 시설 수는 59개 시설, 입소아동 2,100여 명이고(**그림 1, 2**) 이 30년에 18개 시설이 감소, 입소 아동수도 1/3로 감소하고 게다가 중증화가 되어 왔다. 이 때문에 지체부자유아시설에서부터 중증심신장애아동 시설로 이행 및 병설하는 시설도 많아졌다.

2. 당원 입소 아동 · 병원외래 아동의 추이

a. 입소 아동(그림 3, 4)

입소 아동수는 서서히 감소하는 가운데 중증아 · 중증심신장애아동의 비율이 증가하여 2001년에서는 입소아동에 차지하는 비율이 94%를 차지하고 있으며 2000년 7월에 중증심신장애아동 시설을 병설하였다. 입소정원(116병상)은 지체부자유아 66병상, 중증심신장애아동 50 병상이지만 현재의 입소아동 수는 90명이고 지체부자유아 40명(그 중 중증아동 35명), 중증심신장애아동(인) 50명이다.

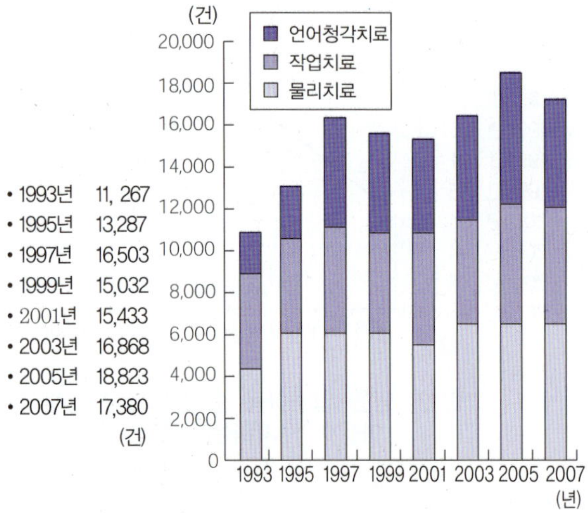

그림 5 병원외래의 건수(물리치료 · 작업치료 · 언어청각치료)

b. 병원외래 아동(그림 5)

병원외래 아동의 수는 1993년 무렵부터 급격히 증가하고 있다. 질병별에서는 중추성 협동장애 이외에 다운증후군(Down syndrome) 등의 염색체 이상, 진행성근육디스트로피(progressive muscular dystrophy; PMD) 등의 유전성 질환, 광범위성 발달장애 등의 증가에 따라 인지, 언어, 의사소통, 음식물 섭취 등에 관한 발달 상담이 증가하여 왔다. 물리치료사 이외에 작업치료사, 언어청각사, 임상심리사, 의료사회복지사(medical social worker; MSW)가 관여하는 사례도 많아져 있다.

B "장애인 계획"과 지역사회 생활 지원

장애아동(인) 복지의 실현을 향해서 국제장애인의 해 이후, 장애아동(인)과 가족의 지역사회생활을 지원하기 위해 1995년 12월에 **"장애인 계획"** 이 발표되었다.

"장애인 계획" 은 장애아동(인)의 "자립과 사회참여의 추진" 과 "지역사회생활에 대한 적극적 지원"(정상화)을 2개의 기둥으로 하여 구성되어 있다.

이 정상화(normalization) 이념의 추진을 향한 신규 사업으로서 지적장애 · 신체장애 · 정신장애의 3종별의 장애에 대한 생활지원 사업이 창설되었다.

① 신체장애인을 대상으로 하는 "시읍면 장애인 생활지원 사업"
② 정신장애인을 대상으로 하는 "정신 장애인 지역사회생활지원 사업"
③ 지적장애아동(인) 및 중증심신장애아동(인), 신체장애인을 대상으로 하는 "장애아동(인) 지역사회 양육 등 지원 사업"

이들의 생활지원 사업은 2000년 6월의 사회복지사업법(사회복지법)의 개정에 따라 각각의 장애아동(인)을 대상으로 한 **"상담지원 사업"** 으로서 법제화되었다.

C 지역사회 양육 등 지원시설 사업의 개략 (표 1, 2)

지역사회 양육 등 지원시설 사업은 원칙적으로 장애보건복지권역(이하 권역이라 약칭한다) 내의 재가의 지적장애아동(인) 및 중증심신장애아동(인), 신체장애아동을 대상으로 하는 생활지원 사업이다. 도, 부, 현에 따라 사업의 취급은 다소 다르지만, 아래의 4개 사업의 개략을 언급한다.

1) 전문상담사업

전담직원으로서 코디네이터가 재가 장애아동(인) 및 보호자에 대해서 가정을 방문하고 재가 양육에 관한 보호자의 상담에 응한다. 아울러서 각종 복지 서비스의 제공에 관한 원조, 조정을 시행한다.

표 1 지역사회 양육 등 지원시설 사업

1. 전문상담 사업
2. 전문적 기술지원
3. 순회상담 · 방문지도
4. 재가지원 외래양육 등 지도사업 ⇒ 폐지

표 2 당원의 지역사회지원 사업(2009년)

장애아동 조기양육 사업	
① mother & child	연간 333,540Yen
② 꽃봉오리의 방	연간 780,000Yen

중증심신장애아동(인) A형 병원외래사업	
① 사무비	3,047,530Yen
② 사업비	7,130×인원수
③ 자기부담	1일 450Yen(점심식사대)

단기입소사업(1일에 대해서)			
장애인 복지형 단기입소 서비스비용 (I)			
① 구분 6	8,900Yen	② 구분 5	7,570Yen
③ 구분 4	6,240Yen	④ 구분 3	5,620Yen
⑤ 구분 1 및 2	4,900Yen		
장애아동 복지형 단기입소 서비스비용 (Ⅲ)			
① 구분 3	7,570Yen	② 구분 2	5,930Yen
③ 구분 1	4,900Yen		
중증심신장애아동 의료형 특정 단기입소 서비스비용 (II)			
24,000Yen			

T시 위탁계약사업
① 상담지원 사업
② 어린이 발달지원실 "홉(hop)" (옛 어린이 훈련실)
③ 수욕훈련실(2006년 8월~2009년 3월)
※ T시 종합복지센터 내

주간 일시지원 사업(각 시읍면과 계약)		
① 4시간 미만	② 4시간 이상	③ 8시간 이상

2) 전문적 기술지원

장애아동(인) 병원외래(데이 서비스) 사업 및 장애아동 보육을 시행하는 보육소 · 유치원 등의 직원에 대해서 재가 장애아동(인)의 양육에 관한 기술 지도를 시행한다.

3) 순회상담 · 방문지도

순회상담이나 방문에 의한 건강조사에 따라 지역사회의 재가 장애아동(인) 및 가족에 대해서 요양 등에 관한 지도, 조언을 시행하고 아울러서 각종 상담에 응한다.

4) 재가지원 외래양육 등 지도사업(2003년 폐지)

재가의 장애인 및 보호자에 대해서 외래 병원외래에 의해서 각종 상담 · 지도를 시행한다. 본 사업은 도의 사업으로서는 폐지되었으나 필요성이 높기 때문에 시설로써 실시하고 있다.

D 당원 지역사회 지원의 대처와 물리치료사의 관여

1. 지원시설 사업(군마현)

a. 전문상담사업

이것은 코디네이터가 주로 시행하는 사업이다.

b. 전문적 기술지원

1) 보육소 · 유치원 · 복지작업소 · 각종 병원외래 사업 등

방문지도 및 정보교환을 시행한다. 대상아의 질환의 설명, 정상발달의 강의, 놀 때의 자세, 앉는 방법, 보조방법 시범을 보이면서 설명함과 동시에 정보교환을 시행한다.

2) 보건센터

지역사회 모자병원외래사업을 가동함에 있어서 코디네이터가 지역사회의 보건사와 보호자의 요망을 청취하여 조정하고 필요에 따라서 물리치료사 · 작업치료사 · 언어청각사 등을 파견하여 조언한다.

◉ 사례 1

N동 "영유아발달상담" 가동 협력과 1년간(물리치료 · 언어청각치료를 월 1회)의 지도, 그 후 지역사회의 병원으로 인계하고 년 3회의 지켜보기를 실시하고 있다.

◉ 사례 2

H시 "부모와 자식 튼튼 교실"의 가동에 대한 협력과 1년간(월 1회)의 지도, 그 후는 보건사를 중심으로 계속할 예정, 필요에 따라서 물리치료사 · 작업치료사 · 언어청각사 등을 파견하여 년 3회 정도의 지켜보기를 실시하고 있다.

3) 장애아동 병원외래사업 (주간 서비스)

N시 "애플", I시 "토네의 집"에서는 일상생활에서의 자세, 안는 방법 · 보조방법, 변형예방 등의 지도를 년 3회 정도 실시하고 있다.

4) 복지작업소 방문지도

원칙적으로는 권역 내의 복지작업소가 대상이지만 퇴원아동이 시설외래를 하고 있는 시읍면으로부터의 의뢰로 현재는 권역 밖의 시읍면에도 년 3회 정도, 물리치료사 · 작업치료사를 파견하고 있다.

M시, N시, M동, G동, S리의 복지작업소에서는 작업자에게 요통이나 어깨 결림 등에 스트레칭 체조, 변형예방, 레크리에이션 등의 지도를 시행하고 있다.

c. 순회상담 · 방문지도

가정방문에 의한 식사의 자세, 목욕 · 배설할 때의 보조방법, 가옥개조 등의 지도 및 보호자 동반에 의한 초등학교 · 양호학교 등의 방문, M시, T시, N시(mother & child) 발달상담 및 조언(언어청각사 · 임상심리사).

◉ 사례 1

뇌성마비아가 통학하는 M시립초등학교의 화장실 개조, 측구(street gutter)의 망(grating), 도로와 인도의 층계차이를 개선하기 위해 학교가 시에 신청하기 전부터 관계를 갖고 개선한 사례이다.

◉ 사례 2

진행성근육디스트로피[뒤시엔느(Duchenne)형]가 있는 초등학교 2학년생이 통학하는 초등학교에 가서 질환의 설명, 대상아동의 진행단계, 설비개선이 필요한 개소 등을 이야기한다. 아울러서 운동회의 참가종목에 대한 조언을 시행한다.

d. 재가지원 외래양육 등 지도사업(2003년 폐지)에 대체되는 사업

1) 양육지도 · 상담

2) 모자병원외래사업

어떠한 핸디캡을 가진 취학 전의 어린이와 모친에 대해서 보육을 주체로 한 집단양육을 시행하여 놀이나 운동, 심신의 발달을 촉진하고 일상생활을 지원하는 것을 목적으로 실시하고 있다.

3) OB집단

18세 이상의 퇴원자와 보호자에 대해서 여가활동 지원을 목적으로 장애 · 연령별 레크리에이션, 회식, 풀 등을 대상자와 가족의 자주성을 존중하여 실시하고 있다.

재가지원 외래양육 등 지도사업에 대체되는 현의 사업으로서 장애인조기양육사업 "mother & child"에서는 장애수용을 아직 충분히 할 수 없는 부모와 자식을 대상으로 놀이를 중심으로 한 집단지도를, "꽃봉오리의 방(모자 병원외래)"에서는 어떠한 핸디캡을 가진 취학 전 일부 초등학교 2학년생까지와 보호자를 대상으로 놀이를 중심으로 한 양육과 보호자의 상담을 각각 실시하고 있다.

2. 중중심신장애아동 병원외래사업

중증심신장애아동(인) A형 병원외래사업을 2005년 2월에 개설하였다. 미취학 중증심신장애아동, 방문학급 아동, 성인을 대상으로 주 5일(월금), 건강 체크 후, 보육이나 재활을 중심으로 한 집단양육을 시행하고 있다. 기능저하를 방지하고 심신의 발달을 촉진하는 것을 목적으로 하여 물리치료사 · 작업치료사 · 언어청각사가 주 23회 개별적으로 대응하고 있다. 1일의 이용 정수는 15명이며 희망자에 대한 목욕을 시행하고 지역별로 마이크로버스, 왜건차로 픽업하고 있다.

3. 기타의 지역사회 지원

a. 방문간호사업

2003년 인접한 F양호학교, 2004년 F고등양호학교 및 2008년 H양호학교 N분교에 간호사를 파견하여 통학생을 대상으로 의료적 케어(튜브를 이용한 영양공급, 흡인, 흡입)를 실시하고 있다.

b. 휠체어 리사이클 사업

학교나 시설에서 불필요하게 된 휠체어를 일원관리를 하여 휠체어를 필요로 하는 아동에게 무상으로 대여 또는 양도한다.

c. 외래집단 활동

고기능자폐증 그룹, 광범위성 발달장애 등의 그룹에 대한 지원을 월 12회 실시하고 있다.

4. 본 시설의 대처를 되돌아보며

당원의 대처를 되돌아보면 아래와 같다.

① 장애아동 지역사회 양육 등 지원시설 사업을 코디네이터와 함께 실행하여 왔다.

② 지역사회의 병원외래사업의 가동에 협력하고 보건사 등과 정보교환을 시행하여 1년간의 지도 후, 지역사회의 병원으로 인계를 하여왔으나 년에 3회 정도 지켜보기와 조언이 필요하다.

③ 가정방문에 의한 보조방법, 놀 때의 자세 등의 지도가 중요하다.

④ 보육소 · 유치원 · 초등학교 등의 방문에 의해서 아동의 질환이나 기능상황을 설명하고 할 수 있는 것을 현장에서 실행하고 간단한 치료 프로그램을 지도하는 것이 중요하다.

⑤ 시설장, 교장, 교육위원회에 대해서 아동에게 적합한 시설개조 등을 조언할 필요가 있다.

⑥ 외래 병원외래에서는 다운증후군 등의 염색체 이상, 광범위성 발달장애 등의 증가에 따라 인지, 언어, 의사소통, 음식물 섭취 등의 발달 상담이 증가하였다.

E 향후의 과제

지원사업은 권역을 대상으로 하는 **"양육 등 지원시설 사업"**(이하 지원사업이라 약칭한다. 인구 약 30만 명에 2개소)과 도, 부, 현 등 권역

전체를 대상으로 하는 **"양육 거점시설 사업"**(이하 거점시설이라 약한다)으로 구성되어 있다. 사업의 특징은 거점시설이 지원시설을 지원한다는 광역적인 중층화이다.

거점시설(도, 부, 현 정령 지정도시에 1개소)은 의료 스태프, 사업내용의 문제(무엇을 어느 정도 제공하는지 시행착오의 상태)로 답보상태에 있고 전국에서 사업실시 개소도 15개소뿐(1999년)이다.

전국의 지체부자유아 시설에서 지원시설을 위탁하고 있는 시설은 25시설이며 그 중 거점시설은 2개 시설에 지나지 않는다. 그러나 지체부자유아 시설은 "양육의 전문성이나 정보 등"은 충분히 갖고 있고 지원사업을 충실히 추진하기 위해 "지원시설"과 "거점시설"을 동시에 실시해가는 기능을 갖고 있다.

당원은 군마현에 거점시설이 없기 때문에 재위탁제도(전문직이 없는 시설의 코디네이터가 권역 내외의 병원이나 시설로부터 전문직을 빌리는 또는 시설에 위탁하는 제도, 2001년 4월 실시)를 이용하여 물리치료사·작업치료사·언어청각사를 중심으로 전체 현 아래에 있는 시설을 응원하고 일부 거점시설의 대체기능을 담당하고 있다.

군마현에서의 장애아동(인) 지역사회 양육 등 지원사업은 2002년도로 국가의 보조사업이 종료하고 2003년도부터 각 도, 부, 현으로 이행되어 일반 재원화가 되었으나 코디네이터 연락협의회, 시설, 장애인단체 등의 요망으로 2005년도까지는 지원사업을 실시하여 왔다. 2006년도부터 군마현 장애인 상담·생활 지원센터 사업으로 명칭을 변경하고 1. 전문상담사업, 2. 생활지원 사업으로 나눠 출발하였다(**표 3**).

당원에서는 2006년 8월 개설된 T시 종합복지센터에 "어린이 발달지원실(홉, hop)"(시내에 거주하는 심신의 발달이 염려되는 취학 전 아동과 가족을 대상으로 함), "수욕(water bath) 훈련실"[마찬가지로 신체장애인수첩을 소지하는 어린이에서부터 노인을 대상(2009년 3월까지)]을 위탁계약으로 개설하였다. 또한 T시 지정상담지원사업*2은 2009년도부터 센터 내를 거점으로 실시하게 되었다.

당원에서는 지역사회에 공헌하는 사업으로서 보육원, 유치원, 병원외래시설, 학교, 작업소 등에서 장애아동을 받아들이기 위한 양육지식, 기술(skill) 향상 등의 지원을 양육의 촉진에 기여하는 것을 목적으로 요청이 있으면 수시 실시하고 있다.

장애인자립지원법이 실시되고 3년이 경과하여 재검토의 시기가 왔다. 응능원칙(ability-to-pay principle)에서부터 응익원칙(benefit principle)으로, 조치제도에서부터 계약제도로 바뀌었다. 장애인과 가족은 제도가 바뀜으로써 자기 자신이 놓인 상황이 어떻게 바뀌는가, 자

표 3 군마현 장애인상담·생활 지원센터 사업
(2006년도부터)

1. 전문상담사업(상담담당 조언자)
2. 생활지원사업(생활지원 조언자)
   ① 전문적 기술지원
   ② 방문지도
   ③ 순회상담
   ④ mother & child

①~④에 더해서 교양강좌, 복지기기 상담지원 사업이 추가된다.

* 2 : T시 지정상담지원사업 : 상담지원이란 장애인이나 장애아동의 보호자 등으로부터의 상담에 따라 정보제공, 연락조정을 시행하고 장애인 등의 의향을 감안한 다음에 서비스 이용계획을 작성, 사업자 등과의 연락조정을 시행하는 서비스이다. 당원의 상담지원전문요원은 시설 내 이외에 2009년부터 T시 종합복지센터를 거점으로 활동을 개시하였다.

기부담이 어느 정도로 되는가 등 불안감을 갖고 있으며 당원에서도 보호자를 위한 설명회, 학습회를 열어 대응하였다. 그 결과, 당원은 입소아동 중 조치아동이 몇 명, 그 외에는 전원 계약이 되었다. 제도가 바뀌어 지역사회 지원이 시읍면으로 순차적으로 이행하는 방향이 나와 있으나 각 시읍면의 사고방법, 규모, 내용에 차이가 있어 가족의 불안감은 남아 있다. 정말 장애인이 안심하고 지역사회생활을 할 수 있도록 하기 위한 장애인 자립지원법 인지, 향후의 동향을 지켜보고자 한다.

● 참고문헌

1) 宮田広善：障害児（者）地域療育等支援事業ハンドブック. pp.12-13, pp.40-48, ぶどう社, 2001.
2) 全国心身障害児（者）を守る会：障害児地域療育支援事業コーディーネ一タ研修會보報告集.pp.15-23, pp-87-96, 2000.
3) 全國肢體不自由兒施設連榮協議會：平成 21年度全國 肢體不自由兒施設 實態調査. pp. 19-20, 2000.

제 4 장

생활환경의 정비

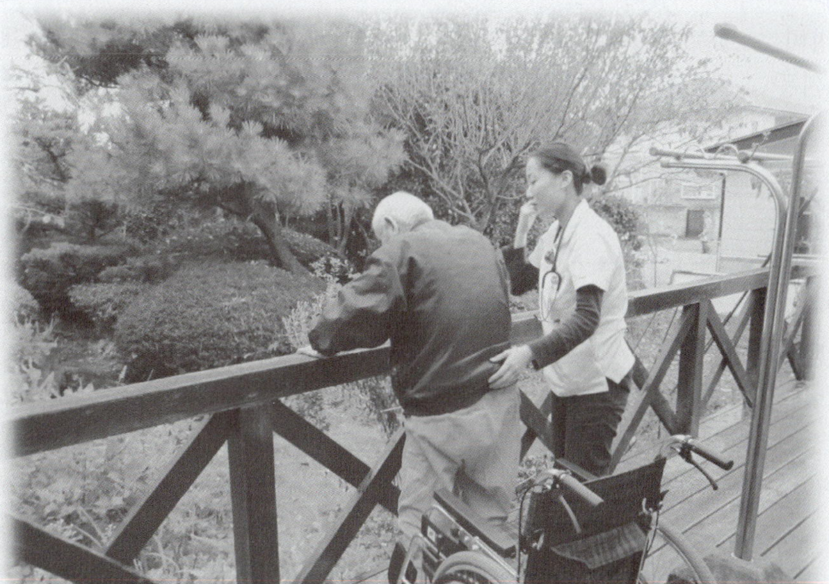

정원의 베란다에서 일어서기의 연습 중.
내년은 정원의 손질을 할 수 있을까….

I 주택개수

■ 학습목표

- 주택개수 및 복지용구 도입의 의미와 목적을 학습한다.
- 주택개수 및 복지용구 도입의 실제에 대해서 학습한다.
- 주택개수 및 복지용구 도입에서 물리치료사의 역할에 대해서 학습한다.
- 주택개수에 대한 공적 보조제도(요양보험법을 포함)에 대해서 학습한다.

A 주택개수 및 복지용구 도입의 의미와 목적

1. 주거환경정비와 주택개수

재가생활을 계속시키기 위해 중요한 기본적인 **주거환경정비**는 **그림 1**에 나타낸 것처럼 "저하한 신체기능과 주거환경에 상태가 좋지 않은 일이 발생하였을 때에 그것을 해소 또는 완화시키는 목적으로 시행하는 주거환경 쪽의 변경"이라 정의할 수 있다.

주거환경 정비는 그 수단에 따라서,

① 주택개조(주택개수) : 건물의 벽이나 바닥 등에 어떠한 손을 가하는 행위이고 그 안에 요양보험의 "주택개수"가 자리매김이 된다.

② 보조기구의 이용 : 생활을 보조하는 도구 일반이고 "**복지용구**"도 그 일부,

③ 거주하는 연구 : 침실을 옮기다, 가구의 배치를 바꾸다, 정리정돈 등이 있다. 여기서 언급되어 있는 주택개수의 동의어로 **가옥개조**, **주거개선**, **주택적응(house adaptation)** 등의 어구가 사용되고 있으나 이들의 말은 그다지 엄밀하게 구분하여 이용되지 않는 것이 현 상황이다.

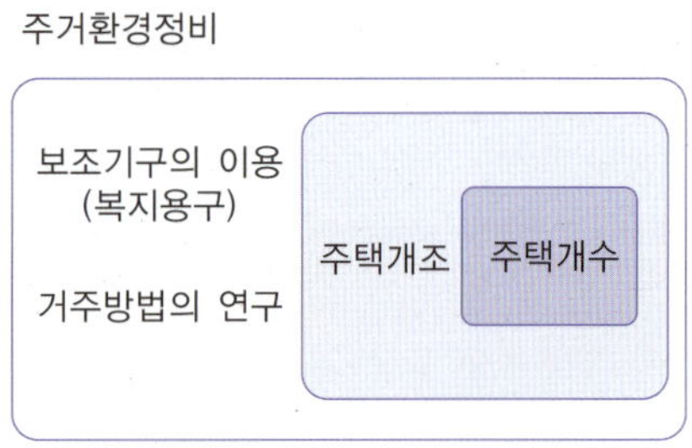

그림 1 주거환경정비에서의 주택개수의 자리매김

주거환경정비란 신체기능의 저하와 주거환경과의 부적합관계가 발생하였을 때, 그것을 해소 또는 완화시킬 목적으로 시행하는 거주환경 쪽의 변경을 말한다.

주택개수란 장애인이나 고령자의 생활환경에서 주로 그 신체적인 특성으로부터 형편이 좋지 않은 상태가 발생하고 있는 경우에 주거환경을 잘 변경함으로써 좋지 않은 상태를 제거한다는 개선수법을 말한다. 이 때문에 고령자나 장애인을 위한 주택개수는 오래되어 손상된 일반주택을 개조하는 것과는 목적이 크게 다르고 "생활개선을 목적으로 한 기술"이라는 관점을 가질 필요가 있다.

단순히 가옥이나 설비를 새롭게 개수하는 것만이 아니라 이러한 것에 의해서 본인이나 가족

이 갖고 있는 생활의 문제를 해결하고 생활의 개선으로 연결되는 것을 목적으로 하고 있다. 즉, "난간은 있는 편이 좋을 것이다", "바닥의 층계차이는 아무튼 없애면 좋다"와 같은 안이한 사고방법이나 매뉴얼적인 대응으로는 문제는 해결되지 않는다는 발상과 "누구를 위해서 무엇을 해결하기 위한 개조인가"를 명확히 이해할 필요가 있다.

2. 일본 주택의 문제점

먼저 고령자의 주거에 대한 의식과 가옥의 현 상황과의 낙차에 대해서 언급하려고 한다. 일본가옥은 예부터 층계차이가 많고 문과 통로의 폭이 좁은, 방이 추운 등 몇 가지나 되는 문제점이 지적되어 있다. 2006년도의 후생노동성 인구동태조사에 따른 가정 내에서의 뜻밖의 일에 의한 사망사고에서도 "뜻밖의 익사 및 익수(3,632명)"에 이어, "넘어짐 · 굴러 떨어짐(2,260명)"이 많고 특히 "미끄러짐, 발이 걸려 넘어짐, 비틀거림에 의한 동일 평면 위에서의 넘어짐(1,031명)"이나 "계단 및 승강구 계단으로부터의 굴러 떨어짐 및 그 위에서의 넘어짐(432명)" 등 추운 욕실이나 실내의 층계차이 등 주택의 결함이 유발하는 사고가 많다는 것이 특징이다.

또한 2005년도 자택 내에서의 넘어짐 사고조사 결과에서도 나이가 들수록 넘어지는 비율은 높아지고 또한 넘어지는 횟수도 증가하는 경향이 있다. 넘어진 장소는 "정원(26.5%)이 많고 이어서 "현관 · 홀 · 포치(porch) (19.0%)", "방 · 거실(17.0%)", "복도(13.5%)"로 되어 있다.

이것은 고령화에 따른 신체기능의 저하에 의해서 앞마당의 층계차이나 지내는 시간이 길어진 거실의 작은 층계차이, 어두컴컴한 복도 등에서 발이 걸려 넘어지거나 하는 사고에 조우하고 있기 때문이라고 생각된다. 즉, 나이가 듦에 따라 신체기능의 저하가 일어난 결과, 신체능력과 현재의 주거환경이 잘 적합하지 않게 됨으로써 일어난 사고라 할 수 있을 것이다.

3. 고령자의 주택 의식

한편, 60세 이상의 고령자의 주택에 관한 의식조사결과[2]에서는 불만이 있는 점은 "주택이 오래되거나 손상되어 있다(16.8%)", "정원의 손질이 큰일이다(10.5%)" 등이 높지만, 현재 살고 있는 주택에 "특별한 불만은 없다"가 60%를 넘어 연령이 높아질수록 불만의 비율이 낮다.

또한 주택 구조 · 설비에서 지장에 대해서는 "현관에 층계차이가 있어 오르내리기 어렵다(6.9%)" "계단이 있어 오르내리기 어렵다(5.3%)" 등이 높지만, 지장이 되는 것은 "특별히 없다"가 전체의 80%약에 관찰된다.

고령자의 의식 중에는 오래 살아 정든 자택에서는 다소 부자유가 발생하여 이용하기 어려운, 사용하기 어려운 상태일지라도 문제를 문제로서 인식하지 않는 경우가 매우 많다. 즉 이것을 주택개수에 적용해보면 담당 물리치료사나 케어 매니저가 그 사람의 생활개선에 있어서는 주택개수가 필요하다고 판단하여도 이용자는 그렇게 생각하고 있지 않는 경우가 있다는 것을 들 수 있다. 이들 일상에서 늘 써서 손에 익은 주거환경에서는 사용하기 쉽도록 환경을 정비한다는 발상이 좀처럼 나오지 않는다는 것을 염두에 둘 필요가 있다. 이 때문에 주거환경에 문제가 있다는 것을 이용자에게 인식시켜 개선하는 기분을 갖게 하는 지원이 필요하다.

이와 같이 주택개수란 단순히 "가옥을 개수"하는 것이 목적이 아니라 이용자가 더 "삶의 보람을 가질 수 있는 생활"을 보낼 수 있도록 지원하는 목적으로 사용되는 기술이라는 것을 잊어서는 안 된다.

B 주택개수의 진행방법

1. 가옥개조 지원 과정

이용자를 중심으로 생각한 주택개수 지원의 과정은 **그림 2**와 같은 과정을 밟게 된다. 우선 이용자가 문제를 인지하지 못하는 일이 많기 때문에 문제를 발견하여 생활의 도달상을 이용자와 검토하고 개수 실시에 대한 동기부여를 주는 것이 필요하다(제1단계). 그 후 처음으로 구체적인 개조 계획의 검토, 실시(시공)가 된다(제2단계). 그리고 시공이 끝난 후도 반드시 팔로업(제3단계)을 하고 개조한 개소의 확인이나 사용하는 방법이 좋지 않은 것을 체크함과 동시에 새로운 생활에서의 새로운 필요성을 발견할 필요가 있다. 이것은 재수가 잘 시행되었는지 아닌지를 객관적으로 평가하여 다음의 지원기술에 활용해간다는 의미를 갖고 있다.

또한 주택개수 등 주거환경 정비에는 상기의 3단계 과정 이외에 2개의 기술이 필요하다. 하나는 주거환경 정비의 계획과 시공에 관한 전문적 기술이고 주로 주거환경 정비의 전문직(specialist)이 담당한다. 이들은 물리치료사 · 작업치료사나 건축기술자 등인 경우가 결과적으로 많은데 고령자나 장애인의 주거환경 정비에 관한 지식이나 경험을 가진 사람들이다.

또 하나의 기술은 생활 도달 모습의 설정이나 주거환경 정비의 필요성이나 가능성의 검토, 동기부여, 개선 후의 평가에 관한 기술이다. 이들은 재가 케어의 일상적 · 계속적 지원자(generalist)밖에는 담당할 수 없다. 케어 매니저나 방문간호사, 요양복지사 등이 일일의 케어의 장면에서 필요성에 직면하고 계속적으로 관여하는 가운데 이용자가 어떻게 생활하고 싶은가를 알아 이용자와 함께 생각해가는 지원이 가능해진다.

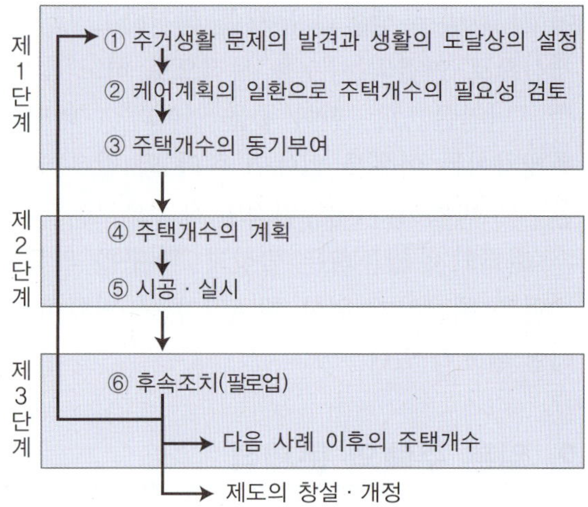

그림 2 주택개수의 과정

a. 제1단계 : 필요성이 표면으로 나타남

우선 이용자 또는 가족에게 주거생활에서의 문제점을 발견하여 인지시키는 단계이다. 사고로 넘어진 경우 등 신체능력과 주거환경이 잘 적합하지 않은 것이 원인으로 일어난 것을 많은 이용자는 "자기의 부주의로 넘어졌다"라 생각해버리는 경우가 많다. 또한 불편하게 느끼고 있는 일도 나이가 듦에 따른 나이 탓으로 하여 문제로서 인식하지 않는 것을 인식시키는 시기이기도 하다. 이러한 것에 대해서 생활상황의 파악을 하여 생활의 도달상의 설정을 시행한다.

이용자가 일상의 생활동작을 안전하고 원활하게 시행하려면 일어서는, 걷는 등의 기거 이동능력에 적합한 주거의 **주거환경조정**(평가)이 필요하다. 주거환경조정에는 주택의 어느 부분에 어떠한 개수를 시행하면 어떠한 개수효과를 얻을 수 있는가를 사전에 예측하고, 동시에 개수에 의한 마이너스의 면이나 유의해야 할 점을 항상 고려한 접근이 필요하다. 이를 위해서는 개수할 개소에 관한 기본적인 사항을 충분히 이해한 다음에 다양한 개수 사례로 배양된 노하우를 활용하면서 이용자의 신체기능, 가옥의 건축구조, 가족구성까지에 입각한 주택개수가 되도록 노력하는 것이 중요하다.

또한 물리치료사로서의 주거환경 조정결과로부터 이용자나 가족에게 주택개수의 필요성이나 중요성을 알기 쉽게 설명하여 이해를 얻는 것이 중요하다. 개수의 목적을 명확히 하여 이제까지 시행한 개수사례 등을 사용해서 개수효과를 알기 쉽게 설명할 수 있으면 이해를 얻기 쉽다. 반대로 이 단계를 소홀히 하면 이용자나 가족에게 주택개수에 의한 생활 변화의 이미지는 만들 수 없고 이 때문에 이해도 얻을 수 없어 결과적으로 사용되지 않는 개수나 트러블의 원인으로 연결되기 쉬워진다.

그림 3의 M씨는 당초 주택개수에 소극적이었다. 이 때문에 동작확인과 동기부여 목적으로 동내의 보조기기 센터에 동행하여 실제의 화장실 동작이나 목욕동작의 시뮬레이션을 시행하고 난간을 부착한 경우의 효과를 체감하였다. 결과적으로 개수효과를 상상할 수 있게 되고 자기 자신도 참여하고 있는 의식이 생김으로써 그 후의 받아들임이 좋아졌다.

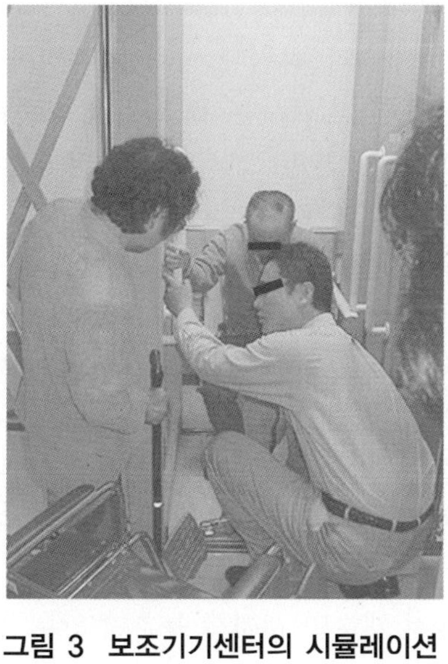

그림 3 보조기기센터의 시뮬레이션

b. 제2단계 : 계획(planning)에서부터 시공

복지용구의 도입이나 그 적합판정을 포함한 주택개수의 계획(planning)과 시공의 단계이다. 원래, 주택개수는 가옥개조를 목적으로 하는 것이 아니라 생활개선을 목적으로 하고 있다. 이 때문에 이용자나 가족의 상황을 평가하여 이용자의 향후의 생활을 상정한 개수계획을 입안하고 조기에 시공을 시행해야 한다. 물리치료사가 가장 전문성을 발휘할 수 있는 단계이다. 다만, 최종적으로 주택개수만으로 이용자의 생활개선을 평가하는 것이 아니라, 케어 계획 전체 안에서 생각할 필요가 있다.

또한 이 단계에서는 이제까지 이상으로 각 전문직종의 연계가 필요하다. 케어 계획의 일환으로서 주택개수의 필요성을 알고 있는 케어매니저나 이용자의 동작이나 행위로부터 주택개수를 생각할 수 있는 물리치료사, 실제의 시공을 담당하는 시공업자, 그리고 복지용구사업자 등의 전문가가 팀을 짜서 각각의 입장에서 이용자 · 가족에게 관여하는 체제가 필요하다.

c. 제3단계 : 후속조치

개수 종료 후속조치의 단계이다. 본인의 신체상황과 적합하여 있는가, 또는 요양상황과 적합하여 있는지 등 이용자로서 사용하기 쉬운 개수가 되어있는가를 확인하는 것이 중요하다.

이용자가 고령자인 경우, 주택개수가 반드시 그 후의 생활변화에 큰 효과를 주지 않는 경우도 있다. 즉, 나이가 듦에 수반하는 심신기능의 저하가 진행되면, 시행된 개수효과가 충분히 효과를 발휘할 수 없는 경우가 있다. 이러한 경우에는 다시 개수계획의 제시나 현 상황의 신체 특성에 상응한 동작의 지도가 효과적이며 후속 조치는 중요한 것으로 케어계획 안에서 자리매김이 된다.

또한 도입한 복지용구를 바르게 사용할 수 없으면 주택개수의 효과를 실감하기 어려울 뿐만 아니라 보조하는 양의 증가나 부상의 발생으로 연결된다. 한편, 계속 사용할 수 있는 개수에 의해서 본인의 의욕 향상이 일어나고 새로운 필요성이 발생하는 일이 있다. 이 때문에 사례에 따라서도 다르지만, 경우에 따라서는 개수 1개월 후, 6개월 후, 또는 1년 후에 정기적인 평가가 필요하다.

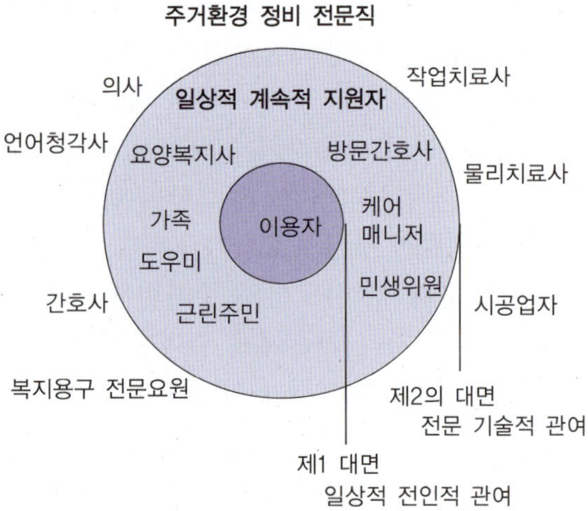

그림 4 이용자를 중심으로 생각한 팀 접근과 관여

2. 주택개수 필요성 발굴

주택개수에서는 이용자에게 어떠한 타이밍으로 이용자와 주거환경의 부적합의 문제를 인식시키게 되는가, 또한 문제를 발견하는지가 중요하다. 물리치료사가 재가 요양인의 주거에 매일 방문할 수 있다면 전문직으로서 필요성을 발견하는 것도 비교적 용이할 것이다. 그러나 현 상황처럼 케어 매니저로부터 상담이 오는 것을 기다리는 입장에서는 좀처럼 문제발견의 현장에 임하는 일은 적다.

문제발견자가 될 수 있는 조건은 ① 매일 이용자의 생활을 지지하고 변화에 대응할 수 있을 것, ② 생활자의 관점에서부터 전문적인 기술지원을 할 수 있을 것이다. **그림 4**에 이용자를 중심으로 한 팀 접근을 구성하는 스태프가 관여하는 구도를 나타냈으나 가족을 제외하고 상기의 두 가지를 해결할 수 있는 스태프는 일상적 · 계속적 지원자인 케어 매니저, 요양복지사, 방문간호사 등일 것이다.

이제까지 케어 매니저나 요양복지사, 방문간호사는 거주환경 정비라는 관점과 방법에 대해서는 대부분 알 수 없었다. 그러나 팀 접근에서의 재활 담당자와 케어 스태프가 팀을 짜서 가옥개조의 필요성을 발견하고 우선적으로 검토할 수 있는 관점을 갖게 하는 교육은 가능할 것이다. 물리치료사는 전문직으로서 생활의 도달상의 설정은 일상적 · 계속적 지원자만이 검토할 수 있다는 것을 전달할 필요가 있다.

3. 주택개수의 범위와 시기

또한 개수의 범위나 시기를 특정하는 것은 어렵다. 물리치료사는 평소의 업무로부터 "조금 노력을 하면 더 신체능력의 향상을 기대할 수 있을 때 그다지 부하를 주지 않는 것 같은 편안한 환경에 놓이면 그 능력은 사용하지 않기 때문에 저하한다"는 것을 알고 있다. 또한 부하가 지나치게 크면 오히려 의욕 자체도 경감된다는 것도 경험하고 있다. 이와 같이 요양을 필요로 하는 사람의 신체능력에 적절한 단계에서 적절한 환경을 그때마다 설정하는 것이 요구되고 있다.

가급적 개수의 시기를 늦추지 않는 방법으로

표 1 가옥개조의 3단계 과정

1) 바로 할 수 있는 것
   정리정돈, 불필요한 것은 정돈한다.
   미끄러지지 않도록 고정하다, 붙이다
   형광등의 밝기를 조정한다. 보조전등의 설치
   알기 쉬운 색조로 한다.
   가구 등의 배치 · 위치변경 등
2) 연구하면 할 수 있는 것
   복지용구의 도입
   소규모의 층계차이 해소, 난간의 설치
   필요한 것을 하나로 정리하다 등
3) 대규모로 하지 않으면 할 수 없는 것
   바닥을 새로 붙임, 벽재의 변경
   대규모의 층계차이 해소, 난간 설치.
   조명의 증설
   배수설비의 개수 · 개조 등

서 주택개수의 과정을 "바로 할 수 있는 것", "연구하면 할 수 있는 것", "대규모로 하지 않으면 할 수 없는 것"의 3단계로 나누면 좋다(**표 1**).

1) 바로 할 수 있는 것

문자 그대로 정리정돈이나 불필요한 것의 정리를 시행하여 안전한 생활 동선을 확보하고 미끄러지기 쉬운 바닥면에 아무렇게나 설치되어 있는 매트를 고정하는 등이다. 처음으로 방문하였을 때 그 자리에서 용이하게 대응할 수 있는 일이다. 효과는 크며 조금이라도 쓰기에 편리해지면 이용자나 가족과의 신뢰관계를 얻기 쉬워져 그 후의 접근이 각별이 쉬워졌다는 경험이 많다.

2) 연구하면 할 수 있는 것

휠체어나 침대의 임대 등 복지용구의 도입을 시도하는 것이나 소규모의 층계차이 해소나 난간의 설치이다. 이들은 금전적인 부담도 적고 문제가 발생한 경우에는 변경이 용이하다. 주택개수공사의 규모를 작게 하는 것은 비용부담의 경감에 영향을 줄 뿐만 아니라 개수에 수반하는 심리적 부담감을 경감하는 작용도 있다. 필요성에 따라서 거주하는 방법을 연구하고 주택을 조금 바꾸면서 계속 산다는 발상의 전환이 요구된다.

3) 대규모로 하지 않으면 할 수 없는 것

앞에서 언급한 방법으로는 대응이 어렵고 더 사용하기 쉬운 환경의 정비가 필요해진 경우에 요구되는 수법이다. 주택설비의 문제, 신체의 상황, 가족의 받아들임이나 협력 상황, 그리고 본인의 생활요구에 개별적으로 대응하면서 이제까지의 관여 속에서 동기부여를 이끌어낸 결과로서의 접근이다.

4. 개수계획의 입안

개수계획을 입안할 때는 ① 기본적인 주택성능을 충족할 것, ② 이용자의 입장에 서서 검토하는 것이 중요하다. 본인 및 가족의 프라이버시, 주택의 안전성, 가구나 설비의 사용 용이성을 포함한 기능성이나 적절한 개수비용의 산출, 복지용구 이용, 가족관계를 손상시키지 않는 개수, 개수 후에도 본인의 생활에 맞춘 용이한 유지관리계획이 필요하다.

이들의 요건의 하나라도 검토항목에서 제외되어 있으면 개수 후의 생활에 어떠한 지장을 초래한 다는 것을 생각할 수 있다. 공사의 규모나 개수비용에 관계없이 입안할 때에 확실하게 검토하였으면 하는 항목이다.

5. 개수설비의 배려할 점

실제의 시공항법이 시작되면 설비 등은 용이하게 변경할 수 없는 경우가 많다. 이 때문에 층계차이의 해소방법이나 기구의 조작방법, 바닥재의 선정, 조명 · 난방설비 등은 개수계획 때에 충분히 검토해둘 사항이다. 이들은 공사

비용에도 영향을 미치고 또한 개수할 때의 변경 등은 정신적인 부담이 수반하기 때문에 최소한의 개수로 최대한의 효과가 나타날 수 있도록 이용자와 충분히 협의할 필요가 있다. 왜 개수가 필요한가, 그 근거는 무엇인가, 개수 후의 결과는 어떻게 되는지 등 주택개수가 필요한 이유를 명기한 계획서를 작성하여 문서에 의한 확인이 필요하다.

설비의 체크사항은 난간의 설치나 층계차이의 해소, 통로 폭의 확보 등이 주이며 각종 참고 매뉴얼에 그 필요성이 기술되어 있으나 그대로 할 수 없는 경우가 많다. 여기서는 배려가 필요한 기본적인 설비에 대해서 정리한다.

a. 난간의 설치

난간의 설치는 주택개수의 기본이다. 난간은 30~40㎜정도의 굵기이고 만져도 차갑지 않은 목재나 비닐로 피복되어 있는 것이 좋다.

난간의 높이는 수평 난간을 설치하는 경우에는 이용하고 있는 지팡이의 길이에 맞추는 것이 적당하다고 일컬어지고 있으나 역학적 작용으로서 잡아당기기 동작에 이용하거나 체중지지로 이용하는가에 따라서 용도가 다르다. 이 때문에 각각 정해진 높이가 있는 것이 아니라 생활에 익숙해진 신체의 부담이 가장 적은 높이로 설치하는 것이 최선인 경우가 많다. 현장에서 확인하면서 하는 설치가 가장 실패가 적다.

난간의 형상, 난간의 재질, 벽의 보강방법에는 주의가 필요하다.

b. 층계 차이의 해소

고령자로서 가장 위험한 개소는 ① 자연광선이나 조명이 불충분한 곳에 있는 층계차이나 ② 층계차이가 없을 것이라 잘못 생각한 것이 일어나는 장면이다. 출입구의 마룻귀틀의 층계차이, 화장실이나 욕실 출입구의 문턱의 층계차이, 각 방의 문턱, 거실 등 평탄한 부분의 약간의 바닥재나 카펫의 층계차이 등으로 넘어지기 쉽다.

또한, 가장 해결이 곤란한 것은 도로에서부터 현관까지의 층계차이이며 생활행동의 확대나 동기부여에 연결되는 만큼 충분한 배려가 필요하다. 옥외의 층계차이 해소에는 경사대(slope), 완만한 계단, 층계차이 해소기 등의 설치를 생각할 수 있으나 처음부터 완전한 층계차이 해소가 아니라 우선 난간의 설치 등 간편한 것부터 시작하여 단계적으로 접근하는 것도 하나의 방법이다.

c. 미끄러지기 어려운 바닥재

현관이나 욕실의 씻는 곳에 깔아있는 타일은 미끄러지기 쉽고 넘어짐 사고의 원인이 되기 쉽다. 또한 미끄러지기 쉬운 장소는 다루기 어렵고 싫은 의식이 발생하기 쉬워 자칫 그 장소를 피하는 경향에 있다. 이 때문에 거실의 용도에 따라서 쿠션성이 높은 재질, 휠체어 주행성이 높은 재질, 타일 카펫, 쿠션 플로어, 코르크 타일, 미끄럼 방지 매트를 사용한다.

d. 적절한 출입구의 폭을 확보

전통적인 석 자(910mm)를 기본치수로 하는 일본가옥의 재래공법은 출입구 통로의 유효 폭은 750mm 정도가 되고 지팡이 등의 이동이나 요양에는 좁아 무리한 동작자세가 넘어짐으로 연결될 위험성이 있다. 휠체어의 가로 나비 치수는 대략 550×650mm이지만 보조용과 자주용에서도 크게 다르다. 보조용이라면 910mm 폭의 복도이고 출입구의 유효 폭이 75mm라면 이용할 수 있다. 보도가 더 넓으면 휠체어를 이용하고 있어도 출입구의 유효 폭이 700mm이상이면 문제는 없다.

복도에 가로 난간을 설치한 경우, 폭이 감소

하여 휠체어의 주행에 지장이 일어나기 때문에 주의가 필요하다.

e. 공간의 확보

필요한 공간으로서는 현관, 복도, 거실 내에서의 휠체어의 회전 공간, 욕실, 화장실 동작을 할 때의 본인 및 보조자의 공간이다. 공간이 없고 동시에 가구 등의 짐이 실내에 넘쳐흘러 있으면 우선 가구를 정리하는 부분부터 개수가 시작된다. 그러나 출입구의 폭과 마찬가지로 잡고 걷기의 사람에게는 공간이 지나치게 많으면 오히려 잡는 부분이 없어 이동할 때의 안정감이 결여되는 경우도 있다.

f. 조명

조명은 밝으면 좋다는 것이 아니라 생활의 변화, 인테리어 디자인 등을 종합적으로 생각하는 편이 좋다. 주택은 어쩌다가 사용하는 곳이 아니라 매일 생활하는 곳이며 반드시 조도만으로 필요한 조명이 결정되는 것은 아니다. 주의할 점은 조명에는 환한 빛(glare, 눈부심)을 발생시키지 않을 것, 조명 빛이 직접 들어오지 않는 것이다. 눈이 편안한 간접조명을 권장하고 현관 외부의 통로, 현관 내부나 욕실 등 바닥재가 변화하는 곳, 부득이 층계차이가 생긴 개소의 조명을 밝게 하는 것이 바람직하다.

g. 색채

백내장이나 녹내장 등의 눈의 질병이 없어도 나이가 듦에 따라 노화와 더불어 시력이나 시인지력이 감퇴한다. 서서히 진행하는 노화라면 생활에 익숙해져 있으므로 별로 문제가 되지 않지만 녹내장 등에 의해서 시력을 상실한 시야협착이 되면 가구나 인테리어 디자인을 연구해야 할 경우가 생긴다. 아무리 해도 층계차이가 남는 경우는 층계차이를 명확히 식별할 수 있는 것 같은 색채나 조명의 연구가 필요하다.

h. 냉난방

건강하고 젊은 청년이라면 전혀 문제가 없는 온도차이가 고령자가 되면 될수록 신체에 미묘한 영향을 준다. 특히 겨울철에는 주의가 필요하다. 방과 복도, 복도와 탈의실, 탈의실과 욕실, 화장실과 복도 등 주택 내에 잠재하는 온도차이는 가능한 한 적게 하는 것이 좋다. 최근의 주택신축이나 개수공사에서는 욕실 난방, 거실이나 세면장 등에 대한 바닥 난방을 도입하는 사례가 증가하고 있다. 이들은 요양보험의 주택개수 대상 밖이고 비용도 들지만 이용자의 필요성에 따라서 조언할 필요가 있다.

C 주택개수의 실제

1. 개수 장소별의 배려할 점

주택개수는 목적을 분명히 하지 않고 애매한 채로 "평범하게" 시공이 시행되면 반드시 실패한다. 또한 이용자나 가족이 시도도 해보지 않고 시공이 우선된 경우도 마찬가지이다. 여기서는 개수 장소별의 배려할 점에 대해서 정리를 하지만 획일적으로 생각해서는 안 된다. 주택개수의 요점은 많이 있으나 사례에 비추어 보면서 이용자의 입장에 선 관점을 잊어서는 안 된다. 간단한 체크 시트를 **표 2**에 나타냈다.

a. 접근 · 현관

접근에 경사로(slope)를 설치하는 경우 경사로의 폭은 자력으로 움직이는 경우 900㎜ 정도 필요하고 실용적인 물배는 12분의 1이다. 경사로에는 휠체어 낙하방지를 위해 반드시 50㎜ 정도의 테두리를 세우고 바닥재는 비가 내릴 때

표 2 개수장소별 체크포인트

장소	배려		체크포인트
접근	도로에서부터 현관까지 안전하게 이동할 수 있는 배려를		발에 걸리기 쉬운 층계차이는 없는가.
			젖어도 미끄러지지 않는 재질이나 마무리인가.
			경사로의 물배는 휠체어가 올라갈 수 있는가.
			현관 포치는 충분한 넓이가 있는가.
			적절한 위치와 높이에 난간이 있는가.
			야간에도 충분히 밝은 조명인가.
			바람과 비를 피할 수 있는 배려가 되어있는가.
현관	외출하기 쉽도록 하는 세심한 배려		바닥면은 미끄러지기 어려운 재질이나 마무리인가.
			현관문은 약한 힘으로도 열 수 있는가.
			현관문은 휠체어로도 통과하기 쉬운가.
			현관 마루귀틀이 높은 경우는 현관 마루가 있는가.
			현관 마루귀틀 부근 등에 난간이 있는가.
			신발을 신고 벗을 때 앉을 의자가 있는가.
복도	원활하게 움직일 수 있는 배려를		지팡이보행이나 휠체어를 고려한 폭은 있는가.
			잡고 걷기를 할 수 있도록 난간이 있는가.
			바닥재는 미끄러지기 어렵고 층계차이 등은 없는가.
			복도가 전체적으로 밝은 조명인가.
계단	오르내리기가 쉬운 높이와 발에 걸림, 미끄럼을 방지하는 배려를		계단의 소재는 미끄러지기 어려운 것인가.
			한쪽 또는 양쪽에 난간이 있는가.
			계단 전체에 그림자가 생기기 어려운 조명인가.
			발밑을 확인할 수 있는 발밑 조명등은 있는가.
거실	밝고 쾌적하게 지낼 수 있는 배려를		실내에 층계차이는 없는가.
			바람이 잘 통하는가.
			안전하게 이동할 수 있도록 난간은 있는가.
			실온이나 습도의 조정은 하기 쉬운가.
			바닥에 전기코드나 물건이 흐트러져 있지 않은가.
			침대의 발밑은 미끄러지기 쉬운가.
			야간에 화장실에 유도는 안전한가.
			출입구의 폭은 충분한가.
			조명이나 창문 등에서 밝기가 충분한가.

장소	배려		체크포인트
화장실	침실에 가깝고, 따뜻하고, 쾌적하게		문은 미닫이 또는 밖으로 열기인가.
			출입구나 내부에 층계차이는 없는가.
			동작에 맞춘 난간은 있는가.
			난방변기좌석이나 커버로 보호되어 있는가.
			조명이 그림자를 만들지 않고 충분한 밝기가 있는가.
			긴급 시에 외부에 알리는 방법이 있는가.
			휴지걸이(paper holder)는 한 손으로 자를 수 있는가.
욕실	안전하여 안심하고 목욕할 수 있는 배려를		욕실의 문은 여닫이인가 미닫이인가.
			욕실의 출입구는 층계차이는 없는가.
			탈의실이나 욕실의 실온은 조정할 수 있는가.
			동작에 맞춘 손잡이는 있는가.
			욕실의 바닥은 젖어 있어도 미끄러지기 어려운 것인가.
			수도가랑 등은 조작하기 쉬운 것인가.
			물의 온도조절은 용이하게 할 수 있는가.
세면·탈의장	세수, 탈의 등의 동작을 쾌적하게 시행할 수 있는 배려를		출입구의 폭은 충분한가.
			출입구나 내부의 층계차이는 없는가.
			내부의 공간은 충분한가.
			자세를 안정시켜서 동작을 시행할 수 있는가.
			세면대는 사용하기 쉬운 것인가.
			수도가랑 등은 사용하기 쉬운 것인가.
			실온의 조절을 할 수 있는가.
			수납장은 사용하기 쉬운 위치인가.
부엌·식당	가족과의 식사나 단란하게 즐길 수 있는 배려를		조리 기구는 사용하기 쉬운 배치인가.
			신체에 맞춘 키친 카운터인가.
			가스·전기 기구는 안전한 것인가.
			찬장은 손이 닿는 높이에 있는가.
			식탁은 휠체어를 접근시킬 수 있는가.
			가족과 함께 지낼 수 있는 장소는 있는가.

를 상정하여 미끄럽지 않는 소재를 이용한다.

현관 마루귀틀부분의 층계차이를 안전하게 사용하기 위해 벤치(의자)의 설치는 효과적이다. 또한 신발장 등의 가구에도 기대거나 난간을 설치하는 경우에는 반드시 이를 고정한다.

b. 화장실 · 세면장

실제의 개수에서도 "화장실의 난간설치" 건수는 많다. 화장실의 L자형 난간은 일어서고 앉기 동작이나 방향전환 때에 효과적이지만 설치 위치나 높이의 설정은 반드시 이용자와 함께 현장에서 "시험" 의 확인이 필요하다.

화장실은 이용자만이 아니라 가족도 이용하기 때문에 개수내용을 가족과 충분히 협의하여 납득시킬 필요가 있다. 또한 프라이버시에 배려해야 한다.

c. 욕실 · 탈의장

목욕동작은 "시험"이 어렵고 시행동작이 많기 때문에 이용자에 따라서 지원방법이 다르다. 이러한 점을 획일적으로 하려고 하면 실패하기 쉽다. 시공을 우선시키지 않고 이용자의 관점에서는 것이 중요하다.

또한 목욕은 샤워의자나 목욕판(bath board), 미끄럼 방지 패드 등의 복지용구를 사용하는 경우가 많다. 이용자의 목욕동작이나 몸 씻기 동작 등의 시뮬레이션, 목욕동작의 지도를 아울러서 시행할 필요가 있다.

d. 복도 · 계단 · 거실

난간의 설치와 층계차이 해소가 주가 되지만 틀에 박힌 형태가 되기 쉽고 자칫 시공이 우선되기 쉽다. 왜 설치하는지 등 목적을 분명히 갖는 것이 중요하다.

그림 5는 개수를 팔로업 할 때에 방바닥에서부터 일어서기 위한 새로운 난간을 설치한 사례이다. 난간의 재질이나 그립의 쥐기를 확인하고 하나하나 일어서고 앉기 동작을 확인하면서 1본의 난간을 설치하였다.

2. 요양보험제도에서의 주택개수

요양보험제도에서의 가옥개조는 요양보험법 제45조에서 "**재가요양 주택개수**(이하 주택개수)라 불리고 있다. 대상으로서는 **표 3**에 나타낸 것처럼 난간의 설치, 바닥 층계차이의 해소, 문의 교체, 바닥재의 변경, 변기의 교체 등이고 공통적으로 수요가 많고 비교적 간단한 범위에 한정되어 있다.

주택개수비의 지급대상이 되는 주택개수는 "피보험자의 자산형성에 연결되지 않도록, 또한 주택개수에 대해서 제약을 받는 임대주택 등에 거주하는 고령자와의 형평성도 고려하여 바닥 층계차이 등 비교적 소규모의 것"으로 되어 있으며, 그것을 감안하여 20만 엔이 상한으로 되어있다. 이 때문에 20만 엔의 공사를 시행한 경우, 이용자의 자기부담은 10%인 2만 엔이 된

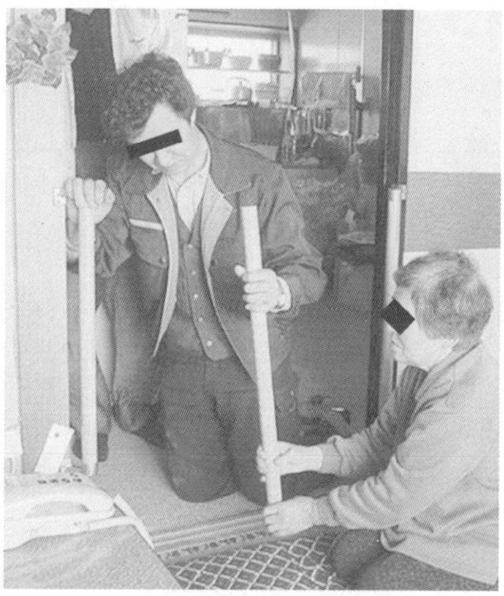

그림 5 난간의 검토

표 3 요양보험의 지원대상이 되는 주택개수

품목	상세
난간의 설치	복도, 화장실, 욕실, 현관에서부터 도로까지 통로에서 넘어짐 방지, 또는 이동의 보조를 목적으로 하여 설치하는 것. 복지용구 대여의 대상이 되는 "난간"(가동식인 것으로 고정을 위한 공사가 수반하지 않은 것)은 주택개수의 대상이 되지 않는다.
층계차이의 해소	거실, 복도, 화장실, 욕실, 현관 등의 각 실 사이의 바닥의 층계차이 및 현관에서부터 도로까지 통로 등의 층계차이를 해소하기 위한 것. 구체적으로는 문턱을 낮게 하는 공사나 경사로를 설치하는 공사, 욕실 바닥의 턱의 쌓아올림 등이 해당된다. 복지용구 대여의 대상이 되는 "경사로"나 복지용구 구입비의 대상이 되는 "욕실의 바닥발판"에 의한 바닥 층계차이의 해소는 주택개수의 대상이 되지 않는다. 또한 승강기나 리프트 등 동력에 의해서 바닥 층계차이를 해소하는 기기를 설치하는 공사도 제외된다.
바닥의 미끄럼 방지 및 이동의 원활화를 위한 바닥재의 변경	거실에서는 합판마루 바닥재, 비닐장판 등으로 변경. 욕실에서는 바닥재의 미끄러지기 어려운 것으로 변경. 통로 면에서는 미끄러지기 어려운 포장재로의 변경 등이 해당된다.
여닫이문 등 문의 교체	여닫이문을 미닫이문, 아코디언커튼 등으로 교체하는 것 같은 문 전체의 교체 이외에, 도어 손잡이의 변경, 호차(sash roller)의 설치 등이 해당한다. 다만 자동도어의 동력부분의 비용은 대상이 되지 않는다. 2009년 4월부터 미닫이문 등의 신설이 가능해졌다.
양식변기 등 변기의 교체	일본식변기를 서양식변기로 교체하는 경우 등. 다만 복지용구 구입비의 대상이 되는 "걸터앉는 변기좌석"은 대상이 되지 않는다. 또한 일본식변기에서부터 난방변기좌석, 세정기능 등이 부가되어 있는 양식변기로의 교체는 포함되지만, 이미 양식변기인 경우의 이들의 기능 등의 부가는 포함되지 않는다. 또한 수세화 또는 간이 수세화의 비용은 대상이 되지 않는다.
상기의 주택개수에 부대하여 필요하게 되는 공사 등	보험지원의 대상이 되는 주택개수에 부대하여 필요한 공사 등은 보험지원의 대상이 된다. 구체적으로는 다음의 공사 등을 생각할 수 있다. ① 난간의 설치를 위한 밑바탕 보강 ② 욕실 바닥의 층계차이 해소(욕실 바닥의 둑을 쌓아올림)에 수반하는 급배수설비 공사 ③ 바닥재의 변경을 위한 밑바탕의 보수나 장선(underfloor support beam)의 보강 ④ 문의 교체에 수반하는 벽 또는 기둥의 개수공사 ⑤ 변기의 교체에 수반하는 급배수설비공사(수세화 또는 간이 수세화에 관계되는 것을 제외). 바닥재의 변경.

※상한액 내의 개수비용에 대해서 90%가 요양보험으로부터 지급된다. 나머지 10%와 상한액을 초과하는 개수비용은 자기부담이 된다.
※상한액 20만 엔(1 주택에 대해서)

다. 비용의 지불방법은 원칙적으로 "상환 지불"로 되어있다. 이것은 공사에 든 비용을 이용자가 일단 전액을 업자에게 지불하고 신청이 인정된 후에 90%분을 이용자에게 환불한다는 것이다.

또한 주택개수는 마찬가지로 요양보험법에 정해져 있는 "재가 지원 복지용구의 구입 등"의 필요에 대해서도 종합적으로 판단해갈 것이 요구된다. 복지용구 대여에 관계되는 복지용구의 종목에 대해서는 이 단원 II항 **표 7**(202페이지)을 참조하기 바란다.

현행의 흐름은 주택개수에 대해서 케어 매니저 등에 상담하여 우선 사전의 주택개수비용 지급신청을 시행한다. 이때에 "지급신청서", "주택개수가 필요한 사유서", "공사견적서", "승낙서"를 제출하고 심사를 받게 된다. 그리고 제출 서류에 기재된 이용자의 신체상황, 주택의 상황 등을 감안하여 필요하다고 인정되는 경우에 시공종료 후에 개수비용이 지급되는 구조이다.

3. 주택개수에 필요한 사유서

신청에는 종합적 상황으로서 이용자의 신체상황, 요양상황의 기재에 더하여 일상생활을 어떻게 바꾸고 싶은가에 입각한 사유서의 작성이 의무화되어 있다. 이들은 이제까지 언급해 온 주택개수의 의미와 일치한다.

또한 거듭 "배설", "목욕", "외출", "기타의 동작(행위)"으로 나눠서 개수에 의하여 ① 개선하려고 하고 있는 생활동작, ② 곤란한 동작의 평가, ③ 개수목적 · 기대효과, ④ 개수항목의 명기가 요구된다.

이들 사유서의 작성에서는 본인 · 가족은 물론, 개수에 관여하는 의료 · 복지의 관계자, 그리고 개수를 시행하는 사업자의 사람들이 개수의 목적이나 목표를 공유하고 각각의 역할에 기초하여 긴밀한 연계와 강력한 전문성을 발휘하는 것이 요구되고 있다. 이것에는 다양한 가옥 개조의 응용문제에 구체적이고 동시에 확실하게 대응할 수 있는 실력이 필요하다. 물리치료사는 다직종의 주택개수 지원팀을 조정하는 힘이 요구되고 있다 할 수 있을 것이다.

● 인용문헌

1) 内閣府政策統括官：高齢者の日常生活に関する意識調査（平成 17 年）.
2) 内閣府政策統括官：高齢者の住宅と生活環境に関する意識調査結果（平成 21 年）.

● 참고문헌

1) 中村大介ほか：町田市における介護保険を利用した住宅改修に関する調査研究報告書, 2002.
2) 中村大介：家屋改造の基本的な考え方と取り組み. PT ジャーナル, 40:53–60, 2006.
3) 高橋儀平ほか：住宅改修アドバイザーマニュアル. 東京都福祉局高齢者部, 2002.
4) 金沢善智：利用者から学ぶ福祉住環境整備. pp.9–18, 三輪書店, 2007.
5) 鶴見隆正, 田村 茂ほか：現場から学ぶ自立支援のための住宅改修. pp.41–45, 医学書院, 2007.
6) 鈴木 晃：地域の居住福祉・居住支援ー自立の支援に注目して. 日本建築学会建築経済委員会パネルディスカッション資料 pp.15–20, 2005.
7) Statham, R.（著）, 野村みどり（監訳）：住まいのバリアフリー ハウスアダプテーション—実用者のための手引書. 建築技術, 2002.
8) 大原一興：気づきのタイミング. ハウスアダプテーション用語集, pp.48–49, 中央法規出版, 2000.
9) 溝口千恵子：ケアプランにかかせない住宅改修モデル 100. 日本看護協会出版会, pp.8–16, 2001.

II 복지용구

■ **학습목표**

- 복지용구법의 개요에 대해서 학습한다.
- 시책에 있어서 복지용구 공급 시스템에 대해서 학습한다.
- 복지용구의 지원에서의 여러 법규의 적용에 대해서 학습한다.
- 복지용구 도입과 물리치료와의 관계에 대해서 학습한다.

A 복지용구 보급의 역사

복지용구의 역사는 기원전으로 거슬러 올라간다고 하며 기록에 따르면 목재의 의족 등이 예부터 사용되고 있었다는 것이 알려져 있다. 특히 전쟁이 일어날 때마다 의지장구의 연구, 개발이나 보급이 이루어지고 제2차 세계대전 후인 1949년에 신체장애인복지법이 성립하여 보장구가 공공비용에 의한 지급대상이 되었다.

그 후 정부에 의한 고령자의 보건복지 대책으로서 "고령자 보건복지 추진 10개년 전략" **(gold plan)**이나 그것을 재검토한 "신 · 고령자 보건복지 추진 10개년 전략" **(new gold plan)**으로 계승되어 현재 "향후 5개년간의 고령자 보건복지 시책의 방향" **(gold plan 21)**이 추진되고 있다. 이 계획의 기본방향은 여섯 가지가 게재되어 있고 그 중의 하나인 "이용자 보호와 신뢰할 수 있는 요양 서비스의 육성" 안에 복지용구의 개발 · 보급이 포함되어 있다. 그리고 2000년도부터 요양보험제도에 따라 복지용구의 보급이 각별히 진행되었다.

한편, 장애인에 대한 대책인데 정부는 1996년도부터 2002년도까지의 7개년을 "장애인 계획 · 정상화 7개년 전략"이라 호칭하여 장애인 시책을 추진하였다. 이 계획은 장애인의 자립과 사회참여를 도모하기 위해 관계 성청에서 연계를 취하면서 정부 전체로서의 대처로 추진된 것이다. 구체적으로는 7개의 관점에서부터의 추진이 도모되어 있고 그 중의 "생활의 질(QOL)의 향상을 지향하여"에 복지용구 등의 연구개발 · 보급촉진, 민간사업자 등에 의한 연구개발, 산업계의 대처의 촉진이 게재되어 있다.

이러한 국가의 대책이 진행됨으로써 복지용구의 보급이나 주거환경의 정비, 모든 사람이 생활하기 쉬운 동네 만들기 추진의 중요성이 재인식되었다. 특히 복지용구의 이용은 고령자나 심신장애인의 자립을 지원함과 동시에 요양인의 부담을 경감하는 데 매우 중요하며 이용자의 심신의 특성이나 주변환경에 입각한 적절한 복지용구의 제공이 강력히 요망되어 왔다.

B 「복지용구의 연구개발 및 보급의 촉진에 관한 법률」(복지용구법)에 대해서

1. 개요

앞에서 언급한 고령자 및 장애인 시책의 추진 속에서 1993년에 "복지용구의 연구개발 및 보급의 촉진에 관한 법률"(**복지용구법**)이 제정되었다. 이 법률은 심신의 기능이 저하한 일상생활을 영위하는 데에 지장이 있는 고령자 및 심신장애인의 자립 촉진 및 이들에게 요양을 시행하는 사람의 부담을 경감하기 위해 복지용구의 연구개발 및 보급을 촉진하고 그것에 의해서 이들의 복지증진에 기여하고 아울러서 산업기술의 향상에 이바지하는 것을 목적으로 하고 있다.

간단히 말하면 일상생활에 지장이 있는 사람(가정)에 대해서 물건이나 기계 등의 과학기술을 효과적으로 활용하여 생활하기 쉽게 만들어 낸다는 대처를 나타내어 보인 것이라 할 수 있을 것이다.

2. 기본방침

구체적으로는 5개의 기본방침으로 구성되어 있다.

① 복지용구의 연구개발 및 보급의 동향에 관한 사항
② 복지용구의 연구개발 및 보급의 목표에 관한 사항
③ 복지용구의 연구개발 및 보급을 촉진하기 위해 강구하려고 하는 시책의 기본이 되는 사항
④ 복지용구의 연구개발 및 보급을 촉진하기 위한 사업자 및 시설의 개설자가 강구해야 할 조치에 관한 사항
⑤ 기타, 복지용구의 연구개발 및 보급의 촉진에 관한 중요사항

3. 복지용구의 개념

이른바 복지용구는 "복지용구" 외에 "**복지기기**(equipment for the disabled), "**테크니컬 에이드**"(technical aids), "**기능훈련용구**", "**요양기기**(용구)", "**자조구**", "**맹인용구**", "**보장구**", "**일상생활용구**"와 같은 호칭이 있으며 용구의 사용자나 사용 장면에 따라 적당한 호칭이 사용되고 있다. 일단 복지용구법의 제정에 의해서 일본에서의 공적인 호칭은 "복지용구"로 정해지고 이제까지의 개념을 포괄하게 되었다(**그림 1**). 같은 법에서 "용구"라 한 것에 의해서 식사나 약간의 동작에 도움이 되는 것 같은 용품도 포함하는 개념이 명확히 된 것이라 할 수 있다. 그러나 같은 "복지용구"라도 요양보험 상이나 국제표준화기구(ISO)의 정의와는 내용이 다르기 때문에 주의가 필요하다(**표 1**).

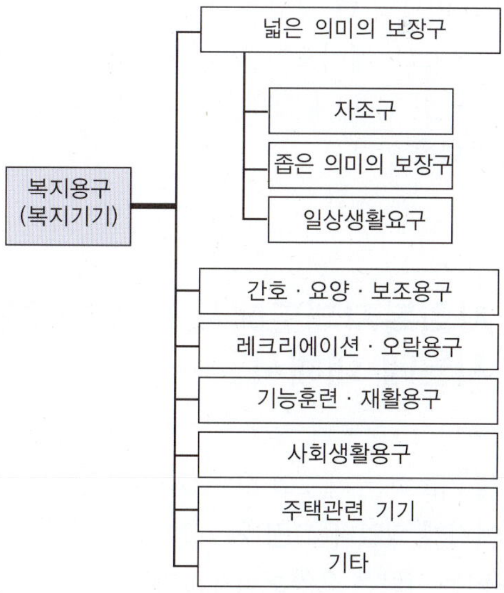

그림 1　복지용구의 개념도

표 1 "복지용구"의 정의

규정의 근원	"복지용구"의 정의
복지용구법	심신기능이 저하하여 일상생활을 영위하는 데에 지장이 있는 노인 또는 심신장애인의 일상생활상의 편의를 도모하기 위한 용구 및 이들의 기능훈련을 위한 용구 및 보장구를 말한다.
요양보험법	심신기능이 저하하여 일상생활을 영위하는 데에 지장이 있는 요양을 필요로 하는 사람 등의 일상생활상의 편의를 도모하기 위한 용구 및 요양을 필요로 하는 사람 등의 기능훈련을 위한 용구이며 요양을 필요로 하는 사람 등의 일상생활의 자립을 돕는 것을 말한다.
국제 표준화기구 (ISO 9999)	장애인이 기능장애, 능력장애, 사회적 불이익을 방지, 보장, 경감 또는 극복하기 위해 사용하는 모든 상품, 기구, 설비 및 공학 시스템이며 특별히 제조된 것 또는 일반적으로 입수가 가능한 것이다.

4. 복지용구의 종류

복지용구의 분류에는 국제표준화기구(ISO)가 정하는 **"복지용구 분류"**(ISO 9999)가 있고 1995년에 **"복지용구 분류 코드"**(CCTA95)로서 일부 일본의 현 상황을 반영하는 형태로 재단법인 테크노에이드협회에 의해서 일본어로 번역되어 있다. 현재 750을 넘어서는 복지용구가 요약되어 있다.

C 사회복지제도에서의 복지용구 지원에 대해서

2006년 10월부터 복지용구는 장애인자립지원법에 기초하는 제도와 요양보험제도에 의해서 다루어지게 되었다(**그림 2**). 또한, 요양보험 대상이 되는 사람은 요양보험제도가 우선이 된다.

1. 요양보험제도에 의한 복지용구의 취급

요양보험제도에서의 복지용구의 취급은 원칙적으로 대여로 되어있다. 그러나 타인이 사용한 것을 재이용하는 것에 심리적 저항감을 수반하는 것이나 사용에 의해서 원래의 형태 · 품질이 변화하여 재이용을 할 수 없다고 생각되는 용구에 대해서는 구입이 가능해져 있다. 또한 대여 및 구입에 관계되는 비용의 소비세는 비과세가 된다.

a. 용구의 대여

복지용구의 대여란 재가요양을 필요로 하는 사람 등에 대해서 시행되는 복지용구 중 요양보험에서 정하는 12종목의 용구 대여에 대한 것을 나타내고 있다(**표 2**). 대여 절차는 요양지원 전문요원(케어 매니저)의 면접 후 지정 복지용구 대여사업자로부터 반입되는 것이 일반적이다(**그림 3**).

b. 용구의 구입에 대해서

요양보험제도에서의 **복지용구 구입비 지급**이란 재가에서 요양을 필요로 하는 사람 등이

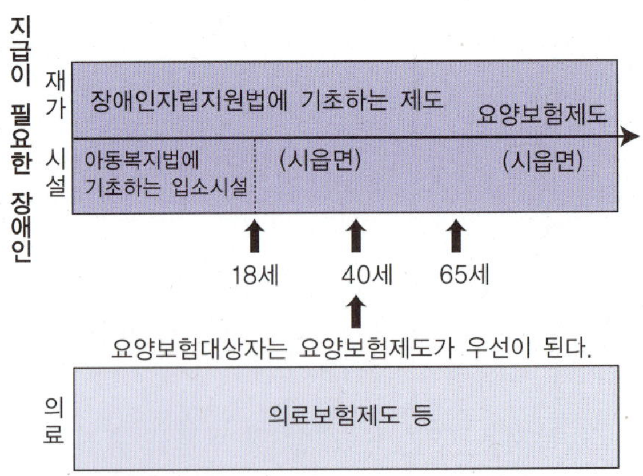

그림 2 장애인 복지 서비스체계

표 2 대여에 관계되는 복지용구의 종목

종목	내용 (후생노동대신이 정하는 복지용구 대여에 관한 복지용구의 종목 고시 제93호)
휠체어※	자력으로 움직이는 표준형 휠체어, 보통형 전동휠체어, 보조용 표준형 휠체어에 한한다. ① 자력으로 움직이는 표준형 휠체어 ② 보조용 표준형 휠체어 ③ 보통형 전동휠체어 ④ 핸들형 전동휠체어
휠체어 부속품	쿠션, 전동보충장치 등이고 휠체어와 일체적으로 대여되는 것에 한한다. ① 쿠션 또는 패드 ② 전동보조장치 ③ 휠체어용 테이블 ④ 브레이크
특수침대(bed)※	사이드레일(side rail)이 부착된 것 또는 부착이 가능한 것으로 다음 ①②의 어느 것인가의 기능을 가진 것 ① 등(back) 또는 다리부분의 경사 각도를 조정할 수 있는 기능 ② 바닥판의 높이를 무단계로 조정할 수 있는 기능
특수침대 부속품	매트리스, 사이드레일 등으로 특수침대와 일체적으로 대여되는 것에 한한다. ① 사이드레일 ② 매트리스 ③ 침대용 난간 ④ 테이블
바닥 스크래치 방지용구※	다음의 어느 것인가에 해당하는 것에 한한다. ① 송풍장치 또는 공기압조정 장치를 갖춘 공기매트 ② 물 등에 의해서 감압에 의한 신체압력 분산효과를 가진 전신용 매트
체위변환기기※	공기 패드 등을 신체의 밑에 삽입함으로써 재가 요양인 등의 체위를 용이하게 변환할 수 있는 기능을 가진 것에 한하고 체위 유지만을 목적으로 한 것을 제외한다.
난간	설치함에 있어서 공사를 수반하지 않는 것에 한한다. 평행봉과 같이 바닥에 놓고 이동이 가능한 것이나 변기 또는 휴대용 변기를 둘러싸서 설치하는 것 등.
경사대(slope)	층계차이 해소를 위한 것으로 설치할 때에 공사를 수반하지 않는 것에 한한다.
보행기	보행이 곤란한 사람의 보행기능을 보완하는 기능을 갖고 이동할 때에 체중을 지지하는 구조를 가진 것으로 다음의 어느 것인가에 해당하는 것에 한한다. ① 이륜, 삼륜, 사륜의 것에 있어서는 몸의 앞 및 좌우를 에워싸는 손잡이 등을 가진 것 ② 4개의 다리를 가진 것에 있어서는 팔로 유지하여 이동시키는 것이 가능한 것
보행보조 지팡이	목발, 세갈래근 목발(Canadian crutch), Lofstrand crutch 및 다점지팡이에 한한다.
치매노인 배회감지기※	치매노인이 옥외로 나가려고 하였을 때 등 센서에 의해서 감지하여 가족, 이웃사람 등에게 통보하는 것
이동용 리프트※ [걸이(sling)의 부분은 제외]	바닥주행식, 고정식 또는 설치식이고 동시에 신체를 매달아 올리거나 체중을 지지하는 구조를 가진 것으로 그 구조에 따라 자력에 의한 이동이 어려운 사람의 침대와 휠체어와의 사이 등의 이동을 보조하는 기능을 가진 것(설치에 주택의 개수를 수반하는 것을 제외한다). ① 바닥주행식 ② 고정식 ③ 설치식

요양보험제도에서의 대여에 관계되는 12종목의 복지용구이다. 또한 경증자의 상태상으로부터는 이용하기 어려운 종목(※)에 대해서는 원칙적으로 보험지원의 대상 밖으로 하고 있다.

목욕 또는 배설 시 사용하는 5종목(**특정 복지용구**)에 대해서 실제 구입비의 90% 상당액이 요양보험으로부터 지급되고 있다는 것이다. 지급액은 연도 내 10만 엔의 90%가 상한이고 지원을 필요로 하거나 요양을 필요로 하는 정도에 관계없이 정액이다. 다만, 특별한 사정이 있는 경우를 제외하고 동일 종목의 복지용구는 그 연도 내에서 1회 지급으로 한정되어 있다(**표 3**).

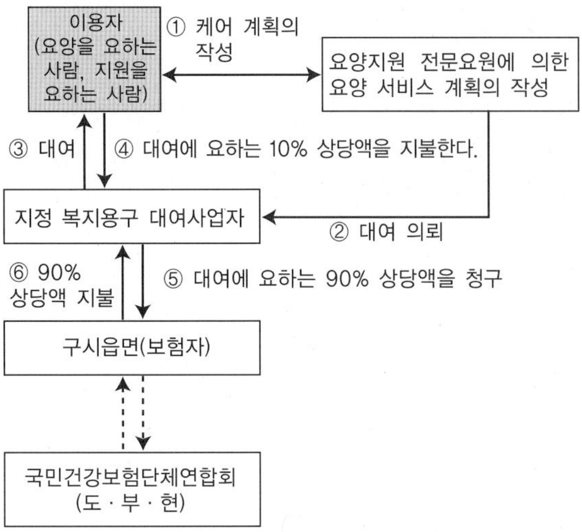

그림 3 요양보험제도에서의 복지용구 대여의 이용 절차

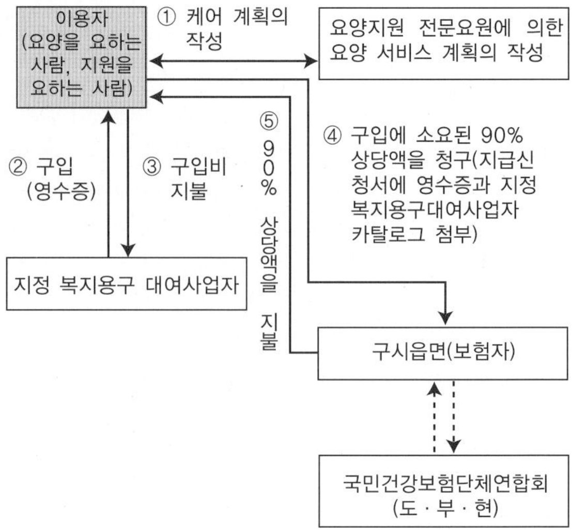

그림 4 요양보험제도에서의 복지용구 구입의 이용 절차

표 3 구입비의 지급에 관계되는 특정복지용구의 종목

종목	내용 (후생노동대신이 정하는 복지용구 대여에 관계되는 복지용구의 종목고시 제94호)
걸터앉는 변기	다음의 어느 것인가에 해당하는 것에 한한다. ① 일본식 변기 위에 놓고 걸터앉는 방식으로 변환한다. ② 서양식 변기 위에 놓고 높이를 보완하는 것 ③ 전동식이나 스프링식이고 변기좌석에서부터 일어설 때에 보조할 수 있는 기능을 갖고 있을 것 ④ 변기좌석, 양동이 등으로 구성되고 이동 가능한 변기(거실에서 이용할 수 있는 것에 한함)
목욕보조용구	앉은 자세의 유지, 목욕할 때 욕조 출입의 보조를 목적으로 하는 용구이며 다음의 어느 것인가에 해당하는 것에 한한다. ① 목욕용 의자 ② 욕조용 난간 ③ 욕조 내 의자 ④ 목욕 받침대(욕조의 모서리에 걸어서 욕조 출입을 용이하게 하는 것) ⑤ 욕실 내 발판 ⑥ 욕조 내 발판
특수소변기	소변이 자동적으로 흡인되는 것으로 재가 요양을 필요로 하는 사람 또는 요양을 시행하는 사람이 용이하게 사용할 수 있는 것
간이욕조	공기식 또는 접어서 개는 방식 등이고 용이하게 이동할 수 있는 것으로 취수 또는 배수를 위한 공사를 수반하지 않는 것(딱딱한 재질이라도 사용하지 않을 때에 기대어 세워 놓는 등에 의해서 수납할 수 있는 것을 포함한다)
이동용 리프트 등의 슬링부분	신체에 적합한 것으로 이동용 리프트에 연결이 가능한 것

구입비용에 관계되는 특정 복지용구의 선별 판단은 다음과 같다.
(1) 다른 사람이 사용한 것을 재이용하는 것에 심리적 저항을 수반하는 것. 또한 직접 피부에 닿는 것(목욕 · 배설용구)
(2) 사용에 의해서 원래의 형태 · 품질이 변화하고 재차 이용할 수 없는 것(호이스트용 매다는 기구)

구입비 지급 절차는 **그림 4**에 나타냈다.

2. 장애인자립지원법에 의한 복지 용구의 취급

a. 장애인자립지원법과 복지용구

2006년 4월부터 시행된 **장애인자립지원법**은 신체, 지적, 정신의 3개 장애 공통의 기반을 정비함과 동시에 연령을 초월한 일관성이 있는 서비스 전개를 지향한 것이다(**그림 2**). 이 법률에는 "신체장애인복지법", "지적장애인복지법", "정신보건복지법", "아동복지법"의 네 가지 법률이 포함되어 있으나 이제까지의 장애종별마다의 불균등을 해소하고 정신장애를 포함한 모든 장애아동(인)이 공통된 장애복지 서비스를 받을 수 있게 되어있다. 네 가지 법률에 규정되어 있는 공통의 서비스는 장애인자립지원법에서 다시 규정되는 한편, 각각 독자적인 서비스에 대해서는 각 법률에 규정된다.

2006년 10월부터는 이 법률에 의해서 **보장구** 및 **일상생활용구**가 다루어지게 되었다(**그림 5**). 서비스는 크게 **자립지원**과 **지역사회생활지원** 사업으로 갈리고 장애종별마다가 아니라 장애종별에 관계없이 서비스를 이용할 수 있는 것이 특징이다. 이제까지의 보장구 지원제도와 일상생활용구 지원사업은 개별지원인 보장구 비용과 지역사회생활지원 사업에 의한 일상생활용구 지원으로 재편되었다(**표 4**). 또한 재편에 수반하여 보장구의 종목도 변경되었다(**표 5**).

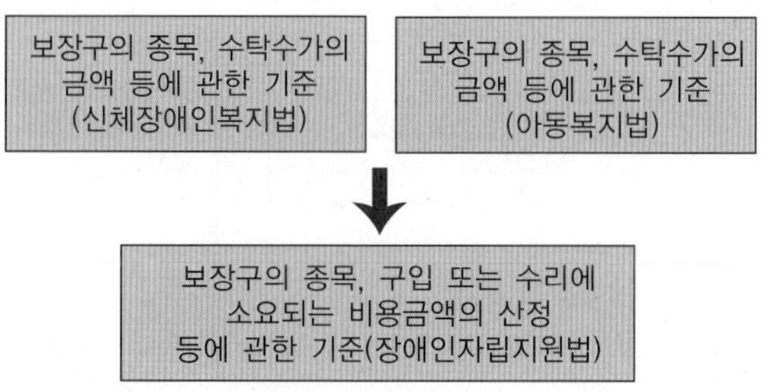

그림 5 보장구 비용에 관한 기준의 자리매김의 변경

표 4 보장구와 일상생활용구의 정의

보장구의 정의	일상생활용구의 정의
다음의 3개 요건을 모두 충족하는 것 ① 신체의 결손 또는 손상된 신체기능을 보완, 대체하는 것으로 장애 개별에 대응해서 설계·가공된 것 ② 신체에 장착하여 일상생활 또는 취학·취업에 사용되는 것으로 동일 제품을 계속해서 사용하는 것 ③ 지원에 있어서 `전문적인 식견(의사의 판정서 또는 의견서)을 필요로 하는 것	다음의 3개 요건을 모두 충족하는 것 ① 안전하고 동시에 용이하게 사용할 수 있는 것으로 실용성이 인정되는 것 ② 일상생활상의 어려움을 개선하고 자립을 지원하며 사회참여를 촉진하는 것 ③ 제작이나 개량, 개발에 있어서 장애에 관한 지식이나 기술을 필요로 하는 것으로 일상생활용품으로서 일반적으로 보급되어 있지 않은 것

표 5 장애인자립지원법에서 지정되어 있는 보장구의 종목

종목	내용
시각장애	맹인용 안전지팡이, 의안, 안경(교정안경, 차광안경, 콘택트렌즈, 약시안경)
청각장애	보청기
지체부자유	의지(의수, 의족), 장구, 앉은 자세유지 장치, 휠체어, 전동휠체어, 보행기, 보행보조지팡이(캐나디안 크러치, 로프스트란드 크러치, 다점지팡이), ※앉은 자세유지 의자, ※배변 보조구
양팔다리·언어장애	중증장애인용 의사전달 장치

※표는 18세 미만에만 해당(18세 미만의 경우는 육성의료의 지정 의료기관 또는 보건소의 담당의사의 의견서가 필요하다)

b. 보장구

보장구 비용은 장애상태가 보장구 구입이나 수리가 필요하다고 시읍면이 인정하였을 때에 90% 지급된다. 보장구의 종목은 **표 5**와 같다. 보장구 비용은 원칙으로 상환불이 되는데 일시불로 하는 부담이 없는 대리수령방식도 있다(**그림 6, 7**). 다만 대리수령에는 시읍면과 업

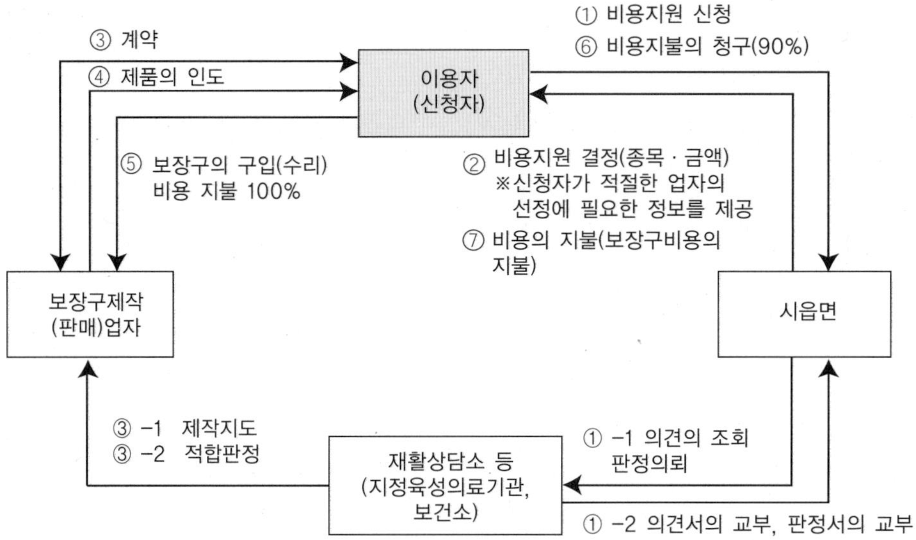

그림 6 보장구비용 지급의 구조(상환불 방식의 경우)

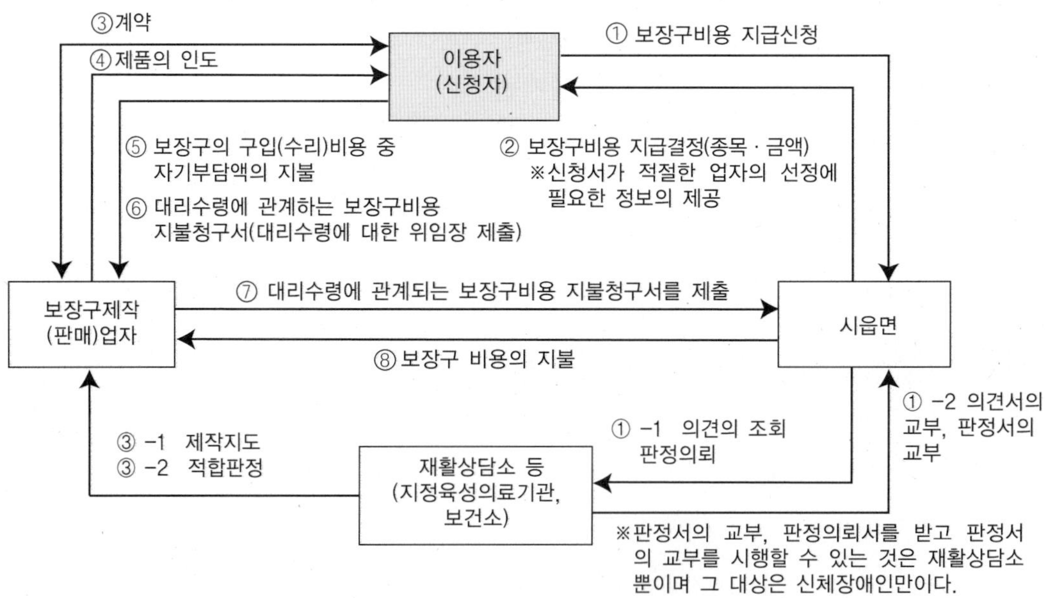

그림 7 보장구비용 지급의 구조(대리수령방식의 경우)

주) 전제조건 : 이용자의 위임계약, 시읍면과 업자와의 합의

표 6 일상생활용구 종목 일람표

장애 종별	내용
시각장애	시각장애인용 휴대용 리코더, 맹인용 시계(촉독식 · 음성식), 점자 타자기, 전자레인지, 맹인용 체온계(음성식), 맹인용 체중계, 시각장애인용 확대 독서기, 시각장애인용 활자문서 읽기 장치, 점자기
청각장애	청각장애인용 통신장치, 청각장애인용 정보수신 장치, 청각장애인용 옥내신호장치
시각 · 청각장애	점자 디스플레이
음성언어장애	휴대용 회화보조 장치, 인공인두
시각장애 또는 팔의 장애	정보 · 통신지원용구(개인용 컴퓨터를 사용함에 있어서 장애특성에 따라서 필요한 주변기기나 어플리케이션 소프트)
팔의 장애	특수 변기
다리의 장애 또는 몸통장애	변기, 특수매트, 에어매트, 특수침대, 특수소변기, 목욕 들것, 체위변환기, 목욕보조용구, 이동용 리프트, 이동 · 옮겨타기 지원용구, 재가생활동작 보조용구(주택 개수비용), 보행보조 지팡이(단일 지팡이), 머리보호모자, ※훈련의자, ※훈련용 침대
호흡기장애	분무기(nebulizer), 전기식 가래 흡인기, 산소봄베 운반차, 맥박산소측정기(pulse oximeter)
콩팥장애	투석액 가온기
방광장애	스토마 장구(축뇨기), 수뇨기
직장장애	스토마 장구(축변기)
지적장애	특수매트, 특수변기, 전자레인지
신체 · 지적 · 정신장애	화재경보기, 자동소화기, 머리보호모자

※표는 18세 미만에만 해당

자가 대리수령의 합의가 필요하다.

c. 일상생활용구

일상생활용구 지원도 장애인의 신청에 기초하여 시읍면이 결정한 현물이 지원된다. 이용자 부담은 시읍면이 결정한다. 일상생활용구의 종목은 **표 6**과 같다.

D 기타의 제도에서의 복지용구 지원에 대해서

1. 의료보험제도

국민건강보험, 건강보험, 선원보험, 각 공제조합, 노인보건의 각 제도에 따라, 치료에서 필요한 경우에 의수, 의족, 의안, 장구, 보호모자 등의 치료용 장구의 비용이 요양비로서 지급되고 있다. 또한 치료단계에서 필요한 목발에 대해서는 병원 등의 비품으로서 대여해야 한다고 생각되며 원칙적으로는 요양비의 지급대상은 아니다.

2. 산업재해보상제도

업무상의 부상, 질병에 대한 보상이며 산업재해 보상보험, 공무원 재해보상 및 선원보험이 있다. 치료단계에서는 의료보험과 마찬가지로 치료용 장구 등이 지급된다. 치료 후에는 노동복지사업으로써 보장구가 지원된다.

3. 연금보험제도

후생연금보험제도 및 농림어업단체 직원공제조합에서는 치료기간의 의료보험 지원 종료 후에 보장구가 지원된다.

E 복지용구 지원에 관계되는 여러 법규의 적용관계에 대해

복수의 지원제도의 대상이 되는 장애인이 복지용구의 신청을 하는 경우, 어느 제도에 대한 신청을 해야 할지 혼란스럽다. 요양보험을 중심으로 여러 법규와의 관계를 정리하였다.

1. 요양보험과 장애인시책과의 관계

요양보험의 대상이 되는 복지용구의 품목으로서는 **표 7**과 같으며 중복되는 종목에 대해서는 요양보험으로부터 적용하는 것이 원칙이다. 그러나 장애인시책의 보장구와 일상생활용구에 대해서는 개개의 사례에서 검토할 필요가 있다.

표 7 요양보험법과 장애인자립지원법에서 중복되는 복지용구의 종목

대여종목	구입종목
※휠체어 휠체어 부속품 특수침대 특수침대 부속품 욕창예방 용구 체위변환기 난간 경사대(slope) ※보행기 ※보행보조 지팡이 치매노인배회감지기 이동용 리프트	걸터앉는 변기좌석 특수소변기 목욕보조 용구 간이욕조 이동용 리프트의 매다는 기구

요양보험법 중에서 ※가 장애인자립지원법과 중복되는 종목이다.

a. 보장구

요양보험에서 대여되는 복지용구에는 보장구와 마찬가지의 품목(휠체어, 보행기, 보행보조 지팡이)이 포함되어 있으며 요양보험에서 지원된다. 그러나 휠체어 등 보험지급으로서 대여되는 이들의 품목은 표준적인 기성제품 안에서 선택하는 것이 되기 때문에 의사나 재활상담소 등에 의해서 장애인의 신체상황에 개별적으로 대응하는 것이 필요하다고 판단되는 장애인에 대해서는 장애인자립지원법에 기초하는 보장구로 지원절차를 시행한다.

b. 일상생활용구

일상생활용구에 대해서는 장애의 상황에 따라서 개별적으로 적합을 도모하는 것은 아니라는 것 때문에 요양보험의 보험지원의 대상이 되는 품목에 대해서는 요양보험으로부터 대여나 구입비의 지급을 시행하게 된다. 다만, 요양보험의 복지용구의 대상이 되어 있지 않은 품목에 대해서는 지역사회생활지원 사업의 일상생활용구 지원 등을 시행하게 된다.

2. 사회복지제도(요양보험법), 산업재해보상제도(산업재해보험법), 의료보험제도, 연금제도, 공적 부조제도의 관계

이용의 우선순위는 각 제도의 취지로부터 다음과 같이 된다.

a. 산업재해보상제도

국가보상성격을 가진 이 제도는 다른 지원제도보다도 우선한다고 생각된다. 다만, 지원의 대상품목과 산업재해와의 관계가 명확한 것에 한정된다.

b. 의료보험제도, 연금보험제도

가입자가 할부금을 납부하여 보험사고에 대비하는 상호공제적인 것이며 공적 지원에 우선한다.

c. 복지제도

공적 비용에 의한 복지 서비스로서 시행되는 것으로 우선할 수 있는 것이 있다면 그것을 우선한다. 또한 앞에서 언급한 것처럼 요양보험제도에서의 요양을 필요로 하는 사람 등은 신체장애인복지법보다도 요양보험법이 우선되지만 전상병자특별원호법과는 전상병자특별원호법이 국가 보상적 의미에서 전액 국고부담으로 시행된다는 것 때문에 요양보험법이나 신체장애인복지법보다도 우선되어야 한다고 생각된다.

d. 공적 부조제도

생활보호제도에서도 의지장구 등의 치료재료가 지원되지만 이 제도는 국민생활의 최후의 의지할 곳으로서 최저생활을 보장하는 것이며 복지제도를 포함하여 다른 법, 다른 시책이 모두 우선되어 있다.

F 복지용구 구입과 물리치료와의 관계

1. 재활과 복지용구

재활이란 건강을 지향하는 사상도 포함한 여러 활동이며 세계보건기구(WHO)는 건강에 대해서 "단순히 질병이 아니라는 것이 아니라 사람의 생활기능과 환경 등이 조화된 온화한 상태(well-being)로서 국제생활기능분류(ICF)를 제시하고 있다.

일본의 고령화는 2016년에 피크를 맞이하여 4명 중 1명은 고령자가 될 것이 예상되고 있다. 향후 더욱더 사람의 힘만으로 고령자나 장애를 가진 사람의 생활기능과 환경을 조화시키는 것은 어렵게 되어간다. 이제부터의 재활은 도구를 적극적으로 활용하여 생활기능을 재건시키는 건강을 만들어내는 것에 유념할 필요가 있다. 이를 위해서는 사람의 특성과 용구의 성능의 적합을 시키는 것이 중요하고 "활동"을 전문영역으로 하는 물리치료가 적극적으로 역할을 수행하는 것이 요구되고 있다(**그림 8**).

2. 복지용구 활용을 위한 물리치료사의 역할

장애인의 생활기능의 재건에서는 ICF에 나타낸 여러 영역이 서로 영향을 미치고 있으므로 복지용구를 도입함으로써 다른 생활요소가 어떻게 변화하는가를 넓은 각도에서 파악하도록 해야 한다. 물리치료사는 일반적으로 일상생활 활동의 부분에 대한 복지용구를 검토하는 일이 많기 때문에 "활동" 영역에 대한 개입이 "심신기능 · 신체구조"나 "참여"에 어떠한 영향이 있는가를 감안하는 것이 중요하다.

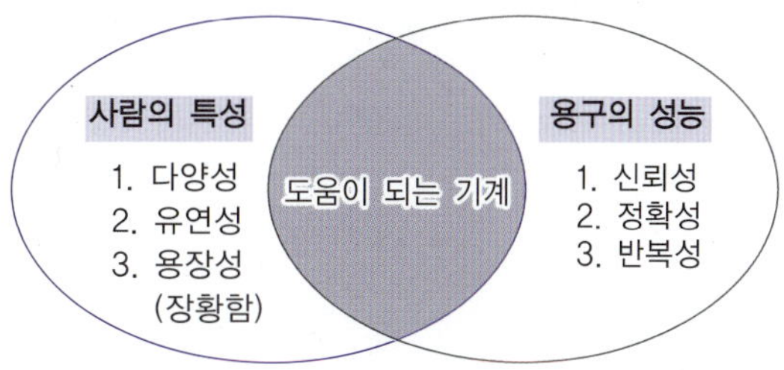

사람의 특성과 용구의 성능이 보완하여 적합하였을 때 도움이 되는 기계가 탄생한다.

더 많은 사람이 자립한 생활을 영위할 수 있다.

그림 8 사람과 기계의 보완관계

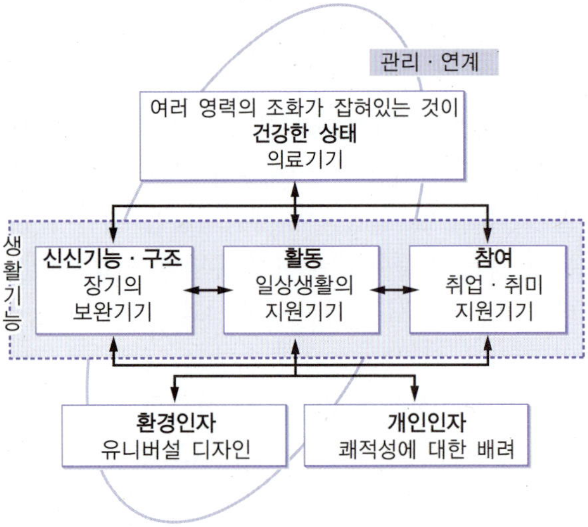

그림 9 ICF와 복지용구의 관계(modified ICF model)

실제로 복지용구의 도입을 하는 경우, 여러 영역과의 연계가 필요하며 ICF 모델의 중심에 위치하는 "활동"을 전문으로 하는 물리치료사가 연계나 관리업무를 담당하는 것이 요구된다. 게다가 현재는 인간공학의 영역에도 많은 물리치료사가 적극적으로 참여하여 도움이 되는 용구의 개발을 하는 것을 사회로부터 요구되고 있다는 것도 잊어서는 안 된다(**그림 9**).

● 참고문헌

1) 社会福祉の動向編集委員会（編）：社会福祉の動向 2006. 中央法規出版, 2006.
2) 『新版・社会福祉学習双書』編集委員会（編）：新版・社会福祉学習双書 2006 第 3 巻 障害者福祉論. 全国社会福祉協議会. 2006.
3) 内閣府（編）：平成 18 年版障害者白書. 東京コロニー, 2006.
4) 京極高宣：障害者自立支援法の解説. 全国社会福祉協議会. 2005.
5) 東京都社会福祉協議会：障害者自立支援法資料集《第 12 集》. 2006.
6) 内閣府：第 1 章 高齢化の状況. 平成 20 年版高齢社会白書. pp.2–7, 2007.

III 앉는 자세 지원

■ **학습목표**

- 앉는 자세 지원의 목적, 방법, 효과에 대해서 학습한다.
- 욕창발생과 앉는 자세 지원의 관계에 대해서 학습한다.
- 활동성 증대 및 자세유지와 앉는 자세 지원의 관계에 대해서 학습한다.
- 앉는 자세 지원의 실제에 대해서 학습한다.

A 앉는 자세 지원의 기초

1. 앉는 자세 지원(seating)이란

보행곤란이 되어 자리보전을 하게 될 위험이 높은 대상자에 대해서 앉은 자세에서 생활시간을 연장시키는 **기상(getting out of bed)지원**을 시행하는 것은 중요하다. 장시간의 앉은 자세를 안정된 안락한 것으로 하기 위해서는 적절한 앉은 자세를 제공하는 것이 중요하다. 이를 위한 지원기술이 앉는 자세 지원 기술이다.

앉는 자세 지원 개입이 요구되는 많은 장면은 **휠체어 위에서의 앉은 자세**이다. 원래 휠체어의 역할에는 이동을 위한 "수레"로서의 역할과 앉은 자세를 취하기 위한 "의자"로서의 역할이 있으나 휠체어가 이동수단으로만 사용되고 있었던 시대에는 "앉는다"라는 기능에 대해서 별로 착안하지 않았다. 그러나 기상활동으로서 휠체어를 사용하게 되어 휠체어 위에서 생활하는 기간이 연장됨으로써 휠체어의 "앉는" 기능을 중요시하게 되었다.

또한 휠체어 위에서 앉은 자세를 하는 것만이 아니라 앉은 자세를 취한 후의 생활 활동을 생각하는 것이 기상지원의 근간이 된다. 따라서 휠체어의 선정, 쿠션의 적용뿐 아니라 어떠한 앉은 자세를 취하는가를 종합적으로 생각함과 동시에 그 자세에서 어떠한 활동을 전개하는가를 생각하여 포괄적으로 지원해가는 것이 앉는 자세 지원의 의미가 된다. 또한 앉는 자세 지원은 욕창대책만이 아니라 음식물 섭취, 삼킴 기능을 포함한 많은 기능에 영향을 초래하기 때문에 다방면에서 주목되고 있다.

2. 앉는 자세 지원의 목적

앉는 자세 지원의 목적에는 ① 휠체어 위에서 생활하는 대상자의 앉은 자세의 안정, ② 신체에 대한 악영향의 예방, ③ 적절한 앉은 자세의 확보를 통한 대상자의 활동성의 향상을 들 수 있다.

여기서 중요한 것은 앉게 하는 것이 첫째의 목적이 아니라 적절한 앉은 자세가 대상자의 생활범위의 확대로 연결되고 더 자립성이 높은 활동적인 생활로 연결된다는 부분이다. 부자연스런 앉은 자세는 고통을 가져올 뿐만 아니라 팔다리 몸통의 변형을 강화하여 활동성을 제한하는 것으로 연결될 가능성이 있기 때문에 적절한 앉는 자세 지원을 시행하는 것이 중요하다.

3. 앉는 자세 지원의 방법

앉는 자세 지원은 ① 앉은 자세 평가, ② 휠체어 · 쿠션 선택, ③ 앉은 자세 조정과 같은 흐름으로 실시한다.

a. 앉은 자세의 평가

앉은 자세의 평가에는 현재의 앉은 자세에 대한 평가와 어떠한 앉은 자세를 취하는 것이 가능한가의 평가의 두 종류가 있다.

현재의 **앉은 자세의 평가**를 시행하는 경우에는 휠체어에 승차한 채로 앉은 자세가 무너지는 방식을 평가한다. 골반의 앞뒤 · 좌우 경사나 비틀림 및 몸통의 정렬을 평가한다. 또한 특정 부위에 압력이 집중한 자세인지 아닌지를 확인하기 위해 앉은 자세 압력분포의 계측도 유용하다. **앉은 자세 압력분포의 계측**에는 센서 매트(sensor mat)를 사용한 평가기기(**그림 1**)를 사용하지만 기기가 없는 경우에는 쿠션의 아랫면에 손가락을 삽입하여 바닥이 닿는 곳의 유무로 궁둥뼈, 엉치뼈 부분에 걸리는 앉은 자세 압력을 확인하는 것이 중요하다.

한편, 앉은 자세를 취할 수 없는 대상자에 대해서 시행하는 경우에는 침대 위에서 옆으로 누운 자세를 취하고 앉은 자세의 가능성에 대해서 평가하는 것이 필요하다(**그림 2**). 엉덩관절 · 무릎관절을 굽히게 하여 옆쪽에서부터 자세관찰을 시행함으로써 골반 뒤경사의 가능성이나 몸통과 앉은 면이 형성하는 각도 등도 검토하는 것이 가능하다.

더욱이, 휠체어의 선정 등을 위해서는 앉은 자세만이 아니라 호퍼(Hoffer)분류[1])로 대표되도록 앉은 자세 능력을 평가하는 것도 중요하다.

b. 휠체어의 선정과 조정, 쿠션의 선택

휠체어를 선정하는 경우에는 휠체어의 유형, 좌석 폭, 앞좌석 폭, 시트의 앞뒤차이, 등받이의 경사각도가 중요하며 체격 및 앉은 자세의 평가에 기초한 선택이 요구된다. 휠체어의 좌석 높이를 결정하는 경우에는 사용하는 휠체어용 쿠션 두께를 고려하는 것이 중요하다. 또한 휠체어용 쿠션에는 공기식 이외에 젤(gel)식, 폼(foam)식 등 다양한 재질이 있고 각각의 특징을 생각하여 구분해서 사용하는 것이 필요하다.

더구나 제도에 의해서 휠체어가 지원되는 경우(장애인자립지원법)나 대여되는 경우(요양

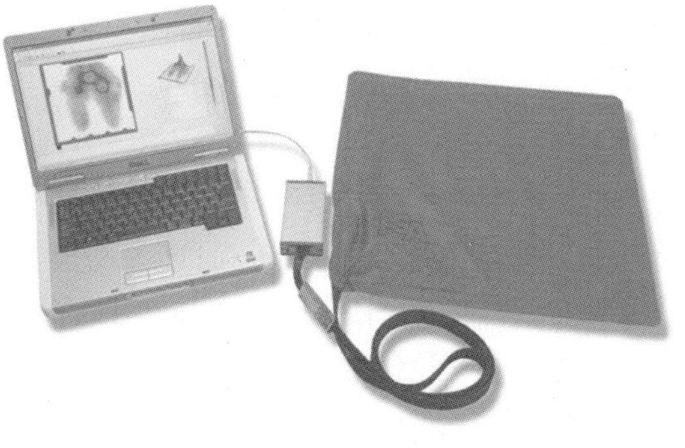

그림 1 신체압력 분포 측정용구
[사진 : 다카노(주) 제공]

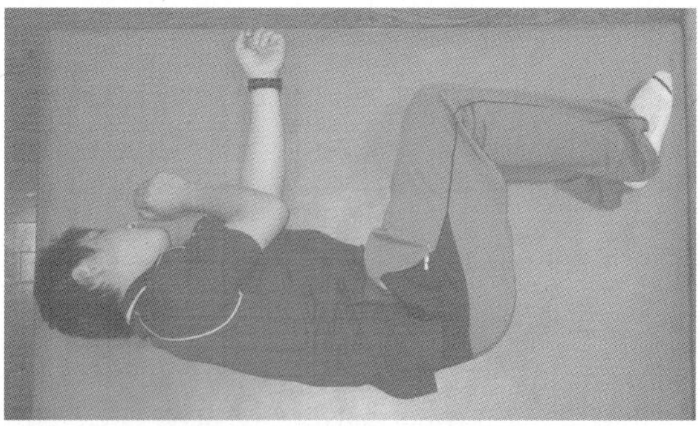

그림 2 옆으로 누운 자세에서의 앉은 자세 가능성의 평가

보험제도)가 있고 대상자의 연령이나 장애인 인정의 유무, 요양을 필요로 한다는 인정의 유무에 따라서 우선되는 제도가 다르며 이것에 수반해서 적용 가능한 휠체어나 쿠션이 다르기 때문에 충분한 이해가 필요하다[이 단원 Ⅱ. E항 (202페이지) 참조].

c. 앉은 자세의 조정

앉는 자세 지원의 기본은 **전면적으로 접촉하는 것(total contact)**이다. 전면적으로 접촉하는 것은 압력의 분산만이 아니라 자세유지에 매우 중요한 요소이다. 휠체어 위에서의 앉은 자세에서 골반이 뒤로 경사져 엉치뼈 앉기로 되면 궁둥뼈가 고정되지 않고 앞쪽으로 미끄러지기 쉬운 앉은 자세가 된다. 이 때문에 좌석면의 앞쪽에 안전보조장치(anchor)라 불리는 미끄럼방지 구조를 확보하도록 조정한다(**그림 3**). 안전보조장치 구조를 가진 형상을 한 쿠션을 사용하거나 좌석면의 앞쪽을 높게 하여 앞뒤차이를 두거나 함으로써 안전보조장치 구조를 작동시켜 골반의 미끄러짐을 방지한다.

4. 앉는 자세 지원의 효과

적절한 앉는 자세 지원을 시행하여 안정된 앉은 자세를 확보함으로써 다양한 효과를 거둔다. 앉는 자세 지원의 효과는 일단 앉은 자세만이 아니라 앉은 자세를 확보하는 것으로부터 파생하는 생활 전체의 효과에 대해서 파악하는 것이 중요하다. 안정된 안락한 앉은 자세는 앉은 자세가 되는 고통을 제거하여 장시간의 기상을 가능케 한다. 게다가 장시간의 기상에서도 앉은 자세 압력이 분산되어 감압됨으로써 궁둥뼈 부분에서의 욕창발생의 위험을 최소한으로 할 수 있다. 그 결과 앉은 자세 시간의 연장에 따른 전신 내구성의 향상, 나아가서는 앉은 자세에 의한 활동성의 향상으로 연결되는 것도 가능하다.

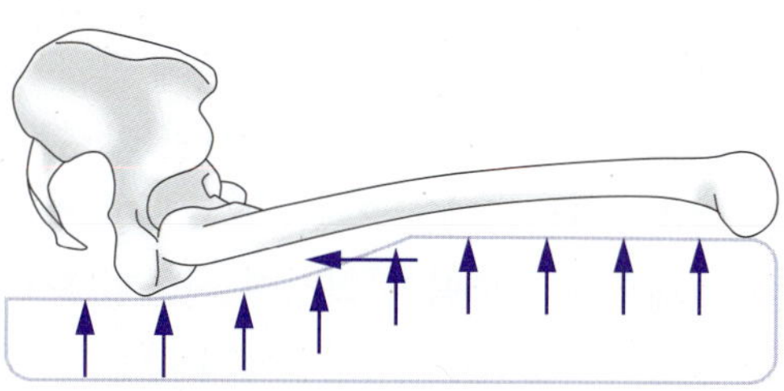

그림 3 안전보조장치 구조의 그림

B 욕창발생과 앉는 자세 지원

1. 욕창의 발생요인과 앉는 자세 지원

욕창은 "신체에 가해진 외력은 뼈와 피부 표층 사이의 연부조직의 혈류를 저하 또는 정지시킨다. 이러한 상황이 일정시간 지속되면 조직은 불가역적인 허혈성 장애에 빠져 욕창이 된다"[일본욕창학회, 2002]라 정의되어 있다. 또한 욕창의 발생요인에 대해서도 **그림 4**와 같이

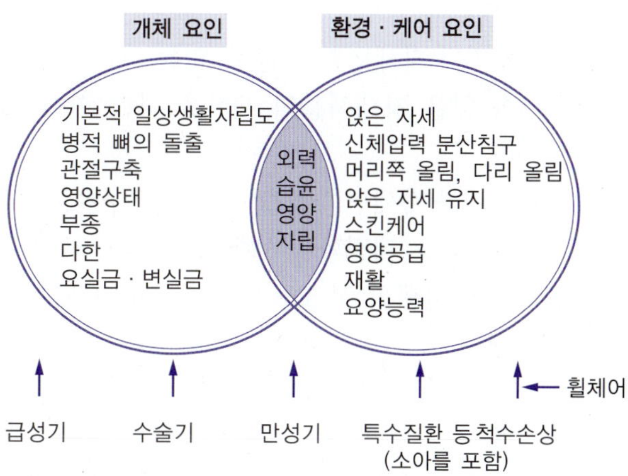

그림 4 욕창의 발생요인

[일본욕창학회 학술교육위원회 : 욕창발생 요인의 추출과 평가. 욕창회지 5, 139, 2003에서 변경]

나타내어 보여주고 있다[2].

앉는 자세 지원과의 관계에서는 욕창발생요인인 외력의 조절이 중요한 요점이며 그 외력도 단순한 압박력만이 아니라 전단력(shearing force)이나 마찰력을 포함한 **응력**으로 파악하는 것이 필요하다. 또한 자리보전 방지를 위한 기상활동이나 척수손상자의 자립지원에서는 휠체어 위에서의 시간이 연장됨으로써 정기적인 **압력제거 지도**와 함께 응력을 감소시키기 위한 앉는 자세 지원이 중요하고 많은 대처가 이루어지고 있다.

2. 욕창예방 · 관리 가이드라인

일본욕창학회는 2012년 "욕창예방 · 관리 가이드라인(제3판)[3]을 작성하고 있고 그 안에서 앉는 자세 지원에 관한 항목을 포함시키고 있다.

추천하여 장려하고 싶은 사항으로서는,

- 척수손상자의 욕창예방에는 접촉압력을 확인하면서 지도해도 좋다.
- 고령자에게는 척수손상자에게 사용되는 신체압력 재분산 쿠션을 사용하는 것을 권장한다.
- 자기가 자세변환을 할 수 없는 고령자는 연속 앉은 자세시간의 제한을 하는 편이 좋다.
- 자기가 자세변환을 할 수 있는 경우에는 15분마다 자세변환을 시행해도 좋다.
- 앉은 자세의 정렬, 균형 등을 고려해도 좋다.
- 얇고 둥근 짚방석은 사용하지 않도록 권한다.
- 얕은 욕창을 가진 환자가 휠체어 앉은 자세생활을 유지하려면 적절한 앉은 자세, 쿠션의 선택, 그리고 앉은 자세 시간의 제한을 시행해도 좋다.

이상 7항목을 열거하고 있다.

이 가이드라인이 보여주는 것은 고령자, 척수손상자를 불문하고 앉은 자세를 평가하여 적절한 자세를 유지하는 것이 중요하다는 것이다. 이를 위한 전문성을 가진 직종으로 물리치료사/작업치료사가 기대되고 있다는 것이다.

3. 욕창예방을 위한 앉는 자세 지원의 주의할 점

욕창예방을 위한 앉는 자세 지원을 생각함에 있어서 가이드라인에 기초하는 것이 필요하다. 앉는 자세 지원을 시행하기 위해서는 휠체어의 치수나 설정각도, 시트의 팽팽한 상태를 포함한 조정할 수 있도록 되는 것이 필요하다.

또한 쿠션도 다양한 것이 시중에서 판매되고 있고 각각의 특징을 이해함과 동시에 정확하게 사용할 수 있게 되는 것이 필요하다[4]. 쿠션의 사용은 좌석 면의 접촉하는 면적을 증대시켜 좌석 면에 걸리는 압력을 재분배시키는 것을 목적으로 하고 있다. 따라서 공기식의 쿠션에서는 압력의 조정이 중요하고, 젤 방식에서는 젤이 한쪽으로 쏠리는 것의 수정, 폼 방식에서는 쿠션재의 주저앉음의 확인이 필요하다. 항상 목적을 달성하는 것이 가능한 상태인지 아닌지 체크하면서 사용하는 것이 중요하다. 또한 도넛형의 얇고 둥근 짚방석은 국소의 접촉압력은 감소되지만 주변 피부조직을 잡아당기기 때문에 응력을 감소시킬 수 없고 게다가 주변조직을 압박하여 혈류를 저해하는 것 때문에 금기가 되어있다. 동시에 앉은 자세가 드티지 않도록 미끄럼 방지 시트를 까는 일도 있으나 이 방법은 좌석 면에서 마찰력을 강화하여 잔류한 드티는 힘을 발생시키는 것으로 연결되기 때문에 피해야 할 방법이다.

C 활동성 증대와 앉는 자세 지원

앉는 자세 지원의 목적이 좋은 자세로 앉는 것뿐 아니라 자세를 좋게 앉음으로써 활동성을 향상시키는 것에 있는 것처럼 활동성 증대에 입각한 앉는 자세 지원 중재를 시행하는 것이 중요하다. 누워있는 상태로 하지 않는다고 하여 안이한 기상을 권장해도 볼기부분이 위험한 상태가 되어 욕창을 만들어서는 의미가 없다.

더욱이, 앉은 자세 능력의 안정성에 따라서 앉는 자세 지원에서 지지하는 정도를 변화시켜 가는 것이 중요하다. 앉은 자세 능력이 낮은 경우에는 리클라이닝(reclining)형 휠체어나 틸트(tilted)형 휠체어 등을 사용하고 몸통의 안정성에 따라서 머리 지지구의 사용을 검토한다. 또한 좌석 면에 어떠한 압력이 가해져 있는가, 몸통의 정렬은 어떠한가를 항상 평가하면서 골반 · 몸통이 안정하고 양호한 정렬이 되도록 한다.

휠체어용 쿠션에 대해서도 앉은 자세가 안정하여 있고 압력제거 동작을 실시할 수 있는 대상자의 경우에는 앉음새(앉은 기분)를 첫째로 생각한다. 압력제거 동작을 할 수 없는 경우나 감각장애가 있는 경우에는 욕창예방의 관점에서부터 쿠션을 선택한다. 또한 변형이 심한 경우에는 좌석면의 쿠션만이 아니라 등 면의 유지구의 사용이나 몸통 자체를 유지하는 틀(mold)의 적용도 생각해야 한다.

D 앉는 자세 지원의 실제

대상자의 신체상황이나 생활상황에 따라서 아래와 같은 연구를 실시한다.

a. 골반의 뒤경사가 심한 경우

몸통근육의 긴장이 낮은 경우나 휠체어의 다리구동을 시행하는 경우, 골반을 뒤로 경사지게 하여 흘러내리는 기미의 자세로 앉아 있는 일도 많다(**그림 5**). 특히 휠체어를 다리로 구동하는 경우에는 발로 바닥면을 힘껏 버티는 힘을 좌석 면에 전달하여 휠체어를 추진시키기 때문에 볼기부분과 시트(좌석)가 접촉하는 방식에 따라서는 직립자세로 한 골반이 드텨 뒤경사 자세가 되는 일도 많다. 이 때문에 좌석면의 전면접촉의 원칙에 따라 안전보조장치 기능을 발휘할 수 있는 형상의 쿠션을 사용하거나 좌석면의 앞뒤 차이를 설정함으로써 자세의 무너짐이 일어나기 어렵게 한다. 휠체어의 구동방법이나

A

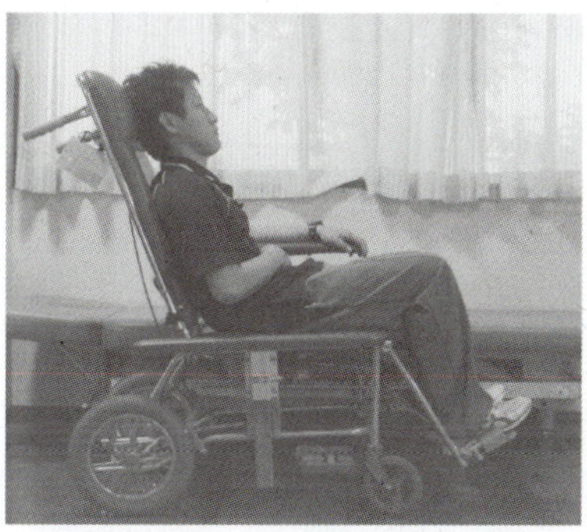

B

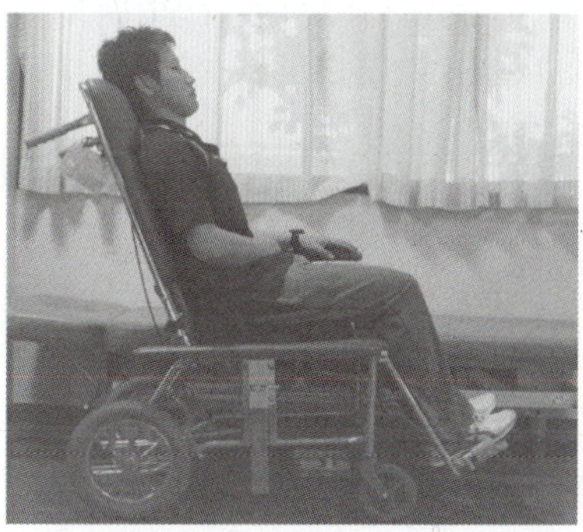

그림 5 휠체어 위의 앉은 자세
A : 골반 뒤경사 위치에서의 앉은 자세. B : 골반 직립위치에서의 앉은 자세

체격을 고려하여 휠체어의 앞쪽 앉은키를 결정하는 것이 중요하다.

b. 무릎관절의 굽힘 구축이 심한 경우

무릎관절의 굽힘 구축이 심한 경우 종아리가 다리 지지대(leg support)에 닿아 깊숙이 앉는 것이 어려워져 얕게 앉는 경향이 심해진다. 이 때문에 골반을 뒤로 경사시킨 자세를 취하기 쉽고 발의 위치에 따라서는 넓적다리 뒷면이 떠올라서 좌석면의 접촉면적이 감소하는 것에도 연결된다. 이 때문에 골반 각도와 함께 넓적다리 부분의 전면 접촉을 배려한 중재가 중요하다.

c. 몸통이 옆쪽으로 무너져 있는 경우

몸통의 지지성이 부족하고 휠체어의 좌석 폭이 넓은 경우에 일어나기 쉬운 자세이다. 이 경우에는 휠체어의 좌석 폭을 체격에 맞춰서 좁은 것으로 변경하거나 **옆쪽 지지기구**를 적용한다. 옆쪽 지기기구를 적용하는 경우에는 억지로 삽입하는 것이 아니라 최종적으로 신체가 지지기구를 따라가도록 하는 것이 필요하다.

d. 척추뒤굽음증이 심한 경우

척추뒤굽음증이 심한 경우에는 골반을 직립자세로 유지하도록 하면 몸통의 앞경사가 심해지기 때문에 골반을 뒤로 경사시키도록 하고 있는 경우가 있다. 그러나 그것으로는 볼기부분에 대해서 앞쪽으로 무너지는 힘이 발생하기 때문에 좌석쿠션에 의한 안전보조장치를 연구한다. 그리고 등의 지지부분(back support)을 팽팽하게 땋기는 정도의 조정을 시행하거나 경사형 휠체어를 사용하여 기울기 각도(tilted angle)를 조정하는 것도 필요하다.

e. 볼기근육의 위축이 심한 경우

볼기근육 위축이 심한 경우에는 **뼈의 돌출**이 관찰된다. 이른바 근육 층에 의한 쿠션효과가 부족해짐으로써 충분한 두께를 가진 쿠션을 사용하는 것으로 앉는 압력의 재분산을 도모할 필요가 있다. 동시에 골반의 아랫면을 옆쪽에서부터 지지할 수 있는 쿠션의 지지성도 고려해야 한다.

휠체어나 쿠션은 해마다 새로운 것이 개발되고 있다. 각각의 특징을 아는 것과 동시에 적절하게 구분하여 사용할 수 있도록 하는 것이 향후의 과제이다.

● 인용문헌

1) 廣瀬秀行, 木之瀬隆：高齢者のシーティング. pp.77–79. 三輪書店, 2006.
2) 宮地良樹, 溝上祐子（編）：褥瘡治療・ケアトータルガイド. pp.20 26, 照林社, 2009.
3) 日本褥瘡学会（編）：褥瘡予防・管理ガイドライン. 褥瘡会誌, 14:165–226, 2012.
4) 須釜淳子, 真田弘美（編）：最新褥瘡ケア用品ガイド. pp.180–215, 照林社, 2009.

제 5 장

지역사회 물리치료의 실제

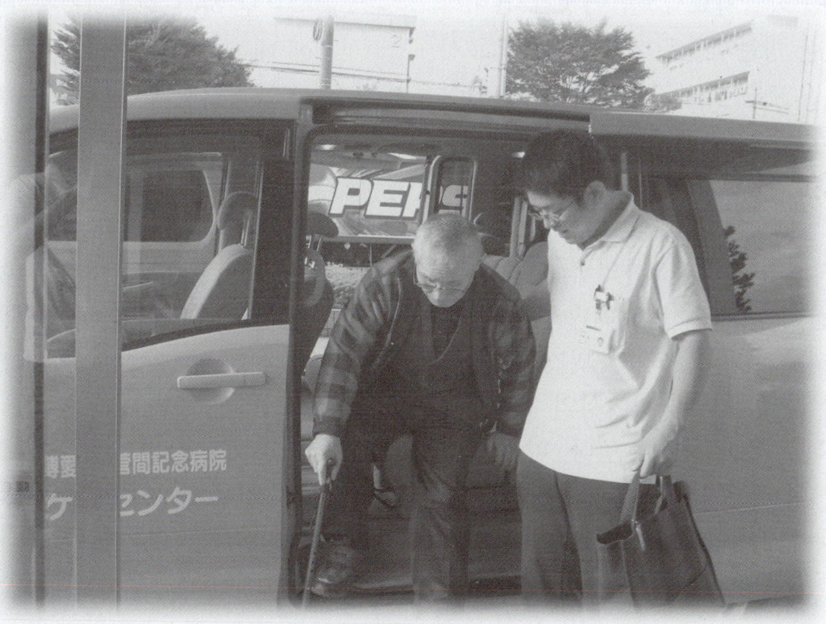

시설외래재활의 배웅과 마중 "어서 오세요"

I 건강상태의 평가

■ **학습목표**

- 건강상태와 위험을 파악하는 방법을 학습한다.
- 주치의나 방문간호사, 요양지원 전문요원과의 연계에 대해서 학습한다.
- 욕창의 원인과 대응에 대해서 학습한다.
- 음식물 섭취 · 삼킴장애, 호흡장애, 통증, 지구성, 의식(각성) 장애의 평가와 대응에 대해서 학습한다.

지역사회에서 요양보험이나 의료보험 등에 의한 재가방문재활을 전개함에 있어서의 건강상태나 위험의 평가와 대응에 대해서 언급한다.

물리치료사 · 작업치료사 · 언어청각사(이하 치료사)에 의한 방문재활은 재가요양인으로서의 대상자 및 요양을 하는 가족의 QOL의 향상에 대한 원조 전반 속에서 자리매김이 된다. 그러나 방문재활은 병원이나 시설에서의 재활의료의 장과 달리 대상자를 대면하여 하는 의사나 간호사와의 직접적인 의견교환의 장은 드물다. 또한 요양지원 전문요원(케어 매니저)을 통한 방문재활의 의뢰서나 주치의의 의견서에서도 재활의료를 실시하는 데에 있어서의 건강상태에 관한 정보는 부족한 경향에 있다. 따라서 건강상태나 위험의 평가와 대응은 방문재활을 실시하는 치료사에게 상당히 일임된 것이 된다.

A 방문재활의 요점

방문재활을 실시하는 데에 있어서의 요점은 아래의 6항목으로 집약된다고 필자는 생각하고 있다[1].

① **뇌졸중**이나 다발성소경색, 파킨슨증후군과 같은 중추신경질환이 많기[2] 때문에 방문재활을 실시하는 치료사는 뇌졸중을 중심으로 하는 중추신경질환을 가진 대상자에 대한 가정에서의 운동치료나 일상생활동작의 지도에 통달할 필요가 있다.

② 뇌졸중 후유증으로 **음식물 섭취 · 삼킴장애**를 가진 대상자가 방문간호사의 지원 하에 재가에서 생활하고 있는 실태가 증가하고 있다. 또한 뇌졸중 후유증자의 5% 강으로 관찰되는 재발[3]이나 초고령사회를 향한 다발성소경색이나 뇌동맥경화에 의한다고 짐작되는 음식물 섭취 · 삼킴 장애가 증가하고 있다. 따라서 음식물 섭취 · 삼킴장애에 대한 대응이 치료사에게 기대된다.

③ **호흡장애**에 대한 대응이다. 원질환으로 폐질환만이 아니라 다발성소경색에 의한다고 볼 수 있는 고축모양의 과다긴장으로 코르셋 모양으로 된 가동성이 부족한 가슴우리 및 목뿔뼈(hyoid bone)와 인두,

불현성으로 세균을 흡인하는 **흡인성폐렴**(micro-aspiration), 장기간 병상에 누워 있는 것에 의한 **침하성폐렴**의 예방이 요구된다.

④ 허리 · 목 · 어깨 · 무릎 등에 **통증**을 호소하는 사례가 많은 것이다. 방문재활에서도 물리치료사는 통증을 완화할 수 있는 수단을 갖고 있어야 한다. 물리치료로 통증을 완화할 수 없을 때는 치료사는 간호사 및 요양지원 전문요원과 함께 지역사회에서 통증클리닉을 하고 있는 의사를 동원하는 데에 힘을 쏟을 필요가 있다.

⑤ **지구성**이 부족하고 식사 때의 앉은 자세 유지나 휠체어에 의한 산보조차 할 수 없는 사례가 적지 않은 문제이다. 체력 중의 여러 항목 안에서도 장애를 자진 고령자로서 절실한 것은 지구성의 유지와 향상이라 생각된다.

⑥ 화장실이나 목욕탕의 개조, 침대의 반입, 바닥면의 층계차이 해소 등의 **가옥개수**이다. 다만 가옥개수는 그것과 함께 대상자가 잠재적으로 가진 환경에 대한 적응능력을 겉으로 나타내게 하는 것에 대한 원조의 양면성이 필요하다.

이상의 방문재활에서 6항목의 요점을 원활하게 진행시키는 데에 있어서 치료사가 파악해 두어야 할 건강상태와 위험의 파악에 대해서 아래에 언급한다.

B 건강상태와 위험의 파악

1. 방문재활 시작 전의 정보수집

방문재활을 안전하게 수행하기 위해서 우선은 방문 전에 의뢰서나 주치의로부터 의견서를 통해서 건강상태나 위험에 관한 정보를 얻는다. 실제로 방문한 후에 더 깊은 정보를 얻고 싶을 때는 가족에게 물을 뿐만 아니라 주치의나 방문간호사와 서로 연락을 취할 필요가 있다. 치료사가 주치의와 직접 연락을 취하기 어려울 때는 요양지원 전문요원에게 정보를 취합하도록 의뢰하면 된다.

방문 전에는 전화로 가족에게 대상자의 용태가 안정되어 있는지 아닌지를 묻는다. 방문재활을 위해 방문하지만 가족의 관점에서 대상자의 상태가 안정되어 있는지 어떤지를 청취한다. 방문할 때에는 식사를 섭취하는 상황이나 수면상태 등 대상자가 갖고 있는 증상에 변화가 없는지 묻는다. 치료를 시작하기 전에 혈압과 심박수의 측정은 반드시 필요하다. 뇌졸중후유증 등의 질환을 가진 고령자에게 운동치료나 ADL 지도를 제공할 때에는 **표 1**이 참고가 된다.

2. 탈수

고령자는 정상적으로 식사를 할 수 없으면 쉽사리 **탈수**상태가 되고 수분만이 아니라 미네랄의 부족도 일어나 때로는 의식의 장애를 수반하여 각종 정신증상(섬망, 환각, 망상) 등도 일으킨다. 고령자는 탈수증상이 되어있어도 목마름증(구갈증)을 호소하지 않는 경우도 많기 때문에 입술이나 혀, 피부의 건조, 요량의 감소, 의식상태의 이상에 주의한다. 또한 매일의 식사, 수분양의 섭취상황의 파악이 필요하다. 수분섭취량에 대해서는 심장질환이나 콩팥질환 등이 없는 한 1,200~1,500㎖를 섭취하고 있는지의 확인이 요구된다.

그리고 수분의 섭취는 뇌경색 재발예방 등의 관점에서도 중요하며 수분공급이나 미네랄 드링크 공급에 의해서 적절한 수분양이 유지되면 무기력, 섬망, 식욕부진 등이 개선되기도 한다.

표 1 재활의 중지 기준

1. 적극적인 재활을 실시하지 않는 경우
① 안정 시 맥박 40/분 이하 또는 120/분 이상
② 안정 시 수축기혈압 70mmHg 이하 또는 200mmHg 이상
③ 안정 시 확장기혈압 120mmHg 이상
④ 노작성협심증
⑤ 심방세동이 있는 사람으로 현저한 서맥 또는 빈맥이 있는 경우
⑥ 심근경색 발병직후이고 순환동태가 불량한 경우
⑦ 현저한 부정맥이 있는 경우
⑧ 안정 시 흉통이 있는 경우
⑨ 재활실시 전에 이미 두근거림 · 숨이 참 · 흉통이 있는 경우
⑩ 앉은 자세에서 현기증, 식은땀, 구역질 등이 있는 경우
⑪ 안정 시 체온이 38° 이상
⑫ 안정 시 산소포화도(SpO_2) 90%이하

2. 도중에서 재활을 중지하는 경우
① 중등도 이상의 호흡곤란, 현기증, 구역질, 협심통, 두통, 심한 피로감 등이 출현한 경우
② 맥박이 140/분을 초과한 경우
③ 운동 시 수축기혈압이 40mmHg이상, 또는 확장기 혈압이 20mmHg이상 상승한 경우
④ 빈호흡(빠른 호흡)(30회/분 이상), 숨이 차기 시작하였을 경우
⑤ 운동에 의해서 부정맥이 증가한 경우
⑥ 서맥이 출현한 경우
⑦ 의식상태의 악화

3. 일단 재활을 중지하고 회복을 기다려서 재개
① 맥박 수가 운동 전의 30%를 초과한 경우, 다만 2분간의 안정으로 10%이하로 되돌아가지 않을 때는 이후의 재활을 중지하거나 또는 매우 가볍게 힘이 드는 것으로 전환함.
② 맥박이 120/분을 초과한 경우
③ 1분간 10회 이상의 기외수축이 출현한 경우
④ 가벼운 두근거림, 숨이 찬 것이 출현한 경우

4. 기타의 주의가 필요한 경우
① 혈뇨의 출현
② 객담의 양이 증가한 경우
③ 체중이 증가하여 있는 경우
④ 권태감이 있는 경우
⑤ 식욕이 부진할 때 · 공복일 때
⑥ 다리의 부종이 증가하여 있는 경우

[일본재활의학회 진료 가이드라인 위원회(편) : 재활의료에서의 안전관리 · 추진을 위한 가이드라인. p.6, 齒藥出版, 2006에서]

3. 욕창

요양을 필요로 하는 정도가 길어지는 사례에서는 **욕창**이 발생하기 쉽다(**표 2**). 욕창은 영양 상태나 청결도의 개선과 함께 이동시(transfer) 좌석 면과의 사이에서 뼈와 피부의 스침이 일어나지 않도록 주의해야 한다. 피부의 스침이 일어나지 않는 이동 방법을 가족만이 아니라 대상자와 자주 접하는 가정도우미(home helper)에게도 전달하면 좋다.

바로 누운 자세가 오래 지속되면 엉치뼈에 욕창이 일어나기 쉽다. 옆으로 누운 자세에서의 와상이 오래되면 큰돌기(대전자)의 주위에 욕창이 일어나기 쉽다. 휠체어에서 골반의 상

표 2 욕창의 분류와 대응

제1기 : 발적
① 따뜻하게 하면서 혈액순환을 촉진한다. 주위의 마사지도 유익하다.
② 체위를 변환하여 피부에 대한 압박을 감소시킨다.
③ 환부를 스쳐 상처를 내거나 소변에 젖지 않도록 한다.
*이 시기에 발견되면 치유가 빠르다.

제2기 : 수포 · 괴사
① 수포가 터지지 않도록 주의한다. 수포의 내액을 주사기로 흡수하는 일도 있다.
② 경우에 따라서는 의사와 상담하여 외과적 처치를 실시할 필요가 있다.

제3기 : 미란
① 멸균위생재료를 사용하여 소독한다.
② 다른 부위의 감염을 방지한다.
③ 10~15분의 적외선 조사나 30분 정도의 일광욕을 시행한다.

제4기 : 궤양
① 침출액이나 고름 등을 생리식염수로 씻어 없앤다.
② 연고를 바르거나 절제를 위한 외과적 처치가 필요하다.
③ 거즈 교환의 횟수는 고름의 상태에 따라 결정한다.
*제2~4기는 반드시 의사나 방문간호사와 상의한다.

태를 확인할 때, 위앞엉덩뼈가시(ASIS)와 위뒤엉덩뼈가시(PSIS)를 연결한 수평선을 참고로 한다. 뇌졸중 후유증이 있는 사람에서는 장시간 휠체어에 앉은 자세에서는 항상 골반의 뒤경사가 일어나 항중력 방향으로의 바로서기 운동이 부족하면 꼬리뼈나 엉치뼈 부분에 욕창이 생기기 쉽다. 반대로 척수손상자에게 관찰되는 것처럼 휠체어에 앉은 자세에서 골반 앞경사가 오래되면 궁둥뼈결절 주위에 욕창이 생기기 쉽다.

영양상태의 개선, 앉은 자세에서 골반으로부터의 바로서기, 운동의 향상, **앉는 자세 지원**이나 매트리스의 연구에 노력한다. 공기매트는 욕창예방의 역할을 갖지만 침대 위에서의 운동치료에서는 안정된 지지면을 얻기 어렵다.

4. 음식물 섭취 · 삼킴 기능

재가생활에서의 즐거움의 하나는 식사이다. 그러나 재가에서 **음식물 섭취 · 삼킴 장애**가 있는 사례에 대한 대응에는 높은 위험과 고통이 수반한다. 가능하다면 주치의나 방문간호사와 상의하여 가까운 병원이나 시설에서 **삼킴 조영(videofluoroscopy ; VF)**을 실시할 것을 권장한다. 그러나 VF를 실시하는 병원이나 시설은 결코 많지 않으며 또한 요양정도가 높아 옮겨타기가 곤란한 대상자를 병원외래시키는 것은 어렵다.

따라서 치료사는 가슴우리나 머리 및 목(두경부)의 조절을 평가하여 개선한 후 타액으로 삼킴반사가 야기되는지를 외적으로 관찰한다[4, 5]. 이 **반복 타액 삼킴 검사**에서는 30초 동안에 반복하여 타액을 삼킬 것을 요구한다. 3회 이하의 삼킴 횟수에서는 삼킴 장애나 흡인의 의심할 수 있다.

가능한 경우는 5㎖의 물을 마시는 검사를 실시한다. 인두의 끌어올림이나 사레들림의 유무를 관찰한다. 이 때, "그렁그렁"하는 습성 쉰 목소리가 출현할 때에는 흡인이 강력하게 의심되므로 발성 음을 주의 깊게 평가한다. 기침에 대해서는 **수의적 기침**과 **반사적 기침**의 유무를 평가한다. 수의적 기침이 있으면 음식 덩어리의 **후두침입**(penetration)을 예방할 수 있는 가능성이 있다. 반사적 기침이 없을 때에는 불현성 흡인 등에 의한 폐렴에 걸리기 쉬운 상황에 있다 할 수 있다. 비강영양튜브가 삽입되어 있어도 구개점막이 타원형으로 되고 이 층 사이에서 세균이 번식하여 불현성의 세균흡인을 일으킬 우려가 있기 때문에 구강의 청결상태에 대한 평가도 시행한다.

다음으로 실제의 식사 때의 자세, 먹는 방법, 요양인의 보조방법 등을 조사한다. 점도조절제를 사용하여 삼킴을 돕는 일도 한다. 그러나 인두벽의 연동이 저하하여 있거나 조롱박오목(pyriform sinus)에 음식물 덩어리가 괴기 쉬운 사례에서는 삼킴반사 후의 들숨에 의해서 괸 음식 덩어리를 흡인하기 쉽고 점도조절제는 이것을 조장하는 일도 있기 때문에 신중하게 사용한다. 미역이나 시금치의 부류는 흡인되기 쉬워 주의가 필요하다. VF에서 점도조절제에 의한 점조도의 조정을 검토하는 것이 요망된다.

씹기와 삼킴의 속도(pacing)에 대해서 조언할 기회가 필요하다. 잘게 썬 음식은 조리한 후에 잘게 썰어서 만들면 삼키기가 쉬워진다. 맛봉오리(taste bud)에 의한 미각이라 생각하고 있는 것의 절반은 후각이기 때문에 음식물 섭취의 준비기에는 천천히 구강으로 집어넣도록 한다. 한입 분량의 조정도 시행한다. 한입 분량을 조금씩 증량하지만 구강 내의 감각이 저하하여 있을 때에는 감각을 높이기 위해 많은 양을 주면 좋은 일도 있다.

삼킴반사를 야기하는 원조로서 치료사의 손

가락으로 밖에서부터 혀 안쪽을 압박하거나 스푼으로 혀의 중간을 압박하여 혀 안쪽의 들여보내기 운동을 촉진시킨다.

또한 삼킴장애에는 감각의 피드백이 중요하고 삼킴반사를 야기하기 쉬운 식재료를 선택한다. 온도에 대해서는 차가운 셔벗, 미각에 대해서는 약간 진한 양념, 식사 전에는 미각을 받아들이기 쉽게 하기 위한 것은 면 거즈 등에 의한 구강 내 닦기를 실시한다. 경구섭취를 충분히 할 수 없을 때는 주치의나 방문간호사와 상의하고 창자를 통한 영양제나 수분을 비강튜브나 위루로부터 섭취시켜 낮은 영양 상태나 탈수를 방지할 필요가 있다.

식사 자세인데, 앉은 자세에서는 머리와 목부분 · 몸통의 뒤경사 자세가 반드시 좋은 것은 아니며 앞경사 자세가 좋은 일도 있다. 앞경사 자세에서는 후두개골이 넓어지기 때문에 흡인하기 어렵고 또한 긴장이 높아져 후두전정이 수축하기 쉽다. 또한 인두가 국한되어 마비되기 쉬운 **왈렌버그증후군**(Wallenberg's syndrome)에서는 옆으로 누운 자세가 식사자세와 삼킴운동에 효과적인 경우가 있다[6]. **VF**에 의해서 식사의 자세를 검토할 것을 권장한다.

5. 호흡기능

몸져누운 시간이 길고 중증도가 높은 사례는 허파의 청진을 거르지 않고 시행한다. 사인별 사망률의 4위는 **폐렴**이다(2010년)[7]. 발열이 있고 가래를 수반하는 대상자가 허파에 기관지 호흡음이 인지된다면 폐렴의 초기증상의 하나다. X선 사진에는 명확하게 폐렴의 음영이 나타나기 1일 이상 전에 들리는 일이 있다. 또한 고령자에서는 발열을 수반하지 않고 폐렴에 걸리는 일이 있기 때문에 주의해야 한다. 청진에 숙달하게 되면 치료사에 의한 가래 배출의 치료 전후에 청진기에 의한 폐의 소리를 가족에게도 듣게 하면 좋다. 치료사와 재가 요양인과 그 가족사이의 신뢰관계를 향상시킨다.

정기적으로 휴대용 맥박산소측정기(pulse oximeter)를 지참하여 호흡기능에 대한 치료의 전후에 **동맥혈산소포화도(SpO_2)**를 측정하면 좋다[8].

⊙ 사례 1

그림 1은 **파킨슨병**이고 사지마비에 의한 몸져누운 상태가 된 67세의 남성이다. "장애노인의 일상생활 자립도(자리보전의 정도) 판정기준"은 등급(rank) C-2, 요양을 필요로 하는 정도 5이고 다른 사람이 소리 질러 부르는 것에 반응이 없다. 비강튜브로 영양을 섭취하고 있다. 허파 청진은 대상자의 자세를 극력 변환시키지 않고 일상 많이 취하고 있는 자세, 본 사례에서는 바로 누운 자세에서 시행한다(**그림 2**). 전체 허파영역에 가래가 고인 것이 인지되고 안면이 방해를 받고 있었다. 맥박산소측정기로 동맥혈산소포화도를 측정하면 치료 전에는 가래의 영향으로 **그림 3**의 위 그림과 같이 90% 이하가 되는 상태가 확인되었다.

치료에서는 몸 구르기가 자동적으로 일어나도록 유도하고, 반복함으로써 몸통의 과다긴장을 감소시켰다. 몸 구르기 운동 중, 가슴우리의 가동성이 증가하고 옆으로 누운 자세에서부터 바로 누운 자세 방향의 운동에서는 위쪽 가슴우리의 신장을, 바로 누운 자세에서부터 옆으로 누운 자세 방향의 운동에서는 위쪽 가슴우리의 단축을 유도함으로서 가래의 배출을 촉진하였다(**그림 4**). 45분 후의 치료 종료 시에는 **그림 3**의 아래그림과 같이 동맥혈산소포화도가 향상 · 안정하고 안면을 할 수 있게 되었다. 치료 프로그램의 일부를 방문간호사와 가정도우미(home helper)에 전달하고 있다.

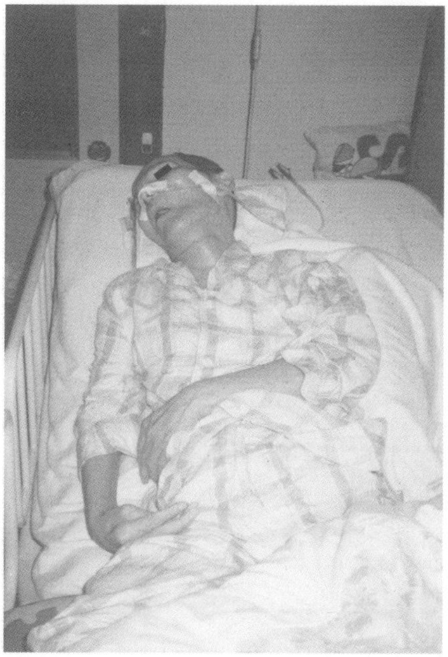

그림 1 파킨슨병에서 몸져누운 상태의 67세 남성
음식물 섭취는 비강튜브영양에 의존하고 있다.

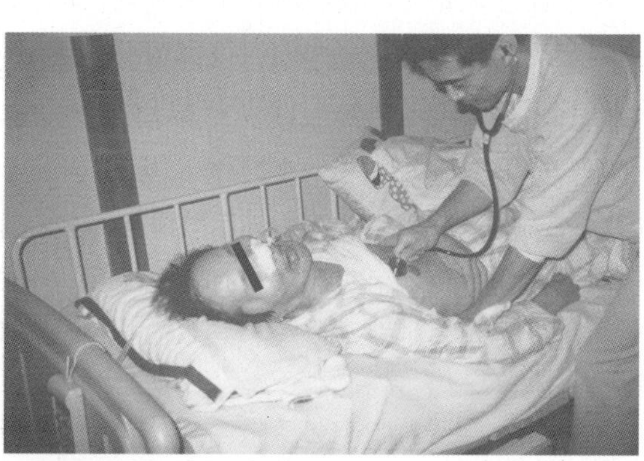

그림 2 바로 누운 자세에서의 허파 청진
자세를 변환시키지 않고 청진한다.

6. 통증

목 · 어깨관절 · 허리 · 엉덩관절 · 무릎관절 주위의 통증을 수반하는 재가 요양환자가 많다. 우선 통증이 근육근막성인 것인가, 골관절성인 것인가, 뇌졸중후유증 환자에서는 시상통증(thalamic pain)에 의한 것인가를 평가하여 판별한다. 판별을 위해서는 가동술(mobilization)을 도입하여 치료를 하면서 감별평가를 하면 좋다.

또한 주치의의 협력을 얻어 골관절의 X선 소견을 보면 좋다. 개중에는 암의 전이에 의한 통증도 있을 수 있기 때문에 주치의나 방문간호사와의 연계를 빠트리지 않는다. 림프절 주위의 통증을 제거하기 위한 마사지는 암의 전이를 촉진할 우려가 있기 때문에 의사로부터의 정보를 얻은 다음에 실시한다.

근육이나 골관절에 통증을 호소하는 경우는 **연부조직 가동술**(soft tissue mobilization)이나 **관절가동술**(joint mobilization)을 도입하여 통증을 경감시키는 것에 노력한다. 간이 방법에 의한 **온열치료**의 도입도 고려한다.

때로는 장기간에 걸친 **시상통**을 가진 뇌졸중후유증환자에 조우하는 경우가 있다. 광범위하게 환부 쪽의 팔다리나 몸통에 찌릿찌릿한 통증을 호소하는 시상통에 온열치료나 운동치료 등의 물리치료는 효과적이라 할 수 없다. **통증클리닉**을 가진 병원, 또는 통증에 대한 대응에 숙련된 의사를 사회자원으로서 동원하기 위한 조직화를 시행하는 것도 치료사의 임무이다.

7. 지구성

지구성(내구성, endurance)이란 심폐기능이 전신운동을 지탱하는 능력이고 자세운동이나 작업을 지속적으로 시행할 수 있는 심신의 기능이다. 전신기능의 예비능력이라고도 할 수 있다. 방문재활의 장에서는 식사 중에 앉은 자세를 계속할 수 없어 누운 자세가 되어버리거나 피로하여 눈을 감아버리는 일 또는 앉은 자세에서 심박수가 올라가기 때문에 휠체어로 산보에 데리고 갈 수도 없는 등이 관찰된다. 또한 화장실에서 바지나 속옷이나 기저귀의 착탈을 위해

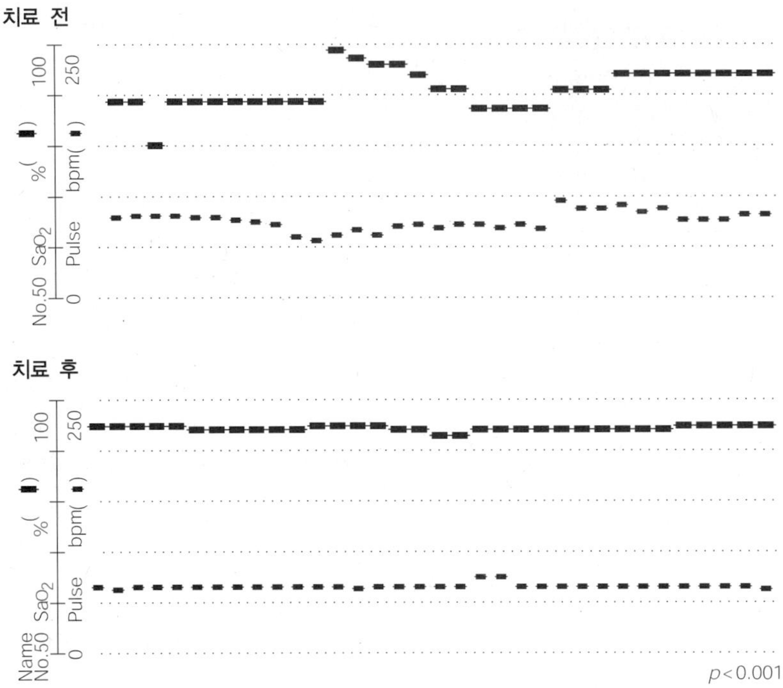

그림 3 치료 전후에서의 동맥혈산소포화도의 변화
45분간의 치료로 가래가 배출되었다. 동맥혈산소포화도가 치료 전(위)과 치료 후(아래)에서 의미 있게 개선되었다.

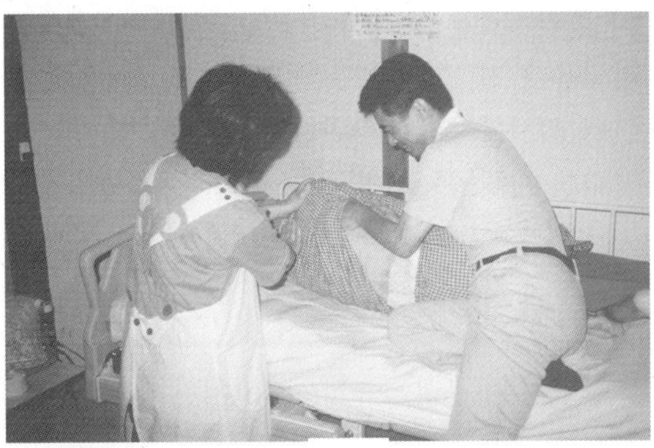

그림 4 몸 구르기 운동과 가래 배출의 유도
몸 구르기의 운동과 함께 호흡을 심화시키면서 가래의 배출을 유도한다.

선 자세를 조금 더 오래 유지해줄 수 있다면 편할 것이라는 절실한 바람이 가족이나 가정도우미 등으로부터 나오는 일이 많다.

자리보전 방지와 QOL 향상을 위해 지구성의 유지·향상은 기본적인 기능이라 할 수 있다. 대상자가 앉은 자세나 선 자세 등의 자세를 계속 유지하고 빈맥이나 숨이 찬 일이 일어나지 않고 각성상태를 유지하여 쾌적하게 지낼 수 있을 것과 보조자가 안심하고 원조를 하기 위해 일정한 자세를 오래 유지할 수 있는 능력이 요구된다.

Cooper 등[9]은 전신의 지구력이 우수한 사람은 안정 시 심박수가 낮고 지구력이 뒤떨어진 사람은 안정 시 심박수가 높다고 언급하고 있다. 즉 지구성이 낮은 재가 요양환자에 대한 간이평가는 운동치료 중에 주의 깊게 심박수를 자주 측정하는 것이다. 지구성을 높이는 치료에서는 무리가 없는 자세와 자세의 변환 및 낮은 수준의 운동을 조금씩 느리게 비교적 오랜 시간 계속하는 것이다. 심박수의 측정만이 아니라 얼굴의 표정, 하품의 출현, 안색, 호흡수나 호흡패턴에도 충분히 배려해야 한다. 기본적으로는 심박수가 느려지고 안정하게 되는 것이 지구성 향상의 기준이 된다.

요양정도가 높은 재가 요양환자 중에는 다리의 변형 · 구축때문에 선 자세를 이용하여 지구성을 유지 · 향상할 수 없는 사례도 적지 않다. 進藤(Shindo) 등[10]은 특별양호노인 홈의 고령자에 관한 연구에서 앉아있는 것만의 기상이라도 현재의 기상시간을 거듭 5시간 전후 연장하면 전신 지구성은 유지 · 증가된다고 보고하고 있다. 필자의 방문재활에서의 경험으로는 기상시간을 서서히 3시간 전후 연장한 것만으로 지구성을 회복할 수 있었던 사례도 있다.

⊙ 사례 2

그림 5는 84세의 여성이다[11]. 뇌경색 후, 사지마비, 실어증, 삼킴 장애를 앓았다. 자리보전의 정도는 1일 중 침대 위에서 지내고 자력으로 몸 구르기를 할 수 없는 등급(rank) C였다. 전반적으로 깜빡깜빡 조는 일이 많고 의식수준은 **의식장애평가기준**(JCS)(**표 3**)에서 I-2~3이었다. 면회하는 사람을 응시하는 일도 있으나 누구인지를 인식할 수 없었다. 양다리는 상시 굽힘 벌림 자세를 취하고 있었다. 삼킴장애 때문에 영양은 가치침대를 20° 일으킨 반 바로 누운 자세에서 비강튜브로부터 창자경유 영양제와 수분을 공급하고 있었다. 허파 청진에서는 양쪽 허파 전체 영역에 가래가 존재하고 특히 오른쪽 허파 아래엽 10영역과 8영역에 많이 괴어 있었다. 하지만 맥박산소측정기로 동맥혈산소포화도를 5초 간격으로 2분간 측정하면 초회 평가에서는 97±0% 이었다. 가래 배출을 용이하게 하기 위해 기도분비촉진제와 감염방지를 위해 소염효소제가 투여되고 있었다.

발병 후 1년 2개월에서부터 4개월 18일간, 주 1회 45분간의 방문재활을 20회 제공하였다. 의식수준의 저하와 골반 및 몸통의 바로잡기 운동의 부족때문에 지지한 앉은 자세를 취하면 오

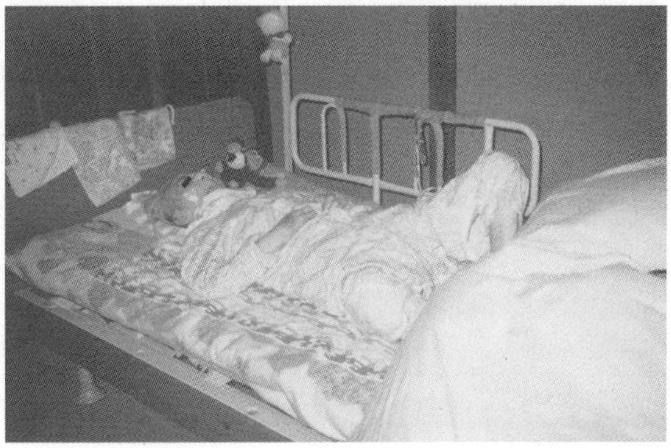

그림 5 뇌경색 후, 몸져누운 상태의 84세 여성

표 3 의식장애 평가기준 (Japan Coma Scale; JCS, 3-3-9방식)

I. 자극하지 않아도 각성하여 있는 상태	
0	맑다
1	대체로 의식이 맑지만 조금 명확하지 않다.
2	지남력장애가 있고 때 · 사람 · 장소를 모른다.
3	자기 이름, 생년월일을 말할 수 없다.
II. 자극으로 각성하는 상태	
10	부르면 용이하게 눈을 뜬다.
20	큰 목소리 또는 몸을 흔들면 눈을 뜬다.
30	통증 자극을 가하면서 부르는 것을 반복하면 간신히 눈을 뜬다.
III. 자극을 해도 각성하지 않는 상태	
100	통증자극을 뿌리치는 동작을 한다.
200	통증자극으로 조금 손발을 움직이고 얼굴을 찌푸린다.
300	통증자극에 반응이 없다.

른쪽 뒤쪽으로 넘어졌다. 누웠을 때의 심박수는 1분간에 85회였으나 2분 정도의 지지한 앉은 자세에서 100회로 상승하였다. 이 때 빠른 수평눈떨림(수평안진)이 일어나 눈을 감았다. 지구성이 매우 결여되어 있었다.

치료의 일부를 소개하면 몸 구르기 운동 중에 가슴우리의 가동성을 높여 구강으로 배출되는 가래를 흡인기로 제거하였다. 앉은 자세에서의 지구성을 높이기 위해 말을 걸어서 각성을

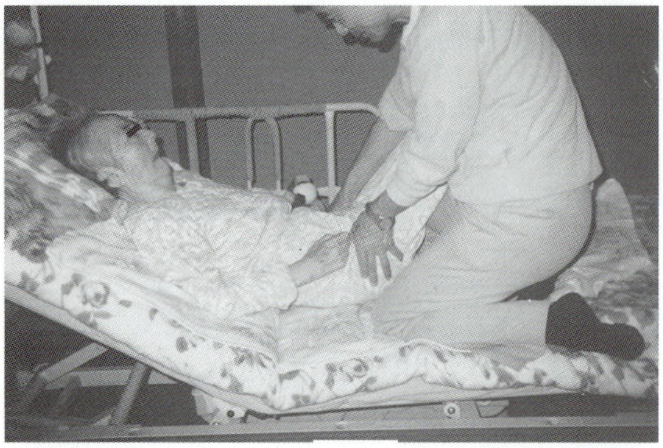

그림 6 반 바로 누운 자세에서 끝에 걸터앉은 자세를 취하기 위한 준비

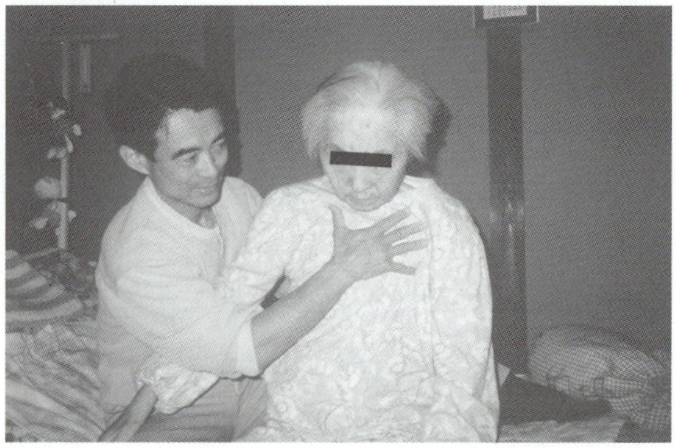

그림 7 끝에 걸터앉은 자세에서의 치료를 심박수에 주의하여 유도한다.

의식수준을 높이기 위한 부르기를 하는 것도 중요하다.

높이면서 골반의 오른쪽 뒤쪽으로의 후퇴와 양다리의 굽힘 벌림 패턴을 반 바로 누운 자세에서 수정하고 끝에 걸터앉은 자세와 유사한 패턴을 준비하였다(**그림 6**). 다음으로 끝에 걸터앉은 자세에서 골반 · 몸통 · 머리와 목 부분의 항중력 폄 방향으로 바로잡기 운동과 척주 및 가슴우리의 폄 · 회전 · 확장의 운동을 심박수에 주의하면서 진행시켰다(**그림 7**). 위험상의 위험을 피하여 지구성을 서서히 회복시키기 위해 반 바로 누운 자세와 반 앉은 자세를 반복시켰다. 가족과 친척에게 반 바로 누운 자세와 반 앉은 자세의 반복을 가치침대에서 시행할 것을 전달하였다.

발병에서부터 1년 7개월째, 방문재활을 시작해서부터 4개월째에는 안정 시의 1분간 심박수는 84회이고 끝에 걸터앉은 자세를 40분간 취해도 변화하지 않고 안정하였다. 눈떨림(안진)은 일어나지 않게 되고 각성은 높아져 주위를 탐색하기 시작하고 감독 하에서의 끝에 걸터앉은 자세 유지가 2분 정도 가능해졌다. 왕진하고 있는 의사의 양해를 얻어 간호사를 수반하여 휠체어로 가까이에 있는 공원의 벚꽃구경을 갔다(**그림 8**). 이후 가족은 휠체어를 구입하여 산보에 데리고 나가는 것을 일과로 삼게 되었다.

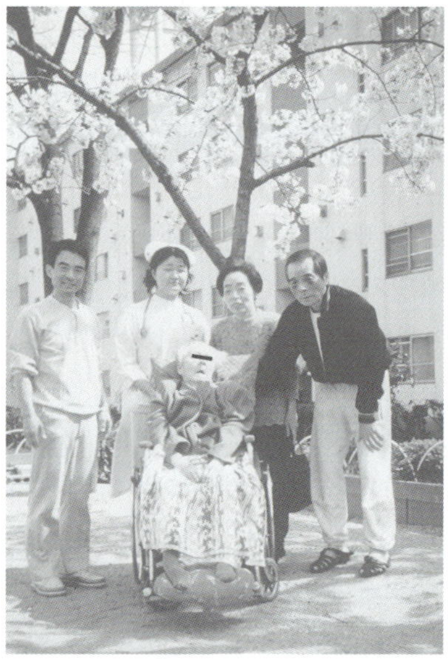

그림 8 내구성이 향상되고 휠체어에서 꽃구경이 실현되었다.

C 유의사항

고령의 재가 요양환자에게 방문재활을 제공할 때에는 최초 발병한 질환에 의한 기능장애만이 아니라 배후에 있는 생활습관병, 즉 과거 · 현재의 식습관, 운동습관, 흡연, 음주 등의 생활습관이 병의 발병이나 장애의 진행에 영향을 주고 있다는 것도 치료사는 고려해야 한다.

또한 중추신경질환을 가진 사례에서도 고령자에서는 관절증 등의 정형외과질환이나 암 등의 내과질환 등의 합병증을 갖는 일이 많다는 것도 유의하여 재가생활에서의 기능평가와 치료를 진행시킬 필요가 있다.

● 인용문헌

1) 古澤正道：在宅訪問リハビリテーションの基礎知識. トータルケアマネジメント, 6:104-109, 2001.
2) 野尻晋一, 山永裕明：より客観的な評価に基づいてエビデンスを示す. GPnet, 48:30-36, 2002.
3) 富山誠彦ほか：脳卒中再発例の検討. 脳卒中, 14:115-120 1992.
4) 古澤正道：理学療法士にできる摂食・嚥下障害へのアプローチ. 理学療法学, 32:520-523. 2005.
5) 古澤正道ほか：脳卒中後嚥下障害への運動療法. 理学療法学 25:519-522, 1998.
6) 椎名英貴：摂食・嚥下障害に対する評価と治療. 第 24 回日本聴能言語学会学術講演会誌, 日本聴能言語学会（編）, pp.7-15 1998.
7) 国民衛生の動向・厚生の指標. 臨時増刊・第 58 巻第 9 号 pp.50-51, 財団法人厚生統計協会, 2011.
8) 古澤正道：摂食・嚥下の実際：患者への呼吸訓練. nurse data 20:29-31, 1999.
9) Cooper, K.H., et al.: Physical fitness levels vs. selected coronary risk factors. *J. Am. Med. Ass.*, 236:166-169 1976.
10) 進藤伸一, 成田春洋：施設老人の離床と全身持久力の関係. 理学療法研究, 5:29-34, 1988.
11) 古澤正道ほか：坐位の持久性が向上し外出可能になった在宅療養者. ボバースジャーナル, 22:211-214, 1999.

II 재가 고령자의 체력증진과 위험관리

■ **학습목표**

- 재가 고령자에서 체력증진의 필요성을 학습한다.
- 재가 고령자의 체력증진에 있어서의 위험관리에 대해서 구체적으로 학습한다.

A 재가 고령자의 체력증진 필요성

체력이란 "인간의 활동이나 생존의 기초가 되는 신체적 능력"이라 정의되고[1], 일반적으로 신체적 활동능력을 좁은 의미의 체력이라 생각한다. 신체적 활동능력은 **행동체력**과 **방어체력**으로 나뉘며 행동체력에는 행동을 일으키는 힘, 행동을 지속하는 힘, 행동을 조정하는 힘이 포함되고 방어체력에는 물리화학적 스트레스나 생물적 스트레스, 생리적 스트레스에 대한 저항력이 포함된다(**그림 1**)[2].

또한 가장 최근에는 건강한 일상생활활동에 필요한 **"건강관련체력"**(health related physical fitness)과 운동능력이나 경기력 향상 등의 스포츠 활동에 필요한 **"기술관련 체력"**(skill related physical fitness)으로 나누는 일이 많아졌다. 건강관련 체력은 "심폐 지구력", "근력 · 근지구력", "신체조성", "유연성"의 4개의 요소로 구성되어 있으며 최근의 과식이나 운동부족 등의 생활양식의 변화로 생활습관병의 예방이나 치료, QOL(생활의 질)의 유지 · 향상에 관계하는 체력요소라는 것을 알 수 있다.

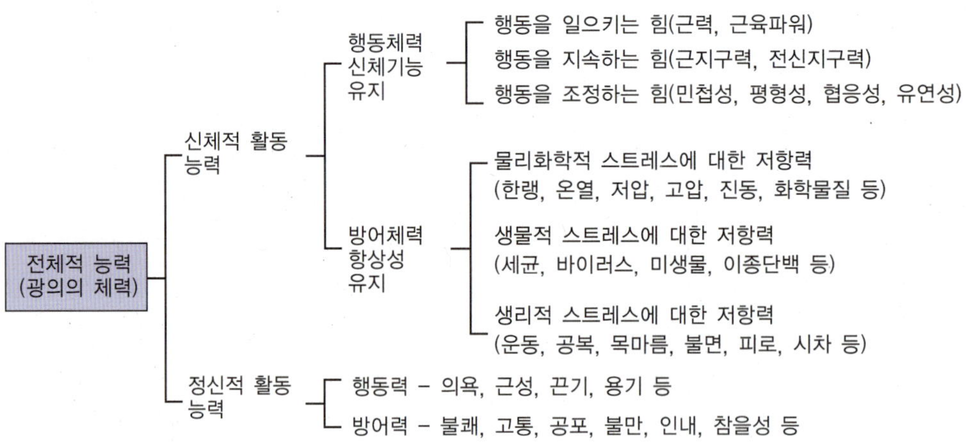

그림 1 체력의 개념

[琉子友男 : 고령자의 체력과 넘어짐. 眞野行生(편집) : 고령자의 넘어짐과 그 대책. pp. 25-32, 齒藥出版, 1999에서]

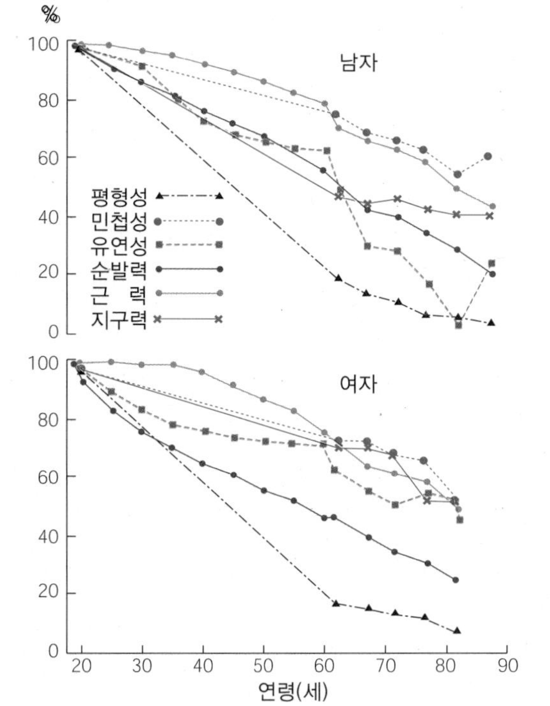

그림 2 연령에 따른 체력의 변화 [木村みさか : 고령자에 대한 운동부하와 체력의 노화변화 및 운동습관. JJSports Sci., 10:772-729, 1991에서]

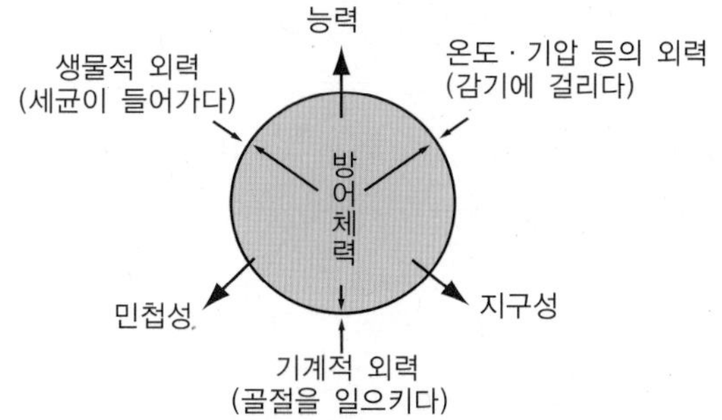

그림 3 행동체력과 방어체력의 구조
굵은 화살표는 행동체력, 가는 화살표는 방어체력
[猪飼道夫: 일본인의 체력. 유전, 23 ;5-10, 1969에서]

1. 고령자의 체력특성

나이가 듦에 따른 행동체력의 저하가 남녀 모두 인지된다[3](**그림 2**). 고령자의 경우 나이가 듦에 따른 체력저하에 당뇨병이나 고혈압, 변형성관절질환 등의 만성질환에 의한 일상생활의 활동제한이 가해지면 체력수준의 저하는 더욱 가속화되어 요양을 필요로 하는 상태가 될 가능성도 높다. 또한 세균이나 바이러스 등의 생물적 스트레스에 대한 저항력이나 한랭 · 온열 등의 물리화학적 스트레스에 대한 저항력, 나아가서는 생활환경의 변화나 불쾌, 고통 등의 감정변화에 따른 정신적 스트레스에 대한 저항력 등의 방어체력도 저하한다는 것 때문에 쉽사리 생활기능장애를 나타내게 된다. 나이가 듦에 따른 체력저하, 생활습관병이나 불활동에 의한 폐용증후군, 환경변화 등에 의한 각종 스트레스의 상승효과를 단절하기 위해서도 체력을 어떻게 유지하는지가 중요하다(**그림 3**)[4].

2. 체력은 예후에 영향을 준다

전신 지구력의 지표이고 특히 호흡 순환기계의 체력지표인 **최고산소섭취량**(peak VO_2)이 높은 사람일수록 생명예후가 좋다(**그림 4**)[5,6]. 또한 만성심부전환자나 만성폐색성폐질환 환자에서도 peak VO_2는 감도가 높은 예후 규정인자로 되어있다. Gitt 등[7]이나 Oga 등[8]은 예후 규정인자로서의 peak VO_2의 유용성을 보고하고 특히 peak VO_2가 14mℓkg/분(4Mets) 이하가 되면 생존율이 급격히 저하한다고 하고 있다. 재가 고령자에서도 peak $VO_2 >$ 14mℓkg/분을 유지하는 것이 중요하다는 것이 추찰된다는 것으로부터 체력향상에 가장 중요한 역할을 갖고 있는 전문가인 물리치료사의 대응 여하에 따라서 대상자의 예후도 좌우할지 모른다는 것을 인식해야 한다.

3. 신체의 허약화를 최소화한다

최근에는 단순히 수명의 연장에 그치지 않고 일상생활을 자립하여 건강하게 지낼 수 있는 기

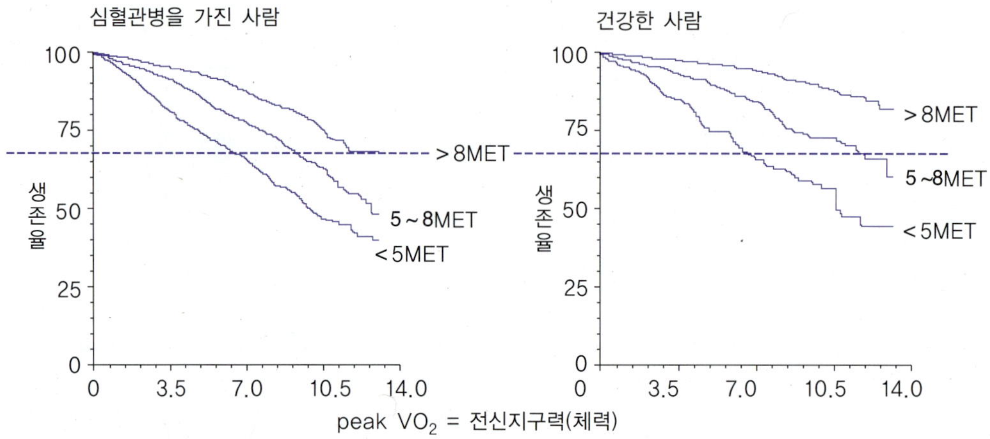

그림 4 최고산소섭취량(peak VO_2)과 생명예후의 관계

예컨대 심혈관병을 가진 사람일지라도 체력수준을 유지하고 있으면 건강한 사람에서 체력수준이 낮은 사람보다도 생명예후는 좋다.

[Myers, J., et al : Exercise capacity and mortality among men referred for exercise testing N. Engl. J. Med. 346:793-801, 2002에서]

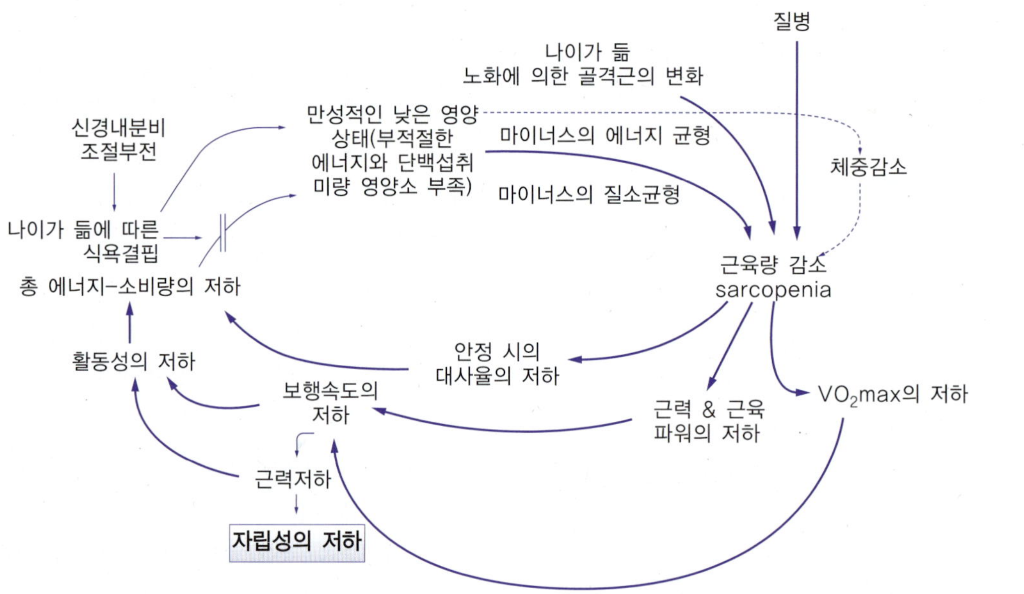

그림 5 신체의 허약화(frailty)~허약의 사이클

[Fried, L. P. Walston, J ; Frailty and failure to thrive. In : Hazzard. W. R., Blass, J. P.
Ettinger, W.H. Jr. Halter, J. B., Ouslander, J.(eds.) : Principles of Geriatric Medicine and Gerontology, 4th ed, pp. 1987-1402. McGraw Hill, New York, 1998에서]

간, **건강수명**(healthy life expectancy)의 연장이 국민건강 만들기 운동 "**건강일본 21**"에서 제안되고 있다. 평균수명과 건강수명의 차이는 요양을 필요로 하는 햇수라 하며 요양예방대책을 추진함에 있어서 고령자의 일상생활의 자립에 직결되는 체력을 어떻게 유지하는지가 매우 중요한 열쇠로 되어 있다.

건강수명, 즉 활동적인 여명은 "생활기능이 (가급적) 자립한 여명"이다. 생활기능의 자립을 방해하는 것은 생물학적인 나이가 듦에 따른 신체기능의 저하이며 나이가 듦에 따른 신체기능의 저하는 **신체의 허약화**(frailty)에 의해서 조장된다. 생물로 세포수준에서 노화는 할 수 없다 치더라도 그것을 조장하는 것 같은 신체의 허약화를 가급적 억제하는 것이야말로 신체기능의 전문가인 물리치료사의 궁극적인 역할이라 해도 지나친 말은 아니다.

신체의 허약화에 대해서는 Fried 등[9]이 "허약의 사이클"로 그림에 요약하고 있다(**그림 5**). 이 그림의 가장 하류에 있는 "자립성의 저하(dependency)"를 최소한으로 억제하는 것이야말로 고령자의 물리치료의 최대의 목적인 건강수명의 연장이다. "자립성의 저하를 최소한으로 억제하기 위해서는 '허약의 사이클"의 상류에 있는 흐름을 어딘가에서 단절할 필요가 있다. 그것은 "보행속도를 저하시키지 않는 것"이고 "근력이나 파워를 저하시키지 않는 것"이다. 또한 "전신지구력의 유지"이고 "근육량의 유지"이다. 게다가 "만성적인 낮은 영양 상태를 개선하는 것"이고 "총 에너지 소비량의 저하를 억제하는 것", 즉 "신체활동량을 저하시키지 않는 것"이기도 하다. 이들의 항목을 보아도 고령자의 다양한 체력을 유지하는 것은 건강수명을 늘리기 위해 매우 중요하고 기본적 신체능력의 개선을 도모할 목적으로 시행되는 물리치료의 책임은 중대하다.

4. 근육감소증(sarcopenia)

최근에 고령자의 근육감소증(sarcopenia)(노화로 인한 근육감소증)이 주목되고 있다(**그림 6**). 근육감소증에 대해서는 유럽의 워킹 그룹이 "근육감소증은 낮은 QOL, 사망, 신체능력의 저하 등 유해결과의 위험성을 가진 전신성이고 진행성의 골격근육량이나 근력의 저하를 특징으로 하는 증후군"이라 정의하였다[10]. 근육량의 저하에 더하여 근력의 저하 또는 신체 퍼포먼스의 저하의 존재가 진단의 기준으로 되어 있다(**그림 7**). 얼핏보기에 단순한 기준이기 때

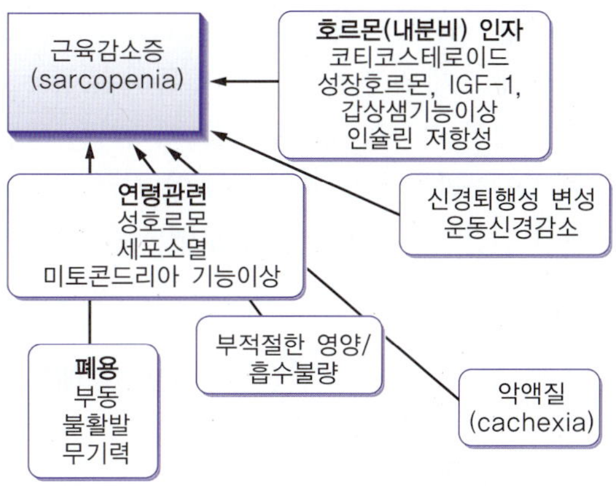

그림 6 근육감소증의 발병과 진행의 요인

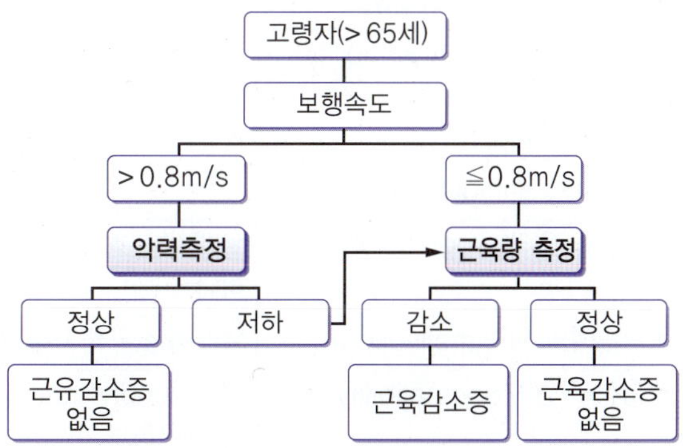

그림 7 근육감소증의 진단 알고리듬

문에 어느 고령자에게도 해당되지 않을 것 같지만 근력은 단순히 근육량에만 의존하지 않는 다는 사고가 근저에 있다.

5. 보행능력의 유지

앞에서 언급한 행동체력의 구성요소인 근력, 근지구력, 진신지구력, 균형, 유연성, 날렵함 등은 젊은이의 경우는 각각이 독립한 능력이고 상호 연관성도 결코 높지는 않다. 한편, 나이를 먹을 때마다 각각의 상호연관성은 심해지는 경향에 있다[11]. 이들의 기본적인 체력 구성요소를 집약한 것이 **보행능력**이라는 것이 된다.

보행능력은 FIM이나 Barthel Index와 같은 기본적인 ADL이나 집단적 ADL의 득점(score)에도 매우 관계가 있으며 특히 보행속도가 자택에서 기능적인 자립도를 예측하는 강력한 예측인자라는 것도 보고되어 있다[12].

대저 인간이라는 것은 2족 보행 동물이며 재가 고령자가 어떤 이유로 보행을 할 수 없는 경우를 제외하고 보행능력을 유지하는 것은 중요하고 그 방책을 궁리하는 것이 물리치료사이다.

B 재가 고령자의 체력증진을 할 때 위험 관리

1. 트레이닝의 원칙

"고령자는 여러 가지 합병증이 있고 또한 체력이 낮으므로 물리치료 실시에서는 위험이 높다"라는 생각 하에 막연하게 낮은 강도, 낮은 빈도의 트레이닝을 시행하고 있어도 효과는 한정적으로 되어버린다. 체력증진을 목적으로 하는 신체 트레이닝에는 효과를 최대한으로 획득하기 위한 몇 가지 원리 · 원칙이 있다. 그것은 고령자에서도 예외는 아니다. **표 1**에 대표적인 트레이닝의 원리를 정리하였다[13]. 그 중에서

표 1 대표적인 트레이닝의 원리

원리	내용
과부하의 원리(overload)	어떤 일정 이상의 강도가 없으면 효과가 없다. 신체의 적응에는 현재의 적응능력 이상의 자극이 필요하다. 운동종목에 따른 최적의 강도가 있다.
시간과 빈도의 원리(frequency)	운동의 시간과 빈도에는 최적의 조건이 있다.
전이의 원리(transfer)	어떤 트레이닝이 예기하지 않은 다른 요소의 강화에 결부되는 일도 있다.
특수성의 원리(specificity)	목적으로 하는 것에 가장 적절한 종목을 선택한다.
효과의 한계의 원리(trainability)	트레이닝에 의한 효과의 한계는 개개가 자지는 능력에 좌우되고 유전인자나 연령 등 개인차가 크다.
수의자극의 원리 (voluntary stimulation)	트레이닝 효과를 기대할 때는 근육의 수의수축에 의한 운동일 것이 필요하다.
점진성의 원리(progression)	트레이닝 효과를 계속 올리기 위해서는 운동강도와 시간을 점증시키는 것이 필요하다.
동기부여의 원리(motivation)	트레이닝을 중지하지 않기 위해 목적의식의 명확한 동기부여가 필요하다.
적합성의 원리(compatibility)	개별성(individuality)이라고도 하며 개인차나 개성을 존중하고 맞춤형의 물리치료를 제공하는 것.

[中村隆一, 齊藤 宏, 長崎 浩 : 체력과 운동처방. 기초운동학, 제6판, pp.313-329, 齒藥出版, 2003을 기초로 작성]

도 고령자의 체력증진을 고려하는 경우, **과부하의 원리, 빈도의 원리, 점진성의 원리, 적합성의 원리** 등이 실제로 물리치료 프로그램을 입안하여 실시하는 데에 과도한 부담이 되지 않도록 트레이닝의 집착(adherence)을 향상시키기 위해 주의를 요하는 중요 항목이라 생각된다.

2. 신체에 운동이라는 스트레스를 가한다

체력증진을 목적으로 시행되는 물리치료는 적지 않게 신체에 운동이라는 스트레스를 가한다는 것 때문에, 설 수 있는, 걸을 수 있는 것 같은 단순한 트레이닝에서도 트레이닝에 기인하는 유해사항을 일으키지 않기 위해서도 질병이나 장애에 대한 정보 수집은 물론, 사전의 메디컬 체크가 필요하다. 결과가 추구되는 매일의 물리치료 장면에서는 그 사람이 물리치료 서비스를 제공할 수 있는 상태인가, 얼마만큼의 정도(강도, 양, 시간)의 물리치료 서비스를 제공할 수 있는가, 호소가 있는 증상에 대해서는 진찰을 받는 편이 좋으나, 경과관찰로 되는가에 대해서 더 구체적이고 실제적인 평가와 판단을 시행하여야 한다.

물리치료사로서 중요한 것은 대상자 자택의 문을 연 순간부터 관찰을 시작하는 것이다.

3. 위험관리의 실제

이하에 **신체적 평가**(physical assessment)로부터 얻어지는 **신체소견**(physical findings)의 해석에서부터 **위험관리**에 대해서 개략적 해설을 한다.

a. 물리치료 전

신체적 평가는 시진, 촉진, 타진, 청진, 나아가서는 신경학적 검사로 구성되지만 병력, 증상, 징후의 청취(문진)로부터도 중요한 정보를 수집할 수 있다. 사전에 병력의 청취나 정보 수집을 시행하여 두는 것은 각종 증상의 출현을 예측하여 관찰하기 위해서도 중요하다.

1) 시진

대상자와 얼굴을 마주본 순간에 그 **얼굴모양**이 건강한 사람이나 평소의 얼굴모양과 차이가 없는지를 판단한다. 정상이라면 얼굴의 혈색이 좋고 표정이 있으며 눈이 빛난다. 환자와 대면하였을 때에는 “안녕하세요. 오늘의 상태는 어떠합니까?” 등이라 말을 걸어 말을 건 것에 대한 반응을 관찰한다. 바로 눈을 뜨고 침대에서 몸을 일으키려고 하여 웃는 얼굴로 반응이 있는 경우나, 다른 한편, 눈을 뜨지 않고 옆으로 향하고 있거나 고민하는 얼굴모양이 인지되고 이마에 식은땀이 인지되는 경우도 있다. 단순히 물리치료에 대한 할 마음이 없어진 것인지, 또는 몸의 상태가 나빠 기력을 잃고 있는 것인가 등 문진에 대한 환자의 반응을 주의 깊게 관찰하는 것이 중요하다. 이른바 “반응이 좋음, 활기가 있음”은 중요하고 혈압이 충분하고 혈액이 뇌로 충분히 관류하고 있는 증거로도 된다.

시진은 증상이 있는 부위나 장애를 가진 특정 장소에만 시행하는 것이 아니라 전신에 걸쳐서 상세한 관찰을 시행하는 것이 중요하다.

2) 문진

자각증상은 환자의 성격이나 정신 상태에 의해서 영향을 받기 쉬우므로 주의를 요한다. 기본적으로는 환자의 호소를 듣는 자세가 중요하지만, 사람에 따라서는 자꾸만 관계가 없는 쪽으로 이야기가 전개해버리는 일도 있기 때문에 어느 정도는 이쪽에서부터 이야기의 방향성을 수정해서 문진의 정밀도를 높여 가는 것이 바람직하다. 예컨대, 증상의 발병 시기(아주 몇 분 전부터인가, 오늘 아침부터인가, 며칠 전부터인가 등), 지속시간(일순간인가, 10분 정도인가, 30분 이상 지속하는가), 발작성인가 지속성인가, 특히 유발되는 인자는 없는가(체위나 각종 스트레스로 변화하는가) 등이다. 또한 동거하는 가족에게 환자의 호소가 올바른지 어떤지를 확인하는 것도 효과적이다.

특히 호흡 순환기계에 관련된 증상에는 **호흡곤란**, **기좌호흡(orthopnea)**, **발작성호흡곤란**, **부종**, **기침**, **가래**, **흉통**이나 **흉부불쾌감**, **천명(wheezing)**, **두근거림**, **실신**, **현기증**, **청색증(cyanosis)**, **쉰 목소리** 등을 열거할 수 있다(**표 2**). 이들 증상의 출현일시, 출현 시의 상태, 괴로움의 호소를 하는 장소, 성질, 정도(강도), 지속시간, 그리고 이제까지의 경과 등에 대해서도 정보를 수집해갈 필요가 있다.

이 밖에도 **전신의 권태감**과 같은 자각증상에도 주의를 기울일 필요가 있으나 일반적으로 발열이나 쉽게 피로해지는 느낌, 전신권태감 등의 전신증상으로부터는 어디에 문제가 있는가를 판단하는 것은 곤란하다.

수면상황에 대해서도 질문한다. 단순한 수면부족이라 해도 내용에 대해서는 충분히 음미할 필요가 있다. **수면부족**의 다음날은 말초혈관 수축작용이 감퇴하여 정맥에 혈액을 모아두기 쉽다. 그 결과, 정맥 환류량이 적어져 1회 박출량이 감소한다. 이것을 보완하기 위해서 심박수는 증가하기 쉬운 상태가 된다. 심박수의 상승은 직접 심부하의 증가(심근산소소비량의 증가)가 된다.

게다가 **식욕부진**에 대해서도 주의를 기울인다. 심부전이 되면 주요 장기에 혈류의 재분배가 일어난다. 낮 동안이라면 활동근육에 분배되기 때문에 소화기계에 대한 혈류분배가 감소한다. 그 결과 식욕부진이 조장되는 일도 있다.

또한 낮 동안 활동근육에 분배되어 있었던 혈류는 야간이 되면 활동근육에 분배될 필요가 없어지기 때문에 콩팥 등 기타의 장기의 혈류가 상대적으로 회복한다. 그 결과, **야간뇨의 증가**가 인지된다. 또한 심부전이 되면 요량이 저하하여(**핍뇨**), **말초에 부종**이나 **체중의 증가**가 인지된다. 또한 심부전의 징후로서 뇌혈류의 저하에 의해서 **불온**이나 **착란**, **졸음**, **혼수** 등 의식장애가 인지되는 일도 있다. 환자가 어쩐지 이상한 것을 말하는 것 같은 일이 있다면 주의가 필요하다.

3) 촉진

혈압측정을 위한 완대(manchette)를 위팔에 감고 노동맥을 촉진하면서 팔의 온기, 부종, 탈수, 습윤 정도 등을 평가할 수 있다.

4) 활력징후(vital sign)의 측정

청진법으로 혈압을 측정할 때는 노동맥을 촉진하면서 혈압의 측정을 시행함으로써 맥의 리듬이나 빠르기도 관찰할 수 있다. 맥의 리듬이나 빠르기에 이상이 인지된 경우는 후에 언급하는 심음의 청진이나 심전도를 확인할 필요가 있다. 질환에 따라서 최적 혈압이 다르지만 전반적으로 혈압은 약간 낮게 억제하여 혈관이나 심장에 대한 부담을 낮게 억제하는 일이 많다. 혈압이라면 수축기혈압이 180mmHg 이하, 안정 시 심박수는 120박/분 이하인 것이 이제부터 물리치료를 진행하는 입장으로서는 바람직하다. 또한 뇌가 낮은 관류가 되어 대화를 할 수 없을 만큼의 저혈압에도 주의가 필요하다.

맥박산소측정기(pulse oximeter)에 의한 **경피적 동맥혈산소포화도**의 측정은 산소포화도의 측정 이외에도 맥박의 측정, 나아가서는 맥파로부터 심박동의 리듬 확인, 그리고 산소

표 2 호흡 순환기계에 관련된 자각증상의 예

자각증상	질문 예	해석
호흡곤란	"움직이면 숨이 찬 일이 있습니까?", "최근 숨이 찬 것이 심해지지 않았습니까?"	운동할 때의 호흡곤란은 나이 탓으로 간과하기 쉬운 증상이다. 증상이 더 중증이 되면 안정 시 호흡곤란도 인지된다.
기좌호흡과 발작성 호흡곤란	"바로 누워서 잠을 잘 수 있습니까?", "밤에 숨이 막혀 잠이 깨는 일이 없습니까?"	바로 누운 자세가 됨으로써 정맥환류가 증가하고 폐 울혈을 조장함으로써 호흡이 힘들어지며 기좌호흡이 된다. 이른바 발작성 야간호흡곤란은 심부전이 악화할 때의 가장 기본적인 징후이고 심장(성) 천식이라고도 부른다.
부종	"손발에 부종은 없습니까?". "부종에 좌우차이가 있습니까?"	물이나 나트륨이 괴는 것이나 콩팥 혈류의 저하에 의해서 요량이 저하하여 말초에 부종이 인지된다. 기립하여 있으면 출현하고 잠을 자면 소실 또는 경감하는 팔다리의 부종은 심장성의 것이 많고 눈꺼풀 부종은 아침녘에 가장 심하다. 한쪽 팔다리에만 국한된 부종은 심장유래의 것이 아니라 림프 또는 정맥 울체에 의한 것이다. 영양장애로도 부종이 나타난다.
탈수	"목이 건조하거나 피부가 까칠까칠하지 않습니까?"	탈수 시에는 손수건징후(손등의 피부를 집어 올려서 탈수상태를 확인하는 방법으로서 탈수상태가 되면 피부가 제자리로 되돌아오지 않는다)가 나타난다.
기침이나 가래	"최근, 기침이나 가래가 많지 않습니까?", "어떠한 가래가 어느 정도 나옵니까?"	환절기나 감기 탓으로 하는 것이 아니라 기도 내 분비물이 증가하여 있는 배경(폐 울혈, 급성기관지염)을 고찰하는 것이 중요하다. 기침의 시기(낮 동안인가 야간인가), 체위에 의한 변화, 발작적인가 지속적인가, 건성 또는 습성, 가래의 성상(장액성, 포말성, 점액성, 농성, 혈성 등), 색깔이나 양에 대해서도 관찰한다.
흉통이나 흉부 불쾌감	"가슴이 아픈 일이 있습니까?", "어떻게 아픕니까?"	고령자에서는 협심증상이 흉통보다도 흉부불쾌감으로서 자각되는 일도 많다. 주먹을 앞가슴부분에 대고 흉통을 표현하는 것은 심근허혈을 강하게 시사되는 소견이다.
두근거림	"가슴이 두근두근하지 않습니까?" "덜컹하는 느낌이 있습니까?"	숨이 막히거나 가슴이 답답함도 두근거림과 구별하지 않고 호소하는 일이 있으므로 주의한다. 두근거림의 원인의 정확한 진단에는 검사가 필요하다. 언제, 어떻게, 어느 정도의 시간 일어나는가에 주의한다. 빈혈이나 갑상선기능항진에서도 두근거림은 발생한다.
실신	"갑자기 의식이 없어지는 일은 없습니까?"	TIA인가 심원성(부정맥, 협착성판막증)인가, 저혈당인가, 자율신경이상인가, 식별이 중요하다. 실신하였을 때의 맥박이나 혈압은 감별진단에 유용하다.
현기증	"눈앞이 빙빙 돌거나 하얗게 되는 일은 없습니까?"	회전성현기증인가 비회전성현기증인가, 회전성현기증은 오심, 구토, 식은땀을 수반하고, 평형기능장애인 일이 많다. 비회전성은 실신의 전구증상이기도 하다. 하얗게 되는 것은 저혈압이 원인인 일이 많다.
청색증	"손발이 매우 차가워지는 일이 있습니까?"	호흡부전이나 심부전에 의한 것인가, 빈혈에 의한 것인가, 동맥경화에 의한 것인가, 이 최근의 변화가 중요하다. 심부전이 악화하면 교감신경계가 긴장하여 말초의 혈관을 수축시켜 혈류를 희생하여 주요 장기의 혈류를 유지하려고 한다. 진행하면 대사성 아시도시스가 되고 손발이 차가워진다. 심부전의 경우는 교감신경항진에 의해서 손에 식은땀이 나고 피부의 습윤성은 높아진다.
쉰 목소리	"최근 목소리가 쉬었습니까?"	승모판막 협착에 수반하는 좌심방이나 폐동맥의 확대, 흉부대동맥류에 의해서 되돌이신경(반회신경)마비가 되어 쉰 목소리를 나타낸다.
핍뇨	"매일 소변이 깔끔히 나옵니까?"	심부전이 되면 보상적으로 물이나 나트륨이 괴거나 콩팥 혈류의 저하가 인지되고 요량이 저하한다. 심부전이 되면 요량이 저하하고 말초에 부종이나 체중의 증가가 인지된다. "오줌이 나옵니까?"라는 질문은 전반의 요량의 관찰과 더불어 심질환의 관리에 매우 중요한 질문이다.
전신의 권태감	"피로가 가시지 않는 일이 있습니까?", "어쩐지 전신이 나른한 일은 없습니까?"	운동할 때의 쉽게 피로하는 느낌도 나이 탓으로 하기 쉽다. 심부전상태에서는 말초골격근육에 대한 혈류저하에 의해서 활동근육은 용이하게 아시도시스가 되어 버린다.

포화도를 측정할 수 있는지 아닌지에 따라서는 말초의 순환장애의 유무를 추정할 수 있다.

체중의 관리는 심부전의 관리 이외에도 재가에서의 운동 상황, 식사 상황의 지도에 활용하기 위해서도 중요하다. 자택에서의 혈압이나 체중은 매일 기록하여 그날의 수치와 비교할 수 있도록 해두는 것이 바람직하다.

5) 청진

최근에는 휴대형의 심전도기록장치가 개발되어 방문물리치료에서도 활약하고 있다. 맥박에 여느 때와 다른 어떤 이상이 인지된 경우에는 심전도를 확인하는 것이 필요하다. 청진기를 사용한 심음의 평가는 물리치료사는 음질에 따라 그 병태를 판단하기보다는 우선은 심박수나 리듬의 이상을 판단하여 부정맥의 종류를 추정하는 것이 중요하다. 좌심부전에 의한 폐 울혈이 심해지면 기도 내 분비물이 증가하여 폐에 수포음(rales)이 청취된다.

b. 물리치료 중

상기의 물리치료 전의 활력징후의 체크나 신체적 평가의 종료 후에 물리치료를 개시하였을 때에 주의할 사항을 **표 3**에 정리하였다.

특히 운동을 중지할 정도의 상황이 아니면 기립이나 제자리걸음, 보행, 계단 오르내리기 등의 운동을 부하하고 그 때의 반응을 보게 된다. 운동 전후의 혈압과 맥박(심박수)을 측정하는 것은 물론 **Borg scale**도 안정 시와 운동종료 시에 측정하는 것이 중요하다. Borg scale에서는 다리의 피로감, 또는 호흡곤란감을 평가하게 되는데 특히 심기능이 저하하여 있을 때에는 다리의 피로보다도 호흡에 증상이 나타나기 때문에 보행 시 호흡곤란감의 평가는 심기능의 회복을 추측하는 중요한 지표가 된다. 또한 운동 후의 심박수나 혈압의 변동에 관해서는 의사와 상의한 다음에 허용범위를 결정해두면 좋

표 3 물리치료를 실시할 때의 활력징후의 감시

활력징후 등	해석
혈압	앉은 자세만으로도 저혈압이 나타나는 경우는 주의를 요한다. 심질환이 있는 경우, 안정 시부터 수축기 혈압 180mmHg 이상은 지나치게 높다. 운동에 의한 혈압의 변동폭의 허용범위는 안정 시부터의 상승률에도 관계한다. 운동에 의해서 혈압이 올라가는 것은 어느 정도 심기능이 있다는 것도 의미하고 오히려 운동 중에 혈압이 내려가는 편이 문제이다.
맥박(심박수)	안정 시 심박수 120박/분 이상은 지나치게 높다. 운동에 의한 맥박의 변동폭의 허용범위는 안정 시부터의 상승률에 관계한다. β차단제를 복용할 때는 맥박을 위험 감시의 지표로서 사용하는 것은 적절하지 않다.
경피적 산소포화도	95~97%가 정상. 말초순환이 나빠 좀처럼 측정할 수 없다면 심부전의 악화를 의미하고 반대로 산소포화도를 측정할 수 없었던 환자가 측정할 수 있게 되었다고 하면 심기능이 회복하여 말초순환 혈액량이 증가하였다는 것도 의미한다.
심전도	혈행동태가 안정하지 않은 부정맥이나 새로이 발생한 심방세동에 주의를 요한다. 심질환을 가진 경우는 물리치료 전에 안정 시의 12 유도 심전도를 확인해두기 바란다.
주관적 운동 강도	RPE scale = Borg scale. 운동에 의한 피로감, 호흡곤란감을 숫자로 표현한다. 운동치료는 11~13 정도에서 시행하는 것이 원칙이다. 다리의 피로보다도 호흡곤란이 심한 경우는 운동과 심기능의 부조화가 일어나고 있는 일이 많다. 또한 최근 운동에 의해서 숨을 헐떡이는 것이 심해진 경우에는 심부전의 악화가 염려되므로 주의가 필요하다.

표 4 물리치료를 일시 중지하는 경우 (재가 고령자용)

- 운동할 때의 심박수 120박/분 이상
- 수축기혈압 180mmHg 이상(의사의 확인을 필요로 함)
- 빠른호흡(30회/분 이상), 숨이 참(RPE > 15)
- 운동에 의한 심전도 변화
  - 허혈성 ST 하강 1㎷ 이상
  - 운동에 의한 부정맥의 증가(PVC 10회/분 이상)
- 두근거림이나 흉통의 출현
- 식은땀, 의식수준 저하 등의 저혈압증상
- 경피적 산소포화도의 저하(< 90%)
- 물리치료의 계속이 곤란한 통증의 출현
- 본인이 물리치료를 거부한 경우

다. 혈압이나 심박수는 변동폭만이 아니라 운동 전의 수치와의 비교로 종합적으로 판단한다. 일반적인 물리치료의 중지기준을 **표 4**에 정리하였다.

c. 물리치료 후

물리치료 중에 몸의 상태의 나쁨을 호소하는 일도 있으나 몇 시간 지나서 운동치료가 과부하가 되어 급변하는 사례도 있다. 특히 좌심부전을 합병하는 경우, 운동에 의한 과도한 교감신경의 흥분은 부전 심근의 대사에는 나쁜 영향을 미치고 서서히 심근기능장애를 진행시킬 가능성이 있다. 과도한 운동 시에는 체액인자인 레닌-안지오텐신도 항진하기 때문에 체액이 괴는 것에 의해서 심부전이 악화할 가능성이 있다. 따라서 저녁 무렵이나 야간의 활력징후에 주의하고 방문 후의 상황에 대해서도 가족에게 관찰을 의뢰하는 것을 게을리 해서는 안 된다.

4. 위험관리는 위험 감시에 그치지 않는다

위험관리라 들으면 자칫 심전도에 의한 모니터링이나 혈압의 측정 등이 주목되지만, 우리들이 위험을 감시하는 것은 위험관리의 일부이며 위험관리에 대해서는 환자 자신에게도 재발예방이나 병태악화 억제를 의식시키는 것이 중요하다. 재가 고령자 자신에게도 지병이 악화할 때의 전형적인 증상에 대해서 이해를 촉진하는 지도가 필요하다. 고령자 자신이 자기가 관리할 수 없는 경우는 필요에 따라서 가족에게 관리의 협력을 요구하는 경우도 있다.

더욱이, **식사(영양)관리**도 재가 고령자의 체력증진에 중요하다. 뇌경색이나 심근경색의 재발예방을 위해서는 칼로리 제한이나 염분 제한이 일반적이지만 최근에는 심부전은 고칼로리 · 고탄수화물 식사에 의한 악액질(cachexia)의 개선이 중요하다고 일컬어지고 있다. 또한 식후의 구강 케어는 치주질환의 예방만이 아니라 호흡기감염증의 예방에도 중요하다.

복약관리도 재가 고령자의 체력증진에 중요하다. 방문하였을 때에 바르게 복용하고 있는지(인지의 문제) 남은 약을 체크하고 약의 내용이나 목적을 간단히 말할 수 있는 것 등도 확인한다.

수분관리는 심부전환자에게는 중요하며 식사 이외의 섭취량은 1.5ℓ /일 전후라 하고 있다. 또한 야간에 화장실에 가기 싫다는 것에 기인한 탈수증에 의한 뇌혈관장애도 적지 않고 적절하게 물을 마시는 교육도 중요하다.

물론 운동치료에 의한 운동 관리도 중요하다. 여가활동이나 일, 1일의 활동량에 대해서도 구체적인 지도를 시행하는 것이 중요하다.

재가 고령자의 최대의 위험은 기존질환의 재발이나 새로운 질환의 발병이다. 손 씻기와 양치질을 힘써 하고 호흡기합병증의 발병을 방지하거나 금연을 준수시키거나 위험인자의 시정을 위해 각종 교육이나 지도를 시행하는 것이야말로 최고의 위험관리가 된다.

C 다른 직종과의 연계의 필요성

재가 고령자의 체력증진과 위험관리에서는 단순히 물리치료를 통한 운동만 시행하고 있으면 된다는 것은 아니다. 만일 환자가 급변한 경우에는 어떠한 순서로 연락을 취하고 어떻게 대응할 것인가를 평소부터 시뮬레이션을 해두는 것이 필요하다. 특히 재가지원 서비스를 제공하는 의료기관이나 방문간호 스테이션, 케어매니저와의 연계는 평소부터 긴밀하게 해둘 필요가 있다. 서비스의 기록표나 연락 노트 등으로 정보교환을 적극적으로 진행하여야 한다. 일일의 활력징후의 변화나 실제로 실시한 물리치료의 내용, 왕진한 의사로부터의 정보 등 경시적 변화나 재현성, 어제와의 비교를 고려하는 것은 물리치료를 실시하는 데에 매우 중요한 정보가 된다.

체력유지는 단일 전문가의 관여만으로 달성할 수 있는 것은 아니다. 방문하였을 때만 몸을 일으켜서 걷고 그 외의 시간은 대부분을 침대에서 지내는 것 같은 상황에서는 물리치료의 효과가 적어질 뿐만 아니라 오히려 신체능력의 저하를 초래하게 된다. 몸져눕는 일이 많아지면 전신의 근력저하나 순환기계의 상태악화(deconditioning)도 진행되어 점점 기상이 어려워진다.

몸져눕는 경향이 된 경우 가장 주의가 필요한 것은 타액이나 위에서부터 역류하는 내용물의 **흡인**이 원인인 **호흡기감염증**이라 생각된다. 몸져눕는 일이 계속되면 기도 내분비물에 미치는 중력의 영향도 적어 분비물도 이동하기 어려워져 더욱더 호흡기감염증을 일으키는 환경이 갖춰져 버린다. 흡인에 의한 폐렴의 회피를 위해서도 몸을 일으켜서 가능한 한 신체의 상태악화(deconditioning)를 억제하는 것이 중요하다[14]. 또한 기도 내분비물을 이동시키기 위해서는 기침능력의 유지가 중요하다. 몸져눕는 일이 계속되고 마지막에는 가래를 배출하는 기침근력조차 쇠약해버리고 그 결과 질식하게 되는 일이 없도록 주의해야 한다. 島田 등에 따르면 기상시간과 ADL장애와의 사이에는 연관성이 있고 고령자에서는 가능한 한 오래(10시간 이상) 기상하도록 유념하고 최저라도 6시간 이상은 기상하는 것이 권장된다고 보고되어 있다[15].

간호사, 도우미, 가족, 기타의 관계자가 연계하여 체력유지를 위해 낮 동안의 활동량을 유지하는 대처가 필요하다. 여기서도 본인을 에워싸는 팀 연계가 중요하고 기록표나 연락 노트 등으로 정보교환을 적극적으로 시행하는 것이 필요하다.

● 인용문헌

1) 青木純一郎：日常生活に生かす運動処方. 杏林書院, 1982.
2) 琉子友男：高齢者の体力と転倒. 眞野行生（編著）：高齢者の転倒とその対策, pp.25–32, 医歯薬出版, 1999.
3) 木村みさか：高齢者への運動負荷と体力の老化変化および運動習慣. *JJSports Sci.*, 10:722 729, 1991.
4) 猪飼道夫：日本人の体力. 遺伝, 23:5–10, 1969.
5) Myers, J., et al.: Exercise capacity and mortality among men referred for exercise testing. *N. Engl. J. Med.*, 346:793–801, 2002.
6) Spin, J.M., et al.: The prognostic value of exercise testing in elderly men. *Am. J. Med.*, 112:453–459, 2002.
7) Gitt, A.K., et al.: Exercise anaerobic threshold and ventilatory efficiency identify heart failure patients for high risk of early death. *Circulation*, 106:3079–3084, 2002.
8) Oga, T, et al.: Analysis of the factors related to mortality in chronic obstructive pulmonary disease: role of exercise capacity and health status. *Am. J. Respir. Crit. Care Med.*, 167:544 549, 2002.
9) Fried, L.P., Walston, J.: Frailty and failure to thrive. In: Hazzard, W.R., Blass, J.P., Ettinger, W.H. Jr, Halter, J.B., Ouslander, J.(eds.): Principles of Geriatric Medicine and Gerontology, 4th ed, pp.1387–1402, McGraw Hill, New York, 1998.
10) Cruz-Jentoft, A.J., Baeyens, J.P., Bauer, J.M., Boirie, Y., Cederholm, T., Landi, F., Martin, F.C., Michel, J.P., Rolland, Y., Schneider, S.M., Topinková, E., Vandewoude, M., Zamboni, M.: Sarcopenia; European consensus on definition and diagnosis; Report of the European Working Group on Sarcopenia in Older People. *Age Ageing*, 39:412 423, 2010.

11) Nagasaki, H., Itoh, H., Furuna, T.: A physical fitness model of older adults. *Aging*, 7:392–397, 1995.

12) Shinkai, S., Watanabe, S., Kumagai, S., Fujiwara, Y., Amano, H, Yoshida, H., Ishizaki, T., Yukawa, H., Suzuki, T., Shibata, H.: Walking speed as a good predictor for the onset of functional dependence in a Japanese rural community population. *Age Ageing*, 29:441–446, 2000.

13) 中村隆一, 齋藤 宏, 長崎 浩：体力と運動処方. 基礎運動学 第 6 版, pp.313–329, 医歯薬出版, 2003.

14) 高橋哲也ほか：体位管理の新しい潮流. 看護技術, 48:17-21 2002.

15) 日本理学療法士協会国庫補助事業調査研究特別班：要介護高齢者における離床時間と日常生活動作能力との関係. 理学療法学, 36:348–355, 2009.

III 뇌혈관장애

■ **학습목표**

- 재가에서 생활행위를 중심으로 한 뇌혈관장애의 물리치료 평가에 대해서 학습한다.
- 재가에서 생활지도를 중심으로 한 뇌혈관장애의 물리치료의 실제에 대해서 학습한다.

A 재가에서 물리치료 평가

1. 평가의 요점

① 진단명, 합병증의 확인
② 진료를 받은 재활의 경과
③ 일상생활활동의 경과
④ 생활동작의 관찰
⑤ 생활 총체로서의 필요성 파악

2. 의학적 정보의 확인

재가에서는 입원 물리치료에 비해서 의학적 정보가 매우 적기 때문에 징후가 의심되어도 그 내용이 개인기록표에 기재되어 있지 않은 일이 있다. 이러한 경우에는 현 병력의 상세한 청취와 함께 케어 매니저를 통해서 의학적 정보를 얻을 필요가 있다.

3. 기능장애의 평가

기능장애의 평가는 재가에서도 중요하며 생활동작 장애의 원인을 찾을 때에도 유용한 정보가 된다. 평가는 초회부터 모든 항목을 시행하는 것이 아니라 우선순위를 정하여 몇 회의 방

표 1 재가 뇌혈관장애인에서의 기능장애의 물리치료 평가

① 보행기능	자택에서도 측정할 수 있는 일정 거리(3m, 5m)의 속도, 걸음 수, cadence, 보행지구력(연속거리) 등을 정량적 지표로서 파악해둔다.
② 자세유지 · 균형	지지기저면의 변화(선 자세에서의 양다리의 지지, 한쪽 다리의 지지), 체중이동의 정도, 외력의 자극에 의한 균형반응의 정도를 관찰한다.
③ 편마비 운동기능	Brunnstrom 회복단계 또는 우에다(上田) 12단계 편마비 등급을 사용한다.
④ 관절운동 범위	관절운동범위 검사로 시행한다. 시간이 한정되어 있을 때는 수행할 수 있는 자세 · 동작으로부터 추측할 수 있다.
⑤ 근력	도수근력검사로 시행한다. 시간이 한정되어 있을 때는 수행할 수 있는 자세 · 동작으로부터 추측할 수 있다.
⑥ 고위뇌 기능장애	의식장애, 지적장애, 실인증 · 실어증 · 실행증에 대해서 시행한다. 일상생활에 대한 영향을 평가한다.
⑦ 감각장애	표재감각, 심부감각을 검사한다. 일상생활에 대한 영향을 평가한다.
⑧ 통증	시상통, 어깨손증후군을 합병하는 일이 있다.
⑨ 뇌신경 장애	통상의 검사를 시행한다. 일상생활에 대한 영향을 평가한다.
⑩ 신경학적 검사	힘줄반사, 병적반사는 의학적인 정보가 적고 편마비인지 양쪽 편마비인지가 분명하지 않은 경우에 유익한 정보가 된다.

표 2 운동범위 제한을 일으키기 쉬운 관절 · 운동방향과 운동연습

관절	제한되는 운동방향	운동연습, 생활동작 지도
엉덩관절	굽힘, 폄, 벌림, 안쪽 회전	굽힘 : 앉은 자세가 되고 몸통을 앞으로 기울인다. 폄 : 엎드려 누운 자세가 된다. 벌림 : 바로 누운 자세에서 벌림. 안쪽 회전 : 바로 누운 자세, 앉은 자세에서 안쪽 회전
무릎관절	굽힘, 폄	다리를 길게 뻗고 앉은 자세에서 한발씩 뒤넙다리근을 신장한다.
발목관절	등쪽 굽힘	선 자세에서 체중을 가한다. 쐐기형 발판 위에 서서 종아리세갈래근을 신장한다.
발가락의 관절	폄	스스로 수동운동에 의한 신장 상자모양 베개의 사용에 의한 예방
어깨관절	굽힘, 폄, 벌림, 가쪽 회전	스스로 수동운동에 의한 굽힘 또는 폄으로 신장, 손을 어깨높이로 고정하여 몸통을 움직여서 신장
팔꿈치관절	폄	스스로 수동운동에 의한 신장
노자관절	엎침, 뒤침	스스로 수동운동에 의한 신장
손목관절	등쪽 굽힘	스스로 수동운동에 의한 신장 책상 · 테이블에 손바닥 면을 붙인다.
손가락	굽힘, 폄	스스로 수동운동에 의한 신장

문 중에 실시한다. 재가 뇌혈관장애가 있는 사람에서의 기능장애의 물리치료 평가를 **표 1**에 나타냈다. 보행기능, 자세유지 · 균형, 편마비 운동기능, 관절운동범위, 근력 등의 운동기능, 고위뇌기능, 감각, 뇌신경, 신경학적 검사가 포함된다.

관절운동범위 검사에서는 고령자의 경우 비마비 쪽의 구축 · 변형을 합병하고 있는 일이 있기 때문에 마비 쪽, 비마비 쪽 모두 검사한다. 일반적으로 일어나기 쉬운 운동범위 제한과 제한에 대한 운동연습을 **표 2**에 나타냈다.

일상생활은 기본자세의 유지 · 균형, 자세변환에 많은 변화(variation)를 가하여 실시하고 있다. 예컨대, 요양인 본인(이하 본인)은 선 자세에서는 돌아보거나 몸을 굽히거나, 높은 장소에 손을 뻗치거나 한다. 앉은 자세에서부터 선 자세의 자세변환(기립동작)에서는 속도를 바꾸거나 엉거주춤한 자세를 유지하거나 한다. 그래서 기본자세에 변화를 가하여 관찰한다.

고위뇌기능장애(치매, 기억장애, 주의장애, 실행증, 실인증, 실어증)의 평가는 일상생활상에서 실용적인 관점에서 검사한다. 예컨대 우반구 증상인 경우는 **표 3**[1]과 같은 내용이 관찰되므로 가족으로부터 청취하는 것만으로도 대략 장애를 파악할 수 있다.

4. 생활동작을 주로 한 평가

생활동작을 관찰함으로써 이들을 구성하는 요소적인 운동장애를 추측할 수 있다. 생활동작은 동작을 수행하고 있는 "생활현장"에서 관찰하여 가옥환경과의 관계, 동작의 효율성이나 안정성을 평가한다. 단순히 동작적 측면만의 관찰이 아니라 생활현장에서의 정보 청취가 중요하다. 또한 대상자의 주의력, 판단력 등의 정신기능면, 요양인의 요양방법 등도 평가한다.

표 3 일상생활상에 나타나는 고위뇌기능 장애

1. 침대 위 동작
- "건전한 쪽"으로의 몸 구르기, 일어나 앉아서 마비 쪽 팔 또는 다리를 잊다.
- 침대에 맞춰서 똑바로 잘 수 없다.
- 전반적으로 신중성이 결여되고 무리한 동작 · 위험한 동작을 태연히 시행하려고 한다.

2. 보행
- 좌회전 때에 벽에 어깨 · 팔을 부딪친다(스치다).
- T자로의 복도에서 생각하지 않고 오른쪽으로 방향을 바꾼다.
- 엘리베이터에서 나와 생각하지 않고 오른쪽으로 가버린다.

3. 휠체어 조작
- 왼쪽의 발판(footrest), 바퀴손잡이(hand rim)를 다른 환자에게 부딪친다.
- 왼쪽의 브레이크를 잊고 걸지 않는다.

4. 식사
- 왼쪽 절반을 먹지 않고 남긴다.
- 병원에서는 식판(tray)으로 범위가 정해져 있기 때문에 실수하지 않지만 외박으로 집에 돌아왔을 때에 오른쪽 옆의 가족의 몫에 손을 내민다.

5. 착탈의
- 아침에 일어나서 의복을 둔 장소를 몰라 찾는다.
- 잠옷 바지 위에 운동연습복을 입어버린다.
- 바지 위에 셔츠의 소매를 낸 채로 있다.
- 양말을 발꿈치를 위로 하여 신는다.
- 색깔 · 모양 등의 감각이 나빠진다(특히 여성).
- 전체적으로 단정하지 못하다.

6. 몸 단정히 하기
- 면도 : 오른쪽을 남기고 면도를 하는 일은 적지만 왼쪽은 조잡하다.
- 이빨 닦기 : 닦는 방법이 조잡하다.

7. 목욕
- 몸 씻기 : 몸의 앞면의 왼쪽은 어깨를 제외하고 남기고 씻는 일은 적지만 등 면의 왼쪽은 남기고 씻기 쉽다. 닦을 때도 마찬가지이다.
- 머리감기 : 왼쪽 1/3은 씻지 않고 남긴다.

8. 가사

〈취사〉
- 재료의 분량의 비율이 나쁘고 완전히 엉터리이다.
- 음식을 그릇에 보기 좋게 담기 : 접시 위에서 오른쪽으로 치우친다.
- 양(크기)이 고르지 않다 : 유부 초밥을 극단적으로 양(크기)이 고르지 않게 만든 예가 있다.
- 냉장고 안의 정리가 나빠 물건을 찾아낼 수 없다.

〈세탁〉

건조하는 모양새가 나쁘다. 잘 개킬 수 없다.
(가족의 것을) 분류할 수 없다.

9. 사회생활상 필요한 행위

〈자동차〉
- 왼쪽 조수석에 타고 도어를 연 채로 태연히 있다.
- 좌측무시가 심하기 때문에 멈춰도 운전하고 싶어한다.

〈전화〉
- 번호의 잘못이 많다.

〈워드 프로세서〉
- 왼쪽을 간과하기 쉽다.

[上田 敏 : 고위뇌기능장애와 ADL-QOL 향상을 위한 ADL의 관점에서. 종합재활. 22: 97-103, 1994에서 변경]

고령자의 생활의 필요성을 종합적으로 평가할 수 있는 것으로서 후쿠야(福屋)[2]의 "재가 장애인 · 병약한 고령자의 생활구성요소 · 의료치료(필요성) 평가표"가 권장된다. 이 평가표에는 생활구성요소, 환경요소의 12항목이 포함된다.

5. 기타 평가

1) 주택구조

자택주변의 환경, 방의 배치, 폭, 층계차이, 문의 종류, 가구의 배치 등을 평가한다. 대상자의 동선과 주택구조의 장벽(barrier)을 찾는다 [제4장 I "주택개수" (182페이지) 참조].

2) 휠체어, 보행보조기구, 보장구 등

본인의 신체기능 변화, 용구 자체의 정비 불량으로 부적합을 일으키는 일이 있다. 휠체어에서는 브레이크의 고정력, 타이어의 공기압, 발판(foot plate)의 위치가 문제가 되기 쉽다. 지팡이에서는 끝에 있는 고무의 마모, 쥐기의 불안정성에 주의한다. 하지장구에서는 발이음매의 후방제동 · 운동성 · 비정상적 소리 · 신발바닥의 마모, 벨크로(velcro)의 고정력 등을 체크한다. 팔걸이(arm sling)의 바른 장착방법에도 주의한다.

3) 요양인의 평가

고령 요양인이 많기 때문에 요양인, 요양상황의 평가도 반드시 필요하다. 주된 요양인의 연령, 본인과의 대인관계, 건강상태, 이해력, 요양 부담, 요양에 대한 의욕, 요양 이외의 일, 요양 시간, 보조요양인의 유무 등을 평가한다.

B 재가에서 물리치료 프로그램

1. 지도의 요점

① 생활지도의 목적을 본인 · 요양인에게 명확하게 전달한다.
② 생활지도를 우선하여 생활현장에서 지도한다.
③ 요양량 경감 프로그램도 지도한다.
④ 기능장애 개선의 가능성을 찾는다.
⑤ 폐용증후군의 예방 프로그램을 생각한다.
⑥ 위험관리를 고려한다.
⑦ 지역사회, 시설외래 시설에서의 동료 만들기를 권장한다.

2. 생활지도

1) 일상생활동작의 지도

물리치료사가 시행하는 생활지도의 핵심은 일상생활 · 이동 · 옮겨타기 동작이다. 몸 구르기, 일어나 앉기, 침대 끝에 걸터앉은 자세, 기립, 보행, 바닥 위나 침대 위의 앉은 자세 이동, 휠체어, 침대 등의 옮겨타기 동작이 포함된다.

접이식 환자침대 앉은 자세가 불량하면 볼기부분이 무너져 등허리부위에서부터 굽힌 자세가 된다. 바른 접이식 환자침대 앉은 자세는 우선 볼기부분이 무너지지 않도록 침대의 다리부분을 올리고 다음에 등을 올리는 방법을 요양인에게 지도한다.

가정에서는 몸 구르기, 일어나 앉기를 마비 쪽에서부터 시행하는 것 같은 침대의 배치로 되어있는 일이 있다. 이러한 것은 바른 배치로 바꿈으로써 즉각 해결할 수 있다. 침대 위의 몸 구르기, 일어나 앉기에는 몸을 구르는 쪽이나 일어나 앉는 쪽으로 적절한 공간이 필요하다. 이를 위해 바로 누운 자세 그대로 이동하여 그 공간을 확보한다. 이러한 약간의 누운 자세 이동도 중요함에도 불구하고 지도가 되어 있지 않는 경우가 많다. 몸 구르기, 일어나 앉기에서는 마비 쪽 팔 · 다리의 관리, 머리 위치와 운동궤적의 중요성, 옆으로 누운 자세나 한쪽 팔꿈치 지지, 한 손 지지의 자세유지를 지도한다. 또한, 침대 위에서도 한쪽 팔꿈치 지지나 한 손 지지에 의해 앉은 채로 걷는 걸음, 침대 끝에 걸터앉은 자세에서 이동이 시행되는 일이 있다. 몸 구르기나 일어나 앉기에서 침대 난간을 사용하는 경우, 침대 난간의 위치, 잡는 부분에 주목하여 효율적인 침대 난간의 사용을 지도하는 것이 필요하다.

침대 끝에 걸터앉은 자세로부터의 기립에서는 중력중심을 뒤쪽으로 남긴 채로 물건을 잡아당겨서 일어서는 것을 피한다. 기립은 발을 끌어당기고 몸통을 앞으로 기울여 마비 쪽에도 안전한 정도로 중력중심을 이동하여 시행한다. 바닥에서부터 기립은 생활행위에 필요가 없으면 넘어질 위험이 크기 때문에 무리하게 습득하지 않는다.

2) 응용보행의 지도

보행연습은 보행의 안정성이나 속도로 접근하는 경우와 "체력"(지구력)으로 접근하는 경우(다음 항 참조)가 있다. 안정성에서는 보행 중에 균형을 무너뜨리는 상황을 정확히 관찰하여 지도해야 할 점을 끝까지 확인한다. 보행의 안정성 향상에는 응용보행을 지도한다. 전진보행만이 아니라 옆으로의 이동, 후방이동, 제자리 돌기 등을 시행한다. 생활환경에 맞춰서 필요한 동작도 시행한다. 예컨대, 자택에 층계차이가 있고 승강동작이 필요하다면 그 현장에서 연습을 실시한다. 지팡이를 짚는 방법에서부터 발의 계단 오르기 · 내리기, 보조방법까지 현장에서는 효율적으로 지도할 수 있다. 약간의 동작의 개선일지라도 본인 · 요양인의 자신감이 되어 다음의 목표에 대한 의욕으로 연결된다.

3) "체력" 향상의 지도

재가에서는 장시간 앉아 있어도 피로하지 않는, 또는 걸어도 피로하지 않는 "체력"을 유지하는 것이 중요하다. 아무리 자세가 좋아도 아무리 아름답게 걸을 수 있어도 "체력"이 없으면 일상생활에서의 활용으로 연결되지 않는다. 자리보전 수준에서는 총 앉은 자세시간을 연장하고 앉은 자세 수준에서는 선 자세 유지시간이나 보조보행 거리를 연장하며, 옥내보행수준에서는 복도나 방의 주위돌기를 조합하여 보행거리를 늘린다. 요양력이 있는 경우는 옥외보행을 권장한다. 휠체어로 공원까지 가고 공원의 넓은 공간에서 걷는 편이 방을 몇 바퀴나 도는 것보다도 보행거리의 연장에 효과적이다.

4) 외출방법의 지도

의학적으로 문제가 없으면 휠체어 또는 보행에 의한 외출방법을 지도한다. 외출이 용이해지는 출입구의 조건을 갖춘다. 옥외에서의 자립도 향상은 단계적으로 진행시킨다. 예컨대, 몸쪽 지켜보기 먼쪽 지켜보기 부분적인 이동범위의 자립 자립범위의 확대와 같이 달성도를 관찰하면서 진행시킨다.

5) 생활구성요소의 지도

총 앉은 자세시간 연장, 생활권 확대, 생활리듬 확립, 대인교류 확대, 여가활동 활성화, 역할 확립 등의 생활구성요소에 접근한다(**표 4**).

6) 주택개조의 지도

편마비의 주택개조에서의 기준을 참고로 한다(**표 5**)[3]. 현관 문지방, 화장실, 욕실, 세면장, 침실, 식당, 이동, 거실 등의 장소이다. 각각의 장소에서의 층계차이의 해소, 난간의 설치, 미닫이의 사용 등으로 대응한다. 주택개조와 함께 그 장소에서의 생활동작의 지도가 필수적이다.

표 4 생활구성요소의 지도

생활구성요소	지도내용
총 앉은 자세시간의 연장	식사 때마다 앉는다. 식사 전후에 앉은 자세를 취한다. 식간에 앉는다. 침대에서부터 떠나서 휠체어에 앉는다. 휠체어에서 작업을 한다. 휠체어로 산보를 한다.
생활권의 확대	식사는 식당, 배설은 화장실, 목욕은 욕실, 몸 단정히하기는 세면장에서 시행할 수 있도록 한다. 병원외래, 시설외래 서비스를 이용한다. 환자모임, 노인회, 취미모임 등의 활동에 참여한다.
생활리듬의 확립	낮 동안 잠을 자지 않도록 한다. 낮 동안의 활동량을 증가시킨다. 옥외 산보를 시행한다. 시설외래 서비스를 이용한다.
대인교류의 확대	재가에서는 이웃사람, 친구의 방문을 받는다. 방문 서비스에 의한 지원자의 방문을 받는다. 시설외래 서비스를 이용한다. 환자모임, 노인회 등의 활동에 참여한다.
여가활동의 활성화	TV, 독서 등 취미활동, 쇼핑, 연극관람, 영화 등으로 외출한다. 여행한다.
역할의 확립	집 지키기, 전화 받기, 가족구성원으로서의 역할을 담당한다. 가사, 반상회 · 지역사회의 역할을 담당한다.

7) 보행 보조구, 보장구에 관한 지도

복지용구의 평가내용에 따라서 재제작 · 수리(주치의에 연락), 유지관리의 지도를 시행한다.

8) 위험관리

과도한 운동부하에 의한 심박수 증대, 혈압상승은 주의를 요한다. 운동의 실시, 중지에 관한 기준[4]을 참고로 하면 좋다. 이 밖에 탈수, 흡인, 넘어짐 등에 관한 주의할 점을 본인, 가족에게 지도한다.

표 5 편마비를 위한 가옥개조 기준

1. 현관문턱

① 바닥에서 일어서고 앉기
② 선 자세에서 신발을 신고 벗기

자립	개조하지 않고 가능	
감시~보조	문턱의 높이	개조기준
	a. 10㎝ 이내	바닥에 40㎝ 받침대와 난간
	b. 20~30㎝	현관문턱에 30~25㎝의 받침대와 난간
	c. 40㎝ 이상	현관문턱에 25㎝ 받침대와 난간
	d. 보행으로 이동.	승강용 받침대로 계단 모양으로 하여 난간을 붙인다.

2. 화장실

① 웅크리고 서기
② 기대지 않고 바지를 올리고 내리기

자립	일본식 변기로도 된다.
감시~보조	양식변기

- 휴지, 수세 손잡이, 세면기 등의 배치 }
- 이동, 일어서기를 위한 난간 }
  -안전자세에서 건전한 손이 닿는 위치에 필요

3. 욕실

바닥에서부터 일어서기, 앉기 또는 환부 쪽 한쪽 발 서기 몇 초

자립	욕조의 유형 불문	
감시보조	a. 욕조의 출입 걸터앉는 장소(가장자리, 받침대 등)	
	b. 씻는 장소에서부터 가장자리까지	
	55㎝ 이상	발판이나 욕조를 바꾼다.
	40㎝ 전후	최적
	30㎝ 이하	욕조를 바꾼다.
	c. 욕조의 깊이	
	55~60㎝	최적
	40㎝ 전후	욕조를 바꾼다.
	80㎝ 정도	15㎝의 받침대를 넣는다.
	d. 몸 씻기	30~40㎝ 받침대

- 바닥 면, 욕조 내의 미끄럼 방지의 연구
- 난간은 이동, 출입, 욕조 내 자세유지에 필요
- 핸드샤워기를 부착한다.
- 수도꼭지나 비누 등을 앉은 자세에서 손이 닿는 곳에 배치한다.

[福屋靖子 : 재가 장애인의 평가, 지역사회 물리치료 매뉴얼, p.29, 일본물리치료사협회, 1989에서 변경]

3. 재가에서 시행하는 운동연습

1) 근력유지 · 향상을 위한 동작연습

비마비 쪽의 근력유지 · 향상운동은 재가에서도 가장 기본적인 운동연습이다. 최대근력, 근지구력의 향상을 목표로 시행한다. 마비 쪽의 근육긴장의 항진을 고려하지 않은 운동연습은 권장되지 않지만 한편, 근육긴장의 항진을 과도하게 피하여 근력유지 · 향상운동이 불충분해지지 않도록 유의한다. 편마비에서는 양다리의 체중지지, 바른 몸통자세, 양쪽 동작을 과도한 노력의 회피를 고려하여 시행한다. 일어나 앉기, 의자에서부터의 기립동작, 보행, 계단(층계차이) 오르내리기를 반복한다. 예컨대, 의자에서부터의 기립동작에서는 바른 폼을 습득하면 보조하는 양을 감소시켜 반복한다. 좌석 면을 내리는 것이나 기립 도중의 중간 자세를 유지하는 등 기능에 따라서 과제를 바꾼다. 의자에서부터의 기립동작은 가족이 지도하기 쉬운 방법이다.

2) 관절운동범위운동

운동범위 저하의 원인은 경련근에 의한 부동, 활동량 저하에 의한 각 관절의 부동, 획일적 동작에 의한 부동을 열거할 수 있다. 이들의 예방 · 개선에는 **연부조직의 지속적 신장**을 지도한다. 가급적 본인 자신이 실시할 수 있도록 비마비 쪽으로 마비 쪽을 보조하여 시행하는 **자기수동운동**을 지도한다(**표 2**). 또한 쐐기형의 발판에 의한 종아리세갈래근의 신장, 약간 높은 장소에 손을 놓은 어깨관절 굽힘근군, 모음근군, 폄근군의 신장 등과 같이 주위의 도구류를 활용한다.

3) 통증의 관리

수동운동 때의 통증에는 약한 힘에 의한 지속적인 신장을 시행한다. 자기수동운동을 할

수 없을 때는 요양인에 의한 수동적 신장으로 실시한다.

4. 지역사회 참여에 대한 지원

1) 재가요양에서의 연계

재가요양에서는 어디서 의학적 관리를 받고 어떠한 사회복지 서비스를 받고 있는지를 파악해두어야 한다. 예컨대, 의학적 정보의 부족, 고혈압증, 당뇨병, 지질이상증 등 뇌졸중의 재발에 의미 있는 위험인자가 정확히 관리되지 않는 것 같은 경우, 의료기관에 문의가 필요하다. 또한 입원 중의 물리치료 내용을 파악하면 그 후의 경과를 병원에 보고하면 좋다. 지역사회에서부터 병원의 물리치료사에게 경과를 보고함으로써 지역사회가 필요로 하고 있는 것을 병원에 전달할 수 있다.

2) 뇌졸중 환우의 모임활동

뇌졸중(뇌혈관장애)은 지역사회 물리치료의 대상 질환의 제1위이다. 대부분의 시읍면 또는 병원 · 시설에서 뇌졸중 환우의 모임 활동을 시행하고 있다. 재가 요양인에게서 중요한 것은 자택에 틀어박히지 않고 **동료 만들기**를 하는 일이며, 그것을 본인 · 가족에게 권장한다. 물리치료사도 이러한 활동에 적극적으로 관계하는 것이 바람직하다.

3) 기능훈련사업, 시설외래재활

기능훈련사업, 시설외래재활에도 참여한다. 방문물리치료의 대상자야말로 이러한 시설외래사업에 가장 적응이 된다. 다른 직종과 연계를 취하면서 진행한다.

4) 지역사회 자원의 활용

물리치료사도 그 지역사회의 사회복지 서비스의 정보를 파악하여 일반적인 정보는 제공할 수 있도록 준비해둔다.

40세 이상의 뇌혈관질환은 “특정질환”의 하나이고 요양보험의 제2호 피보험자가 되기 때문에 요양을 필요로 하는 정도에 따라서 여러 가지의 요양보험 서비스를 받을 수 있다. 케어매니저와 연락을 취하면서 서비스의 제공을 진행시켜 가는 것이 필요하다.

● 인용문헌

1) 上田 敏：高次脳機能障害と ADL -QOL 向上のための ADL の視点から. 総合リハ, 22:97-103, 1994.
2) 福屋靖子：在宅障害者の生活指導—リハビリテーション援助に必要な生活構成要素の分析. PT ジャーナル, 23:374-382, 1989.
3) 福屋靖子：在宅障害者の評価. 地域理学療法マニュアル, p.29, 日本理学療法士協会, 1989.
4) 土肥 豊：リハビリテーションのための内科的管理. 福井國彦(編著)：リハビリテーション医学全書 14 脳卒中・その他の片麻痺, 第 2 版, pp.505 533, 医歯薬出版, 1994.

IV 골절

■ **학습목표**

- 재가에서 골절의 물리치료 평가에 대해서 학습한다.
- 재가에서 골절의 물리치료의 실제에 대해서 학습한다.

고령자는 넙다리뼈 경부골절, 위팔뼈 몸쪽부위 골절, 노뼈 먼쪽부위 골절이 많고, 또한 골절과의 연관성에서 골다공증이나 넘어짐의 문제를 수반한다. 이 항에서는 중증이고 발생빈도도 많은 넙다리뼈 경부골절과 넘어짐 · 골절에 대해서 주로 언급한다.

A 재가에서의 물리치료 평가

1. 의학적 정보의 확인

1) 부상 시기, 골절 분류, 치료방법, 재활 경과

예후예측이나 물리치료를 실시함에 있어서 부상 시기, 골절 분류 · 중증정도, 보존적 치료인가 접합술 시행인가, 수술방식은 무엇인가와 같은 치료방법, 안정고정기간, 물리치료 개시시기, 물리치료 경과, 다른 전문영역의 경과와 같은 정보수집이 필요하다.

2) 부상 전 ADL · 활동량의 파악

통상, 고령자의 ADL 목표는 부상 전의 상태를 넘어서지 않는 수준에서 설정한다. 부상 전의 ADL이나 활동량의 파악은 요양인 본인(이하 본인)의 신체기능평가의 중요한 정보가 된다. 부상 전에 옥내보행에 그치고 있었다면 그것에 그치는 요인이 있었던 것이기 때문에 그 요인이 해결되지 않는 한 옥외보행을 목표로 하는 것은 생각할 수 없다.

3) 전신상태, 합병증의 파악

부상 후 및 수술 후의 일정기간의 안정이 고령자의 전신상태 저하나 다른 합병증이 발생하여 그 상태로부터 불충분한 회복인 채로 재가생활로 되돌아가는 경우가 있다. 넙다리뼈 경부골절에서는 부상 전부터의 기존질환과의 중복, 부상 후의 수술이나 장기간 몸져누워 있는 것에 의한 합병증이 인지된다.

기존질환으로서는 뇌졸중, 심질환, 파킨슨병, 치매, 고혈압증, 당뇨병, 비뇨기질환, 골관절질환 등이고, 합병증으로서는 치매의 중증화, 욕창, 호흡기장애, 배뇨장애 등이다.

4) 위험관리에 필요한 정보

골절 후의 회복은 개인차가 크기 때문에 전신 상태에서부터 골절부위의 상태까지 확인해둔다. 금기로서의 **탈구위험 자세**(엉덩관절 굽힘 · 모음 · 안쪽 회전 ; 엉덩관절을 과도하게 굽혀서 안쪽으로 비튼 자세)나 운동방향, 하중의 정도, 합병증에 수반하는 사항 등이 중요하다.

표 1 재가 골절의 기능장애 물리치료 평가

① 기본동작	• 몸구르기, 일어나기, 앉은 자세 유지, 선 자세 유지 등의 자세유지 · 변환을 관찰한다.
② 보행기능	• 자택에서도 측정할 수 있는 일정거리(3m, 5m)의 속도, 걸음 수, cadence, 보행지구력(연속거리) 등을 정량적 지표로서 파악해둔다. • 걷는 모습의 관찰 : 넙다리뼈 경부골절에서는 체중부하를 충분히 할 수 없으면 파행(claudication)이 된다. 척추압박골절에서는 후만의 정도, 후만의 강화에 주의한다. 팔의 골절에서도 팔을 흔드는 것에 주의한다. • 사용하고 있는 보행보조구, 장구의 종류나 정렬이 적합하여 있는지 체크한다(기능장애는 아니지만 연관시켜 평가한다).
③ 자세유지 · 균형	• 골절한 다리로 체중이동의 정도, 한쪽 발 서기의 검사, 골절한 다리, 건전한 쪽 다리의 내딛기, 외력자극에 의한 균형반응의 정도를 본다.
④ 팔다리 길이 및 정열	• 뼈 접합부분의 상태에 따라서 안굽이엉덩관절(내반고), 다리의 단축이 관찰되는 일이 있기 때문에 파행이나 보행분석으로부터 이상이 발견된 경우는 관절의 팔다리 길이나 정렬의 측정을 시행한다.
⑤ 관절운동범위	• 급성기 또는 수술 후에 관절의 안정 · 고정이 이루어져 있기 때문에 대부분에서 관절운동범위 제한이 발생한다. 넙다리뼈 경부골절에서는 통상, 엉덩관절 굽힘구축, 벌림구축, 가쪽 회전구축, 무릎관절 굽힘구축이 일어나기 쉽다. 생활동작과의 연관성으로부터 복합운동의 운동범위도 필요한 관절은 검사한다.
⑥ 근력 · 근육위축	• 도수근력검사로 시행한다. 건전한 쪽, 골절 팔다리의 건전한 관절에 대해서도 검사한다. 통증 등으로 규정된 자세를 취할 수 없는 일이 많다. 통증, 운동범위 제한이 있는 관절의 근력, 수술방식에 의해서 침습을 받은 근육의 근력은 근력저하가 일어나 있다. 골절 팔다리에 대한 저항은 뼈의 접합상태나 체중부하량을 확인한 다음에 신중하게 가한다. 근육위축은 둘레길이를 측정한다.
⑦ 통증	• 자발통증, 수동운동에서의 통증, 능동운동에서의 통증, 생활동작에서의 통증을 확인한다. 통증이 관절운동범위, 근력, 일상생활활동에 어떻게 영향을 주고 있는지 분석한다.
⑧ 지각장애	• 골절 시, 수술의 침습 · 외고정 등으로 골절부위 및 그 먼쪽에서 말초신경손상에 의한 지각장애가 일어나는 일이 있으므로 그 유무를 확인한다. 고유지각영역을 확인한다.
⑨ 염증증상	• 열감, 종창, 발적, 야간통증에 주의한다.
⑩ loosening	• 엉덩관절전치환술의 만성기에서는 관절부분의 이완(loosening)에 의해서 통증, 파행이 발생할 경우가 있다.

2. 기능장애 평가

골절 고령자의 경우, 기능장애의 정도가 직접 ADL에 영향을 줄 가능성이 높기 때문에 정확히 평가할 필요가 있다. 평가항목인 ① 기본동작, ② 보행기능, ③ 자세유지 · 균형, ④ 팔다리 길이 및 정렬, ⑤ 관절운동범위, ⑥ 근력 · 근육위축, ⑦ 통증, ⑧ 지각장애, ⑨ 염증증상, ⑩ loosening을 **표 1**에 나타냈다.

3. 생활동작을 주로 한 평가

1) 관절운동범위와 생활동작의 연관성

관절운동범위는 관절운동범위검사만이 아니라 생활동작 중에도 체크한다. 생활동작에서는 자세를 유지하는 데에 필요한 운동범위와 자세변환 중에 필요한 운동범위가 있어 양자를 관찰해야 한다. 예컨대, 엉덩관절 굽힘이나 무릎관절 굽힘의 제한이 있는 경우, 양말이나 신발의 착탈을 어떻게 시행하고 있는지 관찰한다. 발목관절 등쪽 굽힘에 제한이 있는 경우, 걸터앉기 자세나 선 자세에서 발꿈치가 접지하고 있는지 관찰한다. 이와 같이, 관절운동범위와 자세 · 동작의 관계를 이해함으로써 자세로부터 관절운동범위를 추정하고 관절운동범위로부터 실시가능한 자세를 추정할 수 있다.

2) 일상생활활동

기거동작, 이동동작, 옮겨타기, 신변동작의 동작관찰에 의해서 체중을 가하는 방법, 통증의 발생, 보상동작의 출현을 평가한다. 목욕동작은 충분한 엉덩관절 운동범위, 다리근력, 자세변환을 필요로 하고 하의의 착탈, 욕실 내 이동, 욕조 출입, 욕조 내의 자세, 몸 씻기 동작에 대한 영향을 살핀다. 팔의 골절에서는 신변동작에서의 팔의 운동범위, 손가락 끝의 도달정도, 사용빈도, 통증 등에 주목하여 관찰한다.

4. 기타 평가

1) 주택구조, 복지용구

넘어짐을 일으키지 않도록 주택구조, 복지용구를 체크한다. 특히 넘어짐이 많이 발생하는 침대 주위, 복도, 화장실 등의 층계차이, 바닥재, 난간의 유무, 조명 등이다.

2) 요양인

가족구성 · 가족관계, 요양인의 건강상태, 요양내용, 요양부담 등을 평가한다.

B 재가에서의 물리치료 프로그램

1. 지도의 요점

1) 뼈의 유합상태에 따른 운동부하량에 주의

많은 사람은 하중제한도 없어지고 관절운동범위에 대한 의학적 배려로부터의 제한도 없어져 퇴원하고 있으나 소수에는 치유가 천연하고 있는 사람도 있다. 불충분한 유합상태인 채로 하중이나 운동부하를 가하면 **거짓관절 형성이나 통증**의 원인이 되기 때문에 유합상태에 의문이 있는 경우는 반드시 주치의에게 확인하는 것이 필요하다.

2) 거짓관절, 고정 핀의 탈락, 뼈머리 괴사, 변형치유, loosening에 주의

이러한 문제는 복합된 요인으로 발생한다. 잘못된 방법에 의한 운동연습도 요인의 하나이다. 가정에서의 본인 · 요양인에 의한 운동연습 내용은 입원 중처럼 매일 체크할 수 없기 때문에 금기사항에 유의하여 신중하게 진행할 필요가 있다.

3) 통증이 출현하는 동작은 회피

통증은 "위험신호"이며 그 원인을 파악할 수 있을 때까지 통증이 출현하는 동작은 피한다. 또한 통증이 발생하는 동작을 강요하는 것은 방어적인 근육수축을 유발하여 본인의 동기부여(motivation)를 저하시키는 것으로 연결된다. 통증이 만성적으로 지속하고 있는 경우, **복합성국소통증증후군**(CRPS)을 의심한다.

2. 가정에서의 운동연습

1) 관절운동범위 운동

골절 팔다리의 운동은 골절부분이 완전히 유합하여 있으면 문제가 없으나 개시 초기는 서서히 운동부하를 증가시키면서 통증의 출현에 주의하여 신중하게 진행된다. 예컨대, 골절 팔다리의 관절운동범위 운동은 ① 건전한 관절의 능동운동, 저항운동을 시행하고 골절부분에 통증이 일어나지 않는 것을 확인한다. 다음에 ② 골절부분을 사이에 둔 몸쪽 관절, 먼쪽 관절의

능동운동, 저항운동을 시행하고, 통증이 일어나지 않으면 골절부분 관절의 능동운동을 시행한다. 그리고 ③ 저항운동으로 진행한다. 요양인이 실시하는 운동연습에서는 운동방법, 운동부하량, 생활동작, 금기사항을 친절하게 지도하여야 한다.

2) 근력강화 운동

입원기간의 단축에 의해서 충분히 근력이 회복하고 있지 않은 일이 많기 때문에 재가에서의 **근력강화운동**은 중요하다. 비골절 팔다리의 근력강화운동은 통상의 사고방법으로 적극적으로 시행해도 된다. 다만, 비골절 팔다리의 엉덩관절 모음 · 벌림이나 굽힘 · 폄의 운동을 할 때에 골절팔다리를 의식하지 않고 고정부분으로서 사용하여 골절부분에 부하가 걸리는 일이 있기 때문에 주의한다. 골절팔다리의 건전한 관절은 저항운동부터 시작할 수 있으나 골절부분에는 과도한 부담이 걸리는 일도 있기 때문에 처음에는 적은 부하부터 신중하게 실시한다.

운동방법은 **개방성운동연쇄**(open kinetic chain; OKC)에서부터 **폐쇄성운동연쇄**(closed kinetic chain; CKC)로 발전시킨다. 예컨대 넓적다리 폄근군의 강화는 SLR(straight leg raising), 다음으로 바로 누운 자세에서 발바닥을 벽에 밀어붙이는, 거듭 선 자세에서 웅크림(squat)을 시행한다와 같이 골절의 유합상태, 근력의 상태에 따라서 발전시킨다. 재가에서는 골절팔다리에 대한 하중을 시행하고 있는 상황에 있기 때문에 대부분이 CKC로 시행할 수 있다. 근력강화는 생활동작에 직결되어 있는 근력을 우선하여 생각한다. 그 점에 있어서 CKC는 생활동작에 직결하여 있는 근력을 강화할 수 있다. 한편, 생활동작에 대한 영향은 적어도 **폐용성 근력저하**가 일어나고 있는 부위의 근력강화도 간과하지 않도록 한다.

3) 골다공증에 대한 운동

고령자이고 골절의 기왕력이 있는 사람, 척추압박골절인 사람은 대부분이 **골다공증**을 합병하고 있다. 골다공증 예방을 위해 몸통의 폄을 포함한 운동도 아울러서 지도한다.

3. 생활동작의 지도

1) 자세유지 · 변환의 지도

일상생활에서의 **자세유지 · 변환**은 이러한 것 자체가 관절운동범위운동으로 되어있기 때문에 여러 가지 자세를 취하는 것은 중요하다. 걸터앉은 앉은 자세에서 몸통을 앞으로 기울이는 것은 엉덩관절 굽힘운동이 되고, 엎드려 누운 자세가 되는 것은 몸통의 폄, 엉덩관절 폄운동이 된다.

한편, 자세유지 · 변환의 동작은 관절의 복합운동이나 하중이 가해지는 것을 고려하여 신중하게 관찰 및 지도를 시행한다. 침대 위에서의 일어나 앉기, 침대 위에서 다리를 길게 뻗고 편안히 앉은 자세와 침대 끝에 걸터앉은 자세의 자세변환, 침대 끝에 걸터앉은 자세에서부터의 기립동작, 바닥에서부터의 기립동작, 신발을 신는(**그림 1A**), 바닥의 물건을 줍는, 높은 장애물을 가랑이를 벌리고 서는, 계단 오르내리기, 머리를 감는(**그림 1B**) 등의 동작에서 골절팔다리의 운동을 관찰하여 탈구위험 회피나 통증발생 회피를 지도한다. 특히 일본식 생활에 관계된 동작에서는 주의가 필요하다. 넙다리뼈경부골절이 된 사람이 다리를 모아 옆으로 하고(편히) 앉은 자세에서 무릎걸음을 하는 경우 엉덩관절은 한쪽이 굽힘 · 모음의 탈구위험 자세가 된다. 걸터앉은 앉은 자세에서 다리를 꼰 자세나 관절운동범위운동에서의 과도한 엉덩관절 굽힘도 탈구위험 자세가 된다. 생활동작에서 탈구위험 자세를 회피하도록 지도한다.

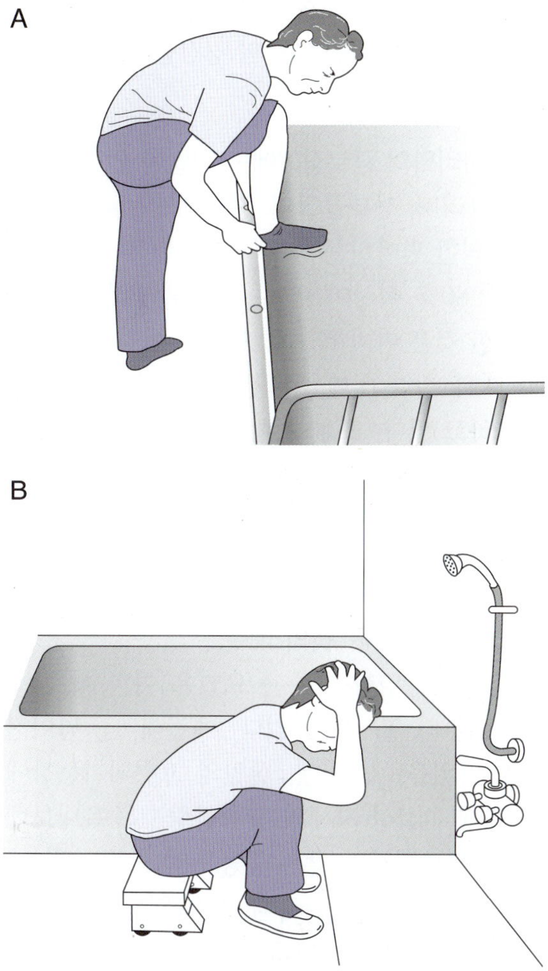

그림 1 일상생활에서 탈구위험이 있는 동작의 예
A : 양말 착탈에서 엉덩관절의 과도한 굽힘
B : 머리를 감을 때의 엉덩관절의 과도한 굽힘.

2) 보행연습

자택으로 퇴원 시에 반드시 보행기능이 정체기(plateau)에 도달하여 있는 것은 아니다. 퇴원 후에 보행기능이 개선되고 자립도가 향상되는 사례도 있으므로 **보행연습**의 의미는 높다 할 수 있다. 보행연습은 ① 걷는 모습의 개선, ② 보행 균형의 향상, ③ 보행거리의 연장을 목적으로 하여 적극적으로 시행한다. 보행균형의 향상에서는 앞쪽, 뒤쪽, 왼쪽 방향, 오른쪽 방향의 이동, 방향전환, 층계 오르내리기, 가랑이를 벌리고 서는 동작 등의 **응용보행**을 안전한 범위에서 시행한다.

3) 팔의 골절과 양손동작의 지도

위팔뼈 몸쪽 끝 골절에서는 어깨관절의 굽힘, 폄, 벌림, 가쪽 회전이 곤란해진다. 이들의 운동을 포함하는 생활동작에서는 가능한 한 **양손동작**으로 시행하고 골절 팔의 불충분한 운동을 비골절 팔로 보완하도록 지도한다. 굽힘, 벌림에서는 어깨뼈나 몸통에 의한 보상운동을 일으키기 쉽기 때문에 비골절 팔의 보조를 받아 **보상운동**을 예방할 수 있다.

C 재가에서의 넘어짐 · 골절예방

1. 왜 넘어짐이 무서운가?

1) 넘어짐 · 골절이 자리보전의 원인이 된다

넘어짐 · 골절은 뇌혈관장애, 치매 등에 이어지는 **자리보전**의 원인질환이다. 골절의 발생기전은 **넘어짐**이 90%이며 이 중 옥내에서 넘어짐이 60%이고 넘어짐과 골절이 분리할 수 없는 관계로 되어 있다. 넙다리뼈 경부골절 후의 ADL기능은 저하한다. 한편, 넘어짐이 모든 골절에 결부되는 것은 아니다. 넘어진 후 보행에 대한 불안이나 자신감 상실을 야기하여 활동성이 저하하고 마침내는 어쩔 수 없이 몸져눕게 된다. 이러한 증후를 넘어짐후증후군이라 하고 있다. 이 **넘어짐후증후군**도 기능저하, 능력저하를 야기한다는 관점에서부터 유의해야 한다.

2) 생명예후에 대한 영향

넙다리뼈 경부골절 환자의 경우, 1)의 자리보전의 원인이나 중증의 합병증에 의해서 생명예후를 저하시키고 있다.

2. 넘어짐 예방을 위한 생활지도

1) 자립도, 안전한 보조방법의 엄수

이동능력의 자립도는 배설, 목욕과 같이 ADL의 항목마다 본인 · 가족에게 지도하여 엄수하게 한다. 예컨대, 침대와 휠체어 사이의 옮겨타기(transfer)가 감시되는 경우 감시가 필요한 이유를 설명하여 본인 · 가족을 납득시켜 요양인의 지켜보기가 없을 때에는 절대로 옮겨타기를 하지 않도록 본인에게 지도한다. 본인이 치매를 합병하고 있어 이해력에 문제가 있는 경우에는 가족에 대한 지도가 요점이다.

2) 주거환경의 정비

주택개수에서는 난간의 설치, 층계차이의 해소, 카펫 등 깔개의 고정, 가구류 · 자질구레한 물건의 정리, 침대의 도입 · 침대 주위의 정비(침대의 높이, 침대난간의 고정, 보조용 난간의 설치 등), 조명의 궁리를 한다.

복지용구에서는 안정된 보행에 기여하는 보행보조구의 선택, 높이의 적합, 지팡이 끝의 고무의 체크, 바른 사용방법을 지도한다. 휠체어의 적합, 브레이크의 체크도 중요하다.

3) 운동기능의 개선

넘어짐을 방지하기 위하여 가정에서의 운동연습 등을 통하여 관절운동범위운동(신장운동), 근력강화운동, 균형기능향상운동을 시행한다. 필자는 자택에서 운동연습을 할 수 있도록 "넘어짐 예방 10종 운동"의 선 자세 판(version), 앉은 자세 판을 개발하였다[2)] [제3장 Ⅶ항 **그림 1**(140페이지) 참조], 신장운동, 근력강화운동, 균형기능향상운동을 포함한 것으로 운동에 의한 넘어짐 위험의 경감을 목적으로 하고 있다.

4) 편마비와의 중복장애에는 치밀한 안전지도를

넙다리뼈 경부골절의 사람에게는 뇌혈관장애에 의한 편마비를 중복하고 있는 사람이 많고 그 중 80% 이상이 마비 쪽에 발생하고 있다. 이러한 것은 마비 쪽으로 쉽게 넘어지거나 마비 쪽 뼈의 취약성(폐용성 골위축, 나이가 듦)을 시사하고 있다. 또한 치매, 시공간실인 등의 고위뇌기능장애를 합병하고 있으면 안전에 대한 주의능력이 저하하여 넘어짐의 위험성이 더 증가한다.

5) 쉽게 넘어지는 것의 예측

넘어짐에 영향을 주는 요인은 여러 가지 측면에서부터 열거되고 있다. 예컨대, ① 넘어진 경험이 있음, ② 치매, 실인의 고위뇌기능장애의 합병, ③ 선 자세의 균형불량, ④ 옥내보행자, 감시보행자와 같은 중등도의 보행능력, ⑤ 시력장애, ⑥ 생활환경의 변화(입원직후나 재가요양 개시직후), ⑦ 요양인이 눈을 떼는 시간대, ⑧ 위험한 물리적 환경(층계차이, 조명 등)이다.

이러한 요인을 가급적 제거함과 동시에 일상생활의 이동에 사용하는 시간대, 장소를 열거하여 정리하고 생활구조를 재편성하는 것이 가능한지 어떤지 검토한다.

● 인용문헌

1) 江藤文夫：老年者と転倒. 老年医学, 22:779-783, 1984.
2) 小林量作：高齢者のための転倒予防 10 種運動. 生活ジャーナル, 2008.

V 만성호흡부전

■ **학습목표**

- 재가에서 호흡물리치료 평가에 대해서 학습한다.
- 재가에서 호흡물리치료의 실제에 대해서 학습한다.

폐기종, 기관지확장증, 기관지천식 등이 원인으로 만성호흡부전에 빠지면 숨이 차거나 가래가 고임으로써 신체활동이 어려워진다. 최종적으로 심폐계의 예비능력이 감소하여 현저한 ADL 저하를 초래한다. 이 때문에 평가나 연습은 순환계를 포함하여 종합적으로 생각하면서 시행할 필요가 있다.

A 신체적 평가

물리치료사가 재가에서 평가를 시행하는 경우, 의사의 평가나 처방을 적절하게 이해하여 실행하는 능력이 필요하다. 전달서류에 지나치게 의존하지 않도록 하여 현재의 능력이나 병세를 재평가하여 프로그램을 입안한다.

운동량을 결정하는 간편한 방법은 맥박산소측정기(pulse oximeter)를 장착하여 실제로 보행이나 ADL 동작을 시행시켜 SpO_2 90% 이상을 지표로 계속시간이나 속도를 결정한다.

또한 가래의 양이나 가래의 성상(색깔, 점도), 힘들게 일할 때의 호흡곤란, 천명(wheezing), 청색증(cyanosis), 부종, 식욕부진(급격한 체중감소) 등의 임상증상의 평가는 **급성호흡부전**에 빠질 위험성의 예지와 방지를 위해서도 매번 체크해야 할 항목이다. 중요한 것은 평가를 일정기간마다 시행하여 경향을 분석하는 능력을 배양하는 것이다.

B 재가에서의 확인사항

아래의 10개 항목은 재가에서 호흡물리치료를 계속해서 시행하기 위해 필요한 조건이며, 항상 의식해둔다. 또한 호흡기능의 상세한 평가는 기존의 책을 참고하기 바란다.

1. 대상자와 가족은 병태를 이해하고 의사의 처방을 준수하고 있는가.
2. 담당의사의 긴급연락처 및 긴급 시에 받아들일 곳이 확보되어 있는가.
3. 담당의사와 연계가 충분히 되어있는가.
4. 물리치료에 관한 중지기준 · 위험이 처방에 명확히 규정되어 있는가.
5. 의학적인 호흡기능평가와 호흡연습을 병원에서 지도를 받은 경험이 있는가.
6. 병원에서 지도를 받은 운동에 대해서 자기관리가 되어 있는가.
7. 재가에서 호흡연습을 계속하고 있는가.
8. HOT기기, 맥박산소측정기(pulse oximeter), 호흡연습보조구 등의 조작 · 유지관리가 바르게 되어 있는가.
9. 규칙적인 식사 · 배설 · 몸 단정히 하기 ·

수면과 청소 등의 환경관리가 이루어지고 있는가.

10. 장애수용이 이루어지고 있는가.

C 호흡법

1. 시행 전의 관찰

처음에 호흡패턴을 관찰한다. 통상은 **흉식호흡**이 우위이지만 성악이나 무술을 하고 있었던 사람은 **복식호흡**이 우위일지도 모른다. 또한 호흡상태가 악화하는 경향에 있는 사람은 목빗근(흉쇄유돌근) 등 목의 호흡보조근을 사용하고 있을지도 모른다.

호흡법의 연습이라 하면 자칫 입을 오므리는 호흡과 복식호흡법을 갑자기 시행하기 쉽지만 가능하면 우위인 패턴부터 호흡법(코로 들이마시고 입을 오므려서 내뱉다)을 지도하여 잘 하지 못하는 호흡패턴으로 이행하면 동기부여를 저하시키지 않고 연습을 진행할 수 있다.

2. 호흡법의 실제

a. 도수적 연습

이것은 치료사의 도수적 방법에 의해서 들숨(흡기)과 날숨(호기)을 촉진하는 기법이다.

1) 복식호흡

물리치료사는 대상자의 호흡에 맞춰서 들숨 때에 가로막(횡격막)의 움직임에 맞추면서 복근에 가벼운 저항을 가한다(가로막 방향). 복압이 도중에 저하한 경우는 즉각 빠른 스트레칭(quick stretch)을 시행하면서 복근의 수축을 유지한다. 날숨 때는 복근에 가벼운 압력을 가하면서 들숨 때의 2배 정도의 시간을 기준으로 천천히 호출한다. 이 때, 호출이 종료할 때까지 손을 상복부에서부터 떼지 않도록 한다(**그림 1**).

보행이 곤란한 중증 호흡장애로 복근이 현저하게 약한 경우에도 들숨 때에 펌핑(pumping) 방법을 사용하여 촉진할 수 있는 경우가 있다.

2) 흉식호흡

기본적으로는 들숨 때에 가슴우리에 저항을 가하여 가슴우리를 충분히 스트레칭을 하도록 시행한다. 이것에 의해서 가슴우리의 가동성(mobility)도 동시에 개선시키는 것이 가능해진다(**그림 2**). 다만 과호흡이 되지 않도록 주의한다. 물리치료사에 의한 도수적인 방법은 연습 초기의 가장 효과적인 방법이며 대상자의 만족도도 높다.

3) 모래주머니를 사용한 연습

복식호흡의 연습을 시행할 때, 11.5㎏의 모래주머니를 복부에 놓고 들숨 때에 모래주머니를 들어올리고 날숨 때에는 이완하여 천천히 내뱉도록 지도한다. 지나치게 힘을 주어 호흡보조근을 사용하지 않도록 지도한다.

4) 끈을 사용한 연습

신축성이 별로 없는 끈(폭 5~10㎝ 정도, 길이는 1.5m 정도)을 복식호흡인 경우는 복부의 배꼽 부근, 흉식호흡인 경우는 하부 가슴우리로 돌려서 교차시켜 끈을 손으로 당기는 방법이다. 처음부터 가볍게 조여 두고 들숨 때는 가슴우리에 저항이 가해지도록 시행하며 날숨 때는 조이면서 호출한다(**그림 3, 4**). 연습 중에 끈을 느슨하게 하면 실패한다. 체위는 선 자세나 앉은 자세에서 시행한다. 결점으로서는 팔의 근육을 필요로 하기 때문에 쉽게 피로해지는 대상자는 피하는 편이 좋다.

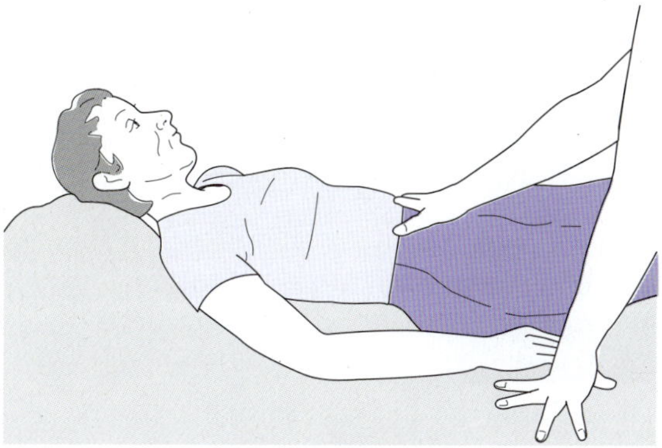

그림 1 복식호흡

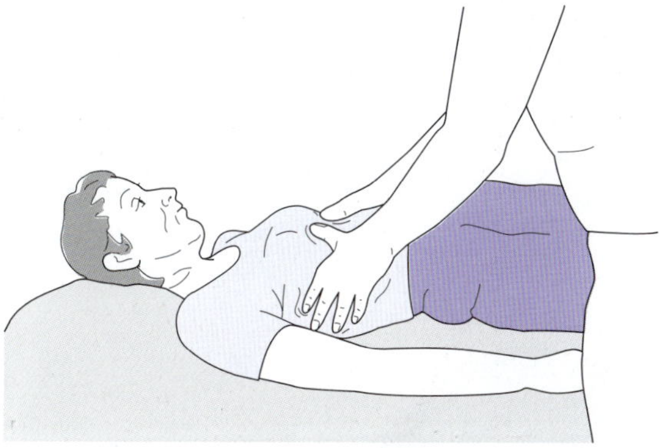

그림 2 흉식호흡

5) 기구를 사용한 연습

호흡근을 강화하는 트리플로 Ⅱ(Triflo Ⅱ), 볼다인 5000(Voldyne 5000), 스플(Souffle) 등의 제품이 시중에서 판매되고 있다. 간편하지만 정기적으로 바른 방법으로 사용하고 있는지를 체크한다.

D 체위배출법

체위배출법(postural drainage)은 기관지의 해부학적 주행으로부터 중력을 이용하여 가래의 배출을 용이하게 하는 방법이다. 재가에서 체위배출법을 시행하는 경우는 이하의 점에 주의한다.

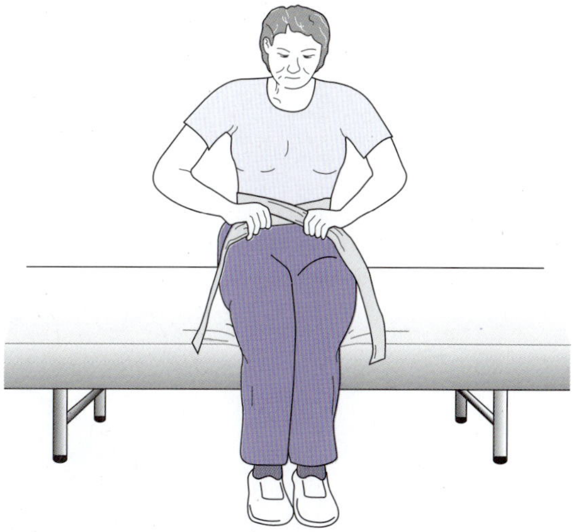

그림 3 복식호흡

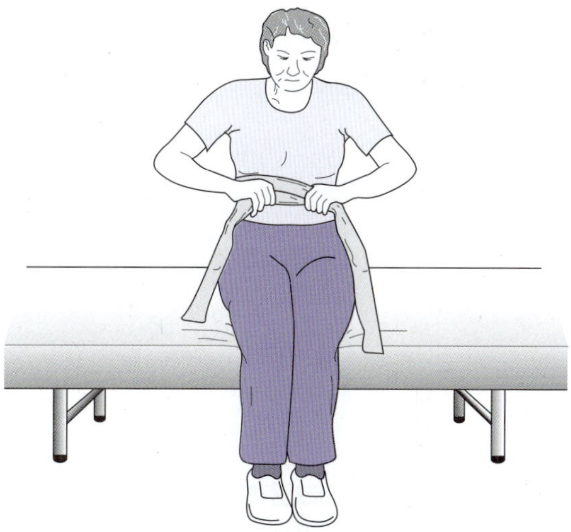

그림 4 흉식호흡

(1) 청진에서 가래가 고인 부위를 확정하였으면 효과적인 체위를 10분 정도 취하게 하고 호흡연습을 한다. 이것만으로도 객담을 하는 경우가 있다. 가래는 체위에 따라 이동하므로 휴식 시에 좋아하는 체위를 파악해둔다.

(2) 재가에서 효과적인 체위를 취하는 것이 곤란하기 때문에 변법을 사용해서 시행한다(**그림 5**).

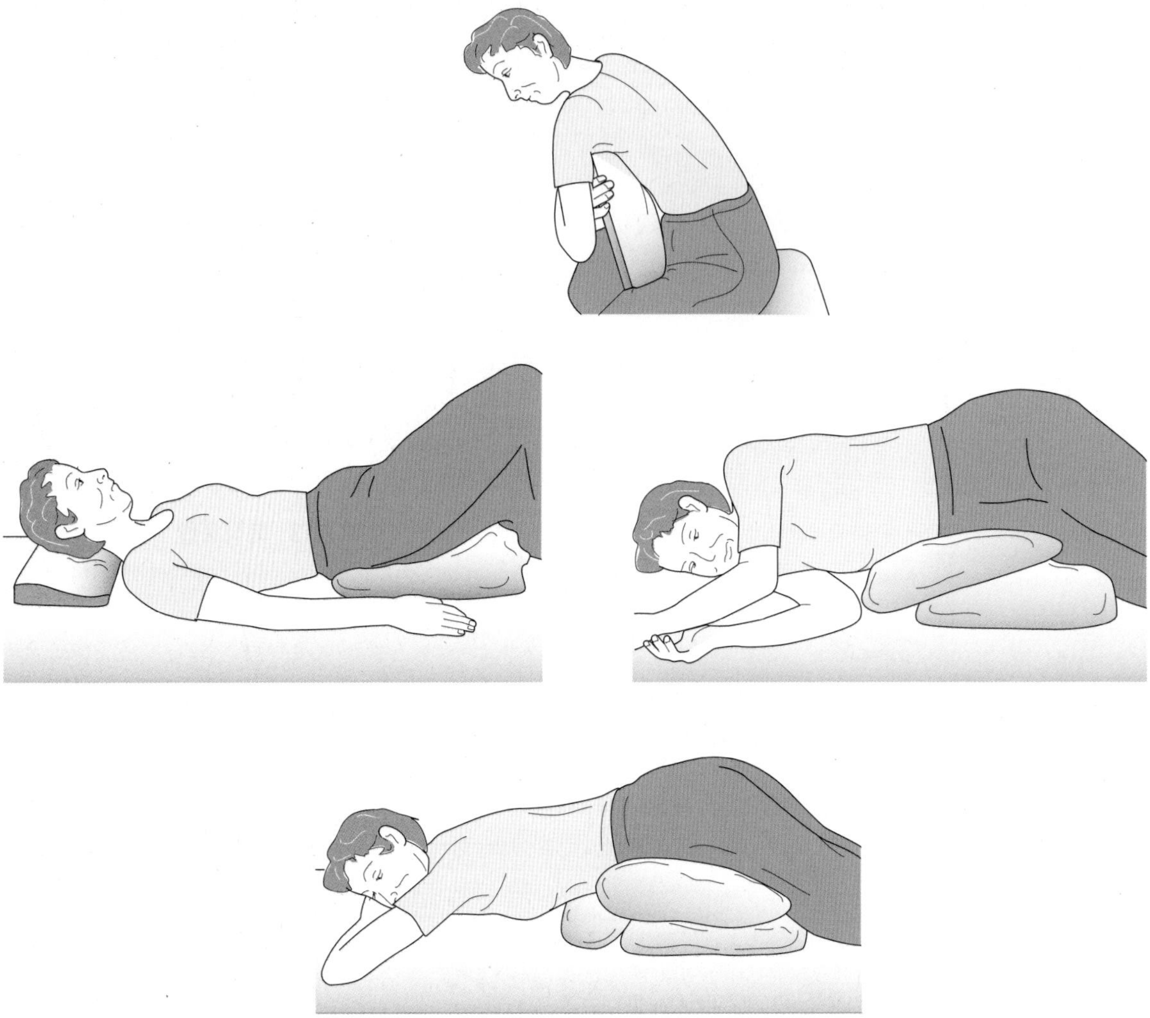

그림 5 쿠션을 이용한 체위배출법
경사각도가 20° 이상이 되도록 설정한다. 각 체위를 10분 정도 취한다.

(3) 배담 연습은 하나의 체위에 대해서 15분 이내에 완료하면 피로가 적어도 된다. 경험적으로 말하면 기상할 때와 취침 전에 객담에 곤란을 호소하는 경우가 많기 때문에 자기배담법을 기상 후나 저녁, 목욕 후 등에 시행하도록 지도한다.

물리치료사가 배담 시에 시행하는 기법에 대해서는 squeezing, percussion, vibration, shaking 등이 있다. 대상자의 병태, 체격, 가래의 점성도, 체력에 맞춰서 유연하게 조합시켜 시행한다. 맥박산소측정기(pulse oximeter)로 SpO_2가 개선되는지 모니터링을 한다.

객담 시는 가슴우리를 고정하거나 복압을 높이도록 보조적 기법을 사용하여 객담 시의 피로를 방지한다(**그림 6**). 개개의 테크닉에 관해서는 고도의 기술적 연습을 필요로 하므로 실지연수를 받는 편이 좋다.

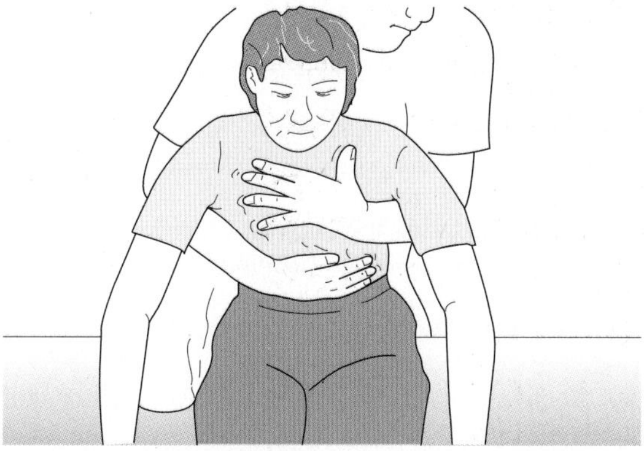

그림 6 객담 시의 보조

왼손 : 복장뼈부위, 왼쪽 아래팔 : 오른쪽 가슴부분, 오른손 : 복부, 오른쪽 아래팔 : 오른쪽 가슴부분.
대상자가 기침을 하는 순간에 앞뒤쪽과 좌우 안쪽 방향으로 가벼운 압력을 단숨에 가하여 객출을 보조한다. 앞경사 자세인 채로 대상자의 복부를 자기쪽으로 끌어당기도록 하면 좋다.

E 팔다리의 근력강화 연습

힘들게 일할 때의 숨이 찬 것이나 복부의 팽만감 등의 증상이 출현하면 체중이 감소하여 스태미나가 없어지고 근력저하가 급속히 일어난다. 따라서 초기증상의 단계부터 호흡연습, 팔다리의 근력강화연습, 지구력연습의 3점 세트로 시행하는 편이 좋다.

팔다리의 근력강화연습에서는 워밍업과 쿨다운을 확실하게 시행하여 근육통이나 피로감을 다음날까지 남기지 않도록 한다. 연습은 덤벨(dumbbell)이나 Thera-Band(고무제품) 등을 사용해서 시행한다. 연습 중도 기본적으로 숨을 내뱉으면서 힘을 넣고 숨을 들이마시면서 이완하도록 호흡방법도 동시에 지도한다.

F 지구력 연습

지구력 연습은 경증의 호흡기능장애의 경우에 개선을 기대할 수 있다. 그러나 현저하게 **숨이 차거나** 빈맥(빠른맥)이 수반하면 별로 효과를 기대할 수 없다. 재가에서의 운동은 ADL을 유지하기 위해서도 산보가 가장 간단하고 값이 싼 방법이다. 맥박산소측정기(pulse oximeter)를 장착하여 HR과 SPO_2의 수치를 지표로 하여 운동의 양을 지도한다. 맥박산소측정기(pulse oximeter)가 없는 경우는 숨이 찬 것이나 촉진법에 의한 맥박 수를 지표로 한다. 다만 숨이 찬 것에 대한 호소는 개인차가 커서 주의해야 한다.

숨이 찬 것과 운동에 관해서 이하의 4개의 패턴을 상정해둔다.

1) 검사수치가 좋고 숨이 차다는 호소가 적은 경우

유산소운동을 시행할 수 있다.

2) 검사수치는 좋지만 숨이 차다고 호소하는 경우

숨이 차다는 호소를 기준으로 연습한다. 유산소운동을 시행할 수 있으나 숨이 차다는 호소가 심하면 현실적으로 운동할 수 없는 경우도 있다.

3) 검사수치가 나쁘고 숨이 찬 경우

숨이 차다는 호소를 기준으로 연습한다. 검사치 그 자체가 나쁘기 때문에 유산소운동은 할 수 없다.

4) 검사수치가 나쁘고 운동을 해도 숨이 차다는 호소가 없는 경우

말기적인 패턴이고 가장 주의를 요한다. 폐성심(cor pulmonale)이나 심부전을 합병하고 있기 때문에 운동 중의 심전도 변화도 확인해두어야 한다. 운동은 낮은 강도의 부하에 그치고 심폐기능의 부담을 경감하도록 배려한다.

G 유의사항과 목표

만성호흡부전의 호흡치료는 심폐기능의 종합적 평가 하에 시행된다. 또한 고령자의 경우는 당뇨병, 간기능장애, 심근경색 등의 운동에 큰 영향을 주는 것 같은 합병증, 기왕력의 체크도 게을리 해서는 안 된다.

호흡치료의 목표는 호흡법을 습득하여 배담에 의해서 환기효율을 높이고 지구력 연습을 병용하여 일상생활을 안락하고 동시에 원활하게 지낼 수 있는 환경을 제공하는 것이다.

참고문헌

1) Scot, I., Jan, S.T.: Cardiopulmonary Physical Therapy. C.V. Mosby, 1985.
2) 米本恭三, 石神重信, 石田 暉ほか（編）: リハビリテーションにおける評価. Ver.2, *Journal of Clinical Rehabilitation* 別冊, 医歯薬出版, 2000.
3) 石田 暉, 江藤文夫, 里宇明元（編）: 呼吸リハビリテーション. *Journal of Clinical Rehabilitation* 別冊, 医歯薬出版, 1999.
4) 丸川征四郎（編）: ICU のための新しい肺理学療法. 改訂増補, メディカ出版, 1999.
5) 宮川哲夫, 黒川幸雄（編）: 理学療法 MOOK4 呼吸理学療法. 三輪書店, 1999.
6) 日本呼吸管理学会呼吸リハビリテーションガイドライン作成委員会ほか（編）: 呼吸リハビリテーションマニュアル—運動療法. 照林社, 2006.

VI 신경변성질환

■ **학습목표**

- 재가에서 신경변성질환의 물리치료 평가에 대해서 학습한다.
- 재가에서 신경변성질환의 물리치료의 실제에 대해서 학습한다.
- 질환의 진행에 수반하는 물리치료의 실제에 대해서 학습한다.
- 포괄적 재활에 대해서 학습한다.

신경변성질환으로 대표적인 파킨슨병, 척수소뇌변성증, 근위축성측삭경화증의 3개의 난치병에 대해서 언급한다.

A 파킨슨병

1. 파킨슨병의 평가

신경학적 검사에 더하여 근력검사, ROM 검사, 자세반사검사, 삼킴검사, 균형검사, ADL 검사가 중요한 평가가 된다. 또한 장기간의 약물치료에 의한 환각, 운동이상(dyskinesia), 근육긴장이상(dystonia), 발을 움츠리는 현상도 간과하지 않도록 주의한다. 1일 내 변동이 관찰되는 것 같으면 상태가 좋을 때와 나쁠 때의 임상증상의 낙차를 평가해둔다. 종합적 평가로서는 파킨슨병 통일 스케일이 효과적이다.

2. 파킨슨병의 운동치료

만성진행변성질환에서는 중증정도의 각 단계에 따른 연습 프로그램을 유연하게 조립하는 것이 중요하다(**표 1**)[1]. 이하에 각 단계에 따른 운동치료의 개요를 나타낸다.

표 1 Hoehn-Yahr의 임상적 기능장애 분류

stage Ⅰ	한쪽의 증상만이고 최소한의 기능장애가 인지되거나 전혀 인지되지 않는다.
stage Ⅱ	양쪽성 또는 몸통에 증상이 인지되지만 균형의 장애는 없다.
stage Ⅲ	바로서기반사의 장애가 인지된다. 눈을 감고 선 자세의 상태에서 밀리면 더 명백히 균형이 무너진다. 활동은 제한되지만, 일의 유형에 따라서는 가능하다. 기능장애는 경증이나 중등도이고 자립한 생활을 영위할 수 있다.
stage Ⅳ	증상이 진행하여 중증의 기능장애 때문에 현저한 능력저하가 인지되지만, 선 자세나 보행은 보조 없이 어떻게든 할 수 있다.
stage Ⅴ	보조가 없는 한 침대 위 또는 휠체어 생활이 강요된다.

(Hoehn, M. M., Yahr, M.D. : Parkinsonism; onset, progression, and mortality. Neurology, 17; 427-442, 1967에서]

a. 몸동작 자립기(Yahr의 stage Ⅰ, Ⅱ)

병태에 관한 바른 지식(만성진행성의 질병이라는 것)을 갖게 하고 운동치료나 생활지도를 시행할 필요가 있다. 자기가 수행할 수 있는 것은 자율적으로 시행시켜서 운동량의 감소를 최소한으로 한다. 앞굽힘 앞경사 자세나 팔다리의 굽힘 구축에 대해서 팔다리 몸통의 폄 연습을 시행한다. 또한 걷는 모습의 지도, 균형연습 등을 시행하여 넘어짐을 예방한다. 상실되기 쉬운 체축 내 회전운동은 몸 구르기나 일어나기 동작으로 시행한다. 호흡기능장애로 연결되는 큰가슴근의 단축이나 가슴우리의 확장제한을 방지하기 위해 가슴우리의 가동성을 확보한다.

b. 부분보조기(Yahr의 stage Ⅲ, Ⅳ)

운동치료의 목적은 보조량의 경감과 폐용증후군을 예방하는 것이다. 연습은 근육고축에 대한 신장연습, 균형연습, 항중력근의 활성화, 기거동작연습, 보행연습을 시행한다. 보행할 때의 발의 움츠림, 전방돌진현상, 자세반사장애가 진행되기 때문에 **넘어짐**의 위험성이 높아진다. 심리적으로 과도한 공포심이 증가하고 활동성이 저하하기 쉽다.

많은 경우, 침착하게 대처하면 넘어짐의 위험은 상당히 예방할 수 있다. 예컨대, "움츠리다"라는 현상은 대상자 자신도 가족도 이해하는 것이 어렵다. 발을 움츠리게 된 경우는 보행을 중지하고 선 자세로 되돌려서 일단 후방으로 중력중심을 약간 이동시킨 다음에 내딛도록 한다. 어디까지나 대상자 자신의 페이스로 리듬을 만드는 것이 중요하다. ADL연습은 각 동작에서 절대 안전한 상태에서 시행할 수 있는 방법을 반복해서 연습한다. 시설외래시설을 이용하여 평일 집에 틀어박히지 않도록 한다.

c. 완전보조기(Yahr의 stage Ⅴ)

체위변환이나 ROM 연습, 잔존기능에 의한 동작연습, 호흡연습이 중심이 된다. ROM의 확보는 ADL의 보조에서 중요한 과제이다. 자리보전의 시간을 단축하는 것은 욕창, 폐렴, 방광장애 등의 합병증의 예방에 도움이 된다.

가족의 요양에 따른 피로를 경감하도록 방문간호, 방문재활, 단기체류(short stay) 등의 서비스를 활용한다.

B 척수소뇌변성증(SCD)

1. SCD의 평가

SCD(spinocerebellar degeneration)는 일반적으로 척수형 · 소뇌형 · 척수소뇌형의 3개 유형으로 대별되기 때문에 신경학적 평가를 상세하게 시행하는 것이 중요하다. **실조증상**이 심한 경우 근력이나 ROM은 비교적 온존되는 기간이 길다. 균형검사, ADL검사를 시행하여 실생활의 문제점을 파악한다. **기립성저혈압**을 합병하고 있는 경우는 기립 전후의 혈압측정, 자각증상에 주의하여 실신하지 않도록 주의한다.

2. SCD의 운동치료

운동치료는 SCD의 중증정도에 따라서 유연하게 시행한다(**표 2**). 일반적으로 가장 곤란한 과제는 주된 징후인 운동실조이다. 운동실조에 대해서는 다양한 방법이 시도되고 있는데 이하에 대표적인 방법을 열기한다.

1) PNF

소뇌실조로 장애되는 근육활동의 항상성이나 협동근군 사이, 길항근군 사이, 몸통 팔다리의 협동성의 촉진을 목적으로 하여 시행된다. **PNF의 율동적 안정화**(rhythmic stabilization)에 의한 관절 중간위치에서의 등척성 수축연습이나 길항근의 활동전환 연습은 고정근군의 강화를 도모하고 근육긴장 저하나 근력저하 길항근 사이의 근력 불균형의 개선에 효과적이라 한다.

표 2 척수소뇌변성증의 중증도 분류

	다리의 기능장애	팔의 기능장애	회화 장애
Ⅰ도 (미미함)	독립보행 ; 독립보행이 가능 보조구나 다른 사람의 보조를 필요로 하지 않는다.	발병 전(건전할 때)에 비하면 비정상이지만 극히 가벼운 장애	발병 전(건전할 때)에 비하면 정상이지만 가벼운 장애
Ⅱ도 (경증)	수시보조 : 보조보행 독립보행이 가능하지만 일어서기, 방향전환, 계단 오르내리기 등의 요소요소에서 벽이나 난간 등의 지지보조구, 또는 다른 사람의 보조를 필요로 한다.	섬세한 동작은 서툴지만 식사에 스푼 등의 보조구는 필요로 하지 않는다. 글씨쓰기도 가능하지만 명백히 서투르다.	가벼운 장애가 있지만 충분히 알아들을 수 있다.
Ⅲ도 (중등도)	상시보조 : 보조보행–잡고 걷기 : 보행할 수 있으나 거의 항상 지팡이나 보행기 등의 보조구, 또는 다른 사람의 보조를 필요로 하고 이들이 없을 때는 잡고 걷기가 주체를 이룬다.	손끝의 동작은 전반적으로 졸렬하고 스푼 등의 보조구를 필요로 한다. 글씨쓰기는 할 수 있으나 읽기 어렵다.	장애는 가볍지만 조금 알아듣기 어렵다.
Ⅳ도 (중증)	보행불능–휠체어 이동 : 기립하여 있을 수 있으나 다른 사람에게 보조를 받아도 거의 보행할 수 없다. 이동은 휠체어에 의존하거나 네발로 기기, 또는 무릎걸음을 한다.	손끝의 동작은 졸렬하고 다른 사람의 보조를 필요로 한다. 글씨쓰기는 불가능하다.	상당히 장애가 있고 알아듣기 어렵다.
Ⅴ도 (극히중증)	몸져 누워있는 상태 : 지지를 받아도 기립불능이고 침상에 누운 채로이며 일상생활활동은 모두 다른 사람에게 의존한다.	손끝만 아니라 팔 전체의 동작이 졸렬하고 다른 사람의 보조를 필요로 한다.	고도로 장애가 있어 거의 알아들을 수 없다.

주 : 다리의 기능장애, 팔의 기능장애, 회화장애를 5단계로 나누고 있으나 이들의 장애는 반드시 병행하고 있는 것은 아니다.
장애정도가 가장 중증인 부분을 갖고(그 환자의 그 시기에서의) 장애정도로 한다.
[일본 후생성 특정질환 운동실조 조사연구반 : 총괄연구보고, 1991년도 연구보고서, 1992에서]

2) 프렌켈(Frenkel) 체조

척수로(tabes dorsalis)의 고유감각장애에 의한 협동장애의 연습법으로 개발되었으나 시각이나 잔존하는 고유감각의 보상을 이용하여 반복연습에 의한 중추신경계에 대한 촉진 및 운동학습이라는 관점에서 실조증에 사용되고 있다. 효과성에 대해서는 연습된 운동, 동작에 대해서 개선이 인지되지만 학습의 전이에 대해서는 부족하다고 한다.

3) 무게 부하

활동떨림(기도진전, intention tremor)이 감소하고 ADL에 개선이 인지되어 있다. 그 생리학적 기전은 명백하지 않지만 장애부위에 대한 집중력 증가나 주된 작용근, 길항근의 긴장증가 등에 의해서 운동감각이나 의식적 운동에 어떠한 촉진효과를 초래하고 있다고 생각된다. 일반적으로 팔에서는 200~400g, 다리에서는 300~800g 정도가 적당하고 하지만, 대상자마다 검토가 필요하다.

4) 압박대

이것도 무게부하와 마찬가지로 동작 때의 안정성이 증가하지만 작용기전은 명백하지 않다.

5) 보조장구의 사용

조절관절 수의 감소에 따라서 동작할 때 안정성을 가져온다는 보고도 있다.

이들의 효과성에 대해서는 피드백 기전이나 고유감각수용기, 표재감각기관 등에 어떠한 효과적인 자극으로 작용하고 있다고 생각된다. 그러나 생리학적 기전에 대해서는 충분히 밝혀져 있지 않고 경험적 견해를 벗어날 수 없다. 연습효과의 지속에 대해서도 장기간의 효과는 기대할 수 없다는 것이 지적되고 있다.

SCD의 운동치료의 어려움은 실조증상만이 아니라 파킨슨증상, 간대성근경련증(myoclonus) 등의 불수의운동, 기립성저혈압이나 방광직장장애 등 매우 다채롭기 때문에 다양한 프로그램을 편성해야 한다.

예컨대, 소뇌형실조증상이 있는 경우, 집의 복도에 난간을 설치하는 것은 효과적이다. 그러나 팔의 측정 장애가 현저하다면 난간을 잘못 잡을 가능성이 있어 주의해야 한다. 또한 불수의운동 때문에 균형이 무너져 넘어지는 경우는 머리보호용 모자를 착용할 필요가 있다. 올리브다리뇌소뇌위축(olibopontocerebellar atrophy; OPCA)과 같이 운동실조와 무동의 영향이 가해진 경우, 기거동작이 곤란해지고 관절구축이나 욕창이 문제가 되는 일도 있다. 자율신경증상을 나타내는 경우는 기립성저혈압이나 삼킴장애, 배뇨장애에 대한 생활지도가 중요하다.

현재로서는 극적 개선을 바랄 수 있는 운동치료는 없기 때문에 임상증상을 정확히 평가하여 단기간이기는 하지만 효과를 얻을 수 있을 것 같은 방법을 적극적으로 시도해야 할 것이다.

C 근위축성측삭경화증(ALS)

1. ALS의 평가

ALS(amyotrophic lateral sclerosis)는 특이적으로 근골격계가 장애되어 있기 때문에 근력검사, ROM검사, ADL검사를 중점적으로 시행할 필요가 있다. 또한 삼킴 검사, 호흡기능검사도 동시에 시행한다. ALS의 진행속도는 예측할 수 없기 때문에 정기적으로 평가를 시행하고 잔존근육을 항상 확인해두는 것이 중요하다.

2. ALS의 운동치료

ALS에 대한 근본치료는 없으며 폐용증후군에 의한 2차적 합병증을 예방하는 것이 목적이다. 잔존기능을 최대한 이용하고 보상적 연습을 시행하여 ADL의 유지를 도모한다. 더욱이, 병병 고지에서부터 장애수용에 이르는 경과가 빠를수록 높은 QOL의 확립이 이루어지기 때문에 관련 직종과의 적극적인 팀 접근이 중요하다.

아래에 ADL의 장애정도(**표 3**)에 따른 운동치료의 개요에 대해서 언급한다(**표 4**)[2].

표 3 근위축성측삭경화증의 중증도

1	근위축이 관찰되지만 일상생활에 전혀 지장이 없다.
2	정교한 동작만 할 수 없다.
3	보조를 필요로 하지 않고 자기가 어떻게든 운동이나 일상생활을 할 수 있다.
4	보조하면 일상생활을 상당히 잘 할 수 있다.
5	보조해도 일상생활에는 큰 지장이 있다.
6	자리보전의 상태이며 혼자서는 아무것도 할 수 없다.
7	튜브를 통한 영양공급 또는 호흡관리를 필요로 한다.

[일본 후생성 연구반의 진단의 입문서에서]

표 4 ALS 환자에 대한 운동치료

병기	임상병기	실제의 운동치료
ADL 자립기 (중증도 1~3)	상지형 하지형 구형	상지의 ROM · 근력유지, 상지장구의 소개 하지의 ROM · 근력유지, 하지장구의 소개 호흡치료 (상기 이외에 기거 · 이동동작 연습을 모든 병형에서 시행한다)
ADL 보조기 (중증도 4, 5)	상지형 하지형 구형	몸통 · 머리장구의 소개, 복근 · 호흡근의 근력유지, 자조구의 소개, 상지에 의한 ADL의 유지 보행기 등의 보행보조구 · 휠체어 · 기거이동동작 의사소통 수단 확립, 호흡치료, 삼킴방법 검토
ADL 완전보조기 (중증도 6, 7)	모든 병형에 공통	팔다리(큰관절 중심) · 몸통의 ROM, 잔존근육 유지 · 강화, 호흡치료, 의사소통 수단 확보, 가족에 대한 보조 · 요양방법 지도

[尾花正義 : 근위축성측삭경화증(ALS)의 재활 팀 접근. Journal of Clinical Rehabilitation, 4:218-222, 1995에서 변경]

a. ADL 자립기(중증도 1~3)

팔다리 및 몸통근육의 스트레칭, 근력강화, 전신 지구력이 증대된다. **근력저하**의 원인은 ALS 자체의 진행, 폐용성, 과용성을 생각할 수 있다. 재가에서 **근력강화**를 시행하는 경우는 과부하가 되지 않도록 근육통, 근육의 뻣뻣한 느낌, 피로감이 다음날까지 남지 않을 정도로 한다. **지구력 운동**은 특히 큰 관절이나 항중력근에 대한 낮은 부하, 높은 횟수의 연습, 소량을 자주 하는 연습 등을 연구를 시행한다. 이 밖에 자전거 에르고미터나 보행연습을 시행한다. 이 시기는 근력강화와 폐용근위축의 방지를 충분히 기대할 수 있다.

b. ADL 보조기(중증도 4 • 5)

근력저하가 진행하고 ADL 장애가 두드러진다. 병세에 따라서 지팡이, 보행기, 하지장구를 적절히 처방하여 받는다. 또한, 자세유지를 위한 목뼈장구, 몸통장구, 휠체어 제작도 필요하다. 특히, 기거, 옮겨타기, 이동 동작이 불안정해지므로 가족에 대한 보조기술의 지도를 시행한다. 근력연습은 계속해서 시행하지만 폐용성 근력저하는 가속되기 때문에 **과부하**에 주의한다. 또한 급속한 근력저하에 수반하여 관절이 느슨해지고 과다신장에 의한 **어깨관절 탈구** 등에 주의가 필요하다. ROM에 관해서는 가능한 한 확보한다. 자조구를 고안하여 근력저하가 있어도 ADL의 자립도를 유지한다. **숨뇌마비(bulbar palsy)** 증상도 진행하기 때문에 작업치료사나 언어청각사와 공동하여 **의사소통 수단의 확보와 삼킴 장애의 개선**에 노력한다.

심리상태는 매우 불안정하고 많은 경우 우울해진다. 가족도 포함하여 현 상황의 파악과 장래의 전망에 대해서 서로 이야기를 나누어 심리적인 안정을 도모하도록 한다. 단순한 격려는 의미가 없다.

c. ADL 완전보조기(중증도 6 • 7)

어쩔 수 없이 몸져눕게 되어 가족의 요양부담정도는 비약적으로 커진다.

물리치료는 관절운동범위의 확보를 중심으로 잔존근육의 근력유지 · 강화, 호흡 · 배담, 삼킴 지도를 시행한다. 또한 병상에 따라서 전동침대, 리프터, 리클라이닝 휠체어, 의사소통 보조장치(communication aid), 인공호흡기

(respirator), 흡인기 등을 적절하게 도입한다. 사회자원을 효과적으로 활동하기 위해 케어 매니저, 의사, 보건사와 적극적으로 교류하여 요양환경을 정비한다.

말기적 단계에서는 다가올 죽음을 향해 대상자, 가족, 물리치료사가 각각 죽음을 직시하여 편안하고 안락한 의미 있는 매일을 지낼 수 있도록 모색해야 한다.

D 포괄적 재활

지금까지 대표적인 질환에 대해서 언급하였으나 어느 것도 극적인 효과를 얻을 수 있는 방법은 없다. 발병 시에서부터 포괄적 재활 접근이 필요하다. 실제장면에서는 효과적이라 생각되는 온갖 방법을 구사하여 노력해야 한다. 또한 인터넷 상의 경험담이나 수기는 대상자나 가족의 정신적, 육체적 고통을 극복하는 단서를 줄지도 모른다.

마지막으로 ALS와 같이 몇 년에서 인공호흡기 관리 하에 있게 되고 죽음과 대치하지 않을 수 없는 상태에서 원조를 구하고 있는 사람들이 다수 있다는 것을 잊어서는 안 된다.

인용문헌

1) Hoehn, M.M., Yahr, M.D. : Parkinsonism: onset, progression, and mortality. *Neurology*, 17:427–442, 1967.
2) 尾花正義：筋萎縮性側索硬化症（ALS）のリハビリテーション チームアプローチ. *Journal of Clinical Rehabilitation*. 4:218–222, 1995.

참고문헌

1) 篠塚直子, 安藤一也：筋萎縮性側索硬化症（ALS）のリハビリテーション. 総合リハ, 14:577–582, 1986.
2) 藤谷尚子, 水落和也, 三浦こずえほか：Parkinsonism の理学療法. 理・作・療法, 22:288–295, 1988.
3) 柴藤泰[illegible]：脊髄小脳変性症（SCD）のリハビリテーション—SCD の grade とリハプログラム. *Journal of Clinical Rehabilitation*, 3:106–111, 1994.
4) 半田健壽：筋萎縮性側索硬化症患者の理学療法のあり方. 理学療法, 15:183–187, 1998.
5) 千田富義：脊髄小脳変性症. 総合リハ, 28:811–816, 2000.
6) 星 文彦：脊髄小脳変性症の理学療法における課題と今後の展望. 理学療法, 17:68–70, 2000.
7) 野尻晋一：パーキンソン病患者の外来理学療法. 理学療法, 17:749–756, 2000.

VII 척수손상

■ **학습목표**

- 척수손상에서 합병증과 대책에 대해서 학습한다.
- 재가에서 척수손상의 물리치료 평가에 대해서 학습한다.
- 재가에서 척수손상의 물리치료의 실제에 대해서 학습한다.

A 재가에서 물리치료 평가 요점

지역사회 생활을 영위하는 척수손상자로서 병원 또는 장애인지원시설에서의 생활과 크게 다른 것은 사회복귀를 위한 운동 · 연습 주체의 생활에서부터 실생활로 전환하는 것이다. 즉 물리치료의 주안점은 기능향상에서부터 기능유지, 활동 · 참여수준의 확대로 전환된다. 중요한 것은 실생활에서 심신기능의 저하를 초래하고 있지는 않은가, 또는 기능의 저하가 인지된 경우에는 원인은 무엇인가, 해결을 위한 수단은 무엇인가, 또한 활동 · 참여 수준은 어느 정도 충족되어 있는가, 라는 관점이다.

최근, 부상자는 고령화에 수반하여 고령자에 많고, 연령의 상승에 수반하여 **경수 손상**이 많아진다는 보고가 있으며 대상자의 중증화도 그러하지만 보조자의 고령화도 중요한 문제라 추측된다. 즉, 보조자의 능력에 좌우되는 고령 중증환자의 케어에는 대상자에 대한 중재는 물론 보조자에 대한 중재도 필요하고 다른 스태프와의 연계에 의한 서비스의 제공이라는 관점에서부터의 평가 · 지원이 중요하다. 게다가, 척수손상에서는 손상부위가 고위가 될수록 합병증이 많이 발생하기 때문에 합병증에 대한 지식은 중요하다.

B 합병증과 대책

1. 자율신경계의 장애

경수에서의 손상 및 제5 · 6흉수보다 상위의 손상으로 일어나고 부상 직후부터 혈관운동신경장애, 체온조절장애, 발한장애, 복부장기장애, 방광직장장애 등 다양한 장애가 출현한다.

a. 자율신경 과반사(반사항진)

말초에서부터의 자극에 의해서 자율신경반사가 상위의 억제 내지는 과도하게 일어난 상태이며 손상부위 이하의 장기나 피부로부터의 자극이 기인이 된다. 구체적인 자극으로는 방광의 충만, 방광염, 적변 시의 항문자극, 욕창에 대한 자극 등을 열거할 수 있다. 이들의 자극에 의해서 두통, 발한, 발작성고혈압, 호흡곤란, 서맥, 머리털이 곤두서는 등의 증상이 일어난다. 자율신경 과반사(반사항진)는 만성기에도 일어난다.

예방대책으로서는 **배뇨 · 배변의 관리**의 철저나 **욕창의 예방**을 비롯하여 피부의 관리도 중요하다. 실제로 증상이 나타난 경우의 처치로서는 머리를 올리고 방광의 상태를 체크한다. 풍선 카테터(balloon catheter)를 사용하고 있는 경우에는 카테터나 튜브의 비틀림, 봉지(bag) 내의 요량(가득 차 있지 않은가) 등을 확인하고 해당되지 않는 경우에는 카테터에 막힘이 없다는 것을 확인한다. 자기도뇨의 경우에는 카테터를 삽입하여 방광을 비운다. 곧은창자(직장) 내에 변이 가득 차서 증상을 일으키고 있는 경우에는 적절한 배변조작(적변을 포함한다)을 시행한다. 이들 이외의 원인으로 일어나고 있는 경우에는 욕창이나 기타의 상처가 영향을 주고 있지 않은지를 확인할 필요가 있다.

b. 기립성저혈압

제5흉수 이상의 손상환자에서는 초기에 복부장기나 다리의 교감신경계의 지배가 차단되고 혈관운동신경의 마비때문에 기립자세에서는 혈액이 다리나 내장에 고여 혈액배분의 불균형을 일으켜 뇌빈혈이 일어난다. 이 증상이 기립성 저혈압이며 급성기에서부터 기상기에 많이 관찰되지만 일부에서는 만성기까지 잔존한다.

대책으로는 조기부터의 규칙적인 체위교환, 앉은 자세 · 기립연습 등이 효과적이지만, 복대를 사용하는 것이나 다리에 탄성붕대를 감는 것에 의해서도 효과를 얻을 수 있다.

실제로 증상이 나타난 경우의 처치로서는 **머리가 낮은 위치**의 자세로 뇌의 혈류를 증가시키는 것이 원칙이다. 휠체어 승차 시에 자각증상이 있었던 경우에는 앞으로 굽힌 머리가 낮은 위치의 자세를 취하게 한다. 고위 경수 손상 환자 등에서 전동휠체어를 사용하는 경우에는 전동 리클라이닝 구조가 부가된 것이 바람직하다. 또한 자주 증상이 나타날 때에는 낙상방지용으로 휠체어에 골반벨트를 장착한다. 의식이 소실된 경우에는 골반벨트에 의해서 몸통은 차단되어 필연적으로 앞굽힘 자세가 되어 머리가 낮은 위치의 자세를 얻을 수 있다. 보통형 휠체어라면 보조자가 지지대(tipping lever)를 밀어 밟음으로써 캐스터 올림을 시행하여 머리가 낮은 위치 자세를 취하는 것이 가능하며 보조방법의 하나로서 지도해두는 것도 좋다.

c. 체온조절장애

제6흉수보다 고위의 손상에서는 **발한기능장애** 때문에 불한부위가 존재하고 한편에서는 근육수축력의 상실 및 열량 섭취량이나 기초대사의 저하 등으로부터 방열, 산열의 균형이 무너져 체온조절기능에 이상이 발생한다. 피부온도는 외계온도에 좌우되기 쉬워 **저체온** 또는 **고체온**이라는 **변온성**을 나타낸다. 여름철이나 운동할 때에는 발한기능장애 때문에 울열(heat retention)을 일으키는 일이 있다. 울열은 맥박수의 증가는 없으나 피부온도의 상승이 인지된다. 체온조절기능은 부상 후 몇 년이 경과해도 개선이 인지되지 않는 경우도 있어 물리치료사가 재가에서 운동부하를 가할 때에도 주의가 필요하다.

대책으로는 평소부터 온도의 변화에 유의하여 자기조정을 시행함과 동시에 에어컨, 냉방장치(cooler), 난방기구, 의복 · 침구 등의 환경면에 대한 조언이 필요하다. 실제로 증상이 나타난 경우의 처치로서는 발열 시에는 선선한 환경에 몸을 두고 의복을 느슨하게 하는, 수분을 공급하는 등의 행위가 필요하다.

2. 피부의 장애

피부 및 피하조직이 압박되어 허혈상태가 지속되면 조직 괴사가 일어난다. 이것이 **욕창**이며 척수손상(자)에서는 운동마비, 감각장애에 의해서 무의식 하에서의 몸의 움직임이나 통증 자극으로부터의 주의가 환기되지 않고 일어나기 쉽다.

욕창이 발생하기 쉬운 것은 피하조직이 부족한 부위이며 누운 자세에서는 어깨뼈, 뒤위엉덩뼈가시(후상장골극), 엉치뼈, 발꿈치부분 등에 잘 발생하고 옆으로 누운 자세에서는 큰돌기(대전자), 종아리뼈머리(비골두), 발목관절 가쪽 복사에 잘 발생한다. 또한 생활이 휠체어의 장시간 승차를 강요되는 일이 많아 궁둥뼈(좌골)나 발꿈치부부나 제5발허리뼈머리나 밑동부분에 잘 발생하기 쉽다.

욕창의 예방에 중요한 것은 압박으로부터의 해방, 즉 **압력제거**가 된다. 만일 대상자에게 이미 욕창이 형성되어 있다고 하면 그 욕창이 왜 형성되었는지를 생각해야 한다. 휠체어 위의 앉은 자세에 따라서도 욕창발생의 부위가 변화한다. 휠체어 사용자에서는 일상생활의 태반이 앉은 자세가 되기 때문에 푸시업(push-up)에 의한 압력제거는 중요하지만 푸시업의 능력이 없는 대상자에게는 개개의 능력에 맞는 압력제거 동작을 지도한다. 이상적으로는 15분에 1회 정도의 압력제거 동작이 습관화되면 좋다. 습관화하려면 타이머를 설정하여 시행하는 방법도 효과적이다. 또한 압력제거에 우수한 **쿠션의 사용**도 효과적이다. 각각에 특색이 있기 때문에 선택할 때는 실제로 시험 사용하는 것이 중요하다. 쿠션은 해가 지남에 따라 열화가 일어나기 때문에 내용연수 내에서의 교환이 중요하다.

한편, 침대 위 누운 자세가 많아지는 고위 손상환자에서는 2~3시간에 한 번의 **체위교환**이 필요하고 보조자에 대한 적절한 지도가 중요하다. 또한 매트리스에도 쿠션과 마찬가지로 몇 가지의 종류가 있어 어느 종류를 선택할 것인지는 중요한 요점이다. 공기매트는 신체압력의 분산에는 우수하지만, 보조의 용이성, 대상자의 움직임의 용이성 면에서는 어려움이 있어 양면에서부터의 평가가 필요하다.

3. 근골격계의 장애

a. 경축

척수 추체로가 장애된 경우, 척수수준의 반사는 해방되어 **경축**(rigidity)이 일어난다. 경축은 미비영역이 고위이고 부전마비 쪽이 심한 경향이 있다. 경축을 조장하는 원인으로서는 정신적인 긴장 등의 내인적인 요소 및 피부의 근육조직에 대한 기계적인 자극, 온도자극 등의 외인적인 요소가 있다. 적당한 경축의 존재는 근위축, 욕창이나 골다공증의 발생을 예방한다. 그러나 중증의 경축이 되면 능동운동은 제한회고 잔존기능의 저하를 초래한다.

일상생활동작의 방해가 되는 것 같은 경축을 방지하기 위해서는 기인하는 자극의 제거가 중요하지만 물리치료로서는 온열치료 · 한랭치료 등의 물리적 수단에 의한 치료(physical agent modalities)나 경축 근육의 스트레칭도 효과적이다. 그러나 자극 강도에 따라서는 경축을 조장하는 것에도 연결되어 배려가 필요하다. 보조자가 스트레칭을 시행하는 경우에는 세기, 방향, 스트레칭의 시간 등을 지도할 필요가 있다.

b. 관절구축

척수를 손상한 경우에는 마비 경계영역에서의 근력의 불균형이나 경축의 영향으로 구축을 일으키기 쉽다. 고위 경수가 손상된 팔꿉관절에서는 위팔두갈래근이 위팔세갈래근에 대해서 우위가 되기 때문에 굽힘 구축을 일으키기 쉽고 어깨관절은 어깨뼈 내림근(depressor)이마비되고 어깨뼈 올림근(elevator muscle)인 등세모근이 우위로 작용하기 때문에 어깨뼈 올림위치에서의 구축을 일으키기 쉽다. 이들의 구축은 경수 손상환자의 푸시업 동작이나 앉은 자세 유지능력의 큰 저해인자가 된다. 휠체어 위에서의 생활이 중심이 되면 엉덩관절, 무릎관절은 항상 굽힘위치가 강요되어 굽힘구축이 일어나기 쉽다. 뒤넙다리근(hamstrings)의 단축은 다리를 길게 뻗고 편안히 앉은 자세에서의 균형의 저해인자가 된다. 또한 엉덩관절 모음근은 경축을 일으키기 쉽고 엉덩관절을 직각으로 굽히고 무릎관절도 직각으로 굽힘 상태에서 다리 전체를 바깥쪽으로 벌리는 운동(abducr-tion in flexion)을 제한한다.

경수 손상환자에서는 손허리손가락사이관절에 폄 구축이 일어나기 쉽고 손가락사이관절에는 굽힘 구축이 일어나기 쉬우며 **tenodesis action**에 의한 기능적인 잡기동작이 저해된다. 장시간의 누운 자세는 척주의 가동성을 상실하고 엉덩관절에는 굽힘 제한을 초래한다. 또한 가슴우리가 가동성을 상실함으로써 용이하게 호흡능력의 저하를 초래한다.

물리치료사로서는 대상자 또는 보조자에게 스트레칭의 방법을 지도할 필요가 있으나 그 때는 이미 일어나버린 관절운동범위의 제한에 대한 접근 이외에 향후 예상되는 제한에 대해서도 예측하여 지도해야 한다.

c. 근력저하

척수의 손상수준에 따라서 필연적으로 잔존기능은 결정된다. 잔존기능을 최대한 효과적으로 활용하여 일상생활을 보냄으로써 어느 정도의 근력저하는 방지할 수 있으나 실생활장면에서는 환경면, 시간적인 제약 등으로부터 충분한 근력강화, 유지연습이 이루어지지 않는다. 또한, 고위 경소손상 환자와 같이 중증의 사지마비환자가 되면 하루의 태반을 침대 위에서 지내는 일도 드물지 않다.

물리치료사는 대상자 또는 보조자에 대해서 적절한 근력유지 연습방법을 지도할 필요가 있다. 구체적으로는 일상생활동작의 일부로서 푸시업 동작이나 일어나기 동작을 사용하거나 아령, 무게밴드, 고무튜브 등의 용구를 사용하거나 보조자의 도수를 이용한 연습법의 지도가 필요하다. 또한 스포츠 참여는 근력유지만이 아니라 근력강화에도 크게 효과가 있다. 고위의 손상에서는 호흡근도 마비되기 때문에 호흡근에 대한 접근도 중요하다. 가로막을 사용한 복식호흡의 연습이나 정기적인 심호흡, 1일에 몇 회 의식적으로 헛기침을 하는 것도 중요하다. 스포츠 바람총 등은 고위 손상환자에서도 비교적 참여하기 쉽고 호흡기능의 유지에는 효과적이다.

d. 체력의 저하

체력에는 근력, 근지구력, 심폐기능, 날렵함, 균형능력이나 감염증에 대한 저항력 등이 포함된다. 체력을 강화한다는 것은 자기면역력을 높이는 것에도 연결되며 이것에 의해서 합병증의 예방에도 효과가 높다. 체력강화의 요점으로서는 "운동의 종류", "운동의 세기", "운동의 시간", "운동의 횟수"가 중요하지만 "계속할 수 있는 것"도 중요하다. 실제로는 스포츠 활동을 통해서 시행되는 일이 많지만 이상의 요점이 지켜지는 것이 중요하다.

e. 골위축

척수 손상환자에서는 선 자세를 취하는 기회가 없기 때문에 다리에 중력이 가해지지 않고 **골위축(osteanabrosis)**이 발생하기 쉽다. 골위축이 진행됨으로써 약간의 외력에 의해서도 골절을 초래하는 일이 있다. 예방을 위해서는 선 자세를 취하고 다리에 하중을 가하는 것이 중요하다. 또한 보행이 가능하다면 골위축의 예방 수단으로서 효과가 높다.

f. 이소골화(heterotopic ossification)

발생기전은 불명이며 현상으로서는 마비영역 주위의 근육에 가골이 생긴다. 마비나 외상이 없어도 근육이 염증을 일으켜서 가골화하는 일이 있으며 이 경우는 **화골성근염**이라 불린다. 잘 발생하는 부위로서는 팔꿉관절, 엉덩관절, 무릎관절 등의 큰 관절 주위에 많이 관찰된다. 난폭한 수동관절운동이 원인이라는 설도 있고 발생예방을 위해서도 관절운동은 살살 시행해야 한다. 발생에 의해서 관절운동범위의 제한이 발생하고 중증이 되면 관절의 강직을 초래한다.

4. 척수공동증

척수공동증은 어떤 원인에 의해서 척수 내에 공동화가 발생하여 신경증상을 나타내는 질환이다. 원인에는 척수외상 후의 척수공동증이나 척수종양에 수반하여 발생하는 척수공동증이 있다. 척수외상 후에 발생하는 척수공동증은 약 10~20%라는 보고가 있다. 척수공동증은 손상부위보다 상위의 척수 내에 공동이 발생하고 차츰 확대된다. 따라서 마비가 초기에 비하여 진행하는 경우가 있다. 증상으로는 통증이 가장 많고 기침이나 재채기로 강화된다. 또한 체위변환에서도 통증의 강화가 관찰되는 경우가 있다. 정기적으로 MRI 등의 영상진단을 시행하여 조기발견을 하는 것도 중요하지만 물리치료사로서 마비의 진행에는 항상 주의를 기울여야 한다.

5. 비뇨기계, 생식기계의 장애

요로감염을 비롯하여 비뇨기계의 문제는 욕창과 아울러 매우 많이 발생한다. 또한 다른 합병증에도 영향을 미치기 쉽고 음료수 · 청결관리 등 철저한 관리를 환기할 필요가 있다.

C 물리치료의 실제

1. 증상사례의 소개

⊙ **증상사례**

66세, 남성

⊙ **가족구성**

아내, 딸 부부와의 4인 가족이다. 주된 요양인은 아내(아내는 주 4일 근무하고 있다).

⊙ **질환**

2003년 9월에 낙상사고에 의해서 부상(경수손상 오른쪽 C7 · 왼쪽 C6수준). 그 후 같은 해 12월에 신체장애인 재활시설에 입소하고 2004년 4월부터 재가에서의 생활이 시작되었다.

2. 방문물리치료

방문물리치료에서는 기능의 유지 · 향상에 주안점을 두고 있다. 팔의 잔존근육에 대한 근력강화운동의 실시 이외에 관절운동범위운동은 팔, 다리에는 물론, 가슴우리에 대해서도 시행된다. 본 증상사례에서는 호흡보조근의 마비가 있기 때문에 폐의 케어는 중요하며 항상 청진기를 지참하여 폐음의 청진을 시행하고 호흡상태를 체크한다. 가슴우리의 가동성의 저하는 장래적으로 호흡기능을 불량하게 시키는 원인으로도 연결되고 또한 배담의 보조를 시행하는 데에도 문제가 된다.

보행이 불가능한 본 증상사례에서는 운동량의 확보가 어렵고 재가생활을 시작한 다음부터 서서히 체중의 증가도 관찰된다. 침대 위에서 몸 구르기 동작을 반복하는 등 효과적인 전신운동을 시행하여 체중조절을 하는 것도 방문물리치료의 과제로서 하고 있다. 또한 이 과제에 대해서는 각 방문 스태프가 공통적으로 대처하게 되어있고 작업치료사도 마찬가지의 메뉴를 시행한다. 기타, 간호사에 의한 체중관리나 영양관리 등이 이루어지고 있다.

자율신경장애에 의해서 체온조절이 어려운 본 증상사례에서는 운동 시에는 체온 상승에 대해서 충분히 주의하면서 실시할 필요가 있다. 본 증상사례의 경우는 말초순환의 장애에 의해서 손끝이 차가워진다는 호소가 많고 운동 후는 개선된다고도 이야기하고 있다. 또한 마비영역을 따라서 일어나는 저림 등의 이상감각에 대해서도 일정한 효과가 얻어지고 있는 것 같다.

본 증상사례의 경우 몇 종류의 재가 서비스를 도입함으로써 안심된 재가생활이 가능해져 있다. 이들의 서비스에 관계하는 전문 직종은 의사, 간호사, 물리치료사, 작업치료사, 가정도우미(home helper)이지만, 그것 이외에 가족의 역할도 중요하다. 가족의 협력 없이는 재가생활은 어렵지만 가족의 부담이 커져도 재가생활은 곤란한 것이 된다. 전문 직종이 전문적인 기법이나 지식을 가족에게 지도하여 대부분의 일상적인 케어를 가족도 할 수 있도록 해두는 것은 최저한 필요하지만 가족으로는 대응할 수 없는 부분에 대해서는 책임을 갖고 전문 직종이 대응해야 한다. 또한 생활공간이 자택 내에 그치지 않기 때문에 가족이 보조하는 양을 경감하기 위해서도 생활환경의 정비(**그림 1**)는 중요한 요소이며 충분히 정비되어 있는지의 평가도 중요하다.

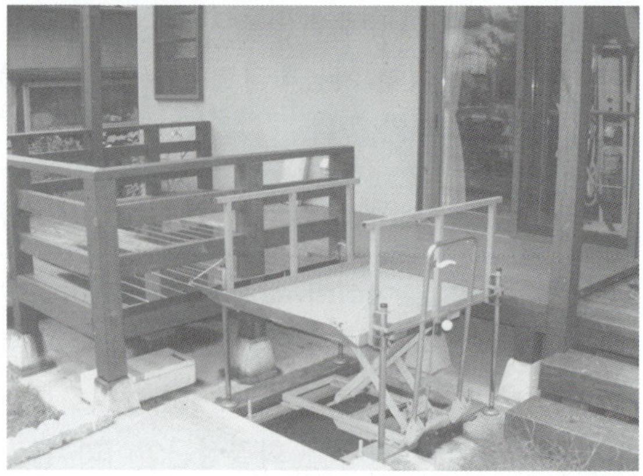

그림 1 리프터(lifter)의 도입과 출입구의 층계차이 해소

재가 서비스를 이용하면서 재가생활을 보내고 있는 본 증상사례에서는 일단의 목표에 도달한 것이라 생각된다. 그러나 생활을 거듭나는 활동 · 참여의 확대로 결부시키려면 향후의 지원이 필요하고 지원은 각 직종이 전문적으로 시행하는 것은 물론, 전문직의 틀을 넘어서 공통된 목표 하에 실시되어야 한다.

● 참고문헌

1) 二瓶隆一, 木村哲彦ほか（編）：頸髄損傷のリハビリテーション. 改訂第 2 版, 協同医書出版社, 2006.
2) 岩崎 洋（編）：脊髄損傷理学療法マニュアル. 文光堂, 2006.
3) 水上昌文：脊髄損傷. 居村茂幸（編）：系統別理学療法学, 筋骨格障害系理学療法学, 医歯薬出版, 2006.
4) 初山泰弘、二瓶隆一（編）：リハビリテーション医学講座第 12 巻脊髄損傷—包括的リハビリテーション. 医歯薬出版, 1996.

VIII 성인뇌성마비

■ **학습목표**

- 재가에서 성인뇌성마비의 물리치료 평가에 대해서 학습한다.
- 재가에서 성인뇌성마비의 물리치료의 실제에 대해서 학습한다.
- 물리치료를 전개함에 있어서의 연계에 대해서 학습한다.

뇌성마비는 비진행성의 뇌의 병변에 수반하는 질환이지만 장애 정도는 다양한 요인에 의해서 변화한다. 뇌성마비에 대한 조기치료(조기양육)가 일반적으로 되고 현재는 어느 지역사회에서도 **양육**을 받을 수 있는 시설이 정비되어 지역사회 안에서 장애아동을 키워가는 사고가 침투하고 있다. 한편, 영유아기 · 학령기 · 청년기까지의 극진한 양육 시스템(특별지원교육을 포함)을 거쳐 성인기 · 고령기가 된 뇌성마비활자에 대한 사회적 지원 시스템은 충분하다고는 말하기 어려운 것이 현 상황이다. 그 안에서 물리치료사가 지원할 수 있는 것은 수많이 있는 것도 사실이며 재가에서 생활하는 뇌성마비환자의 특성을 파악한 관여가 필요하다.

이 항에서는 성인뇌성마비환자가 갖고 있는 여러 문제를 개략적으로 해설하고 재가에서 뇌성마비 환자가 풍요로운 생활을 영위하기 위해 필요한 평가나 접근에 대해서 정리한다. 또한 효과적인 물리치료를 전개하기 위해 필요한 다른 직종과의 연계에 대해서도 언급한다.

표 1 성인뇌성마비의 대표적인 문제점

2차 장애
목뼈장애, 관절탈구, 측만, 관절구축, 골절, 음식물섭취 기능장애, 욕창, 영양상태의 불균형(여윔, 또는 비만)
사회적 문제
• 주된 요양인(부모)의 고령화나 몸의 상태 불량 • 뇌성마비 환자 본인의 신체적 상태에 의한 요양부담의 증가(식사 · 목욕) • 정신적 스트레스, 기타

A 성인뇌성마비환자가 가지는 여러 문제

성인뇌성마비환자는 신체적 · 사회적으로 많은 문제점을 갖고 있다. 그 중에서도 가장 주의해야 할 것은 나이가 드는 등에 의한 기능저하나 많은 **2차 장애**를 열거할 수 있다. 또한 뇌성마비는 출생때부터의 장애이기 때문에 그 성장과정에 기인하는 사회적인 문제도 일어나는 경우가 있으며 이들이 겹쳐 쌓이게 됨으로써 재가생활의 계속이 어려워지는 사례도 많다(**표 1**).

1. 2차 장애

일반적으로 뇌성마비환자의 기능적 피크는

10대 후반 정도라 일컬어지고 있으며 건전한 사람에 비하여 나이가 듦에 따른 영향이 조기에 나타나기 쉽다. 학령기 이후의 키나 체중의 신체적 성장이 계기가 되어 비정상적인 근육긴장의 변화, 팔다리 · 척주의 관절구축이나 변형, 탈구 등의 2차 장애가 발생하고 진행한다는 것은 별로 알려져 있지 않다. 이 때 이미 획득하고 있는 신체기능이나 일상생활능력이 저하하여 재가생활이 어려워지는 사례도 많다. 또한, 신체적인 성장을 마친 후에도 비정상적인 정렬의 환경 하에서 일상생활동작을 계속함으로써 일어나는 통증이나 저린 느낌의 출현도 재가생활을 방해하는 큰 문제점이 될 수 있다.

2. 사회적 문제

뇌성마비는 출생 시부터의 질환이기 때문에 가족의 지원과 함께 성장한다고 해도 지나친 말이 아니다. 그러나 한편, 뇌성마비환자 본인의 의존적인 성격이 자립한 생활을 방해하고 있는 일도 있다. 또한 성인이 되어 취업이나 결혼 등의 길도 있으나 잇달아서 가족(부모)의 지원이 필요한 일도 많다. 거기에 뇌성마비 특유의 2차 장애가 가해짐으로써 요양부담은 더욱 증가하여 재가생활의 계속이 어려워지는 경우도 있다.

B 평가 · 접근의 실제

성인뇌성마비의 재가평가 · 접근은 기본적으로 다른 질환과 거의 마찬가지이며 큰 차이는 없다고 생각된다. 그러나 앞에서 언급한 뇌성마비 특유의 나이가 듦에 수반하는 신체적 변화의 요인을 파악하여 가급적 2차 장애의 영향을 최소한으로 억제하는 방향으로 물리치료를 전개할 필요가 있다. 그리고 그 앞에 있는 목표로서 본인이나 그 가족이 가능한 한 재가의 풍요로운 생활을 영위할 수 있는 것 같은 지원을 해가는 것을 잊어서는 안 된다.

뇌성마비에는 비정상적인 근육긴장이 존재하는 **경직형**이나 불수의운동이 관찰되는 **아테토시스형** 등 다양한 유형이 있고 운동마비의 분류도 더하면 그 변화는 여러 갈래에 걸친다. 일반적인 신체평가만이 아니라 뇌성마비의 유형으로부터 생각되는 2차 장애를 항상 염두에 두면서 평가 · 접근을 진행시킬 필요가 있다.

1. 평가

a. 목뼈장애

발병은 항상 머리가 동요하고 있는 아테토시스형의 뇌성마비환자가 많고 팔의 저린 느낌과 통증, 악력의 저하, 근육위축을 수반하는 근력저하 이외에 감각장애나 배뇨장애도 인지되고 일상생활에 대한 영향이 크다. 불수의운동에 의한 목뼈에 대한 과도한 부하가 원인이 되므로 가급적 노력성의 동작을 피하고 보상수단이 있으면 적극적으로 이용하는 등의 생활지도가 필요하다.

b. 엉덩관절 탈구

선천적인 엉덩관절 탈구나 관골구형성부전, 엉덩관절 주위근육의 비정상 근육긴장이 문제가 되는 경우도 많지만, 척주의 측만과 뒤넙다리근의 단축에 의한 무릎관절 굽힘구축 등 엉덩관절과 상하 체절과의 비정상적인 정렬이 크게 관계하고 있다고 생각된다. 불완전탈구 사례에서도 상기의 이유에 의해서 완전탈구로 진행하는 것도 있다(**그림 1**). 통증을 수반하는 것과 그렇지 않은 것이 있으나 통증이 발생하면 자세의 제한이 일어나 일상생활에 지장을 초래하는 경우도 있다. 또한 일상의 비대칭적인 자세로

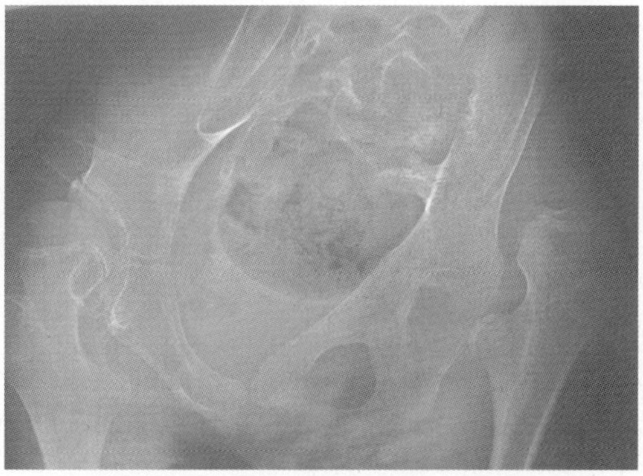

그림 1 왼쪽 엉덩관절의 완전탈구

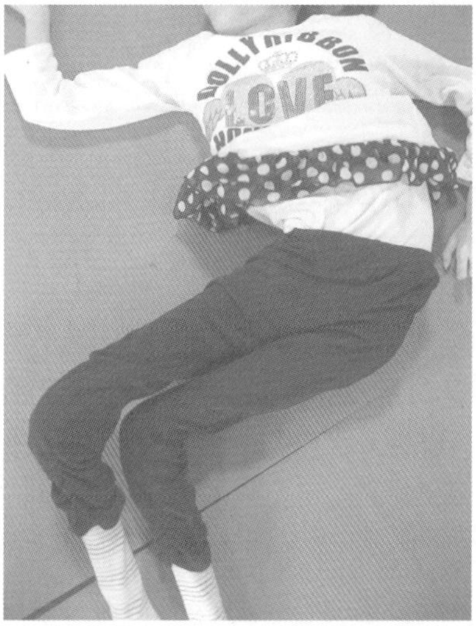

그림 2 wind swept 변형

부터 다리의 **wind swept 변형**(한쪽의 엉덩관절이 벌림 동시에 가쪽 회전을 하고 다른 쪽은 모음 동시에 안쪽 회전을 한다)로 연결되는 일도 있어(**그림 2**), 그것을 조장하지 않는 것 같은 자세관리(자세유지 쿠션의 활용)가 필요하다.

c. 측만

미보행 그룹의 중증사례에서 높은 비율로 발생한다. 원시반사의 잔존에 의한 비대칭적인 자세, 엉덩관절 탈구나 다리관절의 구축 등에 의한 자세의 제한이 악화인자로 생각할 수 있

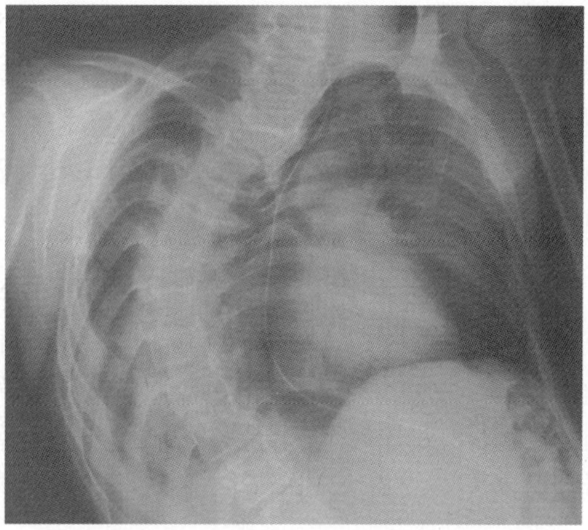

그림 3 고도의 측만사례(왼쪽 볼록 측만)

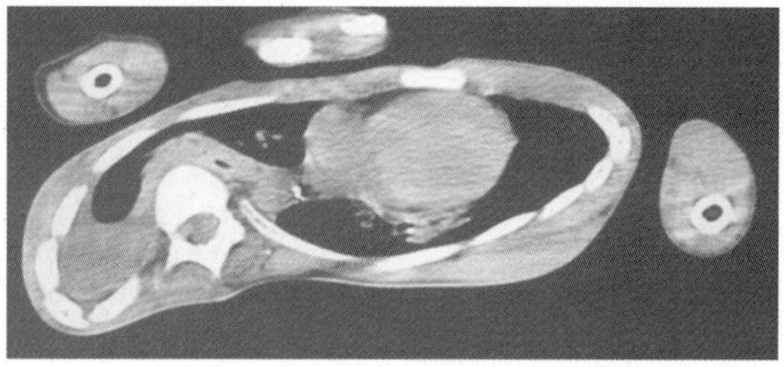

그림 4 가슴우리 변형의 CT영상

다. 측만각도가 고도인 예(**그림 3**)에서는 가슴우리의 변형을 수반하고(**그림 4**) 환기량 저하 등의 호흡기증상을 나타내고 기침을 하는 힘의 저하 등 자기객담에 지장을 초래하는 일이 있다. 측만의 형상에 맞춰서 휠체어나 앉은 자세 유지 장치의 등받이 부분을 작성하는 등 낮 동안의 자세에 주의해야 한다.

d. 음식물섭취기능장애

나이가 듦에 수반하여 특별히 문제가 없었던 식사가 삼킬 때의 사레들림의 증가 등 음식물 섭취기능에 문제가 관찰되는 일이 적지 않다. 그러나 가족은 늘 그러한 것이라 파악해버려 중대성을 알아차리지 못한 채로 방치되어 있는 일도 많다. 우선, 평소에 식사나 보조방법을 파

악하여 사레들리기 어렵고 보조하기 쉬운 자세를 검토하면 좋다. 음식형태에 대해서는 필요에 따라 언어청각사나 의사와 연계하여 음식형태의 재검토가 되는 일도 있으나 가족의 받아들임이 좋다고는 할 수 없다.

식사 이외에도 일상적으로 타액의 흡인을 반복하고 만성적인 흡인성폐렴으로 입·퇴원을 반복하는 사례도 있다. 입원에 의한 장기가 몸져눕는 것은 폐용성의 기능저하가 거의 반드시 반행하며 다른 2차 장애의 악화로 연결된다.

e. 비만과 여윔

일상을 휠체어 위에서 지내고 동시에 음식형태를 보통식사로 문제가 없는 성인뇌성마비환자의 대부분은 운동량이 절대적으로 부족함으로써 **비만**경향인 사람이 많다. 특히 지적 능력이 어느 정도 유지되어 있는 사람은 먹는 것에 기쁨을 찾아내는 일도 많아 용이하게 체중증가로 연결되는 일이 많다.

체중의 증가에 따라 확실하게 운동능력이 저하하여간다. 운동능력이 저하하면 한층 더 운동의욕이 생기지 않고 이에 비해 식욕은 그대로이다. 뇌성마비환자는 기초대사량도 건전한 사람에 비하여 저하하여 있고 동시에 계속적인 운동은 곤란하다. 따라서 운동치료만의 다이어트 자체가 무의미하다 할 수 있다. 비만이 야기하는 2차 장애의 설명을 포함하는 가족 전부의 **식사지도**가 필요하다.

또한 나이가 듦에 따른 소화기 기능의 저하가 식욕감퇴, 식사섭취량 저하가 되어 체중감소(여윔)에 수반하는 전신상태의 급격한 악화로 연결되는 사례도 있다. 이 때 경구섭취로부터 위루(gastric fistula) 등의 튜브경유 영양으로 전환되는 일도 있다.

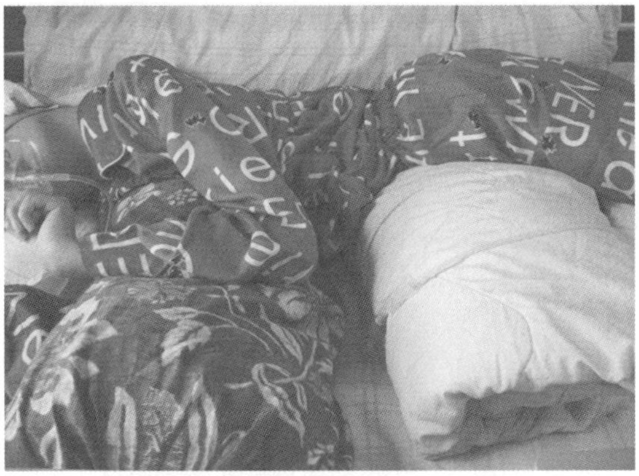

그림 5 자세잡기(positioning)

2. 접근의 실제

a. 자세잡기(positioning)

특히 전신의 근육긴장이 높고 관절구축, 변형이 있으며 호흡기증상이 관찰되는 중증 사례에서 필요하다. 가급적 가정에서 용이하게 입수할 수 있는 것(타월, 이부자리, 쿠션, 베개 등)을 사용하도록 하고 가급적 간편하게 가족이 실시해도 재현성이 높으며 동시에 계속해서 실시가 가능한 방법을 검토하여 지도한다(**그림 5**). 사진이 첨부된 매뉴얼 등을 작성하면 더욱 좋다. 자세잡기 전용 쿠션도 시중에서 판매되고 있으나 갑자기 갖추는 것이 아니라 가정에 있는 물건으로 대용이 어려운 경우에 조금씩 도입하는 편이 가족의 받아들임이 좋다고 생각한다.

b. 관절운동범위 운동, 스트레칭, 기타 도수치료

관절운동범위의 유지는 뇌성마비환자의 활동성을 높이기 위해서도 필요한 것이다. 보상운동패턴을 사용한 동작을 오랜 세월을 계속함으로써 근골격계의 과다사용 또는 부동에 의한 통증이나 켕김을 호소하는 일이 많다. 지속적인 근육의 **스트레칭**이나 연부조직에 접근하는 **도수치료**는 효과적인 수단이며 천천히 하는 관절운동과 아울러서 실시하기 바란다.

c. 옮겨타기 동작연습

옮겨타기 동작의 자립은 동시에 뇌성마비환자의 자발성을 높이는 것과 연결된다. 또한 매일 보조량이 경감하기 때문에 가족에 대한 이점도 많다. 바닥에서부터 휠체어에 옮겨타기 동작이 자립하여 있으면 더욱 좋다. 자립하지 않아도 잡고 서기를 어떻게든 할 수 있는 능력이 있으면 적절한 보조방법을 지도함으로써 실용적인 옮겨타기 동작이 가능해지는 사례가 많다.

d. 호흡물리치료

측만, 엉덩관절 탈구, 팔다리의 변형구축을 가진 중증사례에서는 만성적인 호흡기능의 저하가 관찰되고 기관절개를 시행하여 삽입관(cannula)을 통한 호흡을 시행하고 있는 사람도 많다. 또한 일상적으로 **재가산소치료**(home oxygen therapy : HOT)나 **인공호흡기**를 사용한 호흡관리를 시행하고 있는 사례도 있다. 기본적인 호흡물리치료 기법과 **체위배출법**(postural drainage)을 병용함으로써 배담이나 효율적인 환기를 촉진하지만 변형구축이 현저한 경우는 쿠션 등을 이용하여 가급적 이완된(비정상적인 근육긴장을 억제한) 배담 자세의 연구를 시행할 필요가 있다.

e. 보조방법의 지도와 복지용구의 도입

항중력 활동이 불충분하고 자리보전을 하는 뇌성마비환자는 골밀도의 저하가 일어나기 쉽고 건전한 사람에서는 아무렇지도 않은 약간의 외력으로 골절에 이르는 일도 있다.

또한 체중의 증가나 팔다리 · 척주의 변형, 구축이나 엉덩관절 탈구 등에 의해서 요양인이 움직이기 어려운 몸매는 힘에 맡긴 요양방법이 되기 쉬워 본인에게도 요양인에게도 부담이 되기 쉽다. 원래라면 그렇게 되지 전에 적절한 대처가 필요하지만 그렇게 되어버린 경우는 보조방법의 지도나 생활환경의 정비, 필요에 따른 요양기기의 도입 등 가능한 범위에서의 요양의 양을 감소시키는 대처를 검토하기 바란다. 요양의 양을 감소시킬 수 있다면 요양인만이 아니라 본인의 생활에도 이익이 있다는 것을 확실하게 설명하는 것이 필요하다.

그러나 복지용구를 도입하였지만 좀처럼 일상적인 사용에 도달하지 못하고 결국 원래로 되돌아가버린 예도 많다. 이제까지의 생활양식이나 친숙해진 보조방법을 충분히 확인하고 본인과 요양인에게 충분한 설명과 시뮬레이션을 시행하는 것이 필요하다.

f. 여가와 복지자원의 활용

특히 취업하지 않은 사람으로서는 생활의 대부분이 여가가 되는 셈인데 본인의 흥미나 능력에 따라서 참여할 수 있는 것이나 즐길 수 있는 것도 달라진다(스포츠, 개인용 컴퓨터 등). 지적 능력이 어느 정도 유지되어 있고 분명한 의사표명이 가능한 사람은 개인의 흥미에 맞는 지내는 방법을 검토해야 하지만, 그렇지 않는 사람은 지역사회의 **복지 서비스**를 적극적으로 이용함으로써 여가활동을 충실화시키기 바란다.

복지 서비스 등의 이용에 이르기 전의 상담은 실제로 관여하고 있는 지원자(물리치료사를 포함)가 받는 일이 많다. 지역사회에 있는 복지 서비스의 전반적인 정보를 파악하여 필요에 따라서 정보제공을 할 수 있도록 준비해두는 것이 필요하다.

g. 가족에 대한 지원

뇌성마비 환자만이 아니라 장애인이 충실한 재가생활을 영위하기 위해서는 가족을 포함한 지원자의 이해와 부담의 경감이 중요하다. 재가에서 생활하는 성인뇌성마비환자의 대부분은 그 부모가 요양인인 경우가 많고 요양인(부모)에 대한 일상생활면에서의 의존심이 강하다. 또한 부모 쪽도 "자기 자식"이라는 의식이 강하고 부담을 갖게 된다. 부모도 나이를 먹고 몸의 상태가 불량해지거나 요양하는 체력이 없어지게 되면 시설입소에 이르는 일이 많다. 그 전에 목욕 서비스, 단기입소(short stay), 데이서비스(day service) 등의 복지 서비스를 효과적으로 이용함으로써 요양인의 부담경감을 도모하면서 뇌성마비환자 본인이 "가족 이외의 요양인"에게 요양을 받는다는 경험을 해두는 것도 중요하다.

C 다른 직종과의 연계

성인뇌성마비환자의 생활지원에는 전문직에 더하여 자원봉사자나 행정 스태프 등 많은 사람들이 관여하고 있다. 특히 물리치료사는 신체운동 면만이 아니라 휠체어나 앉은 자세유지 장치 등의 **복지용구 처방**에 관여하는 일이 많으며 실제의 생활상황을 본인과 가족으로부터 청취하여 다른 직종과의 의견교환을 시행하는 기회도 많다. 필자의 직장에서는 복지용구업자와 환자 본인 또는 가족 사이에서 물리치료사가 의견의 조정을 시행하는 일이 많아 코디네이터적인 역할도 요구되고 있다. 아무튼 물리치료사만으로는 생활을 지원할 수는 없기 때문에 본인과 가족만이 아닌 주위의 지원자와의 연계를 중요하게 해가야 한다.

뇌성마비 환자는 태어나면서부터 장애를 갖고 영유아기의 조기양육에 잇달아서 학령기, 청년기, 성인기, 그리고 고령기에 이르기까지 사회 안에서 살아가는 존재라 할 수 있다. 신생아 의료의 진보에 따라서 태어나는 뇌성마비의 장애상도 변화하여 20년 후에는 지역사회의 뇌성마비환자의 생활도 바뀔 것이 예상된다. 물리치료사는 사회적 배경을 확실하게 시야에 넣어 지역사회에 뿌리를 내린 원조를 시행하도록 유념하기 바란다.

● 참고문헌

1) 穐山富太郎(編著)：脳性麻痺ハンドブック. 医歯薬出版, 2002.
2) 日本リハビリテーション医学会診療ガイドライン委員会ほか（編）・社団法人日本リハビリテーション医学会（監）：脳性麻痺リハビリテーションガイドライン. 医学書院, 2009.
3) 江口壽榮夫：脳性麻痺のライフサイクルとリハの考え方. 臨床リハ, 11:688-691, 2002.
4) 佐久間和子：脳性麻痺の二次障害としての機能予後. リハビリテーション医学, 40:98–102, 2003.
5) 鈴木恒彦ほか：早期療育から継続的リハビリテーション施行 25 年後の成人脳性麻痺臨床像. リハビリテーション医学, 40:103–108, 2003.
6) 丸石正治ほか：成人脳性麻痺の臨床像—痙性と筋力の影響. リハビリテーション医学, 42:564-572, 2005.

IX 치매

■ **학습목표**

- 치매의 유형별 병태를 학습한다.
- 재가에서의 치매의 평가에 대해서 학습한다.
- 치매의 물리치료의 실제와 신체기능과 증상의 변화에 대해서 학습한다.

A 치매란

치매(dementia)란 정상적으로 발달한 지적 기능이 뇌의 기질성 장애(뇌세포의 기능저하가 아니라 사멸)에 의해서 광범위하게 계속 저하하여 일상생활이나 사회생활에 지장을 초래한 상태를 가리킨다. 치매란 특정의 질환명이 아니라 여러 가지의 질환에 의해서 발생하는 임상적 상태상(증후군)이다. 이 때문에 물리치료사가 치매를 합병한 환자를 담당하였을 때에는 왜 치매가 발병하였는가, 그 원인질환을 알 필요가 있다. 왜냐하면 같은 치매라는 증상일지라도 원인질환에 따라 그 특징이나 대응방법이 다르기 때문이다.

치매를 일으키는 질환은 많이 있으나 특히 치매의 4대 원인질환인 알츠하이머병(Alzheimer's disease), 뇌혈관성치매, 레비(Lewy)소체형 치매, 이마 · 관자엽 변성증에 대해서 파악해둘 필요가 있다. 이들 네 가지 질환으로 치매원인의 약 90%를 차지한다고 일컬어지고 있다. 아래에 각 질환의 병태의 특징과 대응방법을 나타낸다.

1. 알츠하이머병

알츠하이머병(Alzheimer's disease; AD)에서는 대뇌겉질이나 기억을 담당하는 해마에 아밀로이드 단백이 비정상 축적하고 그것이 독성을 발휘하여 신경세포사를 일으킨다. 초기부터 **기억장애**를 나타내고 사회생활이나 수단적 ADL(instrumental ADL ; IADL)이 장애되어 중기 이후가 되면 기본적 ADL(basic ADL; BADL)도 장애된다. 신체기능에 관해서는 중기 이후에 약간 근육긴장의 항진이 관찰되기 시작하지만 운동기능은 유지된다. 말기가 되면 보행장애나 삼킴장애가 발생하고 언어를 상실하고 수의운동은 없으며 팔다리의 관절은 구축하여 자리보전을 하게 된다. 발병에서부터 서서히 진행하고 약 10~15년에서 이러한 상태가 된다. 알츠하이머병에서는 **주의장애**가 있기 때문에 어느 정도 속도가 있게 지시를 내린다. 또한 쾌 · 불쾌로 치료에 대한 협력이 정해지거나 주위사람과 지나치게 동조하는 심리특성이 있기 때문에 즐겁게 작은 그룹으로 물리치료를 실시하면 효과적이다.

2. 뇌혈관성치매

뇌혈관성치매(vascular dementia; VD)는 뇌혈관장애에 의해서 일어나는 치매이고 **겉질성뇌혈관성치매**와 **겉질밑성뇌혈관성치매**로 나뉘지만 대부분은 겉질밑성이다. 겉질밑성의 대표적인 것으로 **빈스완거형뇌혈관성치매**나 **다발라쿠나경색성혈관성치매**가 많다. 겉질밑성에서는 대뇌백색질끼리를 연결하는 신경섬유 연락망이 장애되기 때문에 사고의 둔마나 발동성의 저하, 파킨슨증상을 나타내지만 편마비나 실어와 같은 병소증상은 적다.

뇌혈관성치매에서는 재발이나 폐용증후군을 방지함으로써 개선되는 사례도 많다. 그리고 자발성의 저하를 초래하는 경우가 많아 개별적으로 말을 걸거나 칭찬하는 등 하고 싶은 기분을 끌어내는 연구가 필요하다. 또한 조리 있게 원활하게 사물을 처리하는 **수행기능장애**가 주증상이다. 한편 "**얼룩치매**"라 불리는 것처럼 잔존하는 인지기능도 많다. 뇌혈관성치매에서는 동작의 목적은 이해하고 있으나 정교성의 저하나 수행기능장애에 의해서 동작이 완만해지기 때문에 자조구나 환경설정으로 본인의 페이스로 침착하게 동작을 시행할 수 있도록 연구하면 자립할 수 있는 경우도 많다.

3. 레비소체형 치매

레비소체형 치매(dementia with Lewy bodies; DLB)에서는 대뇌겉질이나 겉질 밑에 레비소체라는 봉입체가 출현한다. 레비소체는 α-시누크레인이라는 단백이 비정상적으로 축적한 것이다. α-시누크레인의 축적이 신경 네트워크의 손상을 일으킨다. **파킨슨병**에서도 마찬가지의 단백이 축적한다는 것이 알려져 있다. 즉 대뇌겉질이나 변연계로부터 α-시누크레인의 축적이 시작되면 파킨슨병을 나타낸다. 그러나 경과가 길어지면 뇌 전체에 α-시누크레인이 축적하여 레비소체형 치매라도 파킨슨증상을 발병하고 파킨슨병일지라도 치매를 나타낸다.

레비소체형 치매에서는 **시각인지장애**와 파킨슨증상이 특징이며 **균형장애**나 **기립성저혈압**에 의해서 넘어지기 쉽기 때문에 안전 면에 대한 배려가 필요하다. 시각인지장애에 의해서 현실적 환시가 출현하는 경우는 약물로 대응할 수 있는 일도 있고 의사와의 상담이 필요하다. 파킨슨증상이 있는 경우, 초조하게 굴면 초조하게 굴수록 움직일 수 없게 된다. 보조자가 전력을 다하여 보조하려고 하면 공포심으로부터 저항감이 증가하여 사고로 연결될 가능성도 있다. 이 때문에 본인의 페이스에 맞춰서 "하나 둘, 하나 둘"이라 리듬을 맞추거나 "셋, 넷"이라 동작의 시작을 원조하는 구령을 부르는 것이 효과적이다. 또한 주의나 각성수준의 변동이 커서 증상이 변동하기 때문에 그때마다 본인의 상태에 맞춰서 대응한다. 물리치료는 상태가 좋을 때에 실시하는 편이 효과적이다.

4. 이마 · 관자엽 변성증

이마 · 관자엽 변성증(fronto-temporal lobar degeneration; FTLD)에서는 이마엽이 더 심하게 장애되는 경우에는 **이마 · 관자엽형치매[피크병(Pick's disease)]**를 나타내고 관자엽이 장애되는 경우에는 **진행성비유창성실어, 의미성치매**를 나타낸다. 특히 많은 것이 이마 · 관자형치매이고 이마엽이 장애되기 때문에 무기력, 탈억제(disinhibition)(물건을 사는 체 하고 훔치는 등의 반사회적 행동), 상동행동(stereotyped behavior)(같은 행위를 반복한다), 보속증(perseveration)(같은 발언이나 행동을 반복한다), 식사행동이상(비정상적으로 단 것을 좋아하게 된다) 등의 증상을 나타낸다. 자기 페이스로 "going my way"를 하기 때문에 개별대응이 기본이다. 상동행동을 활용하여 바람직한 행동을 습관화시키는 경우도 있다.

물리치료사가 접하는 일이 많은 질환으로서는 근육긴장의 이상을 초래하는 질환이 많으며 알츠하이머병의 말기 이후, 겉질밑형뇌혈관성치매, 레비소체형치매, 치매를 수반하는 파킨슨병, **진행성핵상성마비**(progressive supranuclear palsy; PSP)를 생각할 수 있고 약의 효과를 기대할 수 있는 질환도 있어 주치의와 상담하면서 재활을 진행시키는 것이 중요하다.

또한 최근에 **경증인지장애**(mild cognitive impairment; MCI)가 주목되고 있다. 경증인지장애란 정상과 치매 사이의 회색지대(gray zone)를 나타낸다. 영상기술의 진보에 수반하여 치매를 나타내는 20년 이상 전의 무증상의 시기부터 뇌 안에 병변이 생기기 시작하고 있는 것을 알게 되었다. 뇌 안에 병변이 생기기 시작하여 어느 정도 경과하여 임상증상이 출현하고 있으나 치매라고는 할 수 없는 시기를 경증인지장애라 한다. 이 진단기준은 ① 이전과 비교하여 인지기능이 저하, ② 일상생활은 자립 또는 경증의 능력 장애이다. 일상생활에는 지장이 없으나 복잡한 일이나 금전의 취급, 처음으로 가는 장소에 여행 등 복잡한 IADL에 장애를 초래하기 시작한 상태를 말한다. 치매가 발병하고 뇌의 신경세포가 사멸하기 전의 경증인지장애의 단계부터 약물치료나 재활을 시행함으로써 치매의 발병을 지연시킬 가능성이 있다. 옛날에는 치매는 치유되지 않는다고 일컬어졌으나 현재는 조기발견 · 조기치료로 개선이나 진행지연을 기대할 수 있는 시대가 되었다.

B 치매의 증상과 재가에서의 평가

1. 치매의 증상

치매를 일으키는 질환에 따라서 특징이 다르다는 것은 이미 언급하였으나 각 질환 모두 증상 출현의 빈도나 중증정도는 다르다 해도 공통의 증상이 있다. 치매의 증상은 크게 나눠서 **인지증상(핵심증상)**과 **주변증상**인 **치매의 행동 · 심리증상**(behavioral and psychological symptoms of dementia; BPSD)으로 나뉜다(**그림 1**)[1]. 핵심증상은 고위뇌기능장애이며 뇌가 장애됨으로써 어떠한 치매질환에서도 출현한다. 한편, 주변증상은 대상자의 성격이나 주위의 환경에 영향을 받아 출현하거나 하지 않거나 한다. 즉, 뇌 자체의 장애로 출현하는 인지증상에는 물리치료의 효과는 적지만 대상자 놓여있는 환경의 영향을 받는 주변증상에 관해서는 물리치료의 개입의 여지가 크다. 또한 실제로 자택에서 치매환자를 요양하는 요양인으로서 부담인 것은 인지증상보다도 주변증상인 경우가 많다.

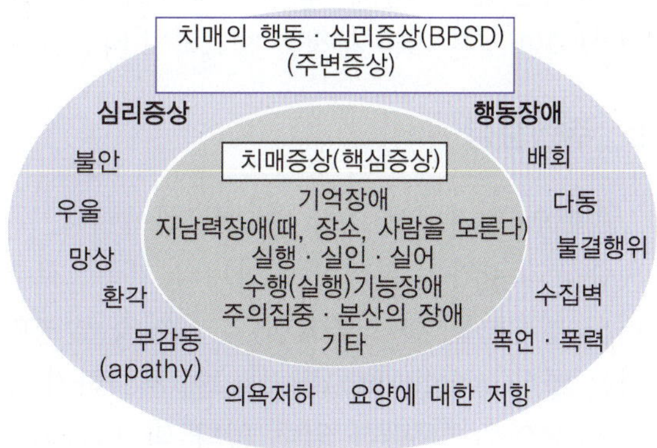

그림 1 인지증상과 행동 · 심리증상
[山口晴保 : 치매의 바른 이해와 포괄적 의료 · 케어의 요점 제2판, 協同出版社, 2010에서 변경]

2. 치매의 평가

치매환자만이 아니라 가족도 포함하여 포괄적으로 평가할 필요가 있다. 또한 평가할 때는 대상자와의 신뢰관계를 구축한 다음에 실시하고 실시 중도 가급적 싫은 생각을 하지 않도록 배려하고 격려하면서 실시한다. 만일 치매환자가 싫다고 느낀다면 그 후는 거부되어 평가를 할 수 없게 되기 때문이다.

a. 인지기능

치매의 선별검사(screening)나 전반적인 인지기능을 평가하는 척도로서 **개정 하세가와식 간이 지능평가 스케일**(HDS-R)이나 **Mini-Mental State Examination**(MMSE)이 있다. 이들 평가척도의 득점(score)은 중요하지만 우리들 물리치료사가 평가하고 싶은 인지기능은 치료 중에 어느 정도 언어적인 지시에 대한 이해가 가능한가, 주의 · 집중이 가능한가, 치료내용을 학습가능한가, 생활상의 자발성이 있는가와 같은 점이다. 이들의 평가를 기초로 치료의 목표설정, 지시하는 방법, 환경설정, 요양인에 대한 조언을 생각한다. 기억장애나 주의장애 등 상세한 인지기능의 평가척도도 개발되어 있고 상세한 것은 기존 서적을 참고하기 바란다.

b. 주변증상

치매의 평가에서 가장 중요한 항목이다. 주변증상의 평가는 본인만이 아니라 가족으로부터도 청취하는 것이 중요하다. 치매가 발병한다는 병식(insight into disease)이 저하하기 때문에 본인은 "곤란한 일이 없다"라 대답해도 가족이 곤란한 일이 많다. 특히 수면장애가 있고 야간에 불온(unrest)이나 배회가 일어난 경우는 가족으로서는 부담이 크기 때문에 주의하여 평가한다. 또한 주변증상의 배경에는 반드시 원인이 있기 때문에 단지 빈도나 중증정도를 평가하는 것이 아니라 왜 그러한 행동을 하는지 원인을 생각하는 관점이 중요하다. 특히 대상자의 생활경력의 정보를 수집하는 것은 원인을 생각하는 데에 힌트가 되거나 치료 프로그램의 입안에 도움이 된다.

주변증상의 평가척도로서는 요양인이 기입하는 **Dementia Behavior Disturbance Scale**(DBD)나 구조화 면접에서 평가하는 **Neuro-psychiatric inventory**(NPI) 등이 있다[1].

c. 신체기능

치매환자에게 근력이나 관절운동범위의 상세한 평가나 측정 기구를 사용한 평가를 실시하려고 해도 언어적인 지시도 들어가지 않고 검사의 필요성도 이해할 수 없어 오히려 대상자들 혼란시키는 일이 많다. 이 때문에 동작 중에서 통증의 유무, 근력, 관절운동범위, 마비의 유무 등을 평가한다. 특히 치매환자는 스스로 통증 등을 호소할 수 없기 때문에 물리치료사가 간파하는 것이 필요하다. 또한 알츠하이머병의 말기나 뇌혈관성치매, 레비소체형치매에서는 근육긴장의 항진이나 몸통의 측방경사와 같은 증상이 출현한다. 또한 파킨슨증상이 있는 경우 선 자세는 넓은 지지 기저면에서 후방중력중심이 되고 자세반사가 저하하기 때문에 **균형능력의 평가**가 중요하다.

이때도 재활실만이 아니라 **생활 장면에서의 평가**가 중요하다. 예컨대, 바닥이 더러워진 것을 물건으로 인지하여 주우려고 하여 균형이 무너지는 등 통상에서는 예측할 수 없는 행동을 취하는 일이 있기 때문에 실제의 생활 속에서 필요한 신체기능을 평가하는 것이 중요하다.

d. 기본동작 · ADL

치매환자의 기본동작이나 ADL은 환경의 차

이에 따라서 발휘되는 능력이 다른 경우가 많고 실제의 생활 장면에서의 평가가 중요하다. 재활실이라는 비일상적인 장면에서 긴장한 가운데에서는 할 수 없는 동작도 친숙해진 환경 속에서는 할 수 있는 일도 있다. 생활 장면에서의 평가가 어려운 경우, 가족의 청취나 현장사진을 참고로 환경을 설정한 가운데에서 평가 · 치료한다. 치매 초기부터 요리 등의 가사동작, 교통기관 이용, 가계관리, 복약 등의 IADL은 장애되지만 BADL은 유지되는 일이 많다. 중기 이후가 되면 착탈의, 몸 단정히 하기, 배설(실금) 등의 BADL 장애가 출현하지만, 식사동작은 마지막까지 유지되는 일이 많다.

치매의 ADL을 평가하는 경우, 할 수 있다, 할 수 없다 뿐만 아니라 왜 시행할 수 없는가를 평가하고 어떠한 원조가 있으면 실행할 수 있는가를 생각한다. 그러나 ADL은 매일 반복하는 동작이고 가족에게 그 보조를 의뢰하는 경우는 부담을 고려할 필요가 있다. 이 때문에 **"할 수 있는 ADL"**과 **"하고 있는 ADL"**을 평가하고 요양인의 부담을 고려하여 "하여가는 ADL"을 결정한다.

e. 물리적 · 인적 환경

물리적인 환경이란 예컨대 기억장애에 의해서 약을 잊고 복용하지 않는 일이 있어도 달력에 약을 붙임으로써 잊고 복용하지 않는 것을 방지하거나 지남력장애로 화장실의 장소를 모르는 경우 화장실 문에 "화장실"이라고 크게 표시함으로써 화장실의 장소를 이해할 수 있도록 하는 등 장애된 인지기능을 보상하고 최대한의 잔존능력을 발휘할 수 있는 환경인지를 평가한다. 또한 넘어져도 골절되지 않도록 바닥에 쿠션성이 있는 재질을 깔고, 이식증(pica)에 대해서 위험한 물건을 바로 손이 닿는 장소에 놓지 않는 등 치매가 있어도 안전하게 안심하고 생활할 수 있는 환경인지도 평가한다.

인적 환경이란 요양인이나 가족의 질병에 대한 이해나 요양력, 요양부담, 대상자와 가족과의 관계 등이다. 최근 **노인이 노인을 요양하는 것**이나 요양인도 치매를 나타내고 있는 **치매 · 치매요양**이 문제로 되어있고 가족의 부담을 경감할 수 있도록 요양보험 서비스의 이용 상황의 파악도 필요하다.

C 치매의 물리치료 실제

1. 치매의 병기별 목표

치매는 대부분이 느린 진행성의 경과를 거친다. 이 때문에 병기에 따라 목표가 다르다(**표 1**)[1].

2. 치매의 물리치료

a. 치매환자의 기분을 이해하다

만일 당신이 자기 이름을 질문 받고도 생각나지 않는다면 어떻게 느낄까? 만일 당신이 잠에서 깨면 거기가 이국땅이고 오른쪽도 왼쪽도 모르며 말도 통하지 않았다면 어떻게 느낄까? 반드시 불안해서 어쩔 수 없을 것이다. 치매다 되어 기억이나 지남력이 장애되어 자기가 누군지 모른다, 여기가 어딘지 모른다는 불안을 상상해보기 바란다. 치매환자는 질문한 것을 잊고 같은 질문을 반복한다. 그러나 중요한 것을 기억할 수 없는 불안때문에 반복해서 질문하고 확인하려고 하는 것은 당연한 반응이다. 이와 같이 치매의 주변증상의 배경에는 불안이 있다. 물리치료사가 치매환자와 관계하는 경우, 불안이나 상대방이 느끼고 있는 세계를 이해하여 대상자나 가족을 이해해주는 사람이 되는 것

표 1 병기별 목표

경증인지 장애~초기 (경증)	● 본인이 생활에서 어려움을 겪고 있는 것을 호소할 수 있기 때문에 그 대응을 함께 생각한다. ● 지시에 대한 이해도 양호하고 환경을 정비하고 보상수단을 활용하여 생활을 활발하게 함으로써 생활을 유지할 뿐만 아니라 인지기능 그 자체의 개선도 기대할 수 있다. ● 다만 초기는 건망 등의 자각이 있기 때문에 불안이나 우울상태를 나타내거나 도둑맞는 망상을 나타내는 경우도 있으므로 신중한 대응이 필요하다.
중기(중등도)	● 인지기능은 저하하여 있으나 신체기능은 유지되어 있고 격렬한 주변증상이 출현하기 쉬운 시기이며 요양에 가장 애를 먹는다. ● 언어적인 지시에 대한 이해가 부족하게 되기 때문에 비언어적인 지시입력이나 잔존능력인 절차기억을 활용하면서 폐용증후군을 방지하고 진행예방을 지향한다.
말기(중증)	● 의사소통을 할 수 없고 수의운동이 부족해지며 대부분 자리보전으로 관절구축 등도 일어나기 때문에 조금이라도 대상자가 쾌적하게 지낼 수 있는 환경설정이 목표가 된다.

[山口晴保 : 치매의 바른 이해와 포괄적 의료 · 케어의 요점 제2판, 協同出版社, 2010에서 변경]

이 필요하다.

b. 효과적인 물리치료의 실시

국제생활기능분류(International Classification of Functioning, Disability and Health; ICF)의 사고에 기초하여 치매에 의해서 상실된 기능에만 착안하는 것이 아니라 환경인자, 개인인자를 조정하거나 촉진인자인 잔존능력을 강화하는 접근이 폐용증후군을 방지하고 치매가 있어도 존엄을 유지하고 즐겁게 생활할 수 있도록 하는 것이 효과적이다. 치매환자의 잔존능력을 **표 2**에 나타냈다. 또한 치료 상의 주의 · 연구할 점을 **표 3**[2]에, 말을 걸 때의 주의 · 연구할 점을 **표 4**[3]에 나타냈다.

표 2 치매환자의 잔존능력

① 옛날의 기억
해마가 장애되기 전에 기억한 것은 남아있다.
② 절차기억
동작의 기억은 소뇌가 담당하고 있고 소뇌는 치매로 장애되기 어렵다.
③ 감정
치매가 진행해도 노여워하거나 미소를 짓는 것은 가능하다.
④ 신체기능
질환에 따라서 차이가 있기 때문에 중기말기 이후에 장애된다.

c. 치매의 운동치료

치매가 되면 전신의 근육긴장이 항진하기 쉽기 때문에 가벼운 부하의 전신운동은 근육긴장을 조정하고 이완하는 데 효과적이다. 또한 적당한 운동은 근력, 뼈, 호흡 · 순환기능에 자극을 주어 전신 상태를 유지하는 데 효과적이다.

표 3 치매환자의 치료 시 주의 · 연구할 점

- 개별과 집단을 잘 구분해서 사용한다(의사소통, 안심감).
- 일상적으로 잘 시행되고 있는 친숙해진 동작을 이용한다(절차기억의 활용).
- 같은 운동을 반복해서 실시한다(치매가 있어도 학습이 가능).
- 때로는 새로운 것에도 도전한다(성취감).
- 즐겁게 운동할 수 있는 장면을 설정한다.
- 오감을 자극하는 프로그램(쾌 자극)
- 반드시 성공하는 과제와 그 자리에서 바로 칭찬한다(하고 싶은 마음을 끌어낸다).
- 역할을 수행하게 하는 과제(존엄 · 삶의 보람)
- 환자의 페이스에 맞춰서 여유를 갖고 실시한다.
- 항상 지켜보기, 안전성에 배려한다.
- 조용한 환경이나 좁은 공간 등 적절한 환경설정.

[川口晴美 외 : 치매환자에 대한 물리치료 접근. 물리치료 연구, 15:71-74, 1998에서 변경]

표 4 말을 걸 때의 주의 · 연구할 점

- 지시는 간단하고 명료하게, 필요한 정보만을 반복해서 시행한다.
- 언어에만 의존하지 않고 소리나 냄새나 촉감 등 다양한 감각자극을 활용한다.
- 표정이나 스킨십, 제스처, 물리치료사가 실연하여 보이고 모방하게 하는 것 등 비언어 의사소통을 도입한다.
- 상세한 운동의 지시보다 동작의 목적을 지시한다.
  "걸읍시다"보다 "저기에 갑시다" "○씨의 방으로 안내해주시오"라 말한다.
- 부정어보다 긍정어로 지시한다.
  "걷지 않겠습니까?" "앉지 않겠습니까?"보다 "걸읍시다" "앉읍시다"라 말한다.
- 치매 고령자에게 선택을 강요하는 말은 혼란을 초래하기 때문에 이제부터 어떻게 할 것인가를 명확히 지시한다.
  "어디로 갑니까?"보다 "저쪽으로 갑시다"라 말한다.
- 본인이 이전에 사용한 언어를 사용하고 본인의 페이스에 맞춰서 사용한다.
- 상대방의 호소를 부정하지 않는다.

[川口晴美 외 : 치매환자에 대한 물리치료 접근. 물리치료 연구, 15:71-74, 1998에서 변경][山上徹也, 山口晴保 : 외래, 시설외래. 內山 靖 외(편) : 물리치료 현장노트 4, 지역사회 · 재가, p. 61, 南江堂, 2009에서 변경]

전신운동을 시행하는 경우, 가급적 같은 지시로 같은 운동을 시행한다. 음악이나 리듬에 맞춰서 실시하거나, 게임을 도입하거나, **목적동작**(작업회상법적 관점)을 도입하는 등을 하여 즐겁게 시행할 수 있도록 연구한다. 예컨대 탁구, 풍선배구, 고리던지기, 볼링 등은 게임감각으로 실시할 수 있고 그룹으로 득점을 매기면 경쟁심이 나타나 동기부여가 높아진다. 또한 작전을 짜거나 예측함으로써 이마엽을 사용한다. 그리고 예컨대 고리던지기라면 표적에 넣기 위해 집중하여 전신을 협동적으로 사용하거나 풍선배구라면 예측불능의 움직임을 하는 풍선에 임기응변으로 대응하는 등 전신적인 협동성이나 응용성이 필요하다. 또한 목적동작은 남성이라면 목수작업, 농사작업, 여성이라면 세탁, 청소, 취사 등을 실시하면 "옛날에 익힌 솜씨"로 대상자는 생기가 넘치게 즐기면서 실시할 수 있고 치매의 진행예방효과도 있다.

산보로 지구력의 향상으로 연결될 뿐만 아니라 계절의 꽃을 구경하거나 냄새를 맡거나, 바람을 느끼는 등 오감을 자극할 수 있다. 건전경증 치매 대상자에서는 사전에 지도를 조사하여 루트를 결정하는 등 계획을 세움으로써 수행기능을 강하하거나 사후에 산보 중의 기록을 하여 에피소드기억의 강화를 도모해도 좋다. 또한 보행 중의 의사소통이나 보행 후의 적당한 피로감이 심신기능에 유쾌한 자극을 준다.

종전에 뇌혈관성치매의 예방에 운동이 효과적인 것은 보고되어 있었으나 최근에는 운동에 의해서 인지기능 자체가 개선되는 것이나, 정기적인 운동습관이 알츠하이머병의 발병예방에 효과적이라는 보고도 있다. 또한 운동에 의해서 해마의 신경세포의 신생이 증가하거나 치매의 뇌 병변을 경감한다는 보고도 있고 운동자체가 치매의 발병 · 진행 예방에 효과적일 가능성이 있어 향후의 연구가 기대된다.

d. 동작 · ADL에 접근

치매의 동작 · ADL 장애에 대해서는 초기라면 보상적인 환경설정을 시행하거나 동작을 반복하여 연습함으로써 학습이 가능하고 ADL의 자립도는 향상하여 요양부담의 경감이나 QOL 향상에 도움이 된다. 그러나 치매가 진행하면 그날의 상태나 기분, 요양인이 말을 거는 방법 등 미묘한 변화로 동작을 할 수 있거나 할 수 없거나 하기 때문에 이러한 접근은 큰일인 것에 비하여 효과를 얻기 어렵다.

또한 치매의 상당히 초기단계부터 실패한 체험 등으로 자신감을 상실하여 의욕저하나 활동성의 저하에 의해서 폐용증후군을 초래하는 일이 있다. 그래서 우리는 뇌의 활성화재활을 실시하고 하고 싶은 마음이나 의욕을 높여 생활기능 향상으로 연결할 수 있는 재활을 실행하고 있다. **뇌의 활성화재활**은 전향적으로 머리와 몸을 사용하여 사람과 사귀는 일이며 그 원칙을 **표 5**에 나타냈다. 직접 ADL에 관계하지 않는 활동, 예컨대 꽃에 물 주기나 신문을 아침에 첫 번째로 거실에 갖다 놓는 등 치매환자의 잔존기능을 발휘하는 역할(일과)을 하게 하고 그것에 감사를 전달한다. 이러한 성공체험을 통해서 자신감과 자존심을 회복함으로써 하고 싶은 마음이나 의욕을 끌어낼 수 있고 생활전반이 활성화된다. 그 결과 폐용증후군을 감소시키고 ADL의 보조량이 감소하는 일이 있다. 자기가 경험한 예 중에는 요양시설에서 주 1회, 작은 그룹에서 체조나 회상법을 도입한 뇌의 활성화재활을 실시하였더니 차림새에 신경을 쓰거나 배설의 의욕이 높아져 종이 팬티에서부터 천으로 된 팬티로 개선된 사례도 경험하고 있다[5].

ADL에 한정하지 않고 그 사람이 할 수 있는 일을 찾아내어 그것을 가급적 즐겁게, 계속해서 시행할 수 있도록 보조자가 후속조치를 함으로써 생활이 활성화되면 ADL의 유지·향상으로 연결되고 나아가서는 치매의 발병이나 진행 자체를 지연시킬 가능성이 있다고 생각한다.

e. 회상법과 작업회상법

회상법이란 고령자의 회상에 공감적 수용적인 자세로 작용하여 고령자의 인생의 재평가나 정체성 강화를 촉진하고 심리적인 안정이나 QOL의 향상을 도모하는 심리치료의 하나이며 치매에 대해서도 흔히 사용된다.

회상법의 하나인 **작업회상법**은 종전의 회상법에 대상자의 친숙한 오래된 생활도구 등을 사용하는 작업을 조합시킨 것이다. 오래된 생활도구를 사용함으로써 절차기억을 끌어내고 통상의 회상법보다 회상을 촉진하기 쉽다. 또한 도구의 사용방법을 대상자가 스태프에게 지도하도록 진행한다. 이 때문에 평소 지도를 받는 쪽의 대상자가 지도한 쪽의 스태프에게 가르친다는 입장의 역전이 일어난다. 이러한 것이 대상자의 의욕·삶의 보람을 끌어내어 존엄을 회복한다고 한다.

표 5 뇌 활성화재활의 원칙

1) 유쾌한 자극으로 웃는 얼굴이 된다.
2) 칭찬함으로써 하고 싶은 마음이 나온다.
3) 의사소통으로 안심한다.
4) 역할을 수행함으로써 삶의 보람이 생긴다.
5) 오류를 피하는 학습으로 바른 방법을 습득한다.

[山口晴保 : 치매의 바른 이해와 포괄적 의료 · 케어의 요점 제2판, 協同出版社, 2010에서 변경]

● 인용문헌

1) 山口晴保：認知症の正しい理解と包括的医療・ケアのポイント. 第 2 版, 協同医書出版社, 2010.
2) 川口晴美ほか：痴呆患者に対する理学療法アプローチ. 理学療法研究, 15:71 74, 1998.
3) 山上徹也：多発性脳梗塞によりパーキンソニズムに脳血管性認知症を合併した 74 歳男性に対する理学療法. 内山 靖ほか (編)：理学療法フィールドノート 4. 地域・在宅, pp.54 65, 南江堂, 2009.
4) 山上徹也ほか：認知症の ADL 障害とその対応. 神経内科, 72, 特別増刊号:144–150, 2010.
5) 山上徹也ほか：脳活性化リハビリテーションによる認知症の進行予防の可能性. 老年精神医学雑誌, 18:1105–1111, 2007.

X 종말기의 물리치료

■ **학습목표**

- 종말기와 관련되는 다양한 용어의 정리와 그 의미에 대해서 학습한다.
- 인간의 죽음에 관한 사고방법에 대해서 학습한다.
- 종말기에 있는 대상자에 대한 물리치료사의 역할에 대해서 학습한다.

A 종말기를 파악하는 방법

종말기와 관련된 용어에 **터미널 케어**(terminal care), **호스피스 케어**(hospice care), **완화 케어**(palliative care), **지지치료**(supportive care) 등이 있다. **종말기 케어**(end-of-life care)란 1990년대부터 미국이나 캐나다에서 고령자 의료와 완화 케어를 통합하는 사고방법으로 제창되고 암 질환만이 아니라 치매나 뇌혈관장애 등 널리 고령자의 질환을 대상으로 한 사고방법이다. 또한 WHO의 완화 케어의 정의(2002년)에서는 "완화 케어란 생명을 위협하는 질환에 의한 문제에 직면하고 있는 환자와 그 가족에 대해서 질환의 조기부터 통증, 신체문제, 심리사회적 문제, **정신적인(spiritual)** 문제에 관해서 정확한 평가를 시행하여 그것이 장애가 되지 않도록 예방하거나 대처함으로써 **생활의 질(QOL)**을 개선하는 접근이다" 라 언급되고 있다. 일본노년학횡서도 고령자의 종말기 의료 및 케어에 관한 기본적 입장을 표명하고 종말기를 "명상이 불가역적이고 동시에 진행성이며 그 시대에 가능한 최선의 치료에 의해서 병상의 호전이나 진행의 저지를 기대할 수 없게 되어 가까운 장래의 죽음이 불가피해진 상태" 라 정의하고 있다[1].

일본에서는 호스피스 케어, 완화 케어는 항상 말기암을 모델로 논의되어온 경위가 있으며 제도상으로도 완화 케어의 받아들임을 목적으로 한 시설은 말기의 악성종양환자 또는 후천성면역부전증후군에 이환하여 있는 사람이 대상이 되는 "완화 케어 시설" 밖에 없고 비암질환 환자가 완화 케어시설의 혜택을 받는 일은 없었다.

그러면 후기 고령자가 80~90%를 차지하고 있는 요양보험시설은 어떠할까. 요양노인보건시설은 원래 중간시설로서 시작하였기 때문인지, 종말기에 드는 경제적 담보가 붙은 것은 극이 최근이고 그 체제는 충분하지 않은 일도 있어, 실제로 요양노인보건시설에서 죽음을 맞이하는 사람은 매우 적다. 오히려, 요양노인복지시설 쪽이 종말기에 대한 인식이 높고 의료기관과 협력 하에 시설에서 죽음을 맞이하는 체제가 만들어져 있다. 이러한 상황으로부터 일본에서의 종말기 의료는 의료기관이나 시설에서조차 충분하지 않는 상황이라는 것을 알 수 있다.

종말기 케어를 요약하면 대상자의 QOL의 유지 · 향상에 최대한의 배려가 이루어지는 것, 대상자만이 아니라 가족을 포함한 케어라는 것, 의학만이 아니라 폭넓은 영역을 포함하는 **팀 접근**으로 대처해야 하는 것, 대상자의 존엄이나 자율성 존중에 대해서는 개개의 문화적 배경 등에 배려해야 하는 것이다. 사망원인이 제1위인 암질환이나 급증하는 요양을 필요로 하는 고령자를 생각하면 물리치료사가 종말기를 파악하는 방법을 정리하여 적절하게 관여하는 방법을 익혀가는 것은 매우 중요한 과제이다.

B 암 질환과 비암 질환

종말기 케어는 암 질환과 비암 질환으로 분류하여 생각하면 알기 쉽다. 암 질환과 비암 질환의 큰 차이를 언급하면 전자에서는 예후예측의 방법이 확립하여 있으나 후자에서는 그것이 곤란하다는 것일 것이다. 일반적으로 암 질환에서는 예후 약 6개월을 종말기라 부르는 일이 많고 최후의 12개월에서 ADL이 급격히 저하하여 온갖 요양이 필요하다. 이에 비해서 비암 질환은 예후예측이 용이하지 않을 뿐만 아니라 어떠한 고통이 있고 그것을 어떻게 완화하면 좋을지가 확립되어 있지 않다.

비암 질환에서는 난치병 등의 일부 질환을 제외하면 항상 개선의 가능성을 간직하고 있다. 또한 인공투석, 인공호흡기 등의 연명치료가 존재하기 때문에 종말기의 예후예측을 더 어렵게 하고 있다. Lynn 등[2)]은 종말기의 궤도를 질환별로 "암 등의 모델", "심 · 폐질환의 장기모델" "치매 · 노쇠 등의 모델"의 세 가지로 분류하고 있다(**그림 1**).

물리치료사는 의사나 간호사와 같이 최후의 병구완에 직접 관여하는 일은 없다. 그러나 그 때까지의 과정에서 또는 직전까지 팀의 일원으로서 물리치료를 제공하는 일은 많으며 암 질환인지 비암 질환인지에 따라 그 진행방법인 배려해야 할 일이 달라진다. 이것은 대상자가 보다 질이 높은 종말을 맞이하기 위한 물리치료라는 점에서 중요한 관점이 된다.

1. 종말기 물리치료의 목적

암 질환의 재활에서는 그 목적을 "암과 그 통합적인 치료과정에서 받은 신체적 및 심리적인 여러 가지의 제약에 대해서 개개의 환자가 속한 가정이나 사회로 가능한 한 빨리 복귀할 수 있

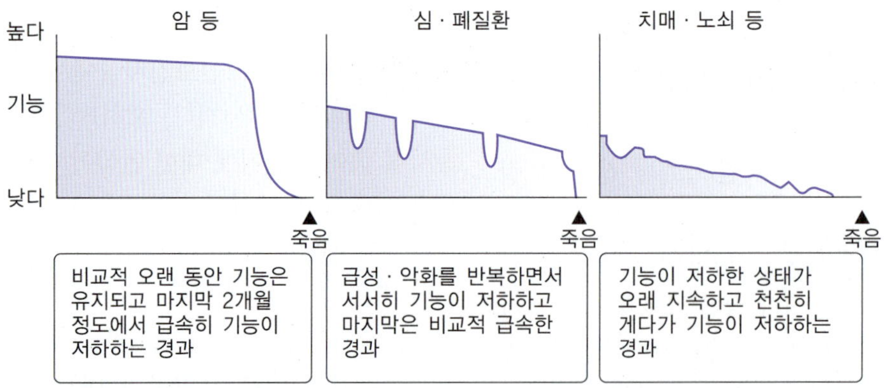

그림 1 질환군별 예후예측 모델

[Lynn, J : Perspectives on care at the close of life. Serving patients who may die soon and their families; the role of hospice and other services. JAMA, 285; 925-932, 2001에서(篠田知子 역)]

도록 유도하는 것" 이라 하고 있다. 또한 재활의 방침은 병기별로 이하의 4개 단계로 분류된다 [디츠(Dietz)의 분류][3].

암 질환에서는 통증, 이동, ADL장애, 피로, 근력저하 등 암의 종류에 따르지 않는 일반적인 문제, 그리고 암질환의 종류에 따른 특별한 문제를 갖고 있다. 이들의 문제에 대해서 2차적 장애를 예방하고 운동기능이나 생활기능 저하의 예방 · 개선을 시행하는 것이 물리치료의 목적이다.

1) 예방적 재활

암이라 진단된 후 조기에 시작되는 것이며 수술, 방사선치료, 화학치료의 전 또는 후 바로 시행된다. 아직 기능장애는 없으나 그 예방을 목적으로 한다.

2) 회복적 재활

치료 후에 기능장애, 근력저하를 초래한 환자에 대해서 최대한의 기능회복을 지향한 포괄적 트레이닝을 실시한다.

3) 유지적 재활

암이 차츰 커지고 있고 기능장애, 근력저하가 진행하고 있는 환자에 대해서 신속하게 효과적인 수단(예컨대 자조구나 셀프케어의 요령의 지도 등)에 의해서 셀프케어의 능력이나 이동능력을 향상시킨다. 또한 구축, 근육위축, 근력저하, 욕창과 같은 폐용증후군을 예방하는 것도 포함된다.

4) 완화적 재활

종말기의 암환자에 대해서 그 필요성을 존중하면서 신체적, 정신적, 사회적으로도 QOL이 높은 생활을 영위할 수 있도록 하는 것을 목적으로 하고 온열, 저주파치료, 자세잡기(positioning), 호흡보조, 이완, 각종 자조구, 보장구의 사용 등에 의해서 통증, 호흡곤란, 부종 등의 증상완화나 구축, 욕창의 예방 등을 도모한다.

또한 비암 질환을 포함한 종말기의 물리치료를 실시하는 경우, 상기와 같은 암 질환 재활의 사고방법을 참고로 할 수 있다. 암 질환이 아니더라도 장기간에 걸친 활동제한으로 일어난 2차적 장애를 예방하고 운동기능이나 생활기능의 저하 예방 · 개선을 시행하는 것은 완전히 같으며 고령이고 가까운 장래에 종말기가 찾아오는 고령자의 물리치료는 예방적으로, 회복적으로, 유지적으로, 그리고 완화적으로 실시하게 된다.

C 재가에서 종말기 물리치료

암 질환에서는 병원에서 암의 치료가 끝나면 많은 사람은 최후의 몇 개월을 재가에서 지내는 것을 희망하여 퇴원한다. 그러나 실제로는 그 중의 5%이하 밖에 재가에서 죽음을 맞이할 수 없다. 한편, 방문 진료를 전문으로 시행하고 있는 진료소에서는 높은 확률로 재가에서의 죽음을 맞이할 수 있다고 한다. 이러한 현실은 치료나 환자 · 가족에 대한 관여하는 방법, 담당의사의 부담을 경감하기 위한 지역사회의 서포트 체제 등과 관계하고 있다. 물리치료에 대한 의사의 의식도 현 상황에서는 다양할 것이다.

그러나 비암질환에서는 재가에서 병구완을 한 242사례의 기초질환은 뇌혈관질환(23%), 치매(19%), 신경난치병(12%), 노쇠(11%), 호흡기질환(10%), 만성심부전(6%), 만성콩팥부전(5%), 정형외과질환(3%), 기타(3%)이며 물리치료사가 재가에서 관여하는 질환의 대부분을 차지하고 있다. 또한 平原(Hirahara) 등[4]에 따르면 주치의가 종말기에 가장 완화해야 하는 것은 증상은 호흡곤란, 식욕부진, 삼킴장애,

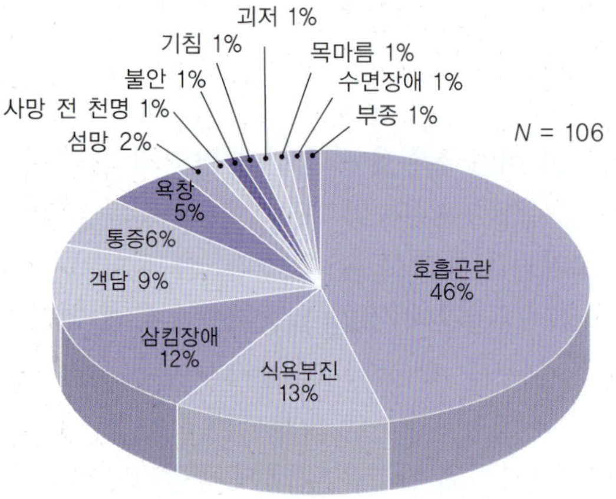

그림 2 주치의가 종말기에 가장 완화해야 한다고 생각한 증상

[平原佐斗司 외 ; 비암 질환의 재가 호스피스 케어의 방법을 확립하기 위한 연구(후기재가의료조성 · 勇美기념재단 조성). 2000에서]

표 1 물리치료 시행상의 조언과 주의할 점

① 환자가 갖고 있는 능력을 이용하여 최소의 원조로 시행할 수 있도록 연구한다.
② 움직여서는 안 되는 부위, 통증이 나타나는 자세 등을 파악하여 실패체험을 시키지 않도록 배려한다.
③ 환자는 피로의 변동이 커서 적당히 운동량을 변화시킬 필요가 있다.
④ 가족에게도 가능한 한 치료에 참여시킨다.
⑤ "걷는 · 화장실에 가는" 것은 사람의 존엄에도 관계되는 일이며 가급적 오랜 기간 확보할 수 있도록 지원한다.
⑥ 의욕(동기부여)을 가급적 유지하는 연구를 한다.

객담, 통증, 욕창 등(**그림 2**)이고 모두 물리치료사가 관여해야 할 증상이다. 增田(Masuda)[5]는 암센터에서 물리치료 실시상의 요점과 주의할 점에 대해서 **표 1**과 같이 언급하고 있다. 이것은 재가에서의 물리치료에서도 참고가 되는 것이다.

D 종말기 물리치료의 사고방법

1. 기본자세

종말기를 마즐로(Maslow)의 욕구단계설[제2장 III항 **표 3**(44페이지) 참조]을 기초로 생각한 경우, 가장 기본이 되는 것은 신체질환이다. 호흡의 고통, 통증 등의 증상을 가진 환자에 대해서 이들을 완화하는 것 없이 심리적 · 윤리적 접근을 해도 효과는 없다. 기본적으로는 우선 신체적 고통의 경감이 필요한 것이다.

다음으로 재가에서 기본적인 생활의 안전과 안정이며 그 위에 가족관계나 감정 등의 요소가 있고 다시 그 위에 자존심이나 존엄이 있다. 그리고 가장 위에 문화 등의 자기실현이 있다. 종말기를 생각할 때 이 기본적 사고가 원점이 되고 우선하여 실시해야 할 사항을 예측할 수 있다.

그러나 이 경우, 중증치매나 천연성의식장애 등의 환자에서는 매우 어려워진다. 이 경우, 이들을 판단하는 기점은 장기간에 걸친 재가생활에 관여한 가족, 의사를 비롯한 팀에 의해서 제공된 그때까지의 요양과정 안에 해답을 찾아낼 수 있다.

2. 죽음을 알다

물리치료사는 실제로 임종의 장면에 직면하는 일은 거의 없다. 그러나 암의 재활의 보급이나 종말기 의료의 재검토(재가 죽음의 비율을 증가시키는 정책) 등으로부터 "죽음"에 대해서 적극적으로 생각하고 행동하는 것이 필요해졌다.

죽음에 대해서 **1인칭의 죽음**(본인), **2인칭의 죽음**(가족), **3인칭의 죽음**(의료종사자 등)이라 표현하는 경우가 있다. 본인에 대한 "고지"는 본인으로서는 가족과 함께 고통을 서로 나누기 위해 중요한 일이다. 물리치료사는 3인칭의 입장에서 환자의 죽음을 수용할 수 있으나 본인이나 가족은 용이하게 죽음을 수용할 수는 없을 것이다. 우리들은 결코 1인칭이나 2인칭이 될 수 있는 것은 아니다.

사람은 몸(body), 마음(mind), 정신(spirit)으로 성립한다고 일컬어지고 있다. 물리치료사는 종말기에 있는 환자에 대해서 물리치료의 제공과정 안에서 신뢰되는 인간관계를 유지하고 때로는 능력을 끌어내고, 때로는 정신적인 것을 끌어내며 때로는 묵묵히 다가붙는 것도 필요하다.

E 연계의 중요성

암 질환의 재활이 진료수가 안에 편성되어 물리치료사가 암 환자에 관여하는 일이 많아졌다. 게다가 치료 후 여명을 재가에서 지내고 싶다고 희망하는 환자도 증가하고 있다. "고지"를 비롯하여 의료 팀의 연계가 매우 중요해지고 재가로 옮겨갈 때의 연계, 그리고 재가 종말기에 관여하는 의사, 케어 매니저, 방문간호사, 물리치료사, 도우미 등의 연계는 병상이 불안정하기 때문에 매우 중요하게 된다.

재가 종말기에 가장 중요해지는 것은 의사끼리의 연계이다. 종말기에 가해지는 의사의 부담이 커지는 것을 피하기 위하여 지역사회마다의 의사의 연계, 방문간호사와의 네트워크 만들기가 중요하다. 전국적으로는 의사회나 자치단체가 중심이 되어있는 네트워크, 병원이 중심이 되어있는 네트워크, 진료소가 중심이 되어있는 네트워크 등이 존재한다. 또한 재가 완화 케어를 즉시 개시할 수 있는 "지역사회 완화 케어센터(가칭)"의 구상[6]도 나와 있고 질이 높은 활동을 담보하기 위한 요건을 언급하면 아래와 같이 되어있다. 물리치료사도 지역사회 네트워크의 한 사람으로서 적극적으로 연계할 필요가 있다.

(1) 뜻을 같이 하는 전문가에 의한 케어의 제공이 이루어지는 것
(2) 공유하는 철학에 기초하는 케어를 제공하는 것
(3) 다양한 전문직의 협동에 의한 케어의 제공이 이루어지는 것
(4) 각각의 전문직이 호스피스 · 완화 케어를 지역사회 케어에 정통하여 있을 것
(5) 공유하는 정보에 기초한 케어가 제공되는 것
(6) 정기적인 학습의 지지를 받은 케어를 제공하는 것
(7) 코디네이터가 팀을 통합하여 케어를 제공하는 것

F 재가에서 종말기 물리치료 과제

암 질환의 재가에서 종말기 물리치료는 현 상황에서는 매우 적고 확립되어 있지 않지만, 향후는 의료기관에서의 암 재활의 발전과 더불어 방문이나 시설외래로 물리치료사가 관여하는 기회가 증가할 것으로 예상된다. 암 질환 그 자체의 지식은 당연한 것으로 하여 재가에서의 완화의료, 가족 서포트, 병구완 등 학습해야 할 것은 폭넓으며 의료기관에서 실시하고 있는 종말기 물리치료에 눈을 돌리면서 재가에서의 암 질환의 종말기 물리치료를 확립해가야 한다.

비암 질환의 경우는 현 상황에서도 물리치료를 제공하고 있는 경우가 많지만, 향후는 제공과정 중에서 앞에서 언급한 것처럼 신뢰되는 인간관계를 유지하고 때로는 능력을 끌어내며, 정신적인 것을 끌어내고 죽음이 다가온 사람에

게 다가갈 수 있도록 스스로를 연마하는 것이 필요하다.

일본의료의 역사적인 배경으로부터 종말기의 완화의료 자체가 발달하지 못하였다는 것이 지적되고 있으나 재가의료에 관해서도 요양을 필요로 하는 고령자나 난치병환자, 악성종양환자가 종말기를 재가에서 맞이하기 위한 체제는 충분하지 않다. 병원과는 다른 치료와 지원체제, 설명과 동의 그리고 선택(informed consent and choice), 가족부담, 기타 다양한 문제를 가진 채로 국가는 재가에서의 “병구완”을 추진하려 하고 있다. 이제부터는 회복의 가망이 없이 죽음을 가까이에 둔 고령자의 종말을 폭넓게 파악하여 관절운동범위 확보, 통증완화, 호흡고통 개선 등을 염두에 둔 물리치료의 역할을 찾아내어 오히려 전문적인 것으로서 재가에서의 종말기 물리치료를 확립할 필요가 있다.

● 인용문헌

1) 林 泰史, 黒岩貞夫, 野中 博, 三上裕司（監修）：在宅医療—午後から地域へ, 日本医師会, 医学書院, 2010.
2) Lynn, J.: Perspectives on care at the close of life. Serving patients who may die soon and their families: the role of hospice and other services. *JAMA*, 285:925–932, 2001.
3) 辻 哲也：がん治療の現状. 理学療法ジャーナル, 42:915–924, 2008.
4) 平原佐斗司ほか：非がん疾患の在宅ホスピスケアの方法の確立のための研究（後期在宅医療助成・勇美記念財団助成）. 2006.
5) 増田芳之：廃用症候群・体力消耗状態・がん悪液質症候群へのアプローチ. がんのリハビリテーション実践セミナーテキスト, （財）ライフプランニングセンター, 2008.
6) 川越 厚：ホスピスケア. 矢野栄二, 大脇和浩（監修）：ケースで学ぶ公衆衛生学, 篠原出版新社, 2004.

제 6 장

QOL의 증대를 향해서

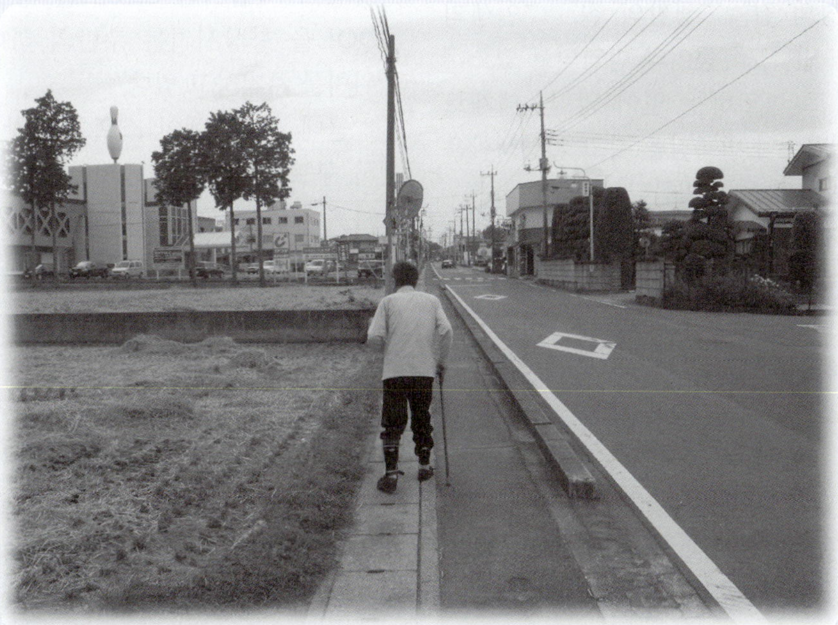

논의 옆길을 보행연습 중이다.
천천히…차분히…한걸음부터 시작됩니다.

I 장애인과 스포츠

■ 학습목표

- 장애인 스포츠와 QOL 증대에 대해서 학습한다.
- 장애인 스포츠와 사회참여 및 정상화에 대해서 학습한다.
- 장애인 스포츠에서 장애평가에 대해서 학습한다.
- 장애인 스포츠와 물리치료의 관여에 대해서 학습한다.

A 장애인의 QOL 향상

1. QOL이란

QOL(quality of life)은 다양한 의미를 갖고 있으며 "생명의 질", "생활의 질", "인생의 질", "생활의 만족도" 등이라 번역되고 있으나 **"생활의 질"**로 번역하는 일이 많다. 대체로 "인간이 충실감이나 만족감을 갖고 일상생활을 영위할 수 있는 것"을 의미한다.

장애인의 재활의 과정에서는 종전에 일상생활활동의 향상에 중점을 두었으나 최근에는 QOL을 높이는 것이야말로 재활의 궁극적인 목표라고 이해되고 있다. 장애인에 있어서 충실감이나 만족감을 갖고 일상생활을 영위할 수 있다는 것은, 즉 일상생활이나 사회생활의 본연의 자세를 스스로의 의사로 결정하고 생활의 목표나 생활양식을 선택할 수 있는 것이며 본인이 신체적, 정신적, 사회적, 문화적으로 만족할 수 있는 풍요로운 생활을 영위할 수 있는 것을 의미한다.

2. 장애인 스포츠의 효과

일상생활에서 "충실감"이나 "만족감"은 매우 개인적인 것이어서 개개인의 주관적, 개별적인 성격이 강하여 일반화, 표준화하는 것은 상당히 어렵지만 스포츠는 장애인에 있어서 QOL을 향상시키는 수단의 하나로서 중요한 위치를 차지하고 있다.

근대 신체장애인 스포츠의 창시자인 루드비히 구트만(Ludwig Guttmann)이 저서[1] 안에서 "스포츠는 치료 상, 매우 큰 가치를 갖고 있고 신체적 · 정신적 그리고 사회적 재활에도 중요한 역할을 수행하고 있다"라 언급하고 있는 것처럼 장애인 스포츠의 효과는 아래의 세 가지로 정리할 수 있다.

1) 신체적 효과

장애인이 신체를 움직여서 스포츠를 하는 것은 건전한 사람과 마찬가지로 건강의 유지 · 증진의 효과가 있고 게다가 잔존기능의 강화나 합병증의 예방으로도 된다.

2) 정신적 효과

스포츠는 비일상적인 활동이며 게다가 개방

적인 환경 속에서 신체를 움직이는 것은 행동범위가 제약되기 쉬운 장애인으로서 틀어박힘이나 고립으로부터의 탈피나 적극성의 회복에도 큰 역할을 수행할 수 있다.

3) 사회적 효과

스포츠 활동의 장에 참여함으로써 장애를 가진 것에 의해서 단절된 사회와의 재융화를 도모할 수 있다. 또한 장애인이 가지는 능력을 인식하게 함으로써 건전한 사람이 이해와 관심을 심화시키고 장애인의 사회참여를 더 한층 추진할 수 있다.

B 장애인의 스포츠 활동

1. 장애인 스포츠란?

그림 1에 장애인의 스포츠 활동의 전체상을 나타냈다. 장애인의 스포츠는 실시목적면에서 크게 재활 스포츠와 평생 스포츠로 나뉜다. 또한 평생 스포츠에는 레크리에이션, 건강유지 · 증진, 경기로서의 스포츠 활동이 포함된다.

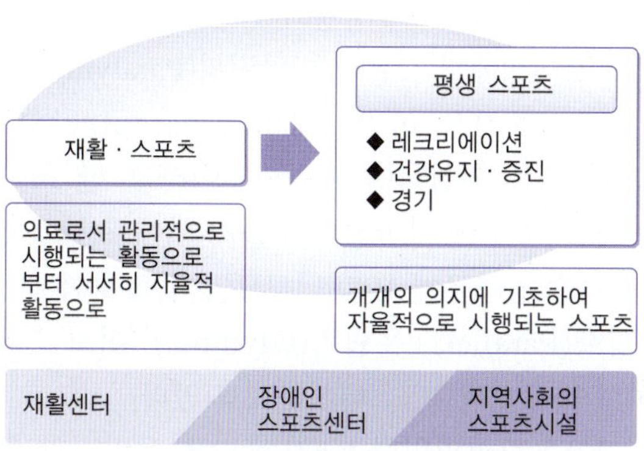

그림 1 장애인 스포츠 활동

a. 재활 스포츠

재활로서의 스포츠는 일정한 신체운동을 수반하면서 비교적 즐겁게 시행할 수 있기 때문에 응용적인 운동연습의 메뉴로서 재활센터나 장애인 스포츠센터에서 많이 실시된다. 물리치료사에 의한 개별 능력강화나 관절운동범위의 개선에 스포츠를 이용한 전신적인 움직임이나 지구력의 향상이 더해짐으로써 보다 높은 수준의 재활목표의 달성이 가능하다.

또한 평생 스포츠의 가교역할을 담당하기 때문에 장애인에 대한 스포츠의 도입부분으로서 스포츠 지도나 동료 만들기를 적극적으로 시행하고 있다.

b. 레크리에이션으로서의 스포츠

레크리에이션으로서 시행되는 스포츠는 장애인이 각각의 장애상황이나 기호에 맞춰서 즐거움으로서 시행하는 자율적인 활동이다. 일반의 건전한 사람이 테니스나 수영을 즐기는 것과 마찬가지로 많은 장애인이 자율적으로 스포츠를 즐기고 있다. 스포츠는 본래 일이나 의무적인 행위로부터 떨어진 "놀이"이며 그러한 의미에서는 여가활동으로서의 스포츠가 가장 근원적이고 동시에 잠재적인 필요성이 많은 것일 것이다.

c. 건강유지 · 증진으로서의 스포츠

최근의 건강 붐이나 요양예방으로서의 운동효과의 재인식, 대사증후군 등의 생활습관병에 대한 운동의 효과성에 의해서도 명백한 것처럼 스포츠는 적극적인 건강관리에 효과적인 방법이다. 장애인으로서도 상실된 기능이나 저하한 체력 등을 보완하는 의미에서 **건강유지 · 증진**으로써 스포츠를 시행하는 사람이 많다.

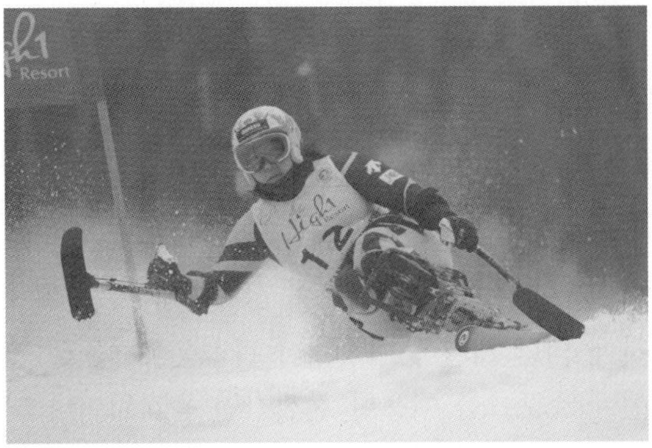

그림 2 알펜스키 경기대회에서 활약하는 sit ski

d. 경기로서의 스포츠

세계 장애인올림픽(Paralympics)을 정점으로 한 이른바 **챔피언십 스포츠**라 불리는 스포츠이다. 최근, 선수층의 확대와 경기력의 향상이 현저하고 다양한 종목의 경기회가 국내외에서 개최되고 있다(**그림 2**).

2. 국제적 장애인 스포츠경기대회

a. 세계 장애인올림픽

세계장애인올림픽(Paralympic Games)은 국제 장애인올림픽위원회(International Paralympic Committee; IPC)가 주최하는 신체장애인을 대상으로 한 세계 최고봉의 스포츠 경기대회이다. 하계 · 동계 대회가 각각 4년마다 개최되고 **표 1**에 나타난 것처럼 많은 경기종목이 시행되고 있다.

b. 스토크-만데빌 경기대회

근대 장애인 스포츠는 영국 런던 교외에 있는 스토크-만데빌 병원 내에 병설된 국립척수손상센터의 소장이었던 구트만이 제2차 세계대전에서 척수손상이 된 병사에 대한 치료로 스포츠를 도입하여 재활에 큰 효과를 얻은 것에서 시작되었다.

표 1 장애인올림픽 경기종목

■ 하계대회 경기 육상경기, 축구, 휠체어 테니스, 골볼(goal ball), 좌식배구(sitting volleyball), 휠체어 농구, 자전거경기, 휠체어 럭비. 유도, 사격, 승마술, 수영, 세일링(sailing), 양궁, 보치아(Boccia), 휠체어 펜싱, 탁구, 파워 리프팅(power lifting)
■ 동계대회 경기 알펜스키(Alpenski), 노르딕 스키(Nordic skiing), 휠체어 컬링, 아이스 슬레지 하키

구트만의 제창에 따라 1948년의 런던 올림픽 개회식과 같은 날에 병원 내에서 하반신마비(paraplegia)환자에 의한 스포츠 경기회가 개최되었다. 그 후 1960년에는 올림픽의 개최지 로마에서 개최된 국제 스토크-만데빌 경기대회가 제1회 세계 장애인림픽 대회라 불리고 있다. 쿠벨탄 남작이 근대 올림픽을 창설한 것처럼 구트만은 오늘날의 세계 장애인올림픽의 기초를 구축한 것이다.

c. 장애인올림픽의 명칭

제2회 장애인올림픽대회는 1964년에 하계올림픽이 개최된 도쿄에서 개최되었다. 제1부가 국제 스토크-만데빌 경기대회로서, 제2부는 일본인 선수만의 국내대회로서, 모든 신체장애인을 대상으로 하여 시행되었다.

도쿄대회에서 사용된 파랄림픽(Paralympics)이라는 호칭은 하반신마비인 paraplegia와 olympic을 조합하여 파랄림픽이라고 한 조어이지만 그 후에 하반신마비 환자 외에도 참가하게 되었기 때문에 1988년 서울올림픽대회부터 "평행(Parallel)+올림픽(Olympic)" 이고 "또 하나의 올림픽"이라 해석하게 되었다.

국제올림픽위원회(IOC)는 당초 올림픽과 유사한 명칭을 사용하는 것에 난색을 보였기 때문에 파랄림픽이라는 명칭은 어느 것도 애칭이고 정식명칭은 아니었다. 그러나 1985년에 IOC는 파랄림픽이라는 호칭을 사용할 것을 인정하여 1988년 서울 대회부터 파랄림픽의 명칭을 정식으로 사용하게 되었다.

d. 올림픽과의 관계

2000년에는 IOC와 IPC와의 사이에서 올림픽 개최도시에서 올림픽에 이어서 장애인올림픽을 시행하는 것, IPC에서부터 IOC위원을 선출하는 것이 합의되었다. 또한 2004년의 아테네대회부터 장애인올림픽과 공동개최조직위원회를 운영하게 되었다.

게다가, 2008년 하계대회 및 2010년 동계대회부터 IOC는 장애인올림픽 개최에 대해서 운영 · 경제 양면에서 IPC를 지원함과 동시에 파랄림픽 조직위원회는 장애인올림픽 조직위원회에 통합되었다.

e. 스페셜 올림픽

스페셜 올림픽(Special Olympics)은 지적장애인의 자립이나 사회참여를 목적으로 하여 일상적인 스포츠 트레이닝이나 그 성과의 발표의 장으로서 경기대회를 개최하는 국제적인 스포츠 조직이다. 언제나 어디선가 활동하고 있다는 것에서 Special Olympics라 복수형으로 되어있다. 스페셜 올림픽의 시작은 1962년에 J. F. 케네디의 누이동생 유니스 케네디 슈라이버(Eunice Kennedy Shriver)가 자택의 정원을 개방하여 35명의 지적장애인을 초청하여 데이캠프(day camp)를 시행한 것에 따른다.

스페셜 올림픽에서는 다른 사람에게 이기는 것을 목표로 하고 있지 않고 경기자(athlete)가 자기의 최선을 다하는 것을 목적으로 하고 있는데 이 취지는 경기대회의 선서로서 고대 로마에서 검투사가 투기장에 들어갈 때에 말하였다고 하는 "우리들은 최대한으로 힘을 내어 승리를 지향합니다. 가령 이길 수 없어도 분투하는 용기를 주십시오" 라는 말에도 잘 표현되어 있다.

f. 아시아 장애인올림픽 경기대회

아시아 · 오세아니아의 경기대회로서는 페스픽(Far East and South Pacific Games for the Disabled; FESPIC Games, 극동 · 남태평양 신체장애인 스포츠대회)이 1975~2006년까지 9개 대회가 개최되어 왔다. 2006년, 아시아 장애인올림픽위원회(Asian Paralympic Committee; APC)가 정식으로 발족하고 **아시아 파라 경기대회**(Asian Para Games)로서 인계되고 2010년에는 중국의 광주에서 개최되었다. 또한 동계대회의 신설도 검토되고 있다.

한편, 아시아 유스 장애인올림픽위원회가 주최하는 14~19세까지의 젊은 선수를 대상으로 한 장애인 스포츠의 종합경기대회이다. 2009년에는 도쿄에서 제2회 대회가 개최되었다.

3. 일본 내의 스포츠 경기대회

a. 전국자애인 스포츠대회

일본에서의 장애인 스포츠는 의사의 지시 · 지도를 받으면서 하는 재활의 일환으로 출발한 경위가 있다.

1960년, 구트만에 사사한 나카무라 히로시(中村 裕)는 스포츠를 도입한 척수손상자의 치료법을 학습하고 귀국 후에 오이타(大分)현 신체장애인 스포츠협회를 설립하여 제1회 오이타현 신체장애인 스포츠대회를 개최한 후 1964년의 도쿄 파랄림픽 유치에 공헌하였다.

도쿄 파랄림픽 다음 해(1965년)부터 신체장애인을 대상으로 개최되어온 **전국신체장애인 스포츠대회**가 2001년에 통합되어 전국장애인 스포츠대회로서 국민체육대회 종료 후에 같은 개최지에서 시행되고 있다. 주최자는 일본 후생노동성, 일본장애인스포츠협회, 개최지의 자치단체이고 목적은 파랄림픽의 경기 스포츠와는 달리 장애가 있는 사람들의 사회참여 촉진이나 장애인에 대한 국민의 이해를 높이는 것이다.

b. 일본 장애인올림픽

일본에서는 일본 올림픽위원회(JOC)는 문부과학성 관할의 스포츠기관이지만 일본 장애인올림픽위원회(JPC)는 후생노동성의 관할이다. 이러한 것으로부터 장애인의 스포츠 활동은 건전한 사람과 마찬가지의 스포츠라 하기보다는 재활의 연장선상에 있는 의료, 복지에 중점을 둔 장애인의 사회참여를 도모하는 대회라 보아온 경위가 있다.

그러나 나가노(長野)장애인올림픽의 경기모양은 신문에서는 복지 · 생활면이나 사회면이 아니라 스포츠면에서 보도되고 NHK는 폐회식도 생방송으로 방송하였다. 이러한 보도에 따라 일본선수가 활약하는 모습이 국민에게 큰 감동을 주어 장애인 스포츠에 대한 관심이 크게 높아졌다. 이와 동시에 장애인 스포츠는 단순한 재활의 연장선상에 있는 것만이 아니라 경기스포츠로서의 확고한 지위를 차지하게 되었다. 이러한 것은 특별하게 취급받아 왔던 장애인의 스포츠가 스포츠로서 보통으로 다루어지게 되었다는 점에서 정상화(normalization)가 진전되었다고 생각된다.

나가노 파랄림픽 이후, 늦어지기 쉬웠던 장애인의 경기 스포츠의 분야를 촉진하기 위해 1999년에 일본장애인스포츠협회의 내부조직으로서 일본 장애인올림픽위원회가 발족하여 일본 장애인올림픽을 개최하게 되었다. 일본 장애인올림픽은 일본장애인스포츠협회와 각 경기단체가 주최하는 국내에서는 최고수준의 대회이다. 현재, 육상경기, 수영경기, 양궁, 스키, 아이스 슬레지 하키의 5개 경기가 개최되고 있다.

C 장애인 스포츠를 에워싼 여러 문제

1. 등급 분류

장애인의 스포츠경기대회에서는 장애의 종류나 정도의 의학적 측면이나 실시경기에 관련되는 운동기능 면에 따라서 선수를 구분하여 카테고리마다에 경기를 시행하도록 하고 있다. 이 카테고리 나누기를 **"등급 나누기"**라 한다.

a. 스키경기에서의 등급 나누기

하나의 예로서 장애인 스키경기에서는 B등급과 LW등급으로 나뉘어 있다. B(Blind)는 시각장애의 선수등급, LW(Locomotor Winter)는 운동기능에 장애가 있는 선수의 등급(class)이다. B등급은 장애 상태에 따라서 B13으로 나뉘고, LW등급은 다시 선 자세 등급 LW19와 앉은 자세 등급 LW101로 나뉘고 있다. 장애인올림픽 등의 국제적인 장애인 스키대회에서는 Blind, Standing, Sitting의 3개 등급으로 경기가 시행되고 있다(**표 2**). 다만, 동일 등급일지라도 장애의 종류나 정도가 다르기 때문에 장애에 따른 불공평이 나올 가능성이 있다. 그래서 각 선수는 미리 정해진 소 등급마다 설정된 계수(%)를 활주시간을 곱한 계산 타임으로 승패를 결정하게 되어 있다.

b. 등급 나누기의 필요성

이와 같이 등급을 나눌 필요성은 아래와 같은 이유 때문이다.

표 2 장애인 스키의 등급 나누기

등급	장애특성	용구 등
Blind(시각장애)		
B1	시력 0~광각(손의 형태를 분간할 수 없는 시력)	가이드가 필수적
B2	광각~교정시력 0.03, 또는 시야 5° 이내	
B3	교정시력 0.03~0.1, 또는 시야 5~10°	
Standing(운동장애 : 선 자세)		
LW1	양다리의 장애, 양다리의 절단으로 양의족 착용	2본 스키 · 2본 스톡
LW2	한쪽 다리의 장애, 한쪽 다리의 절단	1본 스키 · 2본 스톡
LW3	LW1보다 가벼운 양다리의 장애, 양다리의 절단으로 양의족 사용	2본 스키 · 2본 스톡
LW4	LW2보다 가벼운 양다리의 장애, 한쪽 다리의 절단으로 의족 착용	2본 스키 · 2본 스톡
LW5/7	양팔의 장애, 양팔의 절단	2본 스키 · 스톡 없음
LW6/8	양팔의 장애, 한쪽 팔의 절단	2본 스키 · 1본 스톡
LW9	한쪽 팔과 한쪽 다리의 장애, 절단	스스로 선택한 용구
Sitting(운동장애 : 앉은 자세)		
LW10	앉은 자세 균형이 없거나, 양팔에 장애가 있는 다리의 장애	sit ski
LW11	앉은 자세 균형이 LW10보다 좋은 다리의 장애	sit ski
LW12	앉은 자세 균형이 LW11보다 좋은 다리의 마비, 다리 절단	sit ski

휠체어 사용자와 한쪽 다리 절단자, 또는 같은 휠체어 사용자일지라도 하지마비자와 사지마비자라는 것처럼 장애의 종류나 정도가 다른 선수가 같은 종목으로 경합하면 경기력 이외의 요소로 승패가 결정된다는 불공평이 생길 가능성이 있다. 이것을 해소하기 위해 가급적 같은 장애, 같은 장애정도의 장애인을 하나의 등급으로 나누도록 한 것이다.

종전에 각 경기대회는 각각의 장애별 스포츠 조직에 의해서 운동되고 있었기 때문에 등급나누기의 방법은 경기종목 및 경기대회에 따라서 달랐지만 1989년부터 IPC가 운영되어 골관절 장애에서부터 중추신경장애, 그리고 시각장애와 같은 더 다종다양한 장애를 하나로 통합하는 **기능적 등급 나누기**(functional classification)를 시행하게 되었다. 최근에는 경기성을 높일 목적으로 등급 수의 삭감을 적극적으로 시행하려고 하는 움직임이 있고 보다 통합된 공정하고 객관적인 등급 나누기방법의 확립이 제창되고 있다.

2. 장애인 스포츠와 도핑

a. 도핑이란

도핑(doping)이란 경기능력을 높이기 위해 약물 등을 사용하는 것이며 올림픽과 마찬가지로 장애인올림픽에서도 발생하고 있다. 국제장애인올림픽 위원회(IPC)는 2003년의 총회에서 세계도핑방지규정의 채택을 결정하고 장애인 스포츠에서도 도핑검사 및 벌칙이 건전한 사람과 마찬가지로 적용을 하게 되었다.

도핑이 금지되고 있는 첫째 이유는 페어플레이의 정신에 반하기 때문이다. 약물을 사용하여 상대방으로부터 우위에 서려고 하는 것은 공정한 경쟁을 손상시키는 행위이며 스포츠의 사회적인 가치를 손상시키고 선수의 건강도 해치게 된다.

도핑을 세상에서 배제하고 건전한 가치관, 윤리관, 건강을 지키고 스포츠 질서를 유지하려고 하는 것을 **"반도핑(Anti-Doping)"** 이라 하고 이를 위해 실제로 도핑을 감시하는 것을 "도핑조절(Doping Control)" 이라 한다.

b. 반도핑기구

세계반토핑기구(WADA)는 반도핑과 도핑조절에 관여하는 국제기관으로서 국제올림픽위원회(IOC), 각국 정부의 후원에 의해서 설립된 독립기관이다. 이 조직이 세계의 반도핑 활동의 헌법이 되는 세계 반도핑 규정과 금지약물리스트나 운용규칙을 정하고 있다.

또한 일본내의 기관으로서는 일본반토핑기구(JADA)가 있다. JADA는 일본국내에서의 반도핑과 토핑조절의 중추로서의 활동을 담당하고 있다.

c: 치료목적 사용의 적용조치(TUE)

장애인스포츠경기대회에 출장하는 선수에는 장애에 따라서 약을 사용할 필요가 있는 선수가 많으며 이들의 약 중에 도핑검사에 반응하는 것이 있기 때문에 개최기간 중은 약을 사용할 수 없어 장애의 상태가 변화하여 고생을 하는 선수도 있다.

질병이나 부상의 치료목적으로 금지약물을 사용하고 있는 경우는, 사전에 국제장애인올림픽위원회, 반도핑위원회 또는 국제경기별 스포츠연맹을 통해서 WADA에 신청하여 승인을 얻음으로써 그 금지약품의 사용이 허가된다. 이 사용허가를 "치료목적 사용의 적용조치" (Thera-peutic Use Exemption; TUE)라 한다. 도핑의 의도가 없고 치료목적으로 사용하고 있어도 TUE 신청에 의해서 사용이 승인되어 있지 않으면 처벌을 받는다. 또한 영양공급의 목적으로 보충제(supplement)를 사용하고 때로는 그 안에 금지물질이 포함되어 있는 경우도 처벌을 받기 때문에 주의가 필요하다.

3. 장애인이 사용하는 스포츠 용구

장애인 스포츠에서는 휠체어나 의족 등의 보조구를 사용하는 경기가 있고 종목마다 사용규정이 정해져 있다. 최첨단 용구는 스포츠의학이나 인간공학, 기계공학, 재료공학 등을 구사하여 주문제작으로 제작되어 있으며 가볍고 다루기 쉽고 몸에 맞도록 되어 있다. 이에 대해서는 다음과 같은 에피소드가 알려져 있다.

오스카 피스토리우스(Oscar L. C. Pistorius)는 남아프리카공화국의 육상 단거리선수이고 양쪽 다리 절단으로 탄소섬유(carbon fiber)로 만든 J자형 날붙이(blade)와 같은 형태를 한 의족을 장착하고 경기에 출장하고 있다는 것 때문에 블레이드 러너(blade runner)의 애칭으로 친숙해져 있다(**그림 3**). 그는 베이징 올림픽의 400m 달리기에 출장을 지향하고 있었으나 국제육상경기연맹(IAAF)은 탄소섬유로 만든 의족에 의한 추진력이 사용하지 않는 선수에 대한 우위성을 가져온다고 하여 출장을 허가하지 않았다. 그러나 2008년, 스포츠중재재판소(CAS)는 IAAF의 결정을 번복하고 올림픽 표준기록을 돌파한 대표로 선발되면 올림픽에 출장이 가능해졌으나 참가 표준기록을 초과할 수 없어 같은 해의 베이징 올림픽을 놓쳤다. 그 후, 피스토리우스는 2011년에 한국 대구에서 개최된 세계육상경기선수권대회에서는 참가 표준기록을 넘어 남자 400m와 4×400m 계주에 출장하였고 400m에서는 예선을 돌파하여 준결승까지 진출하였다. 그러나 CAS는 피스

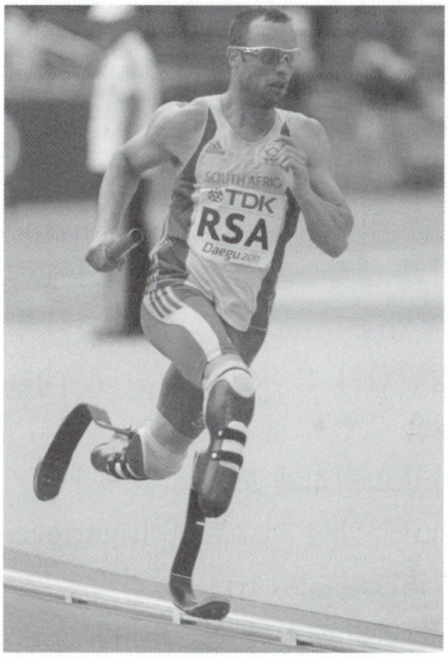

© Erki Pictures

그림 3 의족의 육상경기선수

토리우스 선수가 지금의 의족을 사용할 때에 한해서 출장을 인정하고 있고 장애인이 사용하는 스포츠용구에 대해서는 향후의 과제를 남기고 있다.

4. 장애인 스포츠의 보급과 발전

a. 장애인 스포츠 지도원

재단법인 일본장애인 스포츠협회에서는 공인자격 인정제도를 제정하고 장애인의 스포츠 보급과 발전을 지향하여 장애인의 스포츠 환경을 구축하는 데에 필요한 인재 양성과 자질향상을 도모하기 위한 연수사업을 시행하고 있다(**표 3**).

장애인스포츠 지도자에게는 초급부터 스포

표 3 장애인스포츠 지도자의 종류와 역할

명칭	역할	등록자 수 (2009년 1월 현재)
■장애인스포츠 지도자		
초급 스포츠 지도원	18세 이상이고 가까운 지역사회에서 장애가 있는 사람에게 스포츠의 지도를 시행하는 사람.	19,955명
중급 스포츠 지도원	초급 스포츠 지도원으로서 2년 이상의 경험이 있고 도·부·현 수준에서 장애인의 스포츠 지도를 시행하는 사람.	2,212명
상급 스포츠 지도원	중급 스포츠 지도원으로서 3년 이상의 지도경험이 있고 장애인의 스포츠 지도에 전문적 지식과 기술(skill)및 고도의 지도기술을 익혀 블록수준에서 지도자도 포함하여 지도를 시행하는 사람.	608명
스포츠 코치	중급 스포츠 지도원 또는 상급 스포츠 지도원으로서 상당한 경험을 갖고 특정경기의 전문적 기술의 지도와 활동조직의 육성이나 지도를 시행하는 사람.	97명
■장애인 스포츠 의사		
장애인의 스포츠·레크리에이션 활동에 필요한 의학적 관리 및 지도 등의 의학적 지원과 동시에 협회, 기타의 관계단체와 연계하고 널리 장애인스포츠에 대해서 의학적 견지에서부터의 장애인의 건강의 유지, 증진 및 경기력 향상 등에 기여하는 사람		127명
■장애인 스포츠 트레이너		
장애인의 스포츠 활동에 필요한 안전관리 및 경기력의 유지·향상의 지원을 함과 동시에 협회, 기타 관계단체와 연계하여 장애인의 건강 유지, 증진 및 경기력 향상 등에 기여한다.		ㅡ

츠 코치까지의 자격이 있고 각각의 수강자격과 역할은 **표 3**에 나타낸 대로이다. 또한 장애인스포츠협회가 인정한 물리치료사 양성학교에서는 초급 또는 중급의 장애인스포츠 지도원의 인정자격을 취득할 수 있다. 또한 물리치료사의 자격이 있는 사람은 일정한 요건을 충족시키면 장애인스포츠 트레이너의 양성강습회의 수강자격을 얻을 수 있다.

b. 개인의 발달상황이나 신체조건에 적응시킨 스포츠(adapted sports)

최근에는 "장애인 스포츠"를 "**adapted sports**"라 표현하는 일이 많아졌다. adapted sports란 규칙이나 용구를 장애의 종류나 정도에 적응(adapt)시킴으로써 장애인은 물론 유아부터 고령자, 낮은 체력을 가진 사람까지 참여할 수 있는 스포츠를 말한다. adapted sports라는 개념은 장애인이 스포츠를 즐기기 위해서는 그 사람 자신과 주변 사람들이나 환경을 문제로서 채택하여 양자를 통합한 시스템 만들기야말로 중요하다는 사고방법에 기초하는 것이다.

스포츠는 동료들과의 교류의 장, 삶의 보람 만들기, 자기해방의 수단이며 신체를 움직이는 것에 의한 쾌감, 존재감, 충실감 등을 추구하는 매우 인간적인 자기실현의 장이다. 스포츠가 가지는 매력은 장애가 있고 없는 것에 관계없이 모든 사람에게 **QOL**을 높이는 활동의 하나가 될 가능성을 간직하고 있다.

마지막으로 장애인이 스포츠를 하는 기쁨을 소개한다. 대학시대에 스키선수였고 경기 중의 낙상사고로 척수손상이 된 S씨는 chair ski(sit ski)에 만났을 때의 일을 다음과 같이 이야기하고 있다. "이제 두 번 다시 스키 같은 것을 할 수 없다고 생각하고 있었다. 그럼에도 스키대회의 TV방송이 있으면 화면에 맞춰서 무의식중에 상반신이 움직이거나 한다. chair ski에 대한 것을 들었을 때는 어차피 썰매와 같은 것일 것이라고 하찮게 보고 있었으나 스키장에서 chair ski에 앉아 아우트리거(outrigger)를 손에 미끄러뜨려 보았더니 그 감각은 잊지 못할 스키와 안전히 같았다. 몇 번이나 쓰러졌다. 쓰러지는 것이 즐거워 어쩐지 도중에 자꾸만 눈물이 나왔다". 그로부터 8년이 지난 1994년, S씨는 노르웨이의 릴레함메르에서 개최된 장애인올림픽 동계대회에서 은메달을 2개나 수상하는 대활약을 하였다.

인용문헌

1) Guttmann, L. (著), 市川宣恭 (監訳) : 身体障害者のスポーツ. 医歯薬出版, 1983.

참고문헌

1) 日本リハビリテーション医学会 (監修) : 障害者スポーツ. 医学書院, 1996.
2) 高橋 明 : 障害者とスポーツ. 岩波書店, 2004.
3) 藤田紀昭 : 障害者スポーツの世界—アダプテッド・スポーツとは何か. 角川学芸出版, 2008.

II 소아물리치료 : 영유아

■ 학습목표

- 영유아기의 물리치료 개념에 대해서 학습한다.
- 양육 안에서 물리치료사의 역할을 학습한다.
- 양육은 부모와 자식의 상호작용을 키우는 것이라는 것을 학습한다.
- 육아, 생활을 원조하는 물리치료의 실행에 대해서 학습한다.

A 영유아기의 물리치료의 역사 배경

"지체부자유아의 아버지"라 일컬어진 고 다카키 켄지(高木憲次) 도쿄대학 교수는 지체부자유아가 성장하여 사회에서 살아가기 위한 육성에는 장애에 대한 치료만이 아니라 동시에 교육을 시행하는 것이 중요하다고 언급하고 있다. 의료와 교육의 대처를 "양육"이라 이름붙이고 1942년에 지체부자유아시설 "정지요호원"에서 정형외과 의사의 의료직종과 교사에 의한 지원이 시작되었다. 양육에서는 졸업 후의 사회에서 도움이 되도록 직능교육도 시행되었다. 이 무렵 지체부자유아의 질환은 폴리오(소아마비)나 페르테스병, 이분척추증 등 정형외과적인 질환이 많았다.

그 후, 1975년 무렵에는 주산기 의료(출산 · 출생에 관계되는 의료)의 기술이 향상되어 조산으로 태어난 **저출생체중아**(2,500g 미만)의 생존율이 높아졌다. 이것은 NICU(신생아집중치료실)의 정비에 의해서 저출생체중아에 대해서 인공호흡기의 사용이나 고도의 집중치료를 시행하게 된 결과이었다.

생존율이 높아지는 한편, 뇌성마비의 발생빈도는 개선되지 않았다[1]. 또한 운동발달장애나 시청각의 증상이 복합된 장애상이 명백해졌다. 그래서 조산으로 장차 장애의 위험이 있는 아동에 대해서 장애가 명백해진 다음에 치료를 시작하는 것이 아니라 조기부터 의료의 극진한 대응이나 육아지원이 필요하게 되었다. 이것은 치료의 진단을 확정하는 것보다도 한 사람 한 사람의 어린이가 건강하게 성장하기 위하여 우선 성장을 지원한다는 사고방법에 따른 것이다. 이 "조기발견" "조기양육"이 확산되면 종전의 지체부자유아 외에도 운동발달 지체나 일그러짐에 의한 다양한 장애를 가진 영아기의 어린이들이 양육대상으로 되어 있었다.

1981년의 **국제장애인의 해**(International Year of Disabled Persons) 무렵부터 장애인의 사회참여를 지향한 **정상화(normalization)** 이념이 침투하여 장애를 가진 어린이에 대한 대처도 바뀌었다. 지체부자유아의 양육은 "장애를 개선한다"는 의료모델의 양육에서부터 가정에서의 육아나 지역사회의 사회참여가 중요해졌다. **그림 1**에 영유아기의 "양육"에 관계하는 지역사회의 시설을 나타냈다. 어린이와 가족의 가까이에 의료, 보건, 복지 등의 시설이 있고

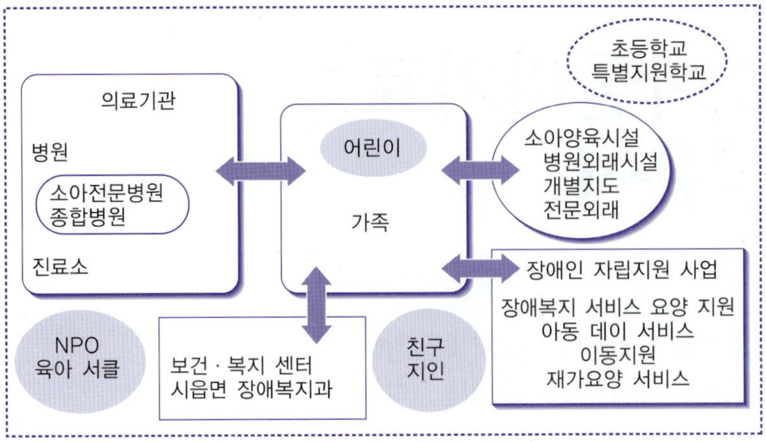

그림 1 어린이와 가족을 지역사회에서 지원하는 시설
영유아의 어린이와 가족에게는 지역사회의 전문기관과 인근의 비공식적인 사람들이 지원하고 있다.

거기서 물리치료가 시행되고 있다.

B 영유아기의 물리치료

물리치료의 대상이 되는 발달장애는 중추신경질환, 골관절질환, 신경근육질환 등 여러 갈래에 걸쳐있다. 또한 정신발달장애도 영유아기는 운동발달이 지체되어 있는 일이 많다. 그밖에 진단이 확정되지 않는 어린이에 대해서도 물리치료사가 관여하는 일이 있다.

이 때문에 질환에 고유의 증상에 대한 이해를 심화시킴과 동시에 영유아기의 정상발달을 이해하는 전문지식과 기술이 필요하다. 영유아기의 양육은 그 후의 어린이의 생활기반을 만드는 것으로 라이프스테이지(life stage)의 최초의 단계에 해당하고 큰 책임이 수반된다는 것을 자각해야 한다.

1. 영유아기의 물리치료의 역할

영유아기의 물리치료에서는 아래의 점을 생각해서 시행한다.

a. 부모가 양육에 마주 대할 수 있는 것 같은 지원

어린이의 탄생은 부모에게도 조부모에게도 큰 기쁨이다. 그러나 물리치료사는 어린이들의 부모는 출산직후에 어린이의 질환 진단이나 장애의 고지가 시행되고 받아들임도 되어있지 않은 경우나, 진단은 확정되지 않았지만 성장이나 발달에 장애가 일어날 가능성을 지적받아 큰 불안을 느끼고 있는 등 기쁨과는 괴리된 상황이다.

어느 경우도 물리치료사는 어린이의 탄생을 기꺼이 맞이하는 마음의 태세를 잊어서는 안 된다. 특히 어머니는 뱃속의 어린이의 성장을 매일 느끼고 태어났을 때의 생활준비나 이름을 생각하는 등 기대하고 출산을 맞이하고 있었던 사실을 고려할 필요가 있다. 그 후의 육아의 중심이 되는 어머니가 갖는 불안이나 죄악감을 조금이라도 경감하는 것 같은 배려가 필요하다.

최근, 출산직후에 어머니에게 어린이를 안기는 **캥거루 케어**의 대처가 시행되어 모자관계의 안정에 효과적이라 일컬어지고 있고 "어머니와 자식의 애착형성"을 위해 권장되고 있다. 또한 수유 때에 신생아가 어머니를 가만히 응시하고 그것에 대해서 어머니가 말을 거는 상호작용도 육아장면에서 중요하다.

그러나 물리치료의 대상이 되는 영아의 대부분은 어머니가 안는 것이나 젖을 먹이는 등 육아에서 보통으로 시행되는 것이 어려운 경우가 많기 때문에 애착관계를 구축하기 힘들다. 그래서 부모에 대해서 주의 깊게 대응할 필요가 있으나 우선은 부모의 표정이나 어린이에 대한 행동을 관찰하여 질문하는 내용을 받아들이는 것부터 시작할 필요가 있다.

어머니가 육아의 부담이나 불안을 구체적으로 언급하는 것은 어렵다. 특히 물리치료사에게 의뢰되는 어린이들의 육아에는 통상의 육아에 더하여 건강상태를 주의 깊게 보는 것이나 의료기관의 진료를 위해 영아를 데리고 외출하는 것 등의 부담이 있다. 일일의 생활을 지내는 것에 고작인 가족이 구체적인 요망을 물리치료사에게 전달하는 것은 어렵다.

이 때문에 생활상황을 잘 청취한 다음에 육아나 가정생활 안에서 대처하기 쉬운 구체적인 원조를 제시한다. 구체적인 원조에 어머니가 바로 대처할 수 없을 때는 그 큰일에 공감하고 문제해결을 향해서 과제를 공유하는 것도 필요하다. 이를 위해 어린이의 물리치료 기록에 가정생활의 현 상황과 과제를 기록하여 다음의 지도 장면에서 고려한다.

과제해결에는 각종 공적인 지원제도나 NPO 법인, 자원봉사자 등 비공식적인 지원으로 대응이 가능한 일도 많다. **사회자원**의 정보에 대해서 MSW(medical social worker, 의료 사회봉사자)의 협력을 얻는 것이나 시읍면의 상담 지원 사업 등의 정보제공도 시행한다.

b. 평가에 있어서의 생활시간에 대한 배려

영유아기는 질적으로도 양적으로도 두드러지게 성장 발달하는 시기이다. 정상 영유아의 발달을 이해한 다음에 무엇이 지체되어 있는가, 다음의 단계로 진전될 수 없는 것은 어째서인가를 평가하게 된다.

물리치료에서는 실제로 자세를 취하게 하여 운동을 평가한다. 영아는 하루의 태반이 수면 상태로 일어나 있는 시간(각성)이 적고 또한 수유직후에 운동평가는 할 수 없기 때문에 시간대를 배려해서 시행한다. 또한 정확을 기하기 위해서는 한 번에 평가하는 것이 아니라 몇 외 시행하는 가운데 평가하도록 한다. 조산아의 경우는 수정월령과 비교하여 키, 체중 등 신체성장을 확인한다.

또한 하루의 생활을 알기 위해 수면과 각성의 리듬을 파악한다. 다른 가족과의 생활시간이 다른 경우나 야간수면을 취하지 않았을 때는 어머니에게 큰 육아부담이 생긴다. 성장과 더불어 야간수면이 해결되어 취할 수 있게 되면 어린이는 아침에 일어하고 수면 리듬도 바르게 된다.

c. 부모와 어린이에 대한 양면 지원 부모와 자식의 상호작용을 끌어낸다

일반적으로 대상이 되는 어린이들은 표정이나 시선, 목소리내기 등은 건전한 어린이에 비하면 부족하다. 그러나 내적인 반응이라 불리는 것처럼 소리나 장난감을 보이면 몇 번인가 반복하는 가운데 보려고 하고 있거나 조용히 듣고 있거나 하여 "유쾌한" 반응이 있다는 것을 알 수 있다. 이 때 "이 소리가 좋은가?", "빨강 장난감을 보고 싶은 건가?" 등 어린이의 모양을 말로 하여 어머니에게 전달한다.

원래, 육아에서는 부모와 자식의 상호작용이

중요하다고 한다. 그러나 장애를 가진 어린이는 자세나 운동에 제한이 있어 물건을 보거나 소리를 들어도 장난감을 잡을 수 없어 반응이 부모에게 전달되기 어렵다. 물리치료 장면에서는 어린이의 모양을 부모와 물리치료사가 함께 보고 있다. 이 때문에 어르거나 말을 걸거나 장난감을 보여주거나 하는 작용을 통해서 어린이가 웃거나 눈이 맞거나 응시하거나 하는 모양을 부모와 함께 확인하기 쉽다. 이 체험은 부모와 자식의 상호작용을 촉진하고 육아에 대한 대처를 크게 바꾼다. 그래서 어린이의 마음을 물리치료사가 대변하여 어머니에게 전달하는 것이다.

또한 어린이에 대해서도 운동기능의 제약에만 얽매이는 것이 아니라 욕구를 표출하는 것이나 기쁨을 끌어내는 것도 중요하다. 이 어린이들은 성공하여 달성하는 경험이 부족하기 때문에 자발적인 운동이 적어지고 의욕도 저하하게 된다. 물리치료사는 어린이의 운동기능의 제약을 이해하고 있기 때문에 어떠한 자세에서 어떠한 자극을 주면 되는지를 고려할 수 있다. 또한 운동감각 자극으로서 진동자극이나 흔들기 자극, 시각인 색깔과 청각인 소리로 동시에 자극하는 복합자극이 어린이에게 전달되기 쉽다. 등의 지식이 있다. 이것을 활용하여 어린이 발달의 토대를 넓히는 것도 이 시기의 목적이다.

d. 가정생활 지원

일반적으로 영유아기의 물리치료 빈도는 주 1회 약 1시간이고 어린이의 1주일간의 생활시간의 불과 1%도 안 되는 시간이다. 이 짧은 시간으로 어린이에 대해서 운동 획득이 진전되도록 물리치료를 시행하고 가족에게는 어떠한 생활이 바람직한지 등을 지원한다. 어린이의 운동 획득에는 우선 단기목표를 세워 매번 과제를 계획하여 대처할 필요가 있다. 소아의 물리치료는 담당제로 계속해서 시행되는 일이 많다. 가족이 어린이에게 밝게 마주 대할 수 있도록 하기 위해 대처하는 과제를 가족과 검토하여 목적을 결정하고 가족과 함께 전진하는 자세가 필요하다.

가정생활의 지원에 대해서는 가정생활을 파악하는 것이 필요하다. 야간은 아기침대에서 재우고 있는가? 어머니와 가까운 이부자리에 재우고 있는가? 형제자매는 있는가, 낮 동안은 함께 지내는가? 이들을 파악한 다음에 가정환경이나 생활양식 안에 어린이에게 어떠한 육아가 바람직한지를 제안한다.

물리치료사는 자칫 운동 프로그램을 가정에서도 대처하는 것만을 지도하기 쉽지만 **생활지원**은 더 중요하다. 가정에서 자세설정과 보조부담이 큰 목욕의 지원을 비롯하여 하루의 가장 오랜 시간을 보내는 수면 시 자세나 낮 동안의 노는 자세를 어떻게 하는가, 또한 가족과 함께 즐겁게 식사하기 위한 설정이나 목욕 시 설정을 생각하는 것은 영유아기부터 할 수 있는 가정생활 지원이다.

성장과 더불어 어린이가 취하기 쉬운 자세나 동작이 나타난다. 일일의 생활에서도 같은 방향에서부터 안고 보조함으로서 부지중에 치우침이 일어나고 이 때문에 **변형**이나 **구축** 등이 출현할 위험성이 높아진다. 어린이가 자기가 움직이기 쉬운 방법으로 놀고 할 수 있게 된 동작 중에는 **불량 자세**나 **보상운동**으로 시행하는 일이 많이 있다.

영아기의 물리치료에서는 전신적으로 균형이 잡혀 운동하는 경험을 주고 정중위치 지향의 자세나 동작을 많이 도입하고 있다. 유아기가 되면 이 변형이나 구축에 대해서 보장구나 정형외과적인 치료기법도 기능유지를 위해 필요하다. 이들의 치료를 언제 시행하는가, 그 선택 및 치료 후에 어떻게 생활을 재설정하여 가는

가, 여기까지를 포함해서 대응하는 것이 물리치료사에게 요구되고 있다.

또한, 최근에는 어머니의 취업비율이 높아져 있고 물리치료사가 처음에 만지는 장면에서는 어머니가 산후휴가기간이나 유가휴가기간으로 육아에 전념하고 있는 경우도 있다. 원래는 어린이의 성장발달이나 치료 상황 등의 경과를 지켜보면서 직장복귀를 결정한다고 생각되지만 많은 어머니는 목전의 육아와 주위의 의견에 고민한다. 어머니가 자기의 이제부터의 인생을 자식과 함께 지내고 장래를 생각하는 것이 가능하도록 배려할 필요가 있다.

e. 취학을 향한 지원과 그 후

영유아기의 물리치료에서는 장기적인 관점을 갖고 대처할 필요가 있다. 건전한 어린이는 초등학교 입학까지 기본운동이 가능해지고 운동능력은 연령과 더불어 향상된다. 경증의 운동장애일지라도 영유아기의 지체나 운동량의 차이는 바로는 메워지지 않고 일정 이상의 장애를 가진 어린이라면 더 한층 차이가 커진다. 그러나 가족은 초등학교 입학 정에 신변자립이나 보행(자력으로 이동)을 조금이라도 획득하여 일반학교의 입학을 희망하는 경우가 많다. 많은 부모는 초등학교 입학을 향해서 영아기부터 수년간 무리를 하면서 버티는 일이 있다.

초등학교 입학과 같이 사회적인 이벤트는 많은 부모로서 기쁨으로 연결되는 것이지만, 장애를 가진 어린이의 부모로서는 어린이의 현실을 아는 큰 스트레스라는 것이 알려져 있다[2]. 그러나 그 현실에 직면하였을 때에 전문직종의 지원을 받으면서 어린이의 성장발달을 실감함으로써 부모로서의 의식을 전향적으로 갖고 극복할 수 있다고 일컬어지고 있다.

이 어린이들 안에는 초등학교 입학 후가 되어 새로이 운동기능이나 신변자립을 획득하는 아이도 있다. 또한 일상생활의 자립도가 낮아도 사회참여가 반드시 낮은 것은 아니다[3]. 한 사람 한 사람이 다양한 능력을 간직하고 있어 학교교육이나 사회경험을 쌓아 성장해간다. 초등학교 입학이 목표가 아니라 그 후의 어린이의 성장을 내다보는 1단계로서 부모가 현 상황을 받아들일 수 있는 것 같은 다면적인 지원이 필요하다.

2. 보건영역에서 "양육"의 실행

영유아기의 어린이가 건전하게 성장하는 것을 소망하여 의료, 보건, 복지로 대처가 이루어지고 있다. 물리치료사도 그 일원으로서 활동하고 있다. 여기서는 영유아기에 시읍면이나 현에서 시행되는 건강검진이나 장애를 가진 어린이의 전문기관인 소아양육시설에서의 물리치료사의 본연의 자세에 대해서 언급한다.

a. 육아 부모와 자식 지원사업

생후 1개월 건강검진에서는 의료기관에서 의학적 체크가 시행되고 있다. 그 후 영유아의 건강상태를 파악하여 가족의 육아를 지도할 목적으로 영아 건강검진이나 1세 6개월아, 3세아의 건강검진이 시읍면이나 현 단위에서 시행된다.

전후는 육아환경이 나쁘고 영양상태의 파악을 위해 신체성장의 평가가 주된 것이었다. 현재는 예방접종상황의 파악이나 학대를 미연에 방지하기 위해서 등 육아상의 문제파악에도 큰 역할을 수행하고 있다. 또한 시청각의 이상이나 언어장애 또는 발달장애를 발견하는 장으로서도 중요하다. 특히 1세 6개월은 보행 획득과 언어발달의 큰 전환기이다. 이 때문에 **1세 6개월 검진**에서는 보행능력과 언어발달을 중심으로 건강검진을 시행하고 있다. 각 시읍면이나 현에서 대응이 다르지만 소아과의사나 보건사와

영양사, 치과의사, 정형외과의사와 함께 물리치료사가 참여하는 사업도 있다.

여기서 명백한 문제소견이 있으면 의료기관에 소개하게 된다. 그러나 태반은 운동발달의 지체나 획득해야 할 시기의 운동이 경험이 없는 등의 일그러짐이 염려가 되는 경우이고 비정상이라고는 말할 수 없는 경계가 없는 일이 많다. 물리치료사는 어린이가 다음의 운동발달을 획득하기 위해 바람직한 환경이나 작용을 지도하고 숙달될(catch up) 때까지 지켜보는 일이 많다. 이 계속지도의 실시는 육아 부모와 자식 지원사업 등으로서 시행되고 있다.

b. 병원외래양육시설

병원외래양육시설에서는 보육사나 지도원을 중심으로 한 집단장면과 물리치료사나 작업치료사, 임상심리사 등에 의한 개별지도가 있다. 시설에 따라서는 의사의 진료나 음식물 섭취 외래, 보장구 외래 등도 시행하고 있다. 물리치료사는 이 집단과 개별, 전문지도 장면에도 관여하고 있다.

1) 집단양육

집단장면에서는 그 목적에 따라서 다양한 전문직종이 팀을 구성하면서 하루의 흐름 속에서 어린이와 부모에 대응하고 있으며 모자에 대해서 ① 생활리듬의 확립, ② 놀이경험, ③ 신변자립을 목표로 하여 실시하고 있다. 물리치료사는 이 중에서 어린이의 운동장애에 상응한 보조나 과제의 설정을 생각하고 제안할 뿐만 아니라 실제로 양육장면에 참여한다. 그리고 보육사나 다른 직종과 의견을 교환하여 다음 번에 어떻게 하는지 검토를 거듭해간다.

또한 물리치료로 개별적으로 대처하고 있는 운동을 이 양육장면에서 할 수 있도록 촉진한다. 개별적 이동연습이나 양손 조작에 의해서 양육장면에서 어린이가 소리나는 장난감에 접근하거나 장난감을 양손으로 잡고 놀거나, 자발적으로 동작을 반복하도록 작용한다. 운동기능이 생활에서도 사용된다는 것은 실제의 생활장면에서 새롭게 동작이 변화되어 간다는 것이다. 양육장면에서 유도하거나 보조하면서 반복해서 촉진함으로써 동작을 획득할 수 있는지를 판단할 수 있다.

또한 장애가 중증인 어린이들이 학교생활을 지낼 수 있도록 생활 자세를 설정하고 이동보조 방법을 지도하여 전신 상태에 상응한 페이스의 배분을 생각한다. 오전중의 수업 후, 오후는 휴식이 필요한가? 어느 정도의 활동이라면 주 5회 페이스로 외출할 수 있는가 등, 전신 상태에 맞는 페이스 배분을 할 수 있도록 지원하는 것도 양육의 역할이다.

2) 장구외래와 음식물섭취외래

전문외래에는 휠체어나 앉은 자세유지 장치, 보장구 등을 작성하는 보장구 외래나 음식물 섭취지도를 검토하는 음식물섭취 외래 등이 있다.

복지기기는 어린이의 기능만이 아니라 사용하는 사람이다 때, 장소를 고려하여 선택하는 것이 필요하다. 특히 앉은 자세유지 장치에서는 식사나 학교교육에서 사용하는지 등, 사용목적 · 장소를 명확히 한다. 복지기기는 어린이가 성장하여 장애상황이 변화하면 적합이 충분하지 않게 되는 일이 많다. 물리치료사는 이들의 조정이나 무엇을 우선하는지 등을 가족과 함께 검토할 필요가 있다.

3) 개별 물리치료와 평가

개별 물리치료에서는 목적에 상응한 평가방법을 사용하고 있다. 최근, 장애상을 파악하기 위해 다양한 평가방법이 소개되어 왔다[4, 5]. 또한 뇌성마비나 이분척추증 등 질환별 가이드라

인도 작성되어 있다. 평가에 시간이 걸린다는 것 때문에 평가보다 물리치료를 시행하는 것이 중요하다는 현장의 의견도 있다. 그러나 목표를 적절하게 설정하기 위해, 또한 경과를 재검토하기 위해서도 평가는 필요하다. 성장한 어린이들이 정말 사회에 참여하는 능력을 영유아기부터 쌓아올리고 있는가의 재검토도 향후 필요할 것이다. 가족이나 본인에게도 평가의 필요성을 전달하고 협력을 받는 것이 중요하다.

인용문헌

1) 北原 佶, 落合靖男：脳性麻痺. 総合リハ, 32:19–28, 2004.
2) 佐鹿孝子, 平山宗宏：親が障害のあるわが子を受容していく過程での支援. 小児保健研究, 61:677–685, 2002.
3) 宮本晶恵：肢体不自由児における社会生活能力評価の試み. 脳と発達, 38:335–339, 2006.
4) 近藤和泉：脳性麻痺児のリハビリテーションに対する近年の考え方と評価尺度. リハ医学, 37:230–241, 2000.
5) 近藤和泉, 中村純人, 細川賀乃子：障害児の包括的評価法マニュアル—JASPER の実践的活用法. 全国肢体不自由児施設運営協議会（編）, メジカルビュー社, 2006.

III 소아물리치료 : 학령기

■ **학습목표**

- 장애아동 교육의 동향과 현 상황에 대해서 학습한다.
- 학령기 물리치료의 목적과 방법에 대해서 학습한다.
- 장애아동의 사회참여와 물리치료사의 역할에 대해서 학습한다.
- 지역사회 안에서 양육의 물리치료사의 역할에 대해서 학습한다.

신생아 · 영유아기부터 학령기, 청년기를 거쳐 성인에 이르기까지 어린이의 사회참여나 적응을 목적으로 한 양육활동이 다양한 상황에서 실행될 수 있는 시대가 되었다. **라이프 사이클(life cycle)**(**그림 1**)을 내다본 자립이나 사회참여의 활동은 양육의 궁극적 목표이다.

학령기의 물리치료에서는 장애아동교육의 현 상황의 이해와 어린이를 중심으로 한 부모 · 교사 · 의료관계자의 연계가 반드시 필요하다. 여기에서는 라이프 사이클을 염두에 두고 학령기 물리치료의 본연의 자세에 대해서 언급한다.

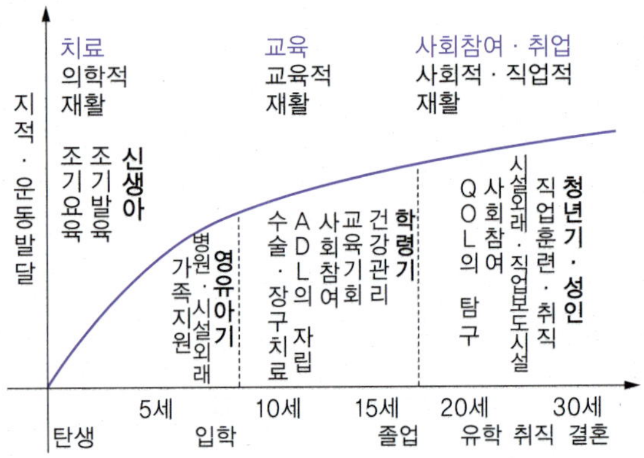

그림 1　라이프 사이클에서의 재활

A 장애아동교육 동향과 현 상황

1. 이제까지의 동향

현재 일본의 교육은 일본국 헌법이나 교육기본법에 게재되어 있는 이념에 기초하는 기본적인 국민의 권리로서 모근 국민에 보장되어 있는 것이다. 그러나 메이지시대 이전의 성숙하지 않은 사회환경 안에서는 장애를 가진 사람들이 인권을 충분히 보장받는 것은 어려웠다.

1987년에 학제가 시행되어 근대교육이 충실화되어 갔으나 장애아동에 대해서는 1902년의 개정 소학교령에서 취학의 유예 · 면제규정이 만들어졌을 뿐이고 사실상 공교육에서 특단의 수단은 강구되지 않았다. 맹학교, 농학교의 교육이 의무교육으로서 인정된 것은 1948년, 양호학교가 의무화된 것은 31년 후인 1979년이며 그 배경에는 같은 해의 장애인을 포함한 전세계 사람들의 생활, 건강, 신분, 교육, 노동 등을 기본적 인권문제로서 파악한 **"세계 인권 선언"**이 유엔총회에서 채택된 일이 있었다. 그 후 덴마크의 미켈센(Mikkelesen)이 제창한 **정상화(normalization)**의 이념에 따라 "완전참여와 평등"이 세계규모로 확산되었다. 이에 연동하여 일본의 교육체제는 차츰 구현되어갔다.

2007년 4월에 그때까지 "맹학교", "농학교" "양호학교"에 구분되어 있었던 제도는 **"특별지원학교"**로 일원화되었다. 이들의 교육은 장애의 종류에 의하지 않고 한사람 한 사람의 특별한 교육적 필요성에 따라간다는 특별지원교육의 이념에 기초하여 시행된다. 더욱이 지역사회의 유치원, 초등학교, 중학교, 고등학교에 재적하는 학생의 교육에 관한 조언 · 지원을 한다. 이른바 "센터적 기능"도 담당하도록 정의되어 있다. 그래서 장애가 있는 어린이들의 자립이나 사회참여를 향한 주체적인 대처를 지원한다는 관점에서 어린이들 한 사람 한 사람의 교육적 필요성을 파악하고 가질 수 있는 힘을 높이고 생활이나 학습상의 어려움을 개선 또는 극복하기 위해 필요한 지원을 시행하고 있다.

2. 장애아동교육의 현 상황

학령에 도달하면 장애를 가진 어린이들은 그 교육 필요성에 따라서 특별지원학교(지체부자유 · 지적장애 · 병약), 지역사회의 초등 · 중학교의 **특별지원학급**, 통상학급에 학적을 두면서 일부 특별한 지도를 받는 이른바 **통급**(通級)(제) 지도교육을 받을 수 있다. 또한 본인이나 부모의 필요성에 따라서 상기 이외에 지역사회의 보통학교 · 통상학급에서의 교육을 희망하는 것도 가능하다.

"어느 아이도 차별하는 일이 없이 같은 교육을 한다"는 형식적 평등론이나 "건전한 아동과의 분리를 확대하는 전문교육은 차별교육을 조장하는 것이며 인권침해로 결부된다"는 전문교육 불요론도 들리지만 개별의 어린이의 필요성에 부응하여 능력에 상응한 교육을 "어떤 장소"에서 "어떤 내용"을 "어떠한 방법"으로 교육하는 것이 최적인지를 충분히 검토하여 진로를 결정하는 것이 필요하다.

장애아동도 부모도 보통학교에 통학하여 건전한 아동과 함께 공부하는 것을 희망하는 일이 많아져 진로는 다양화 경향이 있다. 보조하는 양이 많아질수록 보통학교에서의 받아들이기 어려워지는 경향이 있으나 각 학교에서는 필요성에 부응하기 위한 다양한 교육실천이 시행되고 있다.

B 학령기의 물리치료가 지향하는 것

최근 고도의 구명구급의료 발전에 수반하여 구명율이 높아진 결과 어린이의 장애가 중증 · 중복화하거나 뇌실주위백질연화증(periventricular leukomalacia; PVL)에 의한 **강직형 양측마비** 등의 초 · 극저출생체중아 특유의 장애를 나타내는 어린이가 증가하고 있다. 학령기에는 어린이들의 학습이나 생활의 장이 가정에서부터 학교중심의 생활로 큰 변환을 하기 때문에 양육목적이나 방법도 변환이 요구된다.

또한 통상의 학급에 재적하고 있어 협동운동의 미숙성이나 서투름 등의 미세한 학습 상의 문제를 가진 어린이도 학령기에는 겉으로 나타나 물리치료가 요구되는 일이 있다. 학령기의 물리치료는 운동기능의 유지, 개선뿐만 아니라 학교나 사회생활에 대한 적응이나 자립을 향한 활동을 촉진하는 것이 중요하다(**그림 1**).

1. 목적

a. 구축 · 변형의 예방, 운동기능의 유지와 개선

영유아기에 획득한 운동기능을 더욱 신장시켜 가는 것은 물론이지만, **구축**이나 **변형**, 합병증 등으로 후퇴시키는 일이 없도록 기능의 유지에 노력한다.

학령기의 어린이들의 생활시간은 친구관계나 학교의 스케줄이 대부분을 차지하게 된다. 행동범위의 확대나 속도가 요구되는 행동에 부응하기 위해 비정상적인 운동패턴을 강화한 자세나 이동운동을 부득이 하게 되거나 안전을 확보하기 위해 자칫 휠체어에 의존하게 된다. 이 때문에 구축·변형이나 기능저하가 급속히 촉진되는 경향이 있다. 구축·변형→통증→부동 기능저하의 악순환에 빠지지 않도록 주의 깊은 경과관찰과 지도가 필요하다.

b. 학교생활에 대한 적응

학교에서의 학습이나 지역사회·사회활동에서의 적응에 필요한 운동기능상의 문제에 대해서 대응책을 검토하여 제시한다. 본인이 하고 싶은 일이나 어려움을 겪고 있는 일, 교사가 의도하는 학습활동, 가족을 참여시키지 않는 사회활동 등의 필요성을 청취하고 실현 가능한 프로그램이나 수단을 제안한다. 학령기는 학교생활이 생활의 태반을 차지하기 때문에 교사나 보조자와의 의견교환이나 요망사상 청취는 학령기의 물리치료에 있어서 중요한 요점이다.

필요한 보조나 보조기구를 사용하여 혼자서 할 수 있는 것을 증가시키거나 참여할 수 있었던 체험은 귀중하다. 자연이나 문화를 체험하는 것이나 학교나 사회의 일에 참여하는 것 등의 학령기이기에 할 수 있는 귀중한 체험을 즐겁다고 느낄 수 있는 것이 참된 의미의 학교생활에 적응할 수 있는 원동력이 되고 사는 힘이 된다. 그 위에서 어린이의 운동기능에 입각하여 문제점을 정리하고 물리치료사의 입장에서 조언을 한다.

c. 어린이의 자립을 지지하다

어린이가 스스로 주위 환경, 예컨대 가족이나 친구, 학교나 지역사회에 작용하는 힘을 키운다. 자율적인 일상생활을 지내고 사회적 자립에 도달한다. 장기적인 관점에 선 지원을 하는 것에 유념한다.

어린이는 생명을 받은 그때부터 발달한다. 발달의 보편성이나 공통성, 그 장애나 질환에 공통되는 특수성을 고려하여 한사람 한 사람의 어린이의 개성에 맞춰 과제를 설정하여가는 것이 중요하다. 학령기에 처음으로 자기의 장애나 타인과의 차이를 인지하는 어린이는 많으며 자아의 확립, 그리고 자립에 대한 도움닫기의 시기라 할 수 있다. 물리치료는 "할 수 없는 것이 할 수 있는 것으로 되는 것" 만을 추구하는 것이 아니라 "지금 갖고 있는 자기의 힘을 활용하고 다양한 지원, 수단을 이용하여 쾌적하고 충실한 생활을 보낼 수 있는 것" 을 목적으로 한다.

2. 방법

a. 구축·변형의 예방과 운동기능의 확보

체중이 증가하고 키가 자라 체격이 급격하게 커지는 학령기는 자세의 변환이나 이동의 보조에 부담이 무거워지고 그 빈도가 적어진다. 또한 학교의 스케줄이 우선되어 변화가 적은 자세나 늘 같은 운동밖에 시행살 수 없게 되기 때문에 애써 획득한 운동기능이 저하하거나 구축이나 변형이 일어나거나 한다. 학령기의 물리치료에서는 전신의 근육긴장의 조정을 도모하고 관절운동범위를 가급적 유지하도록 유념한다. 게다가 물리치료실 내에서의 지도만이 아니라 일상생활 안에 가급적 많은 항중력 자세나 자세의 변화, 변화가 있는 동작을 도입하는 것 같은 지도도 반드시 시행한다. 어린이가 혼자서 할 수 있는 또는 최소한의 보조로 할 수 있는 기본적인 운동이나 예방적 운동의 방법을 가르치는 것은 중요하다.

운동회나 발표회 등 학교나 지역사회 행사에서는 자존심을 고려하면서 가급적 어린이의 운동능력을 발휘할 수 있도록 입안하면 좋다. **그림 2**는 지역사회의 보통학교 특별지원학급에 다니는 뇌성마비아동이다. 초등학교의 운동회에서는 담임교사가 지켜보는 가운데 혼자서 운동장을 반 바퀴 돌았다.

b. 혼자서 할 수 있는 동작을 증가시키다

어린이의 일상생활의 상황을 알고 어린이가 하고 싶은 활동의 희망도 고려하여 자조구나 보장구를 제작한다. 자세유지용구, 보행기나 휠체어 등의 이동보조기기, 학습활동이나 식사·화장실 동작을 보조하는 장치 등을 보장구사에게 맡기는 것이 아니라 물리치료의 관점에서부터 아이디어를 내고 창의연구를 하여 제작한다. 생활보조용구는 기존제품의 이용도 가능하지만, 신변의 가구나 도구를 전용하거나 개조하는 아이디어도 활용하면 좋다. 어린이가 이것을 이용하여 혼자 할 수 있는 운동이나 동작을 증가시키고 성취감이나 만족감을 갖게 하도록 계획한다. **그림 3**은 누운 자세, 앉은 자세에서 이동수단을 갖지 않은 뇌성마비아동이지만, 보행기 보행을 할 수 있어 의욕적으로 된다.

c. 하루 운동량의 확보

하루의 스케줄을 파악하여 어린이의 운동량을 계량한다. 운동장애를 가진 어린이들의 운동량은 나이가 들어감에 따라 함께 적어지고 운동부족이 되기 쉽다. 운동량의 부족은 비만을 초래하여 더욱더 운동이 곤란하게 되고 일단 획득한 운동기능의 저하나 구축·변형의 원인이 된다. 또한 정서불안정이나 생활리듬의 흐트러짐이 근육긴장을 항진시켜 활동성을 저하시키게 된다. 필요에 따라서 이완을 중심으로 한 핸들링을 시행하고 어린이의 기호나 실태에 입각한 레크리에이션이나 스포츠를 권장하고 운동량을 확보하여 운동부족을 해소하는 것이 중요하다.

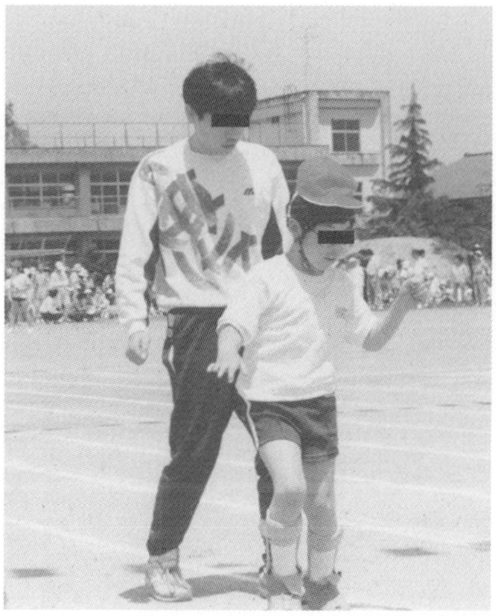

그림 2 독립보행이 가능한 어린이의 운동회

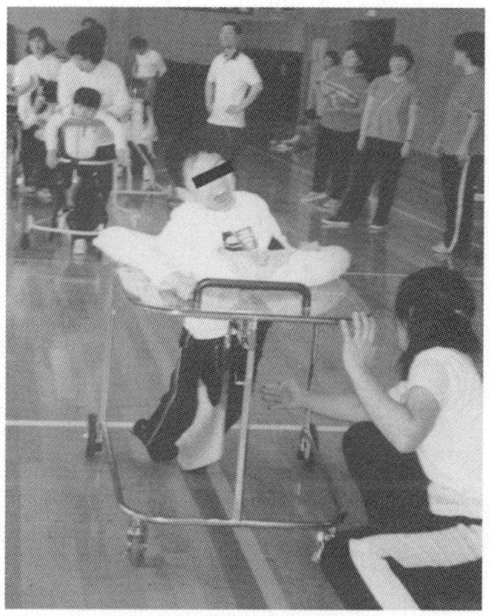

그림 3 안장이 부착된 보행기에 의한 보행

d. 지역사회에 대한 적극적인 참여를 촉구하다

학습상의 경험, 가족의 레크리에이션, 지역사회의 행사 등에 참여하여 사회체험을 증가시키도록 촉구한다. 자택을 개조하는 것이나 사용가능한 시설 · 교통기관 등의 지역사회 정보를 숙지하여 제공하는 것도 행동범위를 넓히기 위해서는 필요하다. 어딘가 외출하고 무엇인가를 체험한다는 행동은 다종다양한 보다 · 듣다 · 만지다 등의 감각자극으로서, 또한 역동적인 운동자극으로서 입력된다. 이들은 단순한 운동의 촉진만이 아니라 외계의 다양한 자극을 통합하여 상황에 적합한 행동을 취하기 위한 소지가 된다. 이러한 장면에서는 안전하게 배려하면서 보조량을 적게 하여 자력으로 움직이고 자기결절의 기회를 만드는 것을 유념한다(**그림 4, 5**).

e. 활동제한을 대신하는 새로운 활동수단이나 가능성을 찾아내다

어린이 자신의 장애의 수용과정에 다가붙는다. 어린이의 장애는 반드시 치유한다고는 할 수 없다. 어린이가 많은 사람들이나 사회와의 관계 속에서 자기의 장애에 의한 활동제한이나 사회적 제약에 직면하였을 때에, 질타 격려하는 것만으로는 무의미하다. 우선 어린이가 자기의 증상을 어떻게 이해하고 무엇을 장애로서 느끼고 있는가를 파악한다. 그리고 이에 대신하는 구체적인 수단이나 방법을 찾아낸다. 어린이에게 적합한 활동의 가능성을 나타내어 보이고 그것을 받아들이는 것을 촉진하면서 원조하는 것이 필요하다.

C 장애아동의 사회참여와 물리치료사의 역할

1. 어린이에 대한 지도와 원조

학교집단에 들어가면 다음과 같은 능력을 어린이 자신에게 직접 요구하게 된다.

- 자세의 유지 · 변환이나 이동 능력
- 자기의 의사를 어떤 표현으로 다른 사람에게 전달하는 의사소통능력
- 식사, 배설, 의복의 착탈 등의 ADL능력
- 학습에 관한 능력

다른 사람과 비교하여 다양한 능력이나 외견상의 차이를 알아차리는 것도 이 무렵이다. 어린이 자신에게 자기가 어디까지 할 수 있고 무

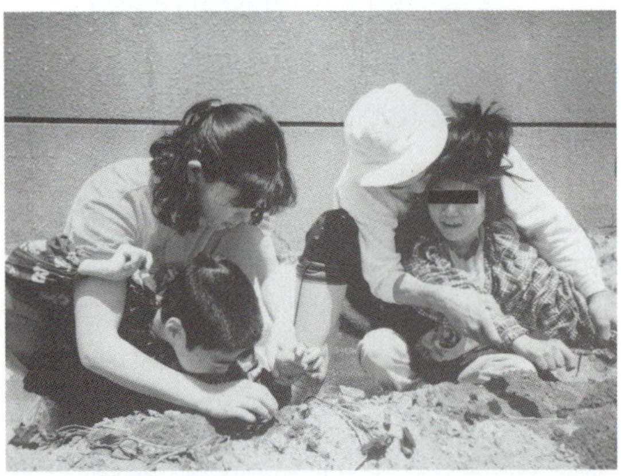

그림 4 손발의 감각경험으로서의 고구마 모종심기

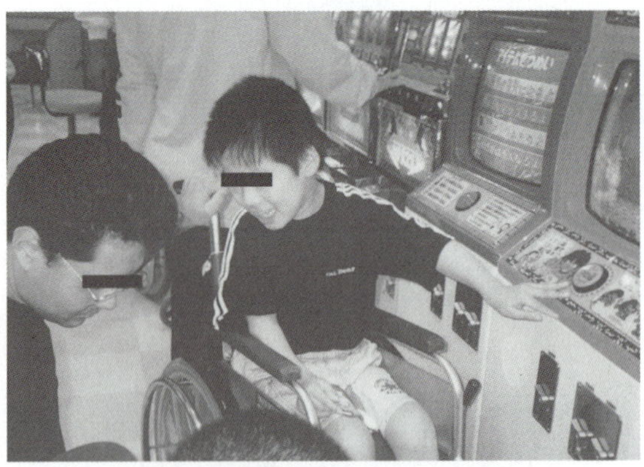

그림 5 동기부여가 높은 게임놀이

엇을 어떻게 거들면 되는지를 인식시키는 것이 중요하다.

위에서 언급한 능력에 대해서 어린이의 운동기능에 상응한 목표설정을 하여 "할 수 있었다", "잘 했다"의 체험을 늘리고 다시 다음의 과제로 의욕적으로 대처하는 것 같은 일상적인 지도를 계획한다. 성취감이 없는 운동을 위한 운동이나 단조로운 운동의 반복은 피하도록 한다. 초등학교 입학 전의 보장구 착탈 연습은 이 시기의 어린이로서 잘 도입하면 동기부여가 높은 과제연습이 된다(**그림 6**).

2. 부모에 대한 지도

영유아기의 양육에서 중요한 역할을 수행한 부모는 학령기가 되면 어린이가 갖고 있는 능력을 살려서 자기가 할 수 있는 일이나 장래에 연결되는 경험을 늘리도록 지원하는 입장으로 돌게 된다. 예컨대, 누구라도 알 수 있는 화장실의 표식, 자력에 의한 의복이나 장구의 착탈, 주위의 상황에 따른 이동수단의 선택이나 습득 등, 어린이가 집단생활에 적응해갈 수 있는 것을 염두에 두고 유도하도록 부모에게 작용한다. 또한 청결감이나 사교성 등도 촉구하도록 부모에게 지도하면 좋다. 게다가, 부모가 어린이의 장애 특성을 숙지하여 양육관계자와 정보를 교환하고 어린이의 운동기능의 유지 · 개선, 정서적 안정, 효과적인 학습 등의 구체적인 방법을 검토할 수 있는 것 같은 배려가 필요하다.

어린이의 장애를 눈여겨보고 같은 지역사회에 사는 장애아동이나 부모는 라이프 사이클에 수반하는 다양한 문제를 지역사회 안에서 해결하고 즐겁게 생활하기 위한 노력이 필요하다. N대학 내에는 지체부자유아 양호학교에 통학하는 어린이의 부모들이 NPO로서 운영하는 학생용 경양식 살롱이 있다. 여기서는 N대학 학생과 장애아동들과의 교류와 장애아동의 자립 준비로서의 사회참여의 장 만들기를 목적으로 하고 있다(**그림 7**). 이러한 모임을 소개하고 부모에게 참여 · 협력해가도록 유도하는 것도 어린이의 자립을 촉진하는 방법의 하나이다.

또한 이용할 수 있는 복지 서비스나 사회자원의 정보를 소개하여 활용을 권고하고 어린이의 양육을 가족 내에서 떠안지 않고 부모나 형제가 각각의 길을 걸을 수 있도록 하는 것도 중요하다.

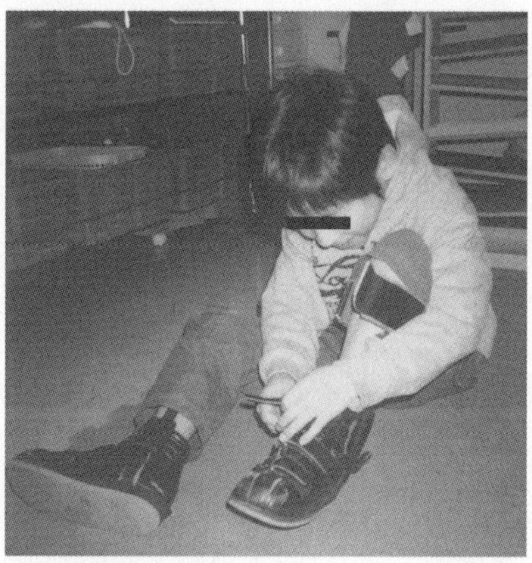

그림 6 입학준비일을 위한 단하지장구 착탈연습

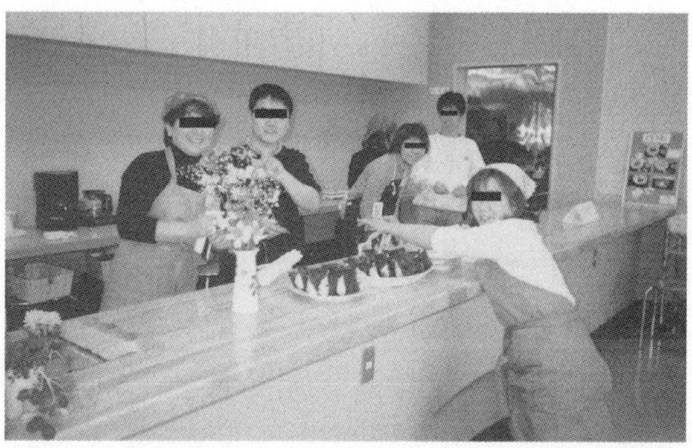

그림 7 장애아동의 어머니들이 만든 N대학의 학생 살롱

3. 교사와의 연계

학교에서는 집단행동이나 교육적 효과가 우선이 되기 쉬운데 개별적 운동이나 ADL의 지도는 운동 기능만이 아니라 호흡이나 수면, 체력 등의 건강관리, 나아가서는 학습능력에 있어서 중요하다. 물리치료사는 어린이와 접하는 시간이 많은 교사에게 운동학적인 정보를 제공하고 개개의 생활 장면에 적합한 프로그램을 제시하고 실시하게 하는 노력이 필요하다.

수직적 행정 속에서 의료와 교육에서는 오랜 동안 같은 어린이에게 별개의 대응이 시행되어 왔다. 그러나 2007년의 특별지원학교화에 수반하여 특별지원교육의 센터적 역할도 학교가 담당하게 되었다. 의료, 교육, 취업가지 종합적으로 관여하는 조건이 갖춰져 한 사람 한 사람의 교육적 필요성에 상응한 개별지도계획의 충실화를 기대할 수 있게 되었다. 증상의 중증화나 다양화에 수반하여 양자의 연계는 반드시 필요하다는 인식이 높아져 병원이나 시설 · 학교 사이의 연락회의, 연락 노트나 전화의 주고받기 등, 현장수준의 연계의 실행사례가 다수 보고되었다.

4. 의료 스태프와의 연계

학령기에는 영유아기에 비하여 증상이 안정되고 응급을 필요로 하는 치료나 집중적인 운동연습도 적어지는 시기이며 애써 획득한 운동기능이 저하하는 사례가 많이 있다는 것도 사실이다. 이들의 예방이나 개선을 위해서는 적절한 시기에 적절한 치료를 도입하는 것이 중요하며 정형외과적 수술이나 장구치료, 약물치료 등이 그것에 해당한다. 학령기 특유의 정서 불안정에 대한 대응이나 계속인 간질발작이나 호흡의 조절을 위해 정형외과나 소아신경과 등 의사의 정기적인 진료도 반드시 필요하다. 작업치료사나 언어청각사 등 co-medical staff와의 연계도 중요하다.

목표는 같아도 선택해야 할 방법은 다양하다. 목표도달을 위해 관계하는 의료 스태프가 서로 이야기하여 방법이나 수단을 선택할 수 있는 것이 바람직하다.

D 지역사회 양육에서의 물리치료사의 역할

가정양육 중인 학령기의 사례를 제시하고 지역사회의 물리치료에 대해서 이해를 심화시키기 위한 일조로서 소개한다.

1. 사례

- K군 (남자)

  사례는 다운증후군 아동이고 2세 9개월에서 첫걸음을 하였으나 그 1개월 후에 뇌경색 때문에 사지마비가 된다. 현재는 교사의 재가방문 지도교육과 병원외래에서의 소아과 진찰과 물리치료를 받고 있다(**그림 8**).

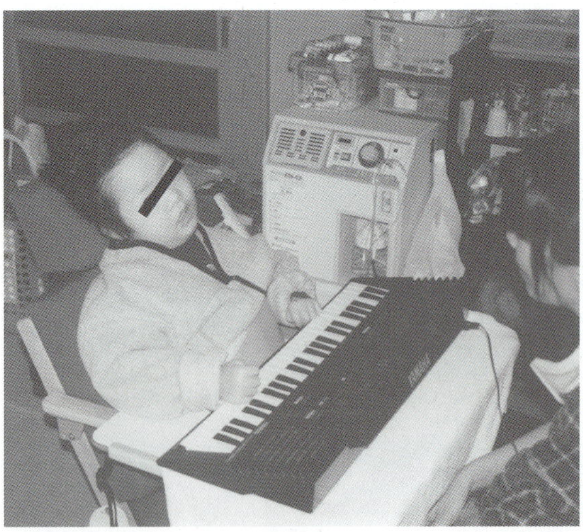

그림 8 방문지도교사에 의한 가정에서의 수업풍경

◉ **진단명**

다운증후군, 공통방실판막 · 폐동맥 폐쇄, 뇌경색, 뇌성마비

◉ **현재**

지체부자유 양호학교(방문지도교실), 초등부 4학년

2. 양육의 경과

① 6개월 : 물리치료 개시, 달래서 웃다(+), 머리의 조절(+), 몸 구르기(-), 전신이 낮은 긴장으로 자발운동이 부족하고 감정의 표출도 약하다. 부모가 맞벌이이었기 때문에 주로 할머니에게 항중력 자세로 하는 것이나 놀이 등을 통해서 활동적으로 육아하는 것을 지도한다.

② 1세 6개월 ; 앉은 자세 안정

③ 2세 : 배로 기어서 이동(+), 잡고 서기 · 잡고 걷기(+), 읍내의 장애아동 양육 서클에 주 1회 다닌다.

④ 2세 9개월 : 혼자걷기(+), 걷는 모습에 문제가 없어 물리치료 종료로 한다. 언어나 지적발달의 촉진을 목적으로 언어청각치료로 옮긴다.

⑤ 2세 10개월 : 뇌경색이 발병하고 뇌성마비(사지마비)가 된다.

⑥ 3세 : 침대 곁에서 물리치료 재개. 호흡장애(+), 전신의 근육긴장의 동요가 심하고 전신으로 뒤로 젖히다. 이완을 중심으로 핸들링을 시행하고 눕히는 자세나 안는 방법 등을 부모, 조모 등에게 지도한다. 그 후, 실내용 우레탄 의자, 산보용 휠체어 제작, 학령에 가까워진 무렵 취학에 대비하여 포니 보행기, 벤치의자 등을 제작한다.

⑦ 6세 1개월 : 지체부자유 양호학교 입학, 교사에 의한 재가방문지도를 주 3일, 병원의 소아과 외래 월 2회, 물리치료 외래 월 1회 진료를 받는다.

3. 물리치료의 목적과 방법

학령이 된 K군은 지금도 재가산소치료가 반드시 필요하다. 근육긴장의 동요성은 있지만 전체적으로는 낮은 긴장으로 자발적인 운동이 적은 상태로 안정되고 가정에서의 보조는 이전에 비하여 편안해졌다. K군의 취학을 가족은 "성장"으로 받아들여 교사를 따뜻하게 오기를 기다리는 상태이다.

증상이 안정되어 있다는 것, 방문지도를 받게 되었다는 것, 가족의 병원외래의 노력을 경감하는 것을 고려하여 물리치료 외래는 월 1회로 하였다.

물리치료의 목적은 아래와 같이 하였다.

① 근육긴장을 조절하여 변형을 예방, 교정한다. 특히 몸통 옆굽힘과 엉덩관절 탈구 경향에 주의한다.

② 실내용 우레탄 의자나 휠체어에 앉은 자세, 포니 보행기에서 선 자세 등을 이용하여 더 항중력 자세를 만든다.

③ 팔의 수의성을 끌어내고 놀이나 학습활동으로 연결한다.

④ 형제와의 놀이나 할아버지에 의한 산보 등, 일과 중에 감각이나 운동자극을 준다.

가족에게는 기본적인 운동연습과 가능한 한 항중력 자세를 취하는 것을 일과 중에서 시행하도록 지도하였다. 교사에게는 이제까지의 양육의 과정을 설명하여 구체적인 물리치료 프로그램을 나타내어 보이고 재가방문지도 때에 실시시키거나 다른 학습활동에 응용시키기로 하였다.

4. 향후의 과제

K군의 향후의 양육의 과제를 설정하면 아래와 같이 된다.

① 근육긴장의 동요에 의한 몸통의 측만, 엉덩관절 탈구의 위험성이 높다. 향후도 이완을 주로 한 핸들링, ADL상의 지도를 계속한다.

② 네 · 아니오의 신호의 표출수단을 찾아내어 의사전달방법을 개발한다.

③ 교사에 의한 재가방문지도만이 아리나 선별검사 참여 등의 양호학교 등교의 기회를 늘린다.

④ 도우미나 자원봉사자를 도입하여 가족 이외의 사람으로부터의 식사나 배설 등의 보조의 기회를 늘린다.

⑤ 양육센터의 일시적 위탁 서비스나 데이케어 서비스를 이용하여 가족의 요양부담을 경감한다.

K군의 가족은 조부모, 부모, 남동생, 여동생의 7인 가족이며 가족 전원이 K군의 양육에 협력적이다. 부모가 맞벌이 때문에 낮 동안의 돌봄은 조부모가 중심이다. 자택 양육관계자의 받아들임이 좋고 협력적이다. 이러한 이해나 다대한 노력이 있어 부모, 교사, 물리치료사, 의사와의 연계 하에 가정양육이 시행되고 있다. 학령기의 K군에 대한 물리치료사의 스탠스는 탄생 이래 관여해온 경위도 있어 의학적인 관리나 교육에 대해서 쌍방이 원활하게 진행하도록 가족과의 사이에 서서 조정자로 되어있다.

향후는 언제까지나 조부모의 일시적 위탁 서비스나 협력을 계속 받을 수 없다는 것을 상정하여 현재의 가족중심 양육에서부터 다양한 공적 서비스를 이용하여 지역사회 안에서 양육을 시행할 수 있도록 지원해가야 할 것이다.

● 참고문헌

1) 前川喜平, 山口規容子（編）：育児支援とフォローアップマニュアル. 金原出版, 1999.
2) 高松鶴吉：自立へ向かう療育. ぶどう社, 1994.
3) 赤塚光子ほか：社会生活力プログラム・マニュアル. 第 2 版, 中央法規出版, 2003.
4) 黒川幸雄ほか（編）：理学療法 Mook15 子どもの理学療法. 三輪書店, 2008.
5) 細田多穂（監）：シンプル理学療法学シリーズ 小児理学療法学テキスト. 南江堂, 2010.
6) 文部科学省：特別支援教育に関する中央教育審議会答申「特別支援教育を推進するための制度の在り方について」(平成 17 年 12 月 8 日発表)
7) 文部科学省：特別支援学校小学部・中学部指導要領, 特別支援学校高等部指導要領（平成 21 年 3 月告示）

IV 자율그룹 활동에 대한 지원

■ **학습목표**

- 장애인 · 고령자의 사회참여와 자율그룹의 본연의 자세에 대해서 학습한다.
- 자율그룹의 과제 및 가능성에 대해서 학습한다.
- 자율그룹에 대한 물리치료사의 관여에 대해서 학습한다.

A 자율그룹 활동의 본연의 자세

1. 자율그룹 활동의 형태

1) 당사자 그룹

환자나 장애인, 가족이 중심이 되는 그룹이다. 동료상담(peer counseling)기능을 가진 경우가 많고 자조그룹(self-help group)이라고도 불린다. 정책에 대한 관여나 행정에 대한 진정 등을 목적으로 하는 그룹도 있다.

2) 추진원 등을 리더로 하는 그룹

자치단체가 시책의 일환으로서 지역사회 주민 중에서 추진원이나 리더를 육성하여 그들을 핵심으로 자율그룹 활동을 넓힌다. 행정과의 연계를 긴밀히 하기 위해 연락협의회 등의 조직을 만드는 일도 있다.

3) 요양예방(지역사회 지원사업 일반 고령자 시책)에 대처하는 그룹

개정 개호보험법(2006년 4월)에서는 요양예방의 필요성이 강조되고 시읍면이 주도하여 요양예방에 대처하는 주민 그룹의 육성을 추진하였다. "근골격계의 기능향상" 은 중요한 콘텐츠였다는 것으로부터 물리치료사가 관여하는 자율그룹이 다수 탄생하였다. 상기 2)의 형태로 요양예방사업의 추진원 등을 육성한 자치단체도 많다.

4) 기타

지역사회에는 취미, 스포츠, 동창회, 자치회, 노인클럽 등의 활동으로 배양된 인간관계를 기반으로 하는 그룹 활동이 다수 있다. 이들의 활동에는 지역사회의 재활자원이 되는 것이 있다.

2. 자율그룹 활동 본연의 자세

1) 재활의 입장에서

자율그룹 활동은 "기능", "활동", "참여" 의 어느 수준에서도 가능하지만 지역사회 물리치료의 관점에서 중요시되는 것은 "참여" 이다. 신체기능이 회복해도 틀어박힘에 빠져버린 사례는 드물지 않다. 요양살인이라 불리는 비참한 사건도 증가하고 있다. 이러한 문제의 해결에는 장애인이나 고령자, 그 가족의 사회적 고립을 방지할 필요가 있다. 자율그룹 활동에는 참여자가 사회적 역할을 얻거나 동료상담이나 비공식 지지를 얻을 수 있는 기능이 요구된다.

2) 공중위생의 입장에서

지역사회 재활체제는 지역사회 재활지원체제 정비추진사업에 의해서 크게 전진하였다. 이 사업에서는 봉사활동(outreach)형 재활과 지역사회기반형 재활(community based rehabilitation; 이하 CBR)의 충실화가 도모되고 특히 요양예방을 중심으로 하는 1차 예방에 대해서는 CBR의 수법이 추진되었다. 1차 예방에 관여하는 물리치료사는 부족하지만 발전도상국에서는 전문직 부족을 보충하기 위해 지역사회 보건종사자(Community Health Workers; CHWs)라 불리는 인재의 활용이 진행되고 있다. 물리치료사가 관여하는 자율그룹 활동은 CBR을 담당하는 CHWs를 활용하는 형태의 하나로서 기대할 수 있다.

3) 사회복지의 입장에서

사회생활을 영위하기 위해서는 경제적 안정이나 보건 · 의료의 보장 또는 문화 · 오락의 기회의 획득 등 "사회생활의 기본적 요구"를 충족할 필요가 있다. 스스로의 생활에 있어서 중요한 사회자원을 선택하고 이들을 통합하여가는 주체는 바로 그 사람 자신이다. 자율그룹 활동은 참여자에 있어서 보건 · 의료에 도움이 됨과 동시에 문화 · 오락의 기회로 되어있는 경우가 많다. 자신의 생활 안에서 자율그룹 활동에 무엇을 요구하고 어떻게 자리매김을 하는가는 참여자 각각이 다르다. 자율그룹에는 이러한 차이를 받아들이는 유연성이 높은 활동이 요구된다.

4) 사회보장의 입장에서

건강증진법에서는 건강증진에 노력하는 것은 국민의 책무라 하고 있다. 마찬가지의 사고방법은 요양보험법에도 볼 수 있다. 건강증진이나 요양예방에 대한 접근의 수준에는 자조(self assistance), 공적원조(public assistance), 상조(mutual assistance)의 3단계가 있다. 자조란 질병이나 요양을 필요로 하는 상태가 되지 않도록 스스로 노력하는 것이며, 공적원조란 국가나 자치단체가 시책 · 제도에 따라서 건강증진이나 요양예방을 지원하는 것이다. 상조는 그 중간에 위치하는 것이다. 자율그룹은 상조의 담당자로서 활약이 기대되고 있다.

B 자율그룹의 과제와 가능성

1. 자율그룹의 과제

활동을 거듭함으로써 자신의 지식, 기술이 향상되고 그룹의 역량도 높아져 가는 프로세스는 자율그룹 활동을 더 활발하게 한다. 그러나 이 프로세스 안에서 자기의 의견을 밀어붙이는 사람이나 상대방을 비난하는 사람이 증가하는 등을 하여 그룹 다이내믹스가 상실되면 활동이 정체하고 해산에 이른다.

별개의 문제로서 그룹 활동의 폐쇄성, 독선성의 문제가 있다. 예컨대 유료의 건강교실 등에서는 집객효과 면에서 지도내용을 최첨단이고 최고의 것이라 강조하고 참가자에게 주위 사람의 권유를 맡기는 일이 있다. 이러한 교실을 계기로 탄생한 자율그룹은 다른 그룹과의 교류를 거부하거나 행정이나 주민조직과의 연계를 무시한 권유활동을 하거나 한다. 문제의 배경에는 건강관련 상품 · 서비스의 판매에서의 지나친 영리주의가 있는 일이 많다.

2. 자율그룹이 가지는 가능성

1) 가까운 지역사회의 담당자

동일 자치단체 안에 완전히 양상이 다른 지역사회가 존재하는 것처럼 되어가고 있다. 전체로서의 인구 고령화율은 25%일지라도 취락이나 단지라는 단위로 보면 고령화율이 50%를 넘는 지역사회를 가진 시읍면이 증가하고 있다. 행정 서비스에는 공평성을 중요시한다는 관점에서 이러한 국지적인 문제에 대한 대응은 어려운 측면이 있다. 이에 반해서 자율그룹 활동은 그곳에 생활하는 주민이 자기들의 지역사회 사정의 변화에 따라서 임기응변으로 활동할 수 있다. 일본의 1990년대의 일대합병에 의해서 자치단체의 광역화가 진행되었기 때문에 국지적인 문제에 대한 대응은 더욱더 어려워져 있다. 자율그룹은 가장 가까운 지역사회의 담당자가 될 가능성을 갖고 있다.

2) 공공의 담당자

선진국에서는 사회인이 자신의 일의 능력을 공공을 위해 활용하는 프로 보노(pro bono)라 불리는 사회공헌의 방법이 태어나고 있다. 예컨대 정보기술(Information Technology; IT)의 기술자가 그 기술을 활용하여 장애아동을 지원하는 NPO법인의 홈페이지를 무상으로 작성한다는 것 같은 방법이다. 향후는 세계 2차 대전 직후의 일본 베이비 붐 시대의 대량 퇴직도 시작되어 다양한 인재가 회사원이 아니라 지역사회 주민으로서 생활하게 된다. 자율그룹은 프로 보노로서 지역사회 주권시대의 새로운 공공의 담당자가 될 가능성을 갖고 있다.

C 자율그룹에 대한 물리치료사의 관여

1. 직접적 관여–활동현장에서의 역할

자율그룹 활동에는 다면적인 의미가 있으나 어느 면을 중시하는지는 시간경고와 더불어 변화한다. 물리치료사는 이 변화에 입각한 관계를 가질 필요가 있다. 건강 만들기를 위해 체조에 대처하는 자율그룹 활동을 예로 들면, 활동 개시 당초는 운동방법의 지도와 동시에 체조에 출석이 사회참여 기회로 느껴지도록 배려가 필요하지만, 운동에 익숙해진 후는 그룹참여자 사이의 또래상담이나 비공식 서포트의 기능을 발달시키는 것이 요구된다. 자율그룹 활동이 정착하여 체조의 효과도 명백해진 시기부터는 체조의 보급 활동에 대처하는 지역사회 보건종사자로서의 능력개발을 지원하는 것이 필요할 것이다. "바른 운동"이나 "효과적인 운동"의 지도는 자율그룹 활동에 대한 물리치료의 관여의 일면에 불과하다.

2. 간접적 관여–물리치료 서비스의 접근성

물리치료사가 관여하는 자율그룹이 증가할수록 주민에게 물리치료사는 가까운 존재가 된다. 의사나 간호사 · 보건사가 학교, 회사, 관공서 등 다양한 장에서 주민과 접점을 갖는 것에 비하면 물리치료사는 만날 기회가 적다. 건강, 장애, 어린이, 고령자 등이 어떠한 입장에 있어도 거기에 생활하는 주민이 필요하다고 느꼈을 때에 언제라도 물리치료 서비스에 접근할 수 있도록 하는 첫걸음은 주민과 물리치료사가 만날 수 있는 기회를 증가시키는 것이다. 물리치료 서비스의 접근성 향상을 위해서 물리치료사는 지역사회에 어떠한 내용의 자율그룹을 어느 정도의 규모로 육성할지를 생각해야 한다.

● 참고문헌

1) Wibulpolprasert, S., Hanvoravongchai, P.: Public Health Workers. In: Detels, R., Beaglehole, R., Lansang, M.A., Gulliford, M.: Oxford Textbook of Public Health, Fifth Edition, pp.1682–1696, Oxford University Press, New York, 2009.

2) 岡村重夫：社会福祉原論, pp.93–103, 全国社会福祉協議会, 1983.

찾아보기

ㅂ

ㅅ

ㅇ

ㅈ

ㅊ

ㅋ